全科处方案例点评丛书

丛书主编◎陈世财　岳小林　纪智礼

# 中成药
# 处方案例点评

金　锐　王宇光　林晓兰

主编

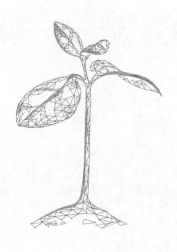

北京科学技术出版社

**图书在版编目（CIP）数据**

中成药处方案例点评 / 金锐，王宇光，林晓兰主编
. —北京：北京科学技术出版社，2021.5（2024.3重印）
（全科处方案例点评丛书）
ISBN 978-7-5714-0587-8

Ⅰ. ①中… Ⅱ. ①金… ②王… ③林… Ⅲ. ①中成药
—处方 Ⅳ. ① R286

中国版本图书馆 CIP 数据核字（2019）第 273534 号

责任编辑：曾小珍
策划编辑：宋玉涛　张露遥
责任校对：贾　荣
责任印制：李　茗
封面设计：异一设计
版式设计：瑾源恒泰
出 版 人：曾庆宇
出版发行：北京科学技术出版社
社　　址：北京西直门南大街 16 号
邮政编码：100035
电　　话：0086-10-66135495（总编室）
　　　　　0086-10-66113227（发行部）
网　　址：www.bkydw.cn
印　　刷：北京捷迅佳彩印刷有限公司
开　　本：787mm×1092mm　1/16
字　　数：790 千字
印　　张：38.5
版　　次：2021 年 5 月第 1 版
印　　次：2024 年 3 月第 3 次印刷
ISBN 978-7-5714-0587-8

定　　价：158.00 元

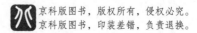

# 全科处方案例点评丛书

**丛书顾问**　李大魁　翟所迪　张继春　孙春华　孙路路　张向东
　　　　　　沈　素　闫素英　鄢　丹　杨毅恒　任淑萍　陆　进

**丛书主编**　陈世财　岳小林　纪智礼

**丛书编委**（按姓氏笔画排序）

|  |  |  |  |  |  |
|---|---|---|---|---|---|
| 马　力 | 马丽萍 | 王　芳 | 王　涓 | 王秀琴 | 王睿韬 |
| 牛军平 | 孔令伟 | 任静恩 | 刘建平 | 刘宪军 | 孙卫莉 |
| 孙桂蓉 | 纪永军 | 纪智礼 | 李亚利 | 李振知 | 杨明娜 |
| 杨春霞 | 张　屹 | 张　楠 | 张小艳 | 张金彦 | 张树荣 |
| 张晓红 | 张景富 | 张燕娥 | 陈世财 | 范秀荣 | 林　红 |
| 林晓兰 | 岳小林 | 金　锐 | 周秋峰 | 郝　旭 | 郝立志 |
| 郝继晖 | 胡政国 | 姜　红 | 宫淑艳 | 贾自力 | 高　凤 |
| 高富良 | 郭永超 | 陶尔亮 | 常利杰 | 崔　洁 | 董　杰 |
| 韩　娟 | 韩伟民 | 程顺峰 | 甄晓东 | 魏国义 | 魏建英 |

- 中国药学会医院药学专业委员会基层药学学组
- 北京药师协会社区药事管理专业委员会
- 北京市社区处方点评工作组
- "北京市社区卫生服务机构处方三级点评平台的建立"课题组

联合组织编写

# 《中成药处方案例点评》

## 编者名单

**主　编**　金　锐　王宇光　林晓兰

**副主编**　薛春苗　韩永鹏　郭春彦　刘　颖　王　蕾

　　　　　曲　馨　段　岩

**编　委**（按姓氏笔画排序）

　　　　　马津京　首都医科大学附属北京儿童医院

　　　　　王　红　北京市海淀区双榆树社区卫生服务中心

　　　　　王　晴　北京中医药大学东直门医院

　　　　　王　蕾　北京市房山区妇幼保健院

　　　　　王　巍　北京市东城区建国门社区卫生服务中心

　　　　　王宇光　北京交通大学社区卫生服务中心

　　　　　王晓茜　北京中医药大学第三附属医院

　　　　　田　慰　北京市第一康复医院

　　　　　曲　馨　北京市羊坊店医院

　　　　　刘　敏　首都医科大学附属北京世纪坛医院

　　　　　刘　颖　北京中医药大学东直门医院通州院区

　　　　　刘　蕊　北京华信医院

　　　　　刘芬娣　北京语言大学社区卫生服务中心

　　　　　许　彤　北京市朝阳区太阳宫社区卫生服务中心

孙建英　北京市海淀区玉渊潭社区卫生服务中心

李　凡　北京市丰台区南苑医院

李雅萍　北京市东城区天坛社区卫生服务中心

杨　月　北京市朝阳区垡头社区卫生服务中心

张　萌　首都医科大学附属北京儿童医院

张文涛　北京市中西医结合医院

张珊珊　北京中医药大学东直门医院通州院区

张艳菊　首都医科大学附属北京儿童医院

英　涛　北京市朝阳区管庄第二社区卫生服务中心

林晓兰　首都医科大学宣武医院

金　锐　首都医科大学附属北京世纪坛医院

孟大平　北京市丰台区蒲黄榆社区卫生服务中心

孟欣桐　北京市中西医结合医院

赵　璐　北京市西城区月坛社区卫生服务中心

钟悦华　北京市门头沟区永定镇社区卫生服务中心

段　岩　北京市海淀区八里庄社区卫生服务中心

郭春彦　首都医科大学附属北京儿童医院

郭晓晔　北京市宣武中医医院

曹　颖　北京市门头沟区医院

韩永鹏　北京市中关村医院

韩荣荣　北京市海淀区万寿路社区卫生服务中心

薛春苗　北京中医药大学东直门医院

# 丛书总序

我国新医改倡导的分级诊疗模式是"小病去社区，大病上医院"，这是方便患者就医、缓解大医院"看病难"问题的重要途径。目前政府着力建设医疗保障三级网，大力发展社区医疗，引导居民到社区首诊。要让老百姓放心到基层就医，基层医务人员应具备较高的合理用药水平，这是分级诊疗模式顺利落地的一大关键。尽管国家卫生行政管理部门近十年出台了一系列有关合理用药的政策、规章和指南，如《抗菌药物临床应用指导原则（2015年版）》（国卫办医发〔2015〕43号）、《处方管理办法》（中华人民共和国卫生部令第53号）、《医院处方点评管理规范（试行）》（卫医管发〔2010〕28号）、《抗菌药物临床应用管理办法》（中华人民共和国卫生部令第84号）、《医疗机构处方审核规范》（国卫办医发〔2018〕14号）等，但是与二级以上医院相比，我国基层社区卫生服务机构由于医师及药师学历层次较低、知识更新不及时、患者趋于老龄化等因素，不合理用药现象比较普遍。其中以静脉输液过度、抗菌药物滥用、激素滥用、药物不良相互作用、重复用药等方面的问题最为典型。不合理用药是基层社区卫生服务中一个亟待解决的问题。

处方点评是以促进临床合理用药、保障患者用药安全为目的的处方质量综合评价管理工作。实施处方点评制度的目的在于，通过处方点评发现问题，并采取相应的干预措施，实现处方质量的提高。现阶段基层社区卫生服务机构处方点评工作主要在各自机构内部进行，各家分别制订各自的实施办法和实施步骤。由于基层社区处方点评力量薄弱，效果普遍不佳，因此建立适宜基层的处方点评工作机制、规范基层卫生服务机构处方点评工作、提高社区医师及药师的合理用药水平势在必行。

2010年9月，时北京市卫生和计划生育委员会（现为北京市卫生健康委员会）药械处成立了北京市医疗机构药事管理专家委员会，同期成立了6个工作组：①药事管理组；②二、三级医院处方点评组；③社区卫生服务机构处方点评组；④合理用药和不良反应监测组；⑤抗菌药使用监测组；⑥细菌耐药监测组。药械处希望各工作组深入开展工作，共同推进北京地区医疗机构合理用药工作。其中社区卫生服务机构处方点评组针对全市社区卫生服务机构，通过"大手拉小手"，发挥二、三级医院对社区医院在药事管理和药学服务方面的引领和"传、帮、带"作用，有效开展社区处方点评工作，提高社区处方质量，促进社区合理用药。

北京市社区卫生服务机构处方点评工作组经过短期筹备，于2010年11月正式运行。2010年11月至2012年12月，为首批试点期，工作组对首批19家社区卫生服务中心试点单位进行了社区处方集中点评工作。2013年1月至2014年12月，为社区处方集中点评扩大试点期，社区处方集中点评工作覆盖了东城区、通州区、昌平区全部社区卫生服务中心，试点单位扩大到56家。从2015年1月起，社区处方集中点评工作覆盖全市16个区327家社区卫生服务中心，进入了全市社区处方集中点评全面推动期。

2015年工作组成功申请首都卫生发展科研专项项目"北京市社区卫生服务机构处方三级点评平台的建立"，本项目的研究目的是借助北京市二、三级医院强大的专家资源，携手社区卫生服务中心的医药人员，建立一个北京市社区处方三级点评工作平台，这个平台同时也是北京市基层医务人员交流、分享、培训的学习平台。通过互联网，平台可以让社区医院药师对抽样处方进行首次点评，二、三级医院药师对社区处方进行再次点评，并组织专家对疑难处方进行集中点评，实现社区处方三级点评的工作模式。

经过北京市社区处方点评工作组和课题组多年的联合推动，北京市社区处方三级点评平台提高了北京市基层社区医疗机构的处方点评能力，提高了基层医务人员的合理用药水平，提高了对社区患者用药安全的保障能力。北京市社区处方点评工作取得了良好的工作成果，据初步统计，抽样处方不合理率从2015年的14.22%下降到2018年的7.35%，北京市社区处方质量得到了有效改善，进一步提高了对社区患者安全用药的保障能力。

经过多年的工作实践，北京市社区处方点评工作组积累了许多珍贵的典型不合理处方资源，为了扩大对优质资源的应用，更加广泛地分享工作成果，工作组和课题组组织专家进行了典型处方分类汇编，计划编辑出版高血压、糖尿病、消化系统疾病、呼吸系统疾病、抗菌药物、中成药等分册，希望通过本套基层处方分析丛书为全国广大基层社区医务人员提供鲜活的案例参考。

本套丛书的处方案例为北京市社区处方点评工作组积累的经典处方。丛书编者大部分都是二、三级医院处方点评指导专家，也有部分是社区卫生服务机构的资深药师。经过工作组多年的培养，这些基层社区药师也具备了丰富的处方点评和分析的知识。

本套丛书在编写过程中得到了许多二、三级医院的临床专家和药学同仁的精心指导和无私帮助，在此表示衷心感谢。同时也向参与编辑工作及在其他方面提供帮助的人员表示由衷的感谢。鉴于现代临床医药学发展日新月异，虽然丛书编者对选取的案例进行了认真的挑选、点评和分析，但也难免有疏漏不当之处，恳请广大基层医药同仁多提宝贵意见，以便我们不断完善。

陈世财

2020年5月

# 前　言

　　中成药是中医药治疗体系不可或缺的重要组成部分，由于其使用方便，很多轻症疾病或慢性病治疗时，医生和病人都会优先选择中成药。所以，中成药的临床使用越来越普遍，在基层医疗机构的药品和处方中的占比也很高。但是，从处方合理性角度看，中成药的临床使用存在不合理问题，例如药证不符、重复用药、超长疗程用药等，给患者带来药害事件隐患。为了减少这种安全风险，早在2007年的《处方管理办法》（中华人民共和国卫生部令第53号）、2010年的《医院处方点评管理规范（试行）》（卫医管发〔2010〕28号）就明确规定，各级各类医疗机构应开展处方回顾性点评，针对不合理处方，提出合理化建议并实施，从而促进合理用药。在这样的背景下，中成药处方点评应运而生，并逐渐发展完善。2010年，《中成药临床应用指导原则》（国中医药医政发〔2010〕30号）出台；2018年，《中成药临床合理用药处方点评北京共识（2018）》和《北京地区基层医疗机构中成药处方点评共识报告（2018版）》相继发表，为临床医师和药师开展中成药合理用药分析工作提供了支持。

　　基层医疗机构是我国医疗卫生体系的基本单元和重要组成部分，在国民医疗健康体系中具有不可替代的作用，也是中国特色医疗卫生体系的突出特点。所以，国家大力推进基层医疗，大力发展基层医疗体系的中医药服务。根据2016年《中国的中医药》白皮书，我国已基本建立起覆盖城乡的中医医疗服务体系。在城市，形成以中医（民族医、中西医结合）医院、中医类门诊部和诊所以及综合医院中医类临床科室、社区卫生服务机构为主的城市中医医疗服务网络。在农村，形成由县级中医医院、综合医院（专科医院、妇幼保健院）中医类临床科室、乡镇卫生院中医科和村卫生室为主的农村中医医疗服务网络，提供基本中医医疗预防保健服务。为了保证中医药临床服务的安全有效，避免不合理用药，我们特编写此书，为各级各类医疗机构具有中成药处方权的临床医师（中医师、中西医结合医师和全科医师）和参与中成药处方点评的药师（中药师和西药师）提供参考。

　　本书以常用各功效类别的中成药为纲目，描述各个中成药的药味组成、功能主治和使用要点，并列出常见不合理处方的不合理类型、处方分析和药师建议，为临床合理选用和处方点评提供资料。例如，藿香正气水在哪种处方诊断下属于药证不符，复方鲜竹沥液与三拗片是否可以联用，为肾功能不全患者开具安脑片的安全风险有哪些，速效救心丸与复方丹参滴丸的足量联用是不是重复用药，宝咳宁颗粒与小儿肺咳颗粒的合理选择等，都在本书中有详细的展示和说明。同时，药师建议的内容，也为怎样改变不合理处方和调整药物治疗方案提供有效参考。本书所列举的不合理处方，绝大部分来自北京市社区处方点评工作组近 5 年的工作总结，具有普遍性和代表性，能够实际指导临床。本书得到首都卫生发展科研专项（首发 2020-2-2081，《基于数学建模的中成药联合用药合理性评价系统研究》）和北京药学会临床药学研究项目（O20M00020，《社区医院中成药不适宜联用目录的建立及真实世界验证》）的支持。

当然，由于能力所限，本书也存在一些局限和错误之处，希望能够抛砖引玉，得到读者的批评指正。

金　锐
2020 年 5 月

**特别提示：本书为教学参考用书，不作为患者的具体用药指导建议。患者应结合自身情况，在医师指导下，遵照最新版药品说明书，安全合理用药。**

# 目　录

## 第一章　内科中成药

# 第二章　外科中成药

# 第五章　儿科中成药

# 第六章　眼科中成药

# 第七章　耳鼻喉科中成药

# 第八章　骨伤科中成药

# 第九章　皮肤科中成药

# 第十章　民族医学成药

# 附　录

# 第一章  内科中成药

# 第一节  解表剂

## 一、感冒清热颗粒

### （一）组成特点

感冒清热颗粒由荆芥穗、薄荷、防风、柴胡、紫苏叶、葛根、桔梗、苦杏仁、白芷、苦地丁、芦根组成。处方根据清代沈金鳌《杂病源流犀烛·内伤外感门》之"荆防败毒散"加减化裁而成。方中荆芥穗解表散风，为君药。防风、紫苏叶、白芷解表散寒，祛湿通窍，为臣药。柴胡解表里，疏肝升阳；葛根解肌，生津，透疹；薄荷宣散风热，清头目，透疹；苦地丁清热解毒；苦杏仁止咳平喘；芦根清热生津除烦。以上六药共为佐药。桔梗宣肺利咽，祛痰排脓，可载诸药上行，为引经之使药。方中含有小毒的苦杏仁，内服不宜过量。

### （二）功效特点

感冒清热颗粒能够疏风散寒、解表清热，用于风寒感冒或寒热夹杂型感冒，症见头痛发热、恶寒身痛、鼻流清涕、咳嗽咽干。

### （三）使用特点

1. **规格**　12克/袋，无蔗糖；6克/袋，无蔗糖；12克/袋，含蔗糖。
2. **用法用量**　开水冲服，1袋/次，2次/日，宜饭后服用，服药后最好覆被以使汗出。
3. **禁忌证**　服药期间忌烟、酒及辛辣、生冷、油腻食物。
4. **注意事项**　不宜在服药期间同时服用滋补性中药，以防治疗过程中"闭门留寇"。

1

## （四）处方案例点评 1

| 处方 1：××××医院医疗保险处方 医保内处方 | | | | | |
|---|---|---|---|---|---|
| 定点医疗机构编码：×××× | | | | | |
| 科室名称：内科 | 日期：×××× | | 药物金额：×× | | |
| 姓名：×× | 性别：男 | | 年龄：65 岁 | | 病历号：×× |
| **临床诊断：**<br>感冒<br>（外感风寒证）<br>2 型糖尿病<br>（肾阴亏虚证） | **R：药品名称和规格**<br>感冒清热颗粒（6 克 / 袋，无蔗糖）<br>六味地黄丸（9 克 / 丸，大蜜丸）<br><br>医师签名：×× | 单次用量<br>1 袋<br>1 丸 | 用法<br>口服<br>口服 | 频次<br>3 次 / 日<br>2 次 / 日 | 数量<br>2 盒<br>2 盒 |
| 审核 / 调配签名：×× | 核对 / 发药签名：×× | | | | |
| 1. 请遵医嘱用药；2. 请在窗口点清药品；3. 处方当日有效；4. 发出药品不予退换。 | | | | | |

1. **处方判定** 该处方属于用药不适宜处方中的用法用量不适宜和联合用药不适宜。

2. **处方分析** 感冒清热颗粒的说明书用法用量为 1 袋 / 次，2 次 / 日，该处方用量为 1 袋 / 次，3 次 / 日，超过说明书的日最大剂量，可点评为用药不适宜处方中的用法用量不适宜。感冒清热颗粒说明书规定不宜在服药期间同时服用滋补性中药，故同时服用六味地黄丸属于联合用药不适宜。

3. **药师建议** 61 岁男性患者因风寒感冒服用感冒清热颗粒治疗，用药准确；患者患有 2 型糖尿病，选择无糖型合理。但感冒清热颗粒用量偏大，建议 1 袋 / 次，2 次 / 日。六味地黄丸为滋补性中成药，建议在患者感冒治愈后再服用。

## （五）处方案例点评 2

| 处方 2：××××医院医疗保险处方 医保内处方 | | | | | |
|---|---|---|---|---|---|
| 定点医疗机构编码：×××× | | | | | |
| 科室名称：内科 | 日期：×××× | | 药物金额：×× | | |
| 姓名：×× | 性别：女 | | 年龄：42 岁 | | 病历号：×× |
| **临床诊断：**<br>感冒<br>（外感风热证） | **R：药品名称和规格**<br>感冒清热颗粒（12 克 / 袋）<br>金花清感颗粒（6 克 / 袋）<br>双黄连口服液（10 毫升 / 支）<br>医师签名：×× | 单次用量<br>1 袋<br>1 袋<br>1 支 | 用法<br>口服<br>口服<br>口服 | 频次<br>2 次 / 日<br>2 次 / 日<br>3 次 / 日 | 数量<br>2 盒<br>2 盒<br>3 盒 |
| 审核 / 调配签名：×× | 核对 / 发药签名：×× | | | | |
| 1. 请遵医嘱用药；2. 请在窗口点清药品；3. 处方当日有效；4. 发出药品不予退换。 | | | | | |

1. **处方判定** 该处方属于用药不适宜处方中的适应证不适宜和重复用药。

2. **处方分析** 感冒清热颗粒适用于风寒感冒，对于风热感冒并不适用。另外，金花清感颗粒的组方完全包含双黄连口服液，且功效接近，存在重复用药的情况。该处方可点评为用药不适宜处方中的适应证不适宜和重复用药。

3. **药师建议** 42岁女性患者因风热感冒选用感冒清热颗粒，用药不准确，且金花清感颗粒和双黄连口服液同用属重复用药。如果辨证准确，建议患者只服用金花清感颗粒即可。

## （六）合理用药提示

感冒清热颗粒是一个典型的寒热并用中成药，适用于风寒感冒、寒热夹杂型感冒。它不是一个经典的辛温解表药，也不是一个经典的辛凉解表药，而是独树一帜。在联合使用时，可以与成分不重复、药味数较少的其他解表药联合使用。

### 参考文献

［1］杨敏杰，魏艳丽，侯艳艳，等. 感冒清热颗粒治疗小儿风寒感冒37例疗效观察［J］. 中国医药指南，2016，13（22）：192-193.

［2］彭定华，王凌云. 感冒清热颗粒治疗小儿风寒感冒的疗效分析［J］. 中国中医药现代远程教育，2016，14（6）：95-96.

［3］赵长虹，严俊杰，耿荣. 感冒清热颗粒治疗风寒感冒72例临床观察［J］. 中国保健营养：中旬刊，2012（12）：258.

［4］高益民. 感冒清热颗粒上市后再评价［J］. 首都医药，2009（9）：48-50.

# 二、九味羌活丸

## （一）组成特点

九味羌活丸由羌活、防风、苍术、细辛、川芎、白芷、黄芩、甘草、地黄组成，出自《此事难知》引张元素方"九味羌活汤"。羌活发散风寒，祛风胜湿，宣痹止痛，为君药。防风、苍术助羌活以散寒胜湿止痛，为臣药。细辛、川芎、白芷散寒祛风，并能行气活血，宣痹以止头身之痛；地黄、黄芩清泻里热，并防诸辛温香燥之药伤津。以上五药共为佐药。甘草调和诸药以为使药。全方具有发表祛风胜湿之功，并兼有清热存阴之用。处方中含有细辛，不宜与含有藜芦的中成药同用；含有甘草，不宜与含有海藻、京大戟、红大戟、甘遂、芫花的中成药同用。

## （二）功效特点

九味羌活丸能够疏风解表、散寒除湿，用于外感风寒挟湿所致的感冒，症见恶寒、发热、无汗、头痛而重、肢体酸痛。

## （三）使用特点

1. **规格**　6克/袋。

2. **用法用量**　姜葱汤或温开水送服，6～9克/次，2～3次/日，宜饭后服用。

3. **注意事项**　九味羌活丸组成中包含细辛，细辛含有马兜铃酸，不宜过量久服。

## （四）处方案例点评1

| 处方1：××××医院医疗保险处方　医保内处方 | | | | | |
|---|---|---|---|---|---|
| 定点医疗机构编码：×××× | | | | | |
| 科室名称：内科 | 日期：×××× | | 药物金额：×× | | |
| 姓名：×× | 性别：男 | | 年龄：75岁 | | 病历号：×× |
| **临床诊断：**<br>感冒 | **R：药品名称和规格**<br>九味羌活丸（6克/袋） | | **单次用量**<br>2袋 | **用法**<br>口服 | **频次**<br>3次/日 | **数量**<br>2盒 |
| | 医师签名：×× | | | | |
| 审核/调配签名：×× | | 核对/发药签名：×× | | | |
| 1. 请遵医嘱用药；2. 请在窗口点清药品；3. 处方当日有效；4. 发出药品不予退换。 | | | | | |

1. **处方判定**　该处方属于用药不适宜处方中的用法用量不适宜和不规范处方中的临床诊断书写不全。

2. **处方分析**　九味羌活丸处方组成中包含细辛，细辛含有马兜铃酸，过量久服有肾功能损害风险，使用时应明确患者的中医病证分型。该处方未写明中医证型，可判定为不规范处方中的临床诊断书写不全。九味羌活丸说明书用法用量为6～9克/次，2～3次/日，该处方用量为12克/次，3次/日，超过说明书的日最大剂量，可点评为用药不适宜处方中的用法用量不适宜。

3. **药师建议**　75岁男性患者因感冒服用九味羌活丸治疗，如果辨证为风寒挟湿证，则用药准确，但九味羌活丸单次用量偏大。因其中含有细辛，且患者年事已高，有肾功能损害的风险，故建议严格按照说明书用药，用药剂量为6～9克/次，2～3次/日。另，诊断中应补充中医证型。

## （五）处方案例点评 2

| 处方 2：××××医院医疗保险处方　医保内处方 | | | | | |
|---|---|---|---|---|---|
| 定点医疗机构编码：×××× | | | | | |
| 科室名称：骨科 | | 日期：×××× | | 药物金额：×× | |
| 姓名：×× | | 性别：女 | | 年龄：67 岁 | 病历号：×× |
| **临床诊断：**<br>膝骨关节炎 | **R**：药品名称和规格<br>九味羌活丸（6 克 / 袋） | | 单次用量<br>1.5 袋 | 用法<br>口服 | 频次<br>3 次 / 日 | 数量<br>1 盒 |
| | 医师签名：×× | | | | |
| 审核 / 调配签名：×× | | 核对 / 发药签名：×× | | | |
| 1. 请遵医嘱用药；2. 请在窗口点清药品；3. 处方当日有效；4. 发出药品不予退换。 | | | | | |

1. **处方判定**　该处方属于用药不适宜处方中的适应证不适宜和不规范处方中的临床诊断书写不全。

2. **处方分析**　九味羌活丸中含有毒性成分细辛，使用时应明确患者的中医病证分型。九味羌活丸的适应证为外感风寒挟湿所致的感冒，将该处方用于膝骨关节炎的治疗，不符合说明书规定。虽然也有文献报道，九味羌活丸可用于寒湿型腰背痛，但九味羌活丸的主体功效毕竟以解表散寒为主，侧重于外寒而非内寒，更是难以顾及血瘀、肝肾虚等情况，故其只适用于外寒引动的肢体酸痛。本处方可判定为适应证不适宜。

3. **药师建议**　67 岁女性患者因膝骨关节炎服用九味羌活丸治疗，用药不准确，建议医师选择其他治疗膝骨关节炎的中成药。

**参考文献**

［1］杜仙娥，付联群. 九味羌活丸中马兜铃酸 A 的限量检测［J］. 国际中医中药杂志，2015，37（10）：924-927.

［2］张天政. 九味羌活丸加推罐治疗寒湿型腰背痛 73 例［J］. 中医研究，2003，16（5）：51-52.

# 三、维 C 银翘片

## （一）组成特点

维 C 银翘片由山银花、连翘、荆芥、淡豆豉、淡竹叶、芦根、牛蒡子、桔梗、甘草、马来酸氯苯那敏、对乙酰氨基酚、维生素 C、薄荷素油组成。其中含有化学成分马来酸氯苯那敏、对乙酰氨基酚、维生素 C。

## （二）功效特点

维 C 银翘片可疏风解表、清热解毒，用于外感风热所致的流行性感冒，症见发热、头痛、咳嗽、口干、咽喉疼痛。

## （三）使用特点

1. **规格** 每片含维生素 C 49.5 毫克、对乙酰氨基酚 105 毫克、马来酸氯苯那敏 1.05 毫克。

2. **用法用量** 维 C 银翘片含有化学成分马来酸氯苯那敏、对乙酰氨基酚、维生素 C，所以在使用时应严格遵循说明书要求：口服，2 片 / 次，3 次 / 日，宜饭后服用。

3. **禁忌证** 由于其含有解热镇痛药对乙酰氨基酚，长期大量用药会导致肝肾功能异常，故严重肝肾功能不全者禁用。

4. **注意事项** 因为其含有抗组胺药马来酸氯苯那敏，故膀胱颈梗阻、甲状腺功能亢进、青光眼、高血压和前列腺肥大者慎用。服药期间不得驾驶机、车、船，或从事高空作业、机械作业及操作精密仪器。孕妇及哺乳期妇女慎用。服药期间不得饮酒或饮用含有乙醇的饮料。不能同时服用与该品成分相似的其他抗感冒药。

## （四）处方案例点评 1

| 处方 1：××××医院医疗保险处方　医保内处方 | | | | |
|---|---|---|---|---|
| 定点医疗机构编码：×××× | | | | |
| 科室名称：内科 | 日期：×××× | 药物金额：×× | | |
| 姓名：×× | 性别：男 | 年龄：40 岁 | | 病历号：×× |

| 临床诊断：<br>感冒<br>（外感风热证） | R：药品名称和规格 | 单次用量 | 用法 | 频次 | 数量 |
|---|---|---|---|---|---|
| | 维 C 银翘片（18 片 / 盒） | 2 片 | 口服 | 3 次 / 日 | 1 盒 |
| | 酚麻美敏胶囊（20 粒 / 盒） | 4 粒 | 口服 | 4 次 / 日 | 1 盒 |
| | 医师签名：×× | | | | |

| 审核 / 调配签名：×× | 核对 / 发药签名：×× |
|---|---|

1. 请遵医嘱用药；2. 请在窗口点清药品；3. 处方当日有效；4. 发出药品不予退换。

1. **处方判定** 该处方属于用药不适宜处方中的联合用药不适宜和重复用药。

2. **处方分析** 维 C 银翘片属于中西药复方制剂，含有西药成分对乙酰氨基酚和马来酸氯苯那敏，处方中的酚麻美敏胶囊亦含有此两种成分，且每次的用量为 4 粒，是说明书允许的最大剂量，两药联用会造成对乙酰氨基酚和马来酸氯苯那敏的过量摄入。可点评为用药不适宜处方中的联合用药不适宜和重复用药。

3. **药师建议**　40 岁男性患者因风热感冒服用维 C 银翘片和酚麻美敏胶囊治疗，虽用药对证，但两种药品都含有对乙酰氨基酚和马来酸氯苯那敏，同时服用存在超量中毒和肝肾功能损伤风险，故建议单用维 C 银翘片或酚麻美敏胶囊治疗。

## （五）处方案例点评 2

处方 2：××××医院医疗保险处方　医保内处方

| 定点医疗机构编码：×××× | | | | | |
|---|---|---|---|---|---|
| 科室名称：内科 | 日期：×××× | | 药物金额：×× | | |
| 姓名：×× | 性别：女 | | 年龄：71 岁 | | 病历号：×× |
| **临床诊断：** | **R**：药品名称和规格 | 单次用量 | 用法 | 频次 | 数量 |
| 感冒 | 维 C 银翘片（18 片 / 盒） | 2 片 | 口服 | 3 次 / 日 | 1 盒 |
| （外感风热证） | 红花清肝十三味丸（0.2 克 / 粒） | 15 粒 | 口服 | 2 次 / 日 | 2 盒 |
| 肝功能不全 | 医师签名：×× | | | | |
| 审核 / 调配签名：×× | 核对 / 发药签名：×× | | | | |
| 1. 请遵医嘱用药；2. 请在窗口点清药品；3. 处方当日有效；4. 发出药品不予退换。 | | | | | |

1. **处方判定**　该处方属于用药不适宜处方中的遴选的药品不适宜。

2. **处方分析**　维 C 银翘片含有对乙酰氨基酚，资料显示，对乙酰氨基酚肝脏代谢生成的中间产物 N-乙酰 – 对 – 苯醌亚胺（NAPQI），具有肝毒性，当机体谷胱甘肽的解毒能力不足以应对过多的 NAPQI 时，将出现对乙酰氨基酚的肝损害。维 C 银翘片说明书中也规定严重肝肾功能不全者禁用。本处方的临床诊断有肝功能不全，如果再使用维 C 银翘片有加重肝损害的风险。

3. **药师建议**　71 岁女性患者因风热感冒使用维 C 银翘片治疗，虽用药对证且用法用量准确，但患者肝功能不全，使用维 C 银翘片有加重肝损害的风险，建议选择其他适用于风热感冒且不影响肝功能的中成药。

## （六）合理用药提示

维 C 银翘片，是一个既经典又容易让人混淆的中西药复方制剂，含有对乙酰氨基酚和马来酸氯苯那敏，不能与其他任何含有上述成分的感冒退热类化学药联用，以免过量摄入上述化学药成分而出现肝肾功能的损伤。同时，服用维 C 银翘片时，不宜同服含有乙醇的藿香正气水。

参考文献

[1] 张宝旭，贾凤兰，阮明. 对乙酰氨基酚诱发小鼠肝毒性机制的实验研究 [J]. 卫生毒理学杂志，2003，17（1）：31.

[2] 邱小婷. 维C银翘片引起不良反应76例分析 [J]. 现代诊断与治疗，2014，25（8）：1760-1761.

[3] 吴俊贤，陈俊琦，张少群，等. 维C银翘片和银黄含片治疗急性咽炎疗效观察 [J]. 陕西中医，2012，33（8）：955-957.

# 四、银翘解毒丸

## （一）组成特点

银翘解毒丸由金银花、连翘、薄荷、荆芥、淡豆豉、牛蒡子（炒）、桔梗、淡竹叶、甘草组成，出自《温病条辨》之"银翘散"。方中金银花、连翘既可辛凉解表，又可清热解毒，为本方君药。牛蒡子、荆芥、淡豆豉助金银花、连翘解表散邪以为臣药。桔梗既可宣利肺气，祛痰止咳，配伍牛蒡子又可清利咽喉；淡竹叶、薄荷清热除烦，生津止渴，且淡竹叶与连翘相配还可清心利尿，引热下行，以防温邪逆传心包。以上四药共为佐药。甘草调和药性，又具清热解毒之功，为使药。方中含有甘草，不宜与含有海藻、京大戟、红大戟、甘遂、芫花的中成药同用。

## （二）功效特点

银翘解毒丸能够疏风解表、清热解毒，用于风热感冒，症见发热头痛、咳嗽口干、咽喉疼痛。

## （三）使用特点

1. **规格** 6克/袋。

2. **用法用量** 芦根汤或温开水送服，6克/次，2~3次/日，宜饭后服用。

3. **禁忌证** 忌烟、酒及辛辣、生冷、油腻食物。

4. **注意事项** 不宜在服药期间同时服用滋补性中药，以防治疗过程中"闭门留寇"。

## （四）处方案例点评1

| 处方1：××××医院医疗保险处方 医保内处方 | | | | | |
|---|---|---|---|---|---|
| 定点医疗机构编码：×××× | | | | | |
| 科室名称：内科 | | 日期：×××× | | 药物金额：×× | |
| 姓名：×× | | 性别：女 | 年龄：42岁 | | 病历号：×× |
| **临床诊断：** | **R：药品名称和规格** | 单次用量 | 用法 | 频次 | 数量 |
| 结膜炎 | 银翘解毒丸（6克/袋） | 1袋 | 口服 | 3次/日 | 2盒 |
| | 医师签名：×× | | | | |
| 审核/调配签名：×× | | 核对/发药签名：×× | | | |
| 1.请遵医嘱用药；2.请在窗口点清药品；3.处方当日有效；4.发出药品不予退换。 | | | | | |

1. **处方判定** 该处方属于用药不适宜处方中的适应证不适宜和不规范处方中的临床诊断书写不全。

2. **处方分析** 银翘解毒丸能够疏风解表、清热解毒，用于风热感冒，症见发热头痛、咳嗽口干、咽喉疼痛等。该处方用于结膜炎的治疗，不符合说明书的规定；处方中未写明中医证型，属于临床诊断书写不全。虽然也有个别文献报道银翘解毒丸用于各种眼病，但没有系统临床研究，故还是应严格按照说明书规定的适应证用药，因此该处方可判定为用药不适宜处方中的适应证不适宜。

3. **药师建议** 42岁女性患者因结膜炎服用银翘解毒丸治疗，用药不准确；无中医病证诊断，处方不规范。建议选择其他治疗结膜炎的中成药。

## （五）处方案例点评2

| 处方2：××××医院医疗保险处方 医保内处方 | | | | | |
|---|---|---|---|---|---|
| 定点医疗机构编码：×××× | | | | | |
| 科室名称：内科 | | 日期：×××× | | 药物金额：×× | |
| 姓名：×× | | 性别：女 | 年龄：32岁 | | 病历号：×× |
| **临床诊断：** | **R：药品名称和规格** | 单次用量 | 用法 | 频次 | 数量 |
| 感冒 | 银翘解毒丸（6克/袋） | 1袋 | 口服 | 3次/日 | 2盒 |
| （外感风热证） | 金花清感颗粒（6克/袋） | 1袋 | 口服 | 2次/日 | 2盒 |
| | 医师签名：×× | | | | |
| 审核/调配签名：×× | | 核对/发药签名：×× | | | |
| 1.请遵医嘱用药；2.请在窗口点清药品；3.处方当日有效；4.发出药品不予退换。 | | | | | |

1. **处方判定** 该处方属于用药不适宜处方中的重复用药。

2. **处方分析** 银翘解毒丸和金花清感颗粒均可用于风热感冒。金花清感颗粒由金银花、石膏、麻黄（蜜炙）、苦杏仁、黄芩、连翘、浙贝母、知母、牛蒡子、青蒿、薄荷、甘草组成，其中金银花、连翘、牛蒡子、薄荷、甘草与银翘解毒丸的组成成分重复。金花清感颗粒由银翘散和麻杏石甘汤加减化裁而来，银翘解毒丸则由银翘散改为丸剂，基本处方来源相同，两者同用可以判定为用药不适宜处方中的重复用药。

**3．药师建议** 32岁女性患者因风热感冒使用银翘解毒丸和金花清感颗粒治疗，虽用药对证，但两药同时服用不适宜，属于重复用药。建议医师结合患者的具体情况给药：如果患者为风温初起，仅有发热头痛、咳嗽口干、咽喉疼痛等症状，可以只服用银翘解毒丸；如果患者在以上基础上还有口渴、咳嗽、有痰等症状，可以只服用金花清感颗粒。

### （六）合理用药提示

银翘解毒丸虽然名称里有"解毒"，但并不是经典的清热解毒药，而是一个标准的发散风热药，侧重于疏风解表治表证，而不是清解里热治里证。所以，它更适用于头痛发热伴有的咽痛，而非胃火上炎所致的咽痛。

**参考文献**

[1] 张尊如，曹占地. 银翘散与银翘解毒丸功效的比较 [J]. 中成药，2006，28（6）：926-927.

[2] 玉松. 两种中成药的新用途 [J]. 开卷有益：求医问药，2005（4）：39-40.

## 五、疏风解毒胶囊

### （一）组成特点

疏风解毒胶囊的组成成分为虎杖、连翘、板蓝根、柴胡、败酱草、马鞭草、芦根、甘草，根据湘西民间流传的治疗时行瘟疫等感染性疾病的"祛毒散"（由虎杖、连翘、败酱草、马鞭草、隔山消、甘草六味药物组成）加减而成。方中含有甘草，不宜与含有海藻、京大戟、红大戟、甘遂、芫花的中成药同用。

### （二）功效特点

疏风解毒胶囊能够疏风清热、解毒利咽，用于急性上呼吸道感染属风热者，症见发热、恶风、咽痛、头痛、鼻塞、流浊涕、咳嗽等。

### （三）使用特点

1．**规格** 0.52克/粒。

2. **用法用量** 口服，4 粒 / 次，3 次 / 日，宜饭后服用。

## （四）处方案例点评 1

处方 1：××× × 医院医疗保险处方 医保内处方

定点医疗机构编码：××××

| 科室名称：内科 | 日期：×××× | 药物金额：×× | |
|---|---|---|---|
| 姓名：×× | 性别：女 | 年龄：38 岁 | 病历号：×× |

| 临床诊断： | R：药品名称和规格 | 单次用量 | 用法 | 频次 | 数量 |
|---|---|---|---|---|---|
| 咽痛 | 疏风解毒胶囊（0.52 克 / 粒） | 4 粒 | 口服 | 3 次 / 日 | 2 盒 |
| 慢性咽炎 | 医师签名：×× | | | | |

审核 / 调配签名：×× 核对 / 发药签名：××

1. 请遵医嘱用药；2. 请在窗口点清药品；3. 处方当日有效；4. 发出药品不予退换。

1. **处方判定** 该处方属于用药不适宜处方中的适应证不适宜。

2. **处方分析** 疏风解毒胶囊能够疏风清热、解毒利咽，用于急性上呼吸道感染属风热者。将处方用于慢性咽炎的治疗，可点评为用药不适宜处方中的适应证不适宜。慢性咽炎可以选用口炎清颗粒、金果饮口服液、咽炎片等中成药。

3. **药师建议** 38 岁女性患者因慢性咽炎服用疏风解毒胶囊治疗，用药不准确，疏风解毒胶囊虽然可以治疗咽痛，但适用于上呼吸道感染急性期，对于慢性咽炎不适用，建议选择其他中成药。

## （五）处方案例点评 2

处方 2：××× × 医院医疗保险处方 医保内处方

定点医疗机构编码：××××

| 科室名称：中医科 | 日期：×××× | 药物金额：×× | |
|---|---|---|---|
| 姓名：×× | 性别：女 | 年龄：45 岁 | 病历号：×× |

| 临床诊断： | R：药品名称和规格 | 单次用量 | 用法 | 频次 | 数量 |
|---|---|---|---|---|---|
| 肺炎 | 疏风解毒胶囊（0.52 克 / 粒） | 1 粒 | 口服 | 3 次 / 日 | 1 盒 |
| 咳嗽 | 清热解毒口服液（10 毫升 / 支） | 2 支 | 口服 | 2 次 / 日 | 2 盒 |
| | 清开灵颗粒（3 克 / 袋） | 1 袋 | 口服 | 3 次 / 日 | 2 盒 |
| | 医师签名：×× | | | | |

审核 / 调配签名：×× 核对 / 发药签名：××

1. 请遵医嘱用药；2. 请在窗口点清药品；3. 处方当日有效；4. 发出药品不予退换。

1. **处方判定** 该处方属于用药不适宜处方中的重复用药和不规范处方中的临床诊断书

写不全。

**2. 处方分析** 该处方由中医科开具，诊断为肺炎、咳嗽，但未写明中医证型，可判定为不规范处方中的临床诊断书写不全。此外，疏风解毒胶囊、清热解毒口服液、清开灵颗粒三种中成药，组成成分重复较多（连翘、板蓝根、金银花、栀子、黄芩）且均有清热解毒的作用，可点评为用药不适宜处方中的重复用药。

**3. 药师建议** 中医、中医全科、中西医结合类别的医师在开具中成药时，处方诊断应体现中医病证分型。该处方中的临床诊断书写不全，不能确定该药物是否适合患者感冒所属证型，建议医师补全诊断，再进一步选择药物，并注意避免重复用药。

**参考文献**

［1］李艳青. 疏风解毒胶囊临床应用概述［J］. 中国中医急症，2017，26（4）：652-658.

［2］蓝海涛，赵昕. 疏风解毒胶囊在抗感染治疗中的研究进展［J］. 陕西中医，2017，38（9）：1317-1318.

# 六、防风通圣丸

## （一）组成特点

防风通圣丸由防风、荆芥穗、薄荷、麻黄、大黄、芒硝、栀子、滑石、桔梗、石膏、川芎、当归、白芍、黄芩、连翘、甘草、白术（炒）组成，出于金代刘完素的《宣明论方》。方中荆芥穗、防风、麻黄、薄荷疏风解表，使风邪从汗而解；大黄、芒硝泻热通便，滑石、栀子清热利湿，使里热从二便分消；配伍石膏、黄芩、连翘、桔梗清热泻火解毒，以清肺胃之热；当归、川芎、白芍养血活血；白术健脾燥湿；甘草和中缓急。方中含有白芍，不宜与藜芦同用；含有甘草，不宜与海藻、京大戟、红大戟、甘遂、芫花同用。

## （二）功效特点

防风通圣丸能解表通里、清热解毒，用于外寒内热、表里俱实之证，症见恶寒壮热、头痛咽干、小便短赤、大便秘结、风疹湿疮。现代临床常用于上呼吸道感染、便秘、荨麻疹、湿疹等的治疗。

## （三）使用特点

**1. 规格** 6克/袋。

**2. 用法用量** 口服，6克/次，2次/日。

3. **禁忌证**　忌烟、酒及辛辣、油腻、鱼虾海鲜类食物。

4. **注意事项**　不宜在服药期间同时服用滋补性中药。高血压、心脏病患者慎用。

## （四）处方案例点评1

| 处方1：××××医院医疗保险处方　医保内处方 | | | | | |
|---|---|---|---|---|---|
| 定点医疗机构编码：×××× | | | | | |
| 科室名称：内科 | 日期：×××× | | 药物金额：×× | | 病历号：×× |
| 姓名：×× | 性别：男 | | 年龄：54岁 | | |
| **临床诊断：** | **R：药品名称和规格** | 单次用量 | 用法 | 频次 | 数量 |
| 上呼吸道感染 | 防风通圣丸（6克/袋） | 1袋 | 口服 | 2次/日 | 1盒 |
| 便秘 | 新清宁片（0.3克/片） | 5片 | 口服 | 1次/日 | 1盒 |
| | 医师签名：×× | | | | |
| 审核/调配签名：×× | | 核对/发药签名：×× | | | |
| 1.请遵医嘱用药；2.请在窗口点清药品；3.处方当日有效；4.发出药品不予退换。 | | | | | |

1. **处方判定**　该处方属于用药不适宜处方中的重复用药。

2. **处方分析**　防风通圣丸能解表通里、清热解毒，用于外寒内热、表里俱实之证，症见恶寒壮热、头痛咽干、小便短赤、大便秘结。新清宁片组成成分为熟大黄，可以治疗便秘。防风通圣丸含有与新清宁片组成成分相似的中药大黄，且也有通便作用。两药同时使用可判定为用药不适宜处方中的重复用药。

3. **药师建议**　54岁男性患者因上呼吸道感染、便秘，服用防风通圣丸和新清宁片治疗，虽用药对证，但同用即为重复用药，建议只选用防风通圣丸。

## （五）处方案例点评2

| 处方2：××××医院医疗保险处方　医保内处方 | | | | | |
|---|---|---|---|---|---|
| 定点医疗机构编码：×××× | | | | | |
| 科室名称：综合科 | 日期：×××× | | 药物金额：×× | | 病历号：×× |
| 姓名：×× | 性别：女 | | 年龄：32岁 | | |
| **临床诊断：** | **R：药品名称和规格** | 单次用量 | 用法 | 频次 | 数量 |
| 乳腺炎 | 乳癖消颗粒（8克/袋） | 1袋 | 口服 | 3次/日 | 2盒 |
| 荨麻疹 | 防风通圣丸（6克/袋） | 1袋 | 口服 | 2次/日 | 1盒 |
| | 医师签名：×× | | | | |
| 审核/调配签名：×× | | 核对/发药签名：×× | | | |
| 1.请遵医嘱用药；2.请在窗口点清药品；3.处方当日有效；4.发出药品不予退换。 | | | | | |

1. **处方判定**　该处方属于不规范处方中的临床诊断书写不全。

2. **处方分析** 处方诊断为乳腺炎、荨麻疹，但未写明中医证型，可判定为不规范处方中的临床诊断书写不全。乳癖消颗粒组成成分为鹿角、蒲公英、昆布、天花粉、鸡血藤、三七、赤芍、海藻、漏芦、木香、玄参、丹皮、夏枯草、连翘、红花，组成中含有海藻，反防风通圣丸中的甘草，存在配伍禁忌。根据《北京地区基层医疗机构中成药处方点评共识报告（2018版）》，中成药联用时出现"十八反""十九畏"的，可不点评为配伍禁忌，但需提醒临床注意监测。

3. **药师建议** 32岁女性患者因乳腺炎、荨麻疹服用乳癖消颗粒和防风通圣丸治疗，用药准确；但未写明中医证型，为不规范处方。建议医师补充中医证型，并注意监测用药风险和患者病情。

## （六）合理用药提示

都说防风通圣丸是"表里双解剂"，用于表里俱实之证。表实，则发汗能力损伤，需要麻黄、川芎辛温开表；里实，则大小便能力损伤，需要大黄、芒硝通里。实际上，肺主皮毛，肺与大肠相表里，防风通圣丸的主治还是在肺，咸辛泻肺治肺实。

参考文献

[1] 刘永平. 防风通圣丸的临床应用 [J]. 内蒙古中医药，2014，33（9）：75-76.

[2] 蒋国印，张丽君. 防风通圣丸治疗顽固性荨麻疹30例临床观察 [J]. 河北中医，2004（12）：4.

[3] 李爱萍. 防风通圣丸（散）治疗面部痤疮 [J]. 河南中医，2003（11）：58.

[4] 陈为凯. 防风通圣丸（汤）在皮肤科中的应用举隅 [J]. 中国社区医师：医学专业，2012（9）：234-235.

[5] 修琳琳，钟赣生，张建美. 海藻甘草反药组合宜忌条件的实验研究回顾与评析 [J]. 环球中医药，2015（9）：26-31.

# 七、九味双解口服液

## （一）组成特点

九味双解口服液由柴胡、大黄（熟）、青蒿、金银花、黄芩（酒炙）、大青叶、蒲公英、重楼、草果（去皮、姜制）组成，是在《金匮要略》之大柴胡汤和民间秘方无名高烧汤的基础上加减而成的临床经验方。方中含有2015年版《中国药典》中记载有小毒的中药重楼。

## （二）功效特点

九味双解口服液能解表清热、泻火解毒，用于外感风热表邪所致的风热感冒，表里俱热，症见发热或恶风、头痛、鼻塞、咳嗽、流涕、咽痛或红肿、口渴，或伴溲赤、便干。

## （三）使用特点

1. **规格**　10毫升/支。

2. **用法用量**　口服，20毫升/次，3次/日。儿童减量服用，1～2岁，3毫升/次，2次/日；3～4岁，5毫升/次，2次/日；5～6岁，5毫升/次，3次/日；7～9岁，10毫升/次，2次/日；10～12岁，10毫升/次，3次/日；13～14岁，20毫升/次，2次/日。

3. **注意事项**　孕妇慎用。使用剂量过大有中毒风险，中毒表现为烦躁不安、恶心、呕吐、头昏、腹痛、腹泻等，如果服药期间出现上述症状，应立即就医。

## （四）处方案例点评1

| 处方1：××××医院医疗保险处方　医保内处方 | | | | | |
|---|---|---|---|---|---|
| 定点医疗机构编码：×××× | | | | | |
| 科室名称：儿科 | 日期：×××× | | 药物金额：×× | | |
| 姓名：×× | 性别：男 | | 年龄：3岁 | | 病历号：×× |
| 临床诊断：<br>感冒<br>（热毒炽盛证） | **R**：药品名称和规格<br>九味双解口服液（10毫升/支） | 单次用量<br>5毫升 | 用法<br>口服 | 频次<br>3次/日 | 数量<br>1盒 |
| | 医师签名：×× | | | | |
| 审核/调配签名：×× | 核对/发药签名：×× | | | | |
| 1. 请遵医嘱用药；2. 请在窗口点清药品；3. 处方当日有效；4. 发出药品不予退换。 | | | | | |

1. **处方判定**　该处方属于用药不适宜处方中的用法用量不适宜。

2. **处方分析**　九味双解口服液，儿童应减量服用，根据说明书规定，3岁幼儿用量应为5毫升/次，2次/日，该处方为5毫升/次，3次/日，超过说明书的日最大剂量，可点评为用药不适宜处方中的用法用量不适宜。

3. **药师建议**　3岁男性幼儿患者因感冒热毒炽盛证服用九味双解口服液治疗，用药准确，但用量偏大，建议5毫升/次，2次/日。

## （五）处方案例点评 2

处方 2：××××医院医疗保险处方　医保内处方

定点医疗机构编码：××××

科室名称：妇科　　　　　　日期：××××　　　　　药物金额：××

姓名：××　　　　　　　　性别：女　　　　　　　年龄：30岁　　　　　　　　　　病历号：××

| 临床诊断： | R：药品名称和规格 | 单次用量 | 用法 | 频次 | 数量 |
|---|---|---|---|---|---|
| 功能失调性子宫出血 | 九味双解口服液（10毫升/支） | 2支 | 口服 | 3次/日 | 2盒 |
| 上呼吸道感染 | 宫血宁胶囊（0.13克/粒） | 2粒 | 口服 | 3次/日 | 2盒 |
| 便秘 | 医师签名：×× | | | | |

审核/调配签名：××　　　　　　　　核对/发药签名：××

1. 请遵医嘱用药；2. 请在窗口点清药品；3. 处方当日有效；4. 发出药品不予退换。

1．**处方判定**　该处方属于用药不适宜处方中的重复用药和不规范处方中的临床诊断书写不全。

2．**处方分析**　宫血宁胶囊的组成成分为重楼，九味双解口服液中也含有重楼，完全包含了宫血宁胶囊的组成成分。重楼有小毒，两者同时服用，且均为说明书的日最大剂量，中毒风险高。依上可判定为用药不适宜处方中的重复用药。选用含毒性饮片的中成药时，应在处方诊断中体现中医证型，处方中缺少中医证型诊断，可判定为不规范处方中的临床诊断书写不全。

3．**药师建议**　30岁女性患者因功能失调性子宫出血、上呼吸道感染、便秘，使用宫血宁胶囊和九味双解口服液治疗，如果患者为外感风热、血热妄行证，则用药对证，但两种中成药同时服用既为重复用药，又使中毒风险升高。建议医师将两种中成药中的一种换为其他中成药，并补充中医病证分型。

**参考文献**

［1］路静华. 九味双解口服液治疗小儿上呼吸道感染180例临床疗效观察［J］. 吉林医学，2008（19）：
57-58.

［2］刘冰，刘爽. 九味双解口服液辅助治疗急性扁桃体炎临床观察［J］. 中国保健营养：下旬刊，2014，
23（12）：7570-7571.

# 八、玉屏风颗粒

## （一）组成特点

玉屏风颗粒由黄芪、白术（炒）、防风组成，出自《丹溪心法》玉屏风散。黄芪益气固表为君药。白术健脾益气，助黄芪以加强益气固表之功，为臣药。防风走表祛风并御风邪，为佐使药。

## （二）功效特点

玉屏风颗粒能益气、固表、止汗，用于表虚不固、自汗恶风、面色㿠白，或体虚易感风邪者。

## （三）使用特点

1. **规格** 5克/袋。
2. **用法用量** 开水冲服，5克/次，3次/日，宜饭前服用。

## （四）处方案例点评1

<table>
<tr><td colspan="6" align="center">处方1：××××医院医疗保险处方 医保内处方</td></tr>
<tr><td colspan="6">定点医疗机构编码：××××</td></tr>
<tr><td colspan="2">科室名称：内科</td><td colspan="2">日期：××××</td><td colspan="2">药物金额：××</td></tr>
<tr><td colspan="2">姓名：××</td><td colspan="2">性别：女</td><td>年龄：36岁</td><td>病历号：××</td></tr>
<tr><td>临床诊断：</td><td>R：药品名称和规格</td><td>单次用量</td><td>用法</td><td>频次</td><td>数量</td></tr>
<tr><td rowspan="3">慢性鼻炎<br>（风热蕴肺、<br>表虚不固证）</td><td>玉屏风颗粒（5克/袋）</td><td>1袋</td><td>口服</td><td>3次/日</td><td>2盒</td></tr>
<tr><td>通窍鼻炎片（0.3克/片）</td><td>7片</td><td>口服</td><td>3次/日</td><td>2盒</td></tr>
<tr><td colspan="5" align="center">医师签名：××</td></tr>
<tr><td colspan="3">审核/调配签名：××</td><td colspan="3">核对/发药签名：××</td></tr>
<tr><td colspan="6">1. 请遵医嘱用药；2. 请在窗口点清药品；3. 处方当日有效；4. 发出药品不予退换。</td></tr>
</table>

1. **处方判定** 该处方属于用药不适宜处方中的重复用药。

2. **处方分析** 玉屏风颗粒由黄芪、白术（炒）、防风组成，用于表虚不固所致的自汗、恶风等。通窍鼻炎片由炒苍耳子、防风、黄芪、白芷、辛夷、炒白术、薄荷组成，用于慢性鼻炎、过敏性鼻炎、鼻窦炎属风热蕴肺、表虚不固者。通窍鼻炎片完全包含了玉屏风颗粒的组成成分，且两者都用于表虚不固证，可点评为用药不适宜处方中的重复用药。

3. **药师建议**　36岁女性患者因慢性鼻炎属风热蕴肺、表虚不固证服用玉屏风颗粒和通窍鼻炎片治疗，用药虽对证，但不免重复，建议单用通窍鼻炎片治疗。

## （五）处方案例点评2

| 处方2：××××医院医疗保险处方　医保内处方 | | | | | |
|---|---|---|---|---|---|
| 定点医疗机构编码：×××× | | | | | |
| 科室名称：内科 | 日期：×××× | | 药物金额：×× | | |
| 姓名：×× | 性别：男 | | 年龄：23岁 | | 病历号：×× |
| **临床诊断：** | **R：药品名称和规格** | 单次用量 | 用法 | 频次 | 数量 |
| 感冒 | 玉屏风颗粒（5克/袋） | 1袋 | 口服 | 3次/日 | 1盒 |
| | 医师签名：×× | | | | |
| 审核/调配签名：×× | 核对/发药签名：×× | | | | |
| 1. 请遵医嘱用药；2. 请在窗口点清药品；3. 处方当日有效；4. 发出药品不予退换。 | | | | | |

1. **处方判定**　该处方属于不规范处方中的临床诊断书写不全。

2. **处方分析**　玉屏风颗粒临床常用于表虚自汗和外感风寒表虚证的治疗，处方中缺少中医证型诊断，无法明确玉屏风颗粒是否适用于患者感冒所属证型，如果患者为风热犯表证或寒邪入里化热化燥等实证则不适宜用此药。

3. **药师建议**　处方中的临床诊断书写不全，不能确定患者感冒所属证型，且青壮年男性多身体壮实，多为实证，因此不能判断该药是否对此患者的病证适宜。建议医师补全诊断，如果患者确为表虚证，则可以使用玉屏风颗粒。

**参考文献**

［1］卢友琪. 中药玉屏风颗粒辅助治疗持续性变应性鼻炎临床观察［J］. 临床和实验医学杂志，2014，13（7）：550-552.

［2］文洁，朱建梅，李婕，等. 玉屏风颗粒治疗过敏性鼻炎的实验研究［J］. 中成药，2011，33（6）：934-937.

# 第二节　祛暑剂

## 一、藿香正气水

### （一）组成特点

藿香正气水由苍术、陈皮、厚朴（姜制）、白芷、茯苓、大腹皮、生半夏、甘草浸膏、广藿香油、紫苏叶油组成，辅料为干姜汁、药用乙醇。藿香正气水来源于《太平惠民和剂局方》之藿香正气散。方中藿香解表散寒，芳香化浊，降逆止呕，为君药。配以紫苏、白芷，解表化湿，以助君药外散风寒，兼化湿浊；生半夏、陈皮燥湿和胃，降逆止呕，助藿香解表化湿，共为臣药。苍术、茯苓健脾祛湿；厚朴、大腹皮行气化湿，畅中消胀，共为佐药。甘草调和诸药，为使药。方中含有毒性饮片生半夏，不宜与含有川乌、制川乌、草乌、制草乌、附子的中成药同用；含有甘草，不宜与含有海藻、京大戟、红大戟、甘遂、芫花的中成药同用。

### （二）功效特点

藿香正气水能够解表化湿、理气和中，用于外感风寒、内伤湿滞或夏伤暑湿所致的感冒，症见头痛昏重、胸膈痞闷、脘腹胀痛、呕吐泄泻。现代临床常用于胃肠型感冒的治疗。

### （三）使用特点

1. **规格**　10毫升/支。

2. **用法用量**　藿香正气水含有毒性成分生半夏，虽然在制备过程中经过了加水浸泡、与干姜同煎煮等过程，但在使用时仍应严格遵循说明书要求：口服，5～10毫升/次，2次/日，用时摇匀。

3. **不良反应**　使用不当有中毒风险，中毒表现为口干舌麻，胃部不适，口腔、喉咽及舌部烧灼疼痛、肿胀，流涎，恶心及胸前压迫感等，如果服药期间出现上述症状，应立即就医。

4. **禁忌证**　服药期间忌烟、酒，及辛辣、生冷、油腻食物，饮食宜清淡。

5. **注意事项**　藿香正气水含40%～50%乙醇，对乙醇过敏者慎用；服药后不得驾驶机、车、船，或从事高空作业、机械作业及操作精密仪器；慎与头孢类抗生素、呋喃唑酮、甲硝唑、替硝唑等联用，以防止发生双硫仑样反应。不宜在服药期间同时服用滋补性中药。

## （四）处方案例点评 1

| 处方 1：××× 医院医疗保险处方　医保内处方 | | | | | |
|---|---|---|---|---|---|
| 定点医疗机构编码：×××× | | | | | |
| 科室名称：内科 | 日期：×××× | | 药物金额：×× | | |
| 姓名：×× | 性别：男 | | 年龄：34 岁 | | 病历号：×× |
| **临床诊断：** | **R**：药品名称和规格 | 单次用量 | 用法 | 频次 | 数量 |
| 胃肠功能紊乱 | 藿香正气水（10 毫升 / 支） | 1 支 | 口服 | 2 次 / 日 | 2 盒 |
| | 医师签名：×× | | | | |
| 审核 / 调配签名：×× | | 核对 / 发药签名：×× | | | |
| 1. 请遵医嘱用药；2. 请在窗口点清药品；3. 处方当日有效；4. 发出药品不予退换。 | | | | | |

1. **处方判定**　该处方属于用药不适宜处方中的适应证不适宜和不规范处方中的临床诊断书写不全。

2. **处方分析**　藿香正气水中含有毒性成分生半夏，选用时应明确中医病证分型，处方中缺少中医证型诊断，可判定为不规范处方中的临床诊断书写不全。藿香正气水能够解表化湿、理气和中，用于外感风寒、内伤湿滞或夏伤暑湿所致的感冒，症见头痛昏重、胸膈痞闷、脘腹胀痛、呕吐泄泻，处方中诊断为胃肠功能紊乱，与藿香正气水适应证并不对应，可点评为不适宜处方中的适应证不适宜。

3. **药师建议**　34 岁男性患者因胃肠功能紊乱服用藿香正气水治疗，药不对证。建议进一步辨析证型，并根据证型选择合适的中成药。

## （五）处方案例点评 2

| 处方 2：××× 医院医疗保险处方　医保内处方 | | | | | |
|---|---|---|---|---|---|
| 定点医疗机构编码：×××× | | | | | |
| 科室名称：内科 | 日期：×××× | | 药物金额：×× | | |
| 姓名：×× | 性别：女 | | 年龄：68 岁 | | 病历号：×× |
| **临床诊断：** | **R**：药品名称和规格 | 单次用量 | 用法 | 频次 | 数量 |
| 上呼吸道感染 | 藿香正气水（10 毫升 / 支） | 1 支 | 口服 | 2 次 / 日 | 1 盒 |
| 慢性支气管炎急性 | 头孢克肟分散片（0.1 克 / 片） | 1 片 | 口服 | 2 次 / 日 | 2 盒 |
| 发作 | 医师签名：×× | | | | |
| 审核 / 调配签名：×× | | 核对 / 发药签名：×× | | | |
| 1. 请遵医嘱用药；2. 请在窗口点清药品；3. 处方当日有效；4. 发出药品不予退换。 | | | | | |

1. **处方判定**　该处方属于用药不适宜处方中的联合用药不适宜和不规范处方中的临床诊断书写不全。

2. **处方分析**　藿香正气水含40%～50%乙醇，虽然头孢克肟的化学结构中无甲硫四氮唑基团，但有多篇临床报道显示，患者服用头孢克肟后饮酒，发生了双硫仑样反应，故必须引起重视。故该处方可判断为不适宜处方中的联合用药不适宜。藿香正气水中含有毒性饮片生半夏，选用时应明确中医证型，处方诊断缺少中医证型，可判断为不规范处方中的临床诊断书写不全。

3. **药师建议**　藿香正气水含乙醇，联合使用头孢克肟分散片，有发生双硫仑样反应的风险。建议医师改用其他中成药，并在临床诊断中补充中医证型。

### （六）处方案例点评3

<table>
<tr><td colspan="6" align="center">处方3：××××医院医疗保险处方　医保内处方</td></tr>
<tr><td colspan="6">定点医疗机构编码：××××</td></tr>
<tr><td colspan="2">科室名称：内科</td><td colspan="2">日期：××××</td><td colspan="2">药物金额：××</td></tr>
<tr><td colspan="2">姓名：××</td><td colspan="2">性别：男</td><td>年龄：41岁</td><td>病历号：××</td></tr>
<tr><td>临床诊断：</td><td>R：药品名称和规格</td><td>单次用量</td><td>用法</td><td>频次</td><td>数量</td></tr>
<tr><td>中暑<br>头痛<br>（暑热炽盛证）</td><td>藿香正气水（10毫升/支）</td><td>1支</td><td>口服</td><td>2次/日</td><td>2盒</td></tr>
<tr><td></td><td colspan="5" align="center">医师签名：××</td></tr>
<tr><td colspan="3">审核/调配签名：××</td><td colspan="3">核对/发药签名：××</td></tr>
<tr><td colspan="6">1.请遵医嘱用药；2.请在窗口点清药品；3.处方当日有效；4.发出药品不予退换。</td></tr>
</table>

1. **处方判定**　该处方属于用药不适宜处方中的适应证不适宜。

2. **处方分析**　暑热属于"六淫"之一，为阳热之邪，治疗当清热解暑、益气养阴；而藿香正气水重在解表化湿、理气和中，性质偏温，不能治疗中暑。夏季运用藿香正气水的情况主要有暑湿感冒，以及乘凉饮冷过甚引起的恶寒发热、头痛、胸膈满闷、恶心呕吐、泄泻等。藿香正气水所治疗之暑病为"阴暑"，即暑天乘凉饮冷过甚引起的夏季感冒，并非工作、生活环境温度过高而引起的中暑（"阳暑"）。

3. **药师建议**　藿香正气水不适用于"阳暑"的治疗，故41岁男性患者因中暑、头痛暑热炽盛证服用藿香正气水治疗，属药不对证。建议改用清热生津的人参白虎汤系列方、清热解毒口服液、生脉饮（党参方）等治疗。

## （七）合理用药提示

藿香正气水的功效，实际上可以用"祛湿"两个字概括，无论是寒湿、湿热还是暑湿，只要有湿，就可以用藿香正气水祛湿。为什么要在藿香正气水中使用生半夏，并且加入乙醇作为辅料？实际上都是为了增强辛散祛湿的效果。所以，口服后那种辣辣的刺喉感，就是这种药性的典型表现。

### 参考文献

［1］雷光远，雷招宝. 藿香正气水致不良反应／不良事件101例分析［J］. 中成药，2012，34（11）：2268–2270.

［2］卢朝彬，郭万周. 藿香正气水治疗中暑小议［J］. 陕西中医，2010，31（12）：1168.

［3］刘绍俊，杨清丽. 藿香正气水致不良反应／不良事件80例研究分析［J］. 当代医学，2014（7）：133–134.

［4］江秀琴，陈淑芹，袁建兴. 我院中医科1560例服用藿香正气水患者情况分析［J］. 光明中医，2012，27（2）：386–387.

# 二、保济丸

## （一）组成特点

保济丸由钩藤、菊花、蒺藜、厚朴、木香、苍术、天花粉、广藿香、葛根、化橘红、白芷、薏苡仁、稻芽、薄荷、茯苓、广东神曲组成。方中广藿香芳香辛散，解表化湿兼能止呕；苍术、化橘红、白芷解表散寒，燥湿宽中；厚朴燥湿除满，下气和中。几味药共为君药。菊花、蒺藜、薄荷解表祛邪；茯苓、薏苡仁淡渗利湿；广东神曲、稻芽、木香醒脾健胃；葛根升清止泻；天花粉生津以防阴液受伤；另配钩藤既起清透作用，又可防脾虚肝盛而生风。几味药共为佐使药。方中含有天花粉，不宜与含有川乌、制川乌、草乌、制草乌、附子的中成药同用；含有毒性饮片蒺藜，用时宜慎。

## （二）功效特点

保济丸能够解表、祛湿、和中，用于暑湿感冒，症见发热头痛、腹痛腹泻、恶心呕吐、肠胃不适，亦可用于晕车、晕船。

### （三）使用特点

1. **规格** 1.85 克 / 瓶。

2. **用法用量** 保济丸含有毒性饮片蒺藜，所以在使用时应严格遵循说明书要求：口服，1.85 ~ 3.7 克 / 次，3 次 / 日，宜饭后服用。

3. **禁忌证** 服药期间忌烟、酒及辛辣、生冷、油腻食物。

4. **注意事项** 不宜在服药期间同时服用滋补性中药。外感燥热者不宜服用。

### （四）处方案例点评 1

| 处方 1：××××医院医疗保险处方 医保内处方 | | | | | |
|---|---|---|---|---|---|
| 定点医疗机构编码：×××× | | | | | |
| 科室名称：内科 | | 日期：×××× | 药物金额：×× | | |
| 姓名：×× | | 性别：男 | 年龄：67 岁 | | 病历号：×× |
| **临床诊断：**<br>胃肠功能紊乱 | **R**：药品名称和规格<br>保济丸（1.85 克 / 瓶） | | 单次用量<br>2 瓶 | 用法<br>口服 | 频次<br>3 次 / 日 | 数量<br>2 盒 |
| | 医师签名：×× | | | | |
| 审核 / 调配签名：×× | | 核对 / 发药签名：×× | | | |
| 1. 请遵医嘱用药；2. 请在窗口点清药品；3. 处方当日有效；4. 发出药品不予退换。 | | | | | |

1. **处方判定** 该处方属于用药不适宜处方中的适应证不适宜和不规范处方中的临床诊断书写不全。

2. **处方分析** 保济丸按说明书规定适用于暑湿感冒，症见发热头痛、腹痛腹泻、恶心呕吐、肠胃不适，亦可用于晕车晕船。虽然说明书中关于其适应证的描述有胃肠道症状，但其所治疗疾病为暑湿感冒。中医无胃肠功能紊乱的病名，根据发病特点，胃肠功能紊乱属中医学中的呕吐、泄泻、便秘等病证的范畴。严格来讲，处方诊断为胃肠功能紊乱，未进一步辨析证型，不合理；且保济丸中含有毒性饮片蒺藜，选用时应明确患者的中医病证分型。故此处方可点评为用药不适宜处方中的适应证不适宜和不规范处方中的临床诊断书写不全。

3. **药师建议** 67 岁男性患者因胃肠功能紊乱服用保济丸治疗，用药不准确。建议补充中医证型诊断，如果患者确为暑湿感冒或胃肠感冒，有发热头痛、腹痛腹泻、恶心呕吐、肠胃不适等症状，可以使用保济丸；如果患者不是暑湿感冒或胃肠感冒，建议医师使用其他中成药。

## （五）处方案例点评 2

| 处方 2：××××医院医疗保险处方　医保内处方 | | | | | |
|---|---|---|---|---|---|
| 定点医疗机构编码：×××× | | | | | |
| 科室名称：内科 | 日期：×××× | | 药物金额：×× | | |
| 姓名：×× | 性别：女 | | 年龄：38 岁 | 病历号：×× | |
| **临床诊断：** | **R：药品名称和规格** | 单次用量 | 用法 | 频次 | 数量 |
| 上呼吸道感染 | 保济丸（1.85 克/瓶） | 2 瓶 | 口服 | 3 次/日 | 2 盒 |
| 呕吐 | 二母宁嗽丸（9 克/丸） | 2 丸 | 口服 | 2 次/日 | 1 盒 |
| 咳嗽 | 医师签名：×× | | | | |
| 审核/调配签名：×× | 核对/发药签名：×× | | | | |
| 1. 请遵医嘱用药；2. 请在窗口点清药品；3. 处方当日有效；4. 发出药品不予退换。 | | | | | |

1. **处方判定**　该处方属于用药不适宜处方中的联合用药不适宜和不规范处方中的临床诊断书写不全。

2. **处方分析**　保济丸能够解表、祛湿、和中，用于暑湿感冒；二母宁嗽丸能够清肺润燥、化痰止咳，用于燥热蕴肺所致的咳嗽，症见痰黄而黏且不易咳出、胸闷气促、久咳不止、声哑喉痛。前者祛湿，后者养阴润燥，作用相反。保济丸含有苍术、化橘红等燥湿药，如果患者咳嗽属阴虚内热证，服后可能会加重咳嗽症状。另，保济丸说明书明确规定，外感燥热者不宜服用。该处方缺少中医证型诊断，无法明确两药中哪一种适用于患者咳嗽所属证型；另外，保济丸中含有毒性饮片蒺藜，选用时应在处方中体现患者的中医病证分型。故该处方可判定为用药不适宜处方中的联合用药不适宜和不规范处方中的临床诊断书写不全。

3. **药师建议**　38 岁女性患者因上呼吸道感染、呕吐、咳嗽服用保济丸和二母宁嗽丸治疗，用药不准确。建议医师明确疾病所属中医证型，调整用药方案。

### 参考文献

［1］黄晓丹，薛素琴，黄彬，等. 保济浓缩丸治疗胃肠型感冒的临床研究［J］. 中国民族民间医药，2009，18（16）：44-45.

［2］张群肖. 保济丸治疗功能性消化不良 60 例疗效观察［J］. 浙江中西医结合杂志，2005，15（8）：506-507.

［3］黄继杰. 保济丸与胃动力［J］. 中国中医药信息杂志，2004，11（5）：417.

# 第三节　泻下剂

## 一、麻仁润肠丸

### （一）组成特点

麻仁润肠丸由火麻仁、苦杏仁（去皮炒）、大黄、木香、陈皮、白芍组成，其中含有小毒饮片苦杏仁。方中火麻仁润肠通便为君药。苦杏仁降气润肠，白芍养阴濡坚，共为臣药。木香、陈皮行肠胃气滞，大黄泻热通便，蜂蜜可润燥滑肠，共为佐使药。诸药合用，具有润肠通便、清胃肠积热之功。方中含有白芍，不宜与藜芦同用。

### （二）功效特点

麻仁润肠丸能够润肠通便，用于肠胃积热、胸腹胀满、大便秘结。临床常用于肠燥便秘的治疗。

### （三）使用特点

1. **规格**　6 克 / 丸。

2. **用法用量**　麻仁润肠丸含有小毒成分苦杏仁，所以在使用时应严格遵循说明书要求：口服，6 ~ 12 克 / 次，2 次 / 日，宜饭前服用。

3. **禁忌证**　孕妇忌用。

4. **注意事项**　长期大量使用有结肠黑变风险，因此不宜长期使用。不宜在服药期间同时服用滋补性中药。

### （四）处方案例点评 1

<table>
<tr><td colspan="6" align="center">处方 1：××××医院医疗保险处方　医保内处方</td></tr>
<tr><td colspan="6">定点医疗机构编码：××××</td></tr>
<tr><td colspan="2">科室名称：内科</td><td colspan="2">日期：××××</td><td colspan="2">药物金额：××</td></tr>
<tr><td colspan="2">姓名：××</td><td colspan="2">性别：男</td><td>年龄：72 岁</td><td>病历号：××</td></tr>
<tr><td>临床诊断：</td><td>R：药品名称和规格</td><td>单次用量</td><td>用法</td><td>频次</td><td>数量</td></tr>
<tr><td>便秘</td><td>麻仁润肠丸（6 克/丸）</td><td>2 丸</td><td>口服</td><td>2 次/日</td><td>6 盒</td></tr>
<tr><td></td><td colspan="5">医师签名：××</td></tr>
<tr><td colspan="3">审核/调配签名：××</td><td colspan="3">核对/发药签名：××</td></tr>
<tr><td colspan="6">1. 请遵医嘱用药；2. 请在窗口点清药品；3. 处方当日有效；4. 发出药品不予退换。</td></tr>
</table>

1. **处方判定**　该处方属于不规范处方中的临床诊断书写不全和无特殊情况下门诊处方超过 7 日用量。

2. **处方分析**　麻仁润肠丸能够润肠通便，用于肠燥便秘的治疗，处方临床诊断中未写明中医证型，不能确定患者是否为肠燥便秘，可判定为不规范处方中的临床诊断书写不全。该药每盒 10 丸，该处方共开具 6 盒，按照 2 丸/次、2 次/日的用量，可以服用 15 日，可点评为不规范处方中的无特殊情况下门诊处方超过 7 日用量。

3. **药师建议**　72 岁男性患者因便秘服用麻仁润肠丸治疗，如果患者为肠燥便秘且有胃肠积热，则药证相符；但药品使用天数超过 7 日，不符合相关规定。建议补充中医证型，修改处方药品数量，并告知患者不要长期大量服用含大黄、番泻叶、芦荟等成分的泻下药，以降低出现结肠黑变病的风险。

### （五）处方案例点评 2

<table>
<tr><td colspan="6" align="center">处方 2：××××医院医疗保险处方　医保内处方</td></tr>
<tr><td colspan="6">定点医疗机构编码：××××</td></tr>
<tr><td colspan="2">科室名称：内科</td><td colspan="2">日期：××××</td><td colspan="2">药物金额：××</td></tr>
<tr><td colspan="2">姓名：××</td><td colspan="2">性别：女</td><td>年龄：51 岁</td><td>病历号：××</td></tr>
<tr><td>临床诊断：</td><td>R：药品名称和规格</td><td>单次用量</td><td>用法</td><td>频次</td><td>数量</td></tr>
<tr><td>便秘</td><td>芪蓉润肠口服液（20 毫升/支）</td><td>1 支</td><td>口服</td><td>3 次/日</td><td>2 盒</td></tr>
<tr><td></td><td>麻仁润肠丸（6 克/丸）</td><td>2 丸</td><td>口服</td><td>2 次/日</td><td>2 盒</td></tr>
<tr><td></td><td colspan="5">医师签名：××</td></tr>
<tr><td colspan="3">审核/调配签名：××</td><td colspan="3">核对/发药签名：××</td></tr>
<tr><td colspan="6">1. 请遵医嘱用药；2. 请在窗口点清药品；3. 处方当日有效；4. 发出药品不予退换。</td></tr>
</table>

1. **处方判定**　该处方属于用药不适宜处方中的联合用药不适宜和不规范处方中的临床

诊断书写不全。

2. **处方分析** 麻仁润肠丸能够润肠通便，用于肠胃积热、胸腹胀满、大便秘结，不适用于虚证便秘；苁蓉润肠口服液则能益气养阴、健脾滋肾、润肠通便，用于气阴两虚、脾肾不足、大肠失于濡润而致的虚证便秘。两种药物对应的便秘证型一实一虚。苁蓉润肠口服液中含太子参、黄芪、肉苁蓉等滋补药，而在使用麻仁润肠丸期间不宜服用滋补类中成药，故该处方可判定为用药不适宜处方中的联合用药不适宜。另外，麻仁润肠丸中含有毒性饮片苦杏仁，选用时应在处方中体现患者的中医病证分型，处方中缺少中医辨证，故可判定为临床诊断书写不全。

3. **药师建议** 51岁女性患者因便秘服用苁蓉润肠口服液和麻仁润肠丸治疗，联合用药不适宜。麻仁润肠丸用于肠胃积热型大便秘结，血虚肠燥证不适宜；苁蓉润肠口服液则健脾滋肾、润肠通便，用于虚证便秘。建议医师补全患者便秘所属证型，再进一步选择合适的药物。

### （六）合理用药提示

从名称上看，麻仁润肠丸是用于治疗肠燥便秘的中成药，实际上，大黄和木香的存在，让这个中成药朝着清热泻火、导气通便的方向更近了一步。换句话说，麻仁润肠丸是一个有清有润的通便药，而不是一个有养有润的通便药。阴虚燥热比较重的便秘，应该要更多考虑含有生地黄的中成药。

**参考文献**

[1] 韩红梅，任粉玉，朴熙绪. 结肠黑变病57例 [J]. 世界华人消化杂志，2010（18）：101-104.

[2] 黄跃南，郭欣，王夫景. 结肠黑变病的研究现状及进展 [J]. 世界华人消化杂志，2005（24）：56-59.

[3] 顾玉红. 麻仁润肠丸治疗老年人慢性便秘的疗效观察 [J]. 中国基层医药，2008，15（10）：1728-1729.

## 二、便通胶囊

### （一）组成特点

便通胶囊由白术（炒）、肉苁蓉、当归、桑椹、枳实、芦荟组成。炒白术健脾为君药。肉苁蓉填精补肾润肠，当归养血活血调肝、除大肠之风燥，共为臣药。桑椹滋肝肾、生精血，以助肉苁蓉、当归之功；枳实行气、调畅气机，以流行精血濡布肠胃；以少量芦荟缓泻，助润肠通便。以上共为佐药。诸药和合，共奏健脾益肾、肠润便通之效。

## （二）功效特点

便通胶囊能够健脾益肾、润肠通便，用于脾肾不足、肠腑气滞所致的便秘，症见大便秘结或排便乏力、神疲气短、头晕目眩、腰膝酸软等。现代临床常用于原发性习惯性便秘、肛周疾患所引起的便秘。

## （三）使用特点

1. **规格**　0.35 克 / 粒。

2. **用法用量**　口服，3 粒 / 次，2 次 / 日，宜饭前服用。

3. **禁忌证**　服药期间忌食辛辣刺激性食物。实热便秘者禁服。因含有行气导滞药，孕妇禁服。

4. **注意事项**　不宜在服药期间同时服用温补性中成药。另外，长期使用芦荟有结肠黑变风险，若长期使用应注意监测。

## （四）处方案例点评 1

处方 1：××××医院医疗保险处方　医保内处方

定点医疗机构编码：××××

| 科室名称：内科 | 日期：×××× | 药物金额：×× | | |
|---|---|---|---|---|
| 姓名：×× | 性别：女 | 年龄：68 岁 | | 病历号：×× |
| **临床诊断：** | **R：药品名称和规格** | 单次用量 | 用法 | 频次 | 数量 |
| 痔疮 | 迈之灵片（0.15 克 / 片） | 2 片 | 口服 | 2 次 / 日 | 1 盒 |
| （脾肾不足证） | 便通胶囊（0.35 克 / 粒） | 3 粒 | 口服 | 2 次 / 日 | 2 盒 |
| | 医师签名：×× | | | | |

审核 / 调配签名：××　　　　　核对 / 发药签名：××

1. 请遵医嘱用药；2. 请在窗口点清药品；3. 处方当日有效；4. 发出药品不予退换。

1. **处方判定**　该处方属于不适宜处方中的适应证不适宜或不规范处方中的临床诊断书写不全。

2. **处方分析**　通便胶囊现代临床常用于原发性习惯性便秘、肛周疾患所引起的便秘。处方诊断为痔疮，属于肛周疾病，但未明确"便秘"相关诊断。如果患者确为便秘，可以判断为不规范处方中的临床诊断书写不全；如果患者没有便秘，可以判断为不适宜处方中适应证不适宜。

3. **药师建议**　如果患者确为便秘，建议医师补全诊断；如果患者仅为痔疮，没有便秘，则用药不准确，建议只使用迈之灵片。

## （五）处方案例点评 2

处方 2：××××医院医疗保险处方　医保内处方

定点医疗机构编码：××××

科室名称：内科　　　　　日期：××××　　　　　药物金额：××

姓名：××　　　　　性别：男　　　　　年龄：85 岁　　　　　病历号：××

| 临床诊断： | R：药品名称和规格 | 单次用量 | 用法 | 频次 | 数量 |
|---|---|---|---|---|---|
| 腰痛 | 桂附地黄胶囊（0.34 克/粒） | 5 粒 | 口服 | 2 次/日 | 2 盒 |
| 习惯性便秘 | 便通胶囊（0.35 克/粒） | 3 粒 | 口服 | 2 次/日 | 2 盒 |
| （脾肾不足证） | 医师签名：×× | | | | |

审核/调配签名：××　　　　　核对/发药签名：××

1. 请遵医嘱用药；2. 请在窗口点清药品；3. 处方当日有效；4. 发出药品不予退换。

1. **处方判定**　该处方属于用药不适宜处方中的联合用药不适宜。

2. **处方分析**　便通胶囊能够健脾益肾、润肠通便，用于脾肾不足、肠腑气滞所致的便秘，现代临床常用于原发性习惯性便秘、肛周疾患所引起的便秘。处方诊断为习惯性便秘脾肾不足证，符合便通胶囊适应证，但便通胶囊说明书规定不宜在服药期间同时服用温补性中成药，而桂附地黄胶囊属于温补性中成药，用于肾阳不足证，故可判定为用药不适宜处方中的联合用药不适宜。

3. **药师建议**　85 岁男性患者因腰痛、习惯性便秘、脾肾不足证服用桂附地黄胶囊和便通胶囊治疗，并不是完全正确。其中便通胶囊用药准确，但其说明书规定不宜在服药期间同时服用温补性中成药，因温补性中成药有可能加重便干、便秘症状，故其不适宜与温补性中成药桂附地黄胶囊同用。处方诊断中的"腰痛"未明确证型，建议医师明确诊断，如果腰痛为血瘀气滞所致，则不应使用桂附地黄胶囊；如果患者腰痛是由肾虚所致，阳虚不明显，可以将桂附地黄胶囊改成六味地黄丸；如果患者确实为肾阳不足证，便通胶囊含有肉苁蓉等，有补肾阳、益精血的作用，也可以缓解肾阳不足所致腰膝酸软的症状，因此可以先治疗便秘，等便秘改善后再单用桂附地黄胶囊。

### 参考文献

[1] 肖飞，翟莉，唐庆，等. 便通胶囊治疗慢性便秘的作用机制分析 [J]. 世界中医药，2016，11（12）：2802-2803.

[2] 赵娟，童昌珍，胡振波. 便通胶囊治疗虚证便秘 120 例 [J]. 医药导报，2012（7）：70-72.

[3] 胡明. 便通胶囊治疗老年便秘 100 例临床观察 [J]. 中国中药杂志，2008（2）：76-77.

# 三、苁蓉润肠口服液

## （一）组成特点

苁蓉润肠口服液由黄芪（炙）、肉苁蓉、白术、太子参、地黄、玄参、麦冬、当归、黄精（制）、桑椹、黑芝麻、火麻仁、郁李仁、枳壳（麸炒）、蜂蜜组成。方中黄芪补气健脾，肉苁蓉补肾养血、润肠通便，共为君药；白术、黄精、太子参助君药补气，当归、桑葚补血润燥，地黄、麦冬、玄参增液润燥，共为臣药；黑芝麻、火麻仁、郁李仁润肠通便，为佐药；枳壳行气宽中，为使药。

## （二）功效特点

苁蓉润肠口服液能够益气养阴、健脾滋肾、润肠通便，用于气阴两虚、脾肾不足、大肠失于濡润而致的虚证便秘。

## （三）使用特点

1. **规格**  20毫升/支。

2. **用法用量**  口服，20毫升/次，3次/日，宜饭前服用。

3. **禁忌证**  实热病禁用。

4. **注意事项**  因含有补益类中药，感冒发热时停服。因含有大黄、枳壳、郁李仁等消导破气药，孕妇慎用。

## （四）处方案例点评1

处方1：××××医院医疗保险处方  医保内处方

定点医疗机构编码：××××

| 科室名称：内科 | | 日期：×××× | | 药物金额：×× | | |
|---|---|---|---|---|---|---|
| 姓名：×× | | 性别：男 | | 年龄：81岁 | | 病历号：×× |

| 临床诊断： | **R**：药品名称和规格 | 单次用量 | 用法 | 频次 | 数量 |
|---|---|---|---|---|---|
| 咽痛 | 牛黄上清丸（6克/丸） | 1丸 | 口服 | 2次/日 | 1盒 |
| 便秘 | 苁蓉润肠口服液（20毫升/支） | 1支 | 口服 | 3次/日 | 3盒 |
| | 医师签名：×× | | | | |

审核/调配签名：××  　　　　　　核对/发药签名：××

1. 请遵医嘱用药；2. 请在窗口点清药品；3. 处方当日有效；4. 发出药品不予退换。

1. **处方判定**  该处方属于用药不适宜处方中的联合用药不适宜和不规范处方中的临床

诊断书写不全。

2. **处方分析**　芪蓉润肠口服液功能益气养阴、健脾滋肾、润肠通便，用于气阴两虚、脾肾不足、大肠失于濡润而致的虚证便秘；而牛黄上清丸功能清热泻火、散风止痛，用于热毒内盛与风火上攻所致的头痛眩晕、目赤耳鸣、咽喉肿痛、口舌生疮、牙龈肿痛、大便燥结。牛黄上清丸用于实热病证，而芪蓉润肠口服液治疗虚证便秘，实热病禁用，故二者合用可点评为用药不适宜处方中的联合用药不适宜。同时，患者年龄为81岁，在选用攻邪类中成药时应明确中医证型，并在诊断中有所体现。

3. **药师建议**　81岁男性患者因咽痛、便秘服用牛黄上清丸和芪蓉润肠口服液治疗，联合用药不适宜。牛黄上清丸用于实热病证，而芪蓉润肠口服液治疗虚证便秘，实热病禁用，二者合用属于联合用药不适宜。牛黄上清丸除了治疗实热所致咽痛外，也可用于实热便秘。如果患者咽痛、便秘属实热证，建议单用牛黄上清丸治疗；如果属阴虚证，建议将牛黄上清丸换成其他可以治疗阴虚咽痛的中成药，如西青果颗粒等，且最好在咽痛缓解之后再使用芪蓉润肠口服液。

## （五）处方案例点评 2

处方 2：××××医院医疗保险处方　医保内处方

定点医疗机构编码：××××

| 科室名称：内科 | | 日期：×××× | | 药物金额：×× | |
|---|---|---|---|---|---|
| 姓名：×× | | 性别：女 | | 年龄：68 岁 | 病历号：×× |

| 临床诊断： | **R**：药品名称和规格 | 单次用量 | 用法 | 频次 | 数量 |
|---|---|---|---|---|---|
| 上呼吸道感染 | 感冒清热颗粒（12 克／袋） | 1 袋 | 口服 | 2 次／日 | 1 盒 |
| 便秘 | 芪蓉润肠口服液（20 毫升／支） | 1 支 | 口服 | 3 次／日 | 3 盒 |
| | 医师签名：×× | | | | |

审核／调配签名：××　　　　　核对／发药签名：××

1. 请遵医嘱用药；2. 请在窗口点清药品；3. 处方当日有效；4. 发出药品不予退换。

1. **处方判定**　该处方属于用药不适宜处方中的联合用药不适宜。

2. **处方分析**　芪蓉润肠口服液含有补益类中药，感冒发热时应停服。同时，感冒清热颗粒说明书也规定不宜在服药期间同时服用滋补性中药。可判定为用药不适宜处方中的联合用药不适宜。

3. **药师建议**　68岁女性患者因上呼吸道感染、便秘服用感冒清热颗粒和芪蓉润肠口服液治疗，用药不准确。建议不使用芪蓉润肠口服液，选择其他中成药治疗便秘。

**参考文献**

［1］赵洪霄. 苁蓉润肠口服液治疗老年习惯性便秘79例［J］. 吉林中医药，2012（11）：63–64.

［2］李宗信，黄小波，张东岳. 苁蓉润肠口服液治疗习惯性便秘400例临床观察［J］. 中医杂志，1997（7）：42–43.

［3］黄小波，李宗信. 苁蓉润肠口服液治疗慢性特发性便秘的临床研究［J］. 中国中医药信息杂志，2003（6）：24–26.

# 四、复方芦荟胶囊

## （一）组成特点

复方芦荟胶囊由芦荟、青黛、琥珀组成。芦荟清热通便，凉肝消积，杀虫，为君药；琥珀镇惊安神，散瘀止血，利水通淋，为臣药；青黛清热解毒，为佐使药。全方共奏调肝益肾、润肠通便、宁心安神之效。

## （二）功效特点

复方芦荟胶囊能够清肝泻热、润肠通便、宁心安神，用于心肝火盛之大便秘结、腹胀腹痛、烦躁失眠。

## （三）使用特点

1. **规格** 0.43克/粒。

2. **用法用量** 口服，1~2粒/次，1~2次/日，宜饭前服用。

3. **禁忌证** 孕妇禁用。

4. **注意事项** 长期大量使用芦荟等含有蒽醌的中药有发生结肠黑变之风险，故不宜长期服用本品。另，本品含有青黛，可能会对肝肾功能有影响，故哺乳期妇女及肝肾功能不全者慎用。

## （四）处方案例点评1

<table>
<tr><td colspan="6" align="center">处方1：××××医院医疗保险处方　医保内处方</td></tr>
<tr><td colspan="6">定点医疗机构编码：××××</td></tr>
<tr><td colspan="2">科室名称：内科</td><td colspan="2">日期：××××</td><td colspan="2">药物金额：××</td></tr>
<tr><td colspan="2">姓名：××</td><td colspan="2">性别：男</td><td>年龄：79岁</td><td>病历号：××</td></tr>
<tr><td>临床诊断：</td><td>R：药品名称和规格</td><td>单次用量</td><td>用法</td><td>频次</td><td>数量</td></tr>
<tr><td rowspan="3">慢性肾功能不全<br>便秘</td><td>百令胶囊（0.5克/粒）</td><td>4粒</td><td>口服</td><td>3次/日</td><td>2盒</td></tr>
<tr><td>复方芦荟胶囊（0.43克/粒）</td><td>2粒</td><td>口服</td><td>2次/日</td><td>1盒</td></tr>
<tr><td colspan="5" align="center">医师签名：××</td></tr>
<tr><td colspan="3">审核/调配签名：××</td><td colspan="3">核对/发药签名：××</td></tr>
<tr><td colspan="6">1. 请遵医嘱用药；2. 请在窗口点清药品；3. 处方当日有效；4. 发出药品不予退换。</td></tr>
</table>

1. **处方判定**　该处方属于用药不适宜处方中的遴选的药品不适宜和不规范处方中的临床诊断书写不全。

2. **处方分析**　复方芦荟胶囊含有青黛，说明书规定肝肾功能不全者慎用。处方诊断有慢性肾功能不全，使用复方芦荟胶囊治疗便秘，可判定为不适宜处方中的遴选的药品不适宜。同时，患者79岁，开具攻邪类中成药的应明确中医证型，并在诊断中有所体现。

3. **药师建议**　79岁男性患者因慢性肾功能不全、便秘服用百令胶囊和复方芦荟胶囊治疗，虽用药对证，但芦荟胶囊含有青黛，不宜于肝肾功能不全者服用，故处方属于不适宜处方中的遴选的药品不适宜。出于用药安全考虑，建议医师将治疗便秘的复方芦荟胶囊换为其他对肝肾功能影响较小甚至无影响的中成药，并在处方诊断中注明中医证型。

## （五）处方案例点评2

<table>
<tr><td colspan="6" align="center">处方2：××××医院医疗保险处方　医保内处方</td></tr>
<tr><td colspan="6">定点医疗机构编码：××××</td></tr>
<tr><td colspan="2">科室名称：内科</td><td colspan="2">日期：××××</td><td colspan="2">药物金额：××</td></tr>
<tr><td colspan="2">姓名：××</td><td colspan="2">性别：女</td><td>年龄：52岁</td><td>病历号：××</td></tr>
<tr><td>临床诊断：</td><td>R：药品名称和规格</td><td>单次用量</td><td>用法</td><td>频次</td><td>数量</td></tr>
<tr><td rowspan="2">失眠<br>（心肾不交证）</td><td>复方芦荟胶囊（0.43克/粒）</td><td>2粒</td><td>口服</td><td>2次/日</td><td>1盒</td></tr>
<tr><td colspan="5" align="center">医师签名：××</td></tr>
<tr><td colspan="3">审核/调配签名：××</td><td colspan="3">核对/发药签名：××</td></tr>
<tr><td colspan="6">1. 请遵医嘱用药；2. 请在窗口点清药品；3. 处方当日有效；4. 发出药品不予退换。</td></tr>
</table>

1. **处方判定**　该处方属于用药不适宜处方中的适应证不适宜。

**2. 处方分析** 复方芦荟胶囊能够清肝泄热、润肠通便、宁心安神。用于心肝火盛之大便秘结、腹胀腹痛、烦躁失眠。处方诊断之失眠心肾不交证，与复方芦荟胶囊适应证之证型不符。心肾不交证临床表现为心烦失寐、心悸不安、眩晕、耳鸣、健忘、五心烦热、咽干口燥、腰膝酸软、遗精带下、舌红、脉细数等，属虚证，不同于复方芦荟胶囊所治疗疾病之证型，可判定为用药不适宜处方中的适应证不适宜。

**3. 药师建议** 52岁女性患者因失眠心肾不交证服用复方芦荟胶囊治疗，药证不符。如果辨证准确，建议医师选用其他中成药治疗，如乌灵胶囊等。

### （六）合理用药提示

芦荟，一种具有除甲醛作用的绿植，给人以健康向上的印象。但是，从中药药性角度看，这个含有蒽醌类成分的苦寒中药，着实不能滥用。所以，对于那些含有芦荟并宣称能够排毒、减肥、养颜、美白、清宿便的产品，切勿长期服用。

参考文献

［1］张冰. 临床中药学［M］. 北京：中国中医药出版社，2012.

［2］谈钊，熊秀芳. 复方芦荟胶囊治疗便秘100例［J］. 四川中医，2001，19（8）：35.

［4］邵伟彪，杨国胜. 复方芦荟胶囊致大肠黑变病14例分析［J］. 华中医学杂志，2000（4）：53.

［5］张玉民. 复方芦荟胶囊的临床有效性研究［J］. 临床研究，2014（3）：189-190.

# 第四节 清热剂

## 一、黄连上清丸

### （一）组成特点

黄连上清丸由黄连、黄芩、黄柏（酒炒）、石膏、栀子（姜制）、酒大黄、连翘、菊花、荆芥穗、白芷、炒蔓荆子、川芎、防风、薄荷、旋覆花、桔梗、甘草组成。方中黄连、黄芩、黄柏、石膏，清热泻火、燥湿解毒；栀子、大黄，清热凉血解毒，并可引热毒从二便排出。上药共为君药。连翘、菊花、荆芥穗、白芷、蔓荆子、川芎、防风、薄荷，疏散风热，共为臣药。旋覆花下气行水，桔梗清热利咽排脓、载药上行，为佐药。甘草清热解毒，调和诸药，为使药。诸药合用，散风清热，泻火止痛，上通下行，使火热随之而解。

## （二）功效特点

黄连上清丸能够散风清热、泻火止痛，用于风热上攻或肺胃热盛所致的头晕目眩、暴发火眼、牙齿疼痛、口舌生疮、咽喉肿痛、耳痛耳鸣、大便秘结、小便短赤。现代临床常用于西医之急性结膜炎、急性化脓性中耳炎、急性口炎、复发性口疮、急性牙龈（周）炎、急性智齿冠周炎、急性咽炎等五官科疾病的治疗。

## （三）使用特点

1. **规格**　6 克 / 丸。

2. **用法用量**　口服，大蜜丸 6～12 克 / 次，2 次 / 日。

3. **不良反应**　有文献报道服用本药后可发生急性肝损害。

4. **禁忌证**　服药期间忌食辛辣、油腻食物。孕妇禁用。

5. **注意事项**　阴虚火旺者慎用。老人儿童慎用。

## （四）处方案例点评 1

处方 1：××××医院医疗保险处方　医保内处方

定点医疗机构编码：××××

| 科室名称：眼科 | | 日期：×××× | | 药物金额：×× | | |
| --- | --- | --- | --- | --- | --- | --- |
| 姓名：×× | | 性别：女 | | 年龄：47 岁 | | 病历号：×× |
| **临床诊断：** | **R：药品名称和规格** | | 单次用量 | 用法 | 频次 | 数量 |
| 目赤肿痛 | 黄连上清丸（6 克 / 丸） | | 2 丸 | 口服 | 2 次 / 日 | 2 盒 |
| 结膜炎 | 三黄片（0.3 克 / 片） | | 4 片 | 口服 | 2 次 / 日 | 2 盒 |
| | 医师签名：×× | | | | | |

审核 / 调配签名：××　　　　　核对 / 发药签名：××

1. 请遵医嘱用药；2. 请在窗口点清药品；3. 处方当日有效；4. 发出药品不予退换。

1. **处方判定**　该处方属于用药不适宜处方中的重复用药和不规范处方中的临床诊断书写不全。

2. **处方分析**　三黄片的成分为大黄、盐酸小檗碱、黄芩浸膏，可清三焦热，与黄连上清丸均属清热泻火类中成药，主要成分也相同，故可判定为重复用药。处方缺少中医诊断，无法明确所选用药品是否适用于患者目赤肿痛、结膜炎所属证型，可判定为临床诊断书写不全。

3. **药师建议** 建议补充中医证型诊断，若患者目赤肿痛与结膜炎确属风热上攻、肺胃热盛所致，则减去三黄片，单用黄连上清丸即可，服药期间不宜服用滋补类中药。服药后大便次数增多且不成形者，应酌情减量为 6 克 / 次，2 次 / 日。服药 3 天症状无缓解者，应及时复诊。

### （五）处方案例点评 2

<table>
<tr><td colspan="6" align="center">处方 2：×××× 医院医疗保险处方　医保内处方</td></tr>
<tr><td colspan="6">定点医疗机构编码：××××</td></tr>
<tr><td colspan="3">科室名称：内科</td><td colspan="2">日期：××××</td><td>药物金额：××</td></tr>
<tr><td colspan="3">姓名：××</td><td colspan="2">性别：女</td><td>年龄：50 岁</td><td>病历号：××</td></tr>
<tr><td>**临床诊断：**</td><td>**R：药品名称和规格**</td><td>**单次用量**</td><td>**用法**</td><td>**频次**</td><td>**数量**</td></tr>
<tr><td>便秘</td><td>黄连上清丸（6 克 / 丸）</td><td>2 丸</td><td>口服</td><td>2 次 / 日</td><td>2 盒</td></tr>
<tr><td>腰痛</td><td>金匮肾气丸（6 克 / 丸）</td><td>1 丸</td><td>口服</td><td>2 次 / 日</td><td>2 盒</td></tr>
<tr><td>耳鸣</td><td colspan="5">医师签名：××</td></tr>
<tr><td colspan="2">审核 / 调配签名：××</td><td colspan="4">核对 / 发药签名：××</td></tr>
<tr><td colspan="6">1. 请遵医嘱用药；2. 请在窗口点清药品；3. 处方当日有效；4. 发出药品不予退换。</td></tr>
</table>

1. **处方判定** 该处方属于用药不适宜处方中的联合用药不适宜和不规范处方中的临床诊断书写不全。

2. **处方分析** 黄连上清丸与金匮肾气丸均可治疗腰痛、耳鸣，但两者辨证分型截然不同：黄连上清丸清三焦热，散风清热，泻火止痛，用于风热上攻或肺胃热盛所致的头晕目眩、耳鸣耳痛；而金匮肾气丸温补肾阳、化气行水，用于肾虚型水肿、腰膝酸软、小便不利、畏寒肢冷。二者联用寒热冲突。此外，黄连上清丸不宜与滋补性中药同时服用，因此不宜与金匮肾气丸同用。综上判定为联合用药不适宜。

3. **药师建议** 50 岁女性患者，如因肺胃热盛致便秘、耳鸣，可以选黄连上清丸。考虑到患者有可能存在肝肾不足之证，需考量证型再选择治疗腰痛的药物：若以肾阴虚为主，宜选用六味地黄丸或杞菊地黄丸；若以肾阳虚为主，宜选用苁蓉润肠口服液，兼顾通便。医师应嘱咐患者将清火药与滋补药分开服用，先解决便秘的症状再服用滋补类药物，否则清热泻火之力会减弱。

**参考文献**

[1] 国家药典委员会. 中华人民共和国药典临床用药须知：中药成方制剂卷 [M]. 北京：中国医药科技出版社，2011.

[2] 赵建学，刘顺英. 黄连上清片致急性肝损害 1 例 [J]. 医药导报，2001，20（2）：131.

# 二、牛黄解毒丸

## （一）组成特点

牛黄解毒丸由人工牛黄、石膏、黄芩、大黄、雄黄、冰片、桔梗、甘草组成。人工牛黄味苦性凉，入肝、心经，功善清心泻火解毒，为君药。生石膏味辛能散，性大寒，可清胃泻火，除烦止渴；黄芩味苦性寒，清热燥湿，泻火解毒；大黄苦寒沉降，清热泻火，凉血解毒，泻下通便，开实火下行之途。以上共为臣药。雄黄、冰片清热解毒，消肿止痛；桔梗味苦、辛，归肺经，宣肺利咽。两者共为佐药。甘草调和诸药，为使药。方中含有毒成分雄黄（砷化物），孕妇禁用。

## （二）功效特点

牛黄解毒丸可清热解毒，用于火热内盛之咽喉肿痛、牙龈肿痛、口舌生疮、目赤肿痛。现代临床常用于治疗西医之口腔炎、口腔溃疡、急性牙周炎、牙龈炎、急性咽炎等。

## （三）使用特点

1. **规格**　3克/丸。

2. **用法用量**　口服，3克/次，2～3次/日。

3. **不良反应**　含砷中成药的中毒反应主要表现为恶心、呕吐、腹痛、腹泻等急性胃肠症状，重则尿血、便血、发热、烦躁，甚则呼吸、循环衰竭而致死亡。文献报道的因服用牛黄解毒丸致中毒的不良反应，包括过敏及过敏性休克，消化系统、泌尿系统、血液系统、呼吸系统、神经系统症状，以及成瘾等临床表现。

4. **禁忌证**　本品与抗酸类药物、中枢抑制剂，以及阿司匹林类、强心苷类、酶制剂、大环内酯类、氨基糖苷类药物等存在配伍禁忌。孕妇禁用。

5. **注意事项**　虚火上炎所致口疮、牙痛、喉痹者慎用。脾胃虚弱者慎用。牛黄解毒丸含雄黄，不宜过服、久服。

## （四）处方案例点评 1

| 处方1：××××医院医疗保险处方 医保内处方 | | | | | |
|---|---|---|---|---|---|
| 定点医疗机构编码：×××× | | | | | |
| 科室名称：内科 | 日期：×××× | | 药物金额：×× | | |
| 姓名：×× | 性别：女 | | 年龄：35岁 | | 病历号：×× |
| **临床诊断：** | **R：**药品名称和规格 | 单次用量 | 用法 | 频次 | 数量 |
| 牙痛 | 牛黄解毒丸（3克/丸） | 2丸 | 口服 | 2次/日 | 2盒 |
| | 医师签名：×× | | | | |
| 审核/调配签名：×× 核对/发药签名：×× | | | | | |
| 1. 请遵医嘱用药；2. 请在窗口点清药品；3. 处方当日有效；4. 发出药品不予退换。 | | | | | |

1. **处方判定**　该处方属于用药不适宜处方中的用法用量不适宜和不规范处方中的临床诊断书写不全。

2. **处方分析**　牛黄解毒丸中含有毒成分雄黄，而雄黄是含砷化合物，毒性较强。雄黄的毒性成分在体内吸收快，吸收量的80%蓄积于各组织中，代谢慢，仅服一次即需3~10天才能排净。处方中未辨证选药，且用量超出3日，也未考虑用药频次和时间长短，故点评为用法用量不适宜。

3. **药师建议**　建议医师补充中医辨证，如果选用此药，应严格按药品说明书用法用量使用，并询问患者过敏史及是否有此药的用药史（用药频次、每次用药时间等），并把处方用量控制在3日内。如果患者存在长期用药或间断性长期用药，应提示其在用药过程中关注血、尿砷浓度和肝肾功能，并告知患者若出现恶心呕吐，腹痛腹泻，大便出血，口腔、食道、胃糜烂，黏膜肿胀出血，以及少尿、蛋白尿、血尿，头痛，烦躁、意识模糊等症状，为中毒，需及时停药就医。

## （五）处方案例点评 2

| 处方2：××××医院医疗保险处方 医保内处方 | | | | | |
|---|---|---|---|---|---|
| 定点医疗机构编码：×××× | | | | | |
| 科室名称：内科 | 日期：×××× | | 药物金额：×× | | |
| 姓名：×× | 性别：女 | | 年龄：73岁 | | 病历号：×× |
| **临床诊断：** | **R：**药品名称和规格 | 单次用量 | 用法 | 频次 | 数量 |
| 咽喉炎 | 牛黄解毒丸（3克/丸） | 1丸 | 口服 | 3次/日 | 2盒 |
| 便秘 | 六神丸（0.3125克/100粒） | 10粒 | 口服 | 3次/日 | 2盒 |
| | 医师签名：×× | | | | |
| 审核/调配签名：×× 核对/发药签名：×× | | | | | |
| 1. 请遵医嘱用药；2. 请在窗口点清药品；3. 处方当日有效；4. 发出药品不予退换。 | | | | | |

1. **处方判定** 该处方属于用药不适宜处方中的重复用药和不规范处方中的临床诊断书写不全。

2. **处方分析** 牛黄解毒丸和六神丸中均含有雄黄，且雄黄含有毒成分，故本处方存在毒烈性饮片的重复用药问题。选用含有毒性饮片的中成药时，处方中应体现患者的中医病证分型，该处方缺少中医辨证诊断，故判定为不规范处方中的临床诊断书写不全。雄黄中的有毒成分在体内有很强的蓄积作用，2015 年版《中国药典》规定雄黄饮片的日摄入剂量为 0.15 ~ 0.35 克，如长期或大量服用，极易产生蓄积中毒。处方中两药不建议同时使用。故判定为重复用药。

3. **药师建议** 该患者为 73 岁的老年患者，使用牛黄解毒丸、六神丸此类清泻作用强且含毒性饮片的中成药时应慎重。建议处方诊断先体现中医病证分型，再遴选药物。如中医辨证确实属火热内盛证，可单用牛黄解毒丸，应严格按药品说明书用法用量使用，并询问患者是否有此药的用药史（用药频次、每次用药时间等），以及肝肾功能情况；若不属火热内盛证，考虑老年患者用药安全，便秘可选用物理方法，或根据辨证选择如芪蓉润肠口服液、麻仁润肠丸等中成药，咽喉炎选六神丸即可，且用量应控制在 3 日内。在用药过程中关注血、尿砷浓度和肝肾功能，如有不适立即停药就医。

**参考文献**

[1] 国家药典委员会. 中华人民共和国药典临床用药须知：中药成方制剂卷 [M]. 北京：中国医药科技出版社，2011.

[2] 吴丽兰，应小飞. 67 例牛黄解毒丸（片）不良反应分析 [J]. 中成药，2002，24（7）：562-564.

[3] 顾冰. 89 例牛黄解毒片 / 丸不良反应文献分析 [J]. 中国药物警戒，2016，13（6）：359-363.

[4] 雷载权，张廷模. 中华临床中药学 [M]. 北京：人民卫生出版社，1998：1926.

[5] 罗建东，肖顺汉. 临床药理学 [M]. 北京：科学出版社，2008：81-87.

[6] 金锐，王宇光，薛春苗，等. 中成药处方点评的标准与尺度探索（五）：老年人群用药遴选 [J]. 中国医院药学杂志，2015，35（14）：1253-1260.

# 三、牛黄上清丸

## （一）组成特点

牛黄上清丸由人工牛黄、黄芩、黄连、黄柏、大黄、栀子、石膏、菊花、连翘、荆芥穗、白芷、薄荷、赤芍、地黄、当归、川芎、冰片、桔梗、甘草组成。本方中人工牛黄性凉，清热解毒，消肿止痛，为君药。黄芩、黄连、黄柏、大黄、栀子苦寒，清热燥湿，解毒泻火，凉血消肿，能够清泻三焦实火；石膏清解阳明经实热火邪。以上共为臣药。菊花、连翘凉散风热，清热解毒；荆芥穗、白芷解表散风，消肿止痛；薄荷疏风清热，解毒利咽；赤芍、地黄、当归、川芎凉血活血，上行头目，祛风止痛；冰片疏散郁火，通关开窍，清利咽喉，聪耳明目，以助清解上焦热邪，透发火郁。以上十药共为佐药。桔梗轻清上浮，载药上行；甘草调和诸药。二者共为使药。诸药合用共奏清热泻火、散风止痛之功。

### （二）功效特点

牛黄上清丸可清热泻火、散风止痛，用于热毒内盛或风火上攻所致的头痛眩晕、目赤耳鸣、咽喉肿痛、口舌生疮、牙龈肿痛、大便燥结。现代临床常用于西医之原发性高血压、血管神经性头痛、口腔科炎症等。

### （三）使用特点

1. **规格** 6 克 / 丸。

2. **用法用量** 口服，6 克 / 次，2 次 / 日。

3. **不良反应** 文献报道的本品不良反应包括药疹及过敏性休克。另有文献报道牛黄上清片致贫血 1 例。

4. **禁忌证** 服药期间禁食辛辣油腻食物。孕妇禁用。

5. **注意事项** 阴虚火旺所致的头痛、眩晕、牙痛、咽痛慎用。老人、儿童及素体脾胃虚弱者慎用。服用本品治疗喉痹、口疮、口糜、牙宣、牙痛时，可配合使用外用药物。

### （四）处方案例点评 1

| 处方 1：×××× 医院医疗保险处方　医保内处方 | | | | |
|---|---|---|---|---|
| 定点医疗机构编码：×××× | | | | |
| 科室名称：内科　　　　　日期：×××× | | 药物金额：×× | | |
| 姓名：××　　　　　　　性别：女 | | 年龄：51 岁 | | 病历号：×× |

| 临床诊断：<br>高血压 | **R**：药品名称和规格 | 单次用量 | 用法 | 频次 | 数量 |
|---|---|---|---|---|---|
| | 牛黄上清丸（6 克 / 丸） | 1 丸 | 口服 | 2 次 / 日 | 2 盒 |
| | 牛黄降压丸（1.3 克 /20 丸） | 40 丸 | 口服 | 1 次 / 日 | 3 盒 |
| | 医师签名：×× | | | | |

审核 / 调配签名：××　　　　　　　　核对 / 发药签名：××

1. 请遵医嘱用药；2. 请在窗口点清药品；3. 处方当日有效；4. 发出药品不予退换。

**1. 处方判定**　该处方属于用药不适宜处方中的重复用药和不规范处方中的临床诊断书写不全。

**2. 处方分析**　牛黄上清丸与牛黄降压丸的组成成分中均含有人工牛黄、黄芩、薄荷、川芎、冰片，且具有清心化痰、平肝安神的功效，用于心肝火旺或痰热壅盛所致的头晕目眩、头痛失眠、烦躁不安、高血压，故点评为重复用药。处方中未写明中医病证分型，可判定为不规范处方中的临床诊断书写不全。

**3. 药师建议**　首先应补充中医证型。如果诊断准确，建议只选用牛黄降压丸。

### （五）处方案例点评 2

| 处方 2：×××× 医院医疗保险处方　　医保内处方 | | | | | |
|---|---|---|---|---|---|
| 定点医疗机构编码：×××× | | | | | |
| 科室名称：内科 | | 日期：×××× | | 药物金额：×× | |
| 姓名：×× | | 性别：女 | 年龄：57 岁 | | 病历号：×× |
| **临床诊断：** | **R：药品名称和规格** | 单次用量 | 用法 | 频次 | 数量 |
| 便秘 | 牛黄上清丸（6 克／丸） | 1 丸 | 口服 | 2次／日 | 2盒 |
| 咽痛 | 牛黄清火丸（3 克／丸） | 1 丸 | 口服 | 3次／日 | 2盒 |
| | 医师签名：×× | | | | |
| 审核／调配签名：×× | | 核对／发药签名：×× | | | |
| 1. 请遵医嘱用药；2. 请在窗口点清药品；3. 处方当日有效；4. 发出药品不予退换。 | | | | | |

**1. 处方判定**　该处方属于用药不适宜处方中的重复用药和不规范处方中的临床诊断书写不全。

**2. 处方分析**　牛黄上清丸与牛黄清火丸中均含有黄芩、桔梗、牛黄、冰片，组成成分相似。牛黄上清丸清热泻火、散风止痛，可用于咽喉肿痛、大便燥结；牛黄清火丸清热散风解毒，可用于肝胃肺蕴热引起的咽喉肿痛。二者均有清热解毒的功效，故点评为用药不适宜处方中的重复用药。处方中未写明中医证型，可判定为不规范处方中的临床诊断书写不全。

**3. 药师建议**　建议医师先进行辨证，如该患者确因热毒内盛或风火上攻而致咽喉肿痛、大便燥结，则仅用牛黄上清丸一种中成药即可。

### （六）合理用药提示

牛黄上清丸与黄连上清丸，都可疏风清热，用于治疗火热上攻引起头面部热证，如头晕、火眼、牙痛、口疮、鼻干、咽痛等。两者组方用药思路完全相同，均为苦辛咸配伍，苦泻心，辛泻脾，咸泻肺，选药也多重叠。两者的主要不同之处在于，牛黄上清丸含有黄连，而黄连上清丸不含有牛黄。

参考文献

［1］国家药典委员会. 中华人民共和国药典临床用药须知：中药成方制剂卷［M］. 北京：中国医药科技出版社，2011.

［2］李爱华，常明荣，张晓霞. 牛黄上清丸致过敏反应 1 例［J］. 中国中医药现代远程教育，2006,4（10）：15.

［3］温福玲，黄玲. 牛黄上清丸致不良反应 1 例［J］. 中国现代医师，2007，45（7）：87.

［4］李学林，崔瑛，曹俊岭. 实用临床中药学：中成药部分［M］. 北京：人民卫生出版社，2013.

# 四、蓝芩口服液

## （一）组成特点

蓝芩口服液由板蓝根、黄芩、栀子、黄柏、胖大海组成。方中板蓝根味苦性寒，既能清热解毒，又善凉血利咽，常用于肺胃蕴热及热毒上攻之咽痛、喉痹，为君药。黄芩善清肺火，解上焦火毒；栀子苦寒清降，长于清泻三焦火邪，兼有凉血解毒之功；黄柏泻火解毒。三者共为臣药。胖大海宣肺气，散郁火，除痰热，利咽喉，为佐药。诸药合用，共奏清热泻火、凉血解毒、利咽消肿之功。

## （二）功效特点

蓝芩口服液可清热解毒、利咽消肿，用于肺胃实热所致的咽痛、咽干、咽部灼热。现代临床多用于西医之急性咽炎见上述证候者。

## （三）使用特点

1. **规格** 10 毫升 / 支。

2. **用法用量** 口服，20 毫升 / 次，3 次 / 日。

3. **不良反应** 个别患者服药后会出现轻度腹泻，一般可自行缓解。

4. **禁忌证** 服药期间禁食辛辣、油腻、鱼腥食物，戒烟酒。

5. **注意事项** 虚火喉痹者慎用。老人、儿童及素体脾胃虚弱者慎用。

## （四）处方案例点评 1

<table>
<tr><td colspan="6" align="center">处方 1：××××医院医疗保险处方　医保内处方</td></tr>
<tr><td colspan="6">定点医疗机构编码：××××</td></tr>
<tr><td colspan="2">科室名称：内科</td><td colspan="2">日期：××××</td><td colspan="2">药物金额：××</td></tr>
<tr><td colspan="2">姓名：××</td><td colspan="2">性别：女</td><td>年龄：35 岁</td><td>病历号：××</td></tr>
<tr><td>临床诊断：</td><td>R：药品名称和规格</td><td>单次用量</td><td>用法</td><td>频次</td><td>数量</td></tr>
<tr><td>感冒</td><td>蓝芩口服液（10 毫升 / 支）</td><td>2 支</td><td>口服</td><td>3 次 / 日</td><td>3 盒</td></tr>
<tr><td>咽痛</td><td>风寒感冒颗粒（8 克 / 袋）</td><td>1 袋</td><td>口服</td><td>3 次 / 日</td><td>2 盒</td></tr>
<tr><td></td><td colspan="5">医师签名：××</td></tr>
<tr><td colspan="3">审核 / 调配签名：××</td><td colspan="3">核对 / 发药签名：××</td></tr>
<tr><td colspan="6">1. 请遵医嘱用药；2. 请在窗口点清药品；3. 处方当日有效；4. 发出药品不予退换。</td></tr>
</table>

1. **处方判定**　该处方属于用药不适宜处方中的联合用药不适宜和不规范处方中的临床诊断书写不全。

2. **处方分析**　本处方中缺少中医辨证，可判定为不规范处方中的临床诊断书写不全。风寒感冒颗粒发汗解表、疏散风寒，用于风寒感冒，症见头痛发热、恶寒身痛、鼻流清涕；而蓝芩口服液则用于肺胃实热证所致的咽痛、咽干、咽部灼热等。二者同用则寒热冲突。

3. **药师建议**　建议医师先进行辨证分型，在诊断中补充中医证型，再合理选用相应的中成药。

## （五）处方案例点评 2

<table>
<tr><td colspan="6" align="center">处方 2：××××医院医疗保险处方　医保内处方</td></tr>
<tr><td colspan="6">定点医疗机构编码：××××</td></tr>
<tr><td colspan="2">科室名称：内科</td><td colspan="2">日期：××××</td><td colspan="2">药物金额：××</td></tr>
<tr><td colspan="2">姓名：××</td><td colspan="2">性别：女</td><td>年龄：54 岁</td><td>病历号：××</td></tr>
<tr><td>临床诊断：</td><td>R：药品名称和规格</td><td>单次用量</td><td>用法</td><td>频次</td><td>数量</td></tr>
<tr><td>感冒</td><td>蓝芩口服液（10 毫升 / 支）</td><td>1 支</td><td>口服</td><td>3 次 / 日</td><td>3 盒</td></tr>
<tr><td></td><td>板蓝根颗粒（3 克 / 袋）</td><td>2 袋</td><td>口服</td><td>3 次 / 日</td><td>2 盒</td></tr>
<tr><td></td><td colspan="5">医师签名：××</td></tr>
<tr><td colspan="3">审核 / 调配签名：××</td><td colspan="3">核对 / 发药签名：××</td></tr>
<tr><td colspan="6">1. 请遵医嘱用药；2. 请在窗口点清药品；3. 处方当日有效；4. 发出药品不予退换。</td></tr>
</table>

1. **处方判定**　该处方属于用药不适宜处方中的重复用药和不规范处方中的临床诊断书写不全。

2. **处方分析**  本处方中蓝芩口服液由板蓝根、黄芩、栀子、黄柏、胖大海组成。方中板蓝根味苦性寒,既能清热解毒,又善凉血利咽,用于肺胃蕴热及热毒上攻之咽痛、喉痹,为君药,而板蓝根颗粒由单一成分板蓝根组成,与蓝芩口服液的主要成分重叠,功效主治相似,故判定为重复用药。

3. **药师建议**  诊断中补充中医证型,如果辨证为肺胃实热证,只选择蓝芩口服液即可。

参考文献

[1] 国家药典委员会. 中华人民共和国药典临床用药须知:中药成方制剂卷 [M]. 北京:中国医药科技出版社,2011.

[2] 李学林,崔瑛,曹俊岭. 实用临床中药学:中成药部分 [M]. 北京:人民卫生出版社,2013.

# 五、板蓝根颗粒

## (一)组成特点

板蓝根颗粒由单一成分板蓝根组成。板蓝根味苦性寒,苦能泄降,寒能清热,有清热解毒、消肿利咽之功,无论是火毒内蕴或肺胃热盛所致喉痹、乳蛾,还是瘟疫时毒或热毒蕴结所致的痄腮、咽喉肿痛,皆可用之。

## (二)功效特点

板蓝根颗粒可清热解毒、凉血利咽,用于肺胃热盛所致的咽喉肿痛、口咽干燥、腮部肿胀。现代临床多用于西医之急性扁桃体炎、腮腺炎见上述证候者。

## (三)使用特点

1. **规格**  5克/袋,相当于饮片7克;3克/袋,无蔗糖,相当于饮片7克。

2. **用法用量**  口服,1~2袋/次,3~4次/日。

3. **禁忌证**  服药期间忌食辛辣、油腻食物。

4. **注意事项**  阴虚火旺者慎用。老年人及素体脾胃虚弱者慎用。

## （四）处方案例点评

处方 1：××××医院医疗保险处方 医保内处方

定点医疗机构编码：××××

| 科室名称：内科 | 日期：×× | 药物金额：×× | |
|---|---|---|---|
| 姓名：×× | 性别：女 | 年龄：19 岁 | 病历号：×× |

| 临床诊断： | R：药品名称和规格 | 单次用量 | 用法 | 频次 | 数量 |
|---|---|---|---|---|---|
| 急性扁桃体炎 | 复方双花口服液（10 毫升 / 支） | 2 支 | 口服 | 4 次 / 日 | 2 盒 |
| | 板蓝根颗粒（3 克 / 袋，无蔗糖） | 2 袋 | 口服 | 4 次 / 日 | 3 盒 |
| | 医师签名：×× | | | | |

审核 / 调配签名：×× 核对 / 发药签名：××

1. 请遵医嘱用药；2. 请在窗口点清药品；3. 处方当日有效；4. 发出药品不予退换。

1. **处方判定** 该处方属于用药不适宜处方中的重复用药和不规范处方中的临床诊断书写不全。

2. **处方分析** 复方双花口服液组成成分为金银花、连翘、穿心莲、板蓝根，与板蓝根颗粒同用存在用药重复的问题。本处方中只有西医诊断，缺少中医辨证。综上，点评为用药不适宜处方中的重复用药和不规范处方中的临床诊断书写不全。

3. **药师建议** 应先对患者进行辨证，再合理选用药品。若患者确为急性扁桃体炎风热证者，只选用复方双花口服液即可。

参考文献

[1] 国家药典委员会. 中华人民共和国药典临床用药须知：中药成方制剂卷 [M]. 北京：中国医药科技出版社，2011.

[2] 李学林，崔瑛，曹俊岭. 实用临床中药学：中成药部分 [M]. 北京：人民卫生出版社，2013.

# 六、银黄颗粒

## （一）组成特点

银黄颗粒由金银花提取物、黄芩提取物组成。方中金银花味甘性寒，功善清热解毒，又兼疏风散热、透散表邪，为君药。黄芩味苦性寒，既除上焦湿热火毒，又清肺热解肺火，为臣药。二药合用，共奏清热解毒、疏风散热之效。

## （二）功效特点

银黄颗粒可清热疏风、利咽解毒，用于外感风热或肺胃热盛所致的咽干、咽痛、喉核肿大、口渴、发热；以及西医之急慢性扁桃体炎、急慢性咽炎、上呼吸道感染见上述证候者。亦有报道可治疗急性菌痢、老年人带状疱疹、烧烫伤感染。

## （三）使用特点

1. **规格**  4克/袋。

2. **用法用量**  口服，4~8克/次，2次/日。

3. **不良反应**  有文献报道用银黄口服液可引起药疹。

4. **禁忌证**  服药期间禁食辛辣、厚味、油腻食物。

5. **注意事项**  素体脾胃虚寒者慎用。

## （四）处方案例点评1

处方1：××××医院医疗保险处方  医保内处方

定点医疗机构编码：××××

科室名称：内科　　　　　　日期：××××　　　　　药物金额：××

姓名：××　　　　　　　性别：女　　　　　　年龄：25岁　　　　　　病历号：××

| 临床诊断： | R：药品名称和规格 | 单次用量 | 用法 | 频次 | 数量 |
|---|---|---|---|---|---|
| 感冒 | 感冒清热颗粒（6克/袋） | 1袋 | 口服 | 2次/日 | 2盒 |
| 咽痛 | 银黄颗粒（4克/袋） | 2袋 | 口服 | 2次/日 | 2盒 |
|  | 医师签名：×× |  |  |  |  |

审核/调配签名：××　　　　　　核对/发药签名：××

1. 请遵医嘱用药；2. 请在窗口点清药品；3. 处方当日有效；4. 发出药品不予退换。

1. **处方判定**  该处方属于不规范处方中的临床诊断书写不全。

2. **处方分析**  处方中缺少中医辨证，可判定为不规范处方中的临床诊断书写不全。感冒清热颗粒采用寒热并用的组方，可疏风散寒、解表清热，用于风寒感冒或寒包火型感冒，症见头痛发热、恶寒身痛、鼻流清涕、咳嗽咽干；银黄颗粒组方药味数少，可清热解毒、消炎，用于急慢性扁桃体炎、急慢性咽喉炎、上呼吸道感染。二者联合使用治疗感冒、咽痛，适应证符合，且从组成成分上看不存在重复用药，用法用量亦符合说明书要求。一般来看，寒热并用的组方与其他药味较少的解表中成药联用时，可不判定为寒热冲突。

3. **药师建议**  25岁女性治疗感冒、咽痛选择感冒清热颗粒和银黄颗粒，适应证较适宜，用法用量合理，建议补充中医证型诊断，如寒热错杂证。

## （五）处方案例点评 2

处方 2：××××医院医疗保险处方　医保内处方

定点医疗机构编码：××××

| 科室名称：耳鼻喉科 | 日期：×××× | 药物金额：×× | |
|---|---|---|---|
| 姓名：×× | 性别：女 | 年龄：55 岁 | 病历号：×× |

| 临床诊断：<br>急性咽喉炎 | R：药品名称和规格 | 单次用量 | 用法 | 频次 | 数量 |
|---|---|---|---|---|---|
| | 复方双花口服液（10 毫升／支） | 2 支 | 口服 | 4 次／日 | 2 盒 |
| | 银黄颗粒（4 克／袋） | 2 袋 | 口服 | 2 次／日 | 2 盒 |
| | 医师签名：×× | | | | |

审核／调配签名：××　　　　　　　核对／发药签名：××

1. 请遵医嘱用药；2. 请在窗口点清药品；3. 处方当日有效；4. 发出药品不予退换。

1. **处方判定**　该处方属于用药不适宜处方中的重复用药和不规范处方中的临床诊断书不全。

2. **处方分析**　处方中缺少中医辨证，故判定为临床诊断书写不全；复方双花口服液与银黄颗粒均属于咽喉科常用的疏风利咽之品，二者存在相同的君药金银花，故判定为重复用药。

3. **药师建议**　建议先进行辨证分型。结合临床症状，考虑此为咽喉肿痛急性发作期，且复方双花口服液的解毒消肿利咽功效长于银黄颗粒，故建议只选用复方双花口服液。

### 参考文献

［1］国家药典委员会. 中华人民共和国药典临床用药须知：中药成方制剂卷［M］. 北京：中国医药科技出版社，2011.

［2］李学林，崔瑛，曹俊岭. 实用临床中药学：中成药部分［M］. 北京：人民卫生出版社，2013.

# 七、西黄丸

## （一）组成特点

西黄丸的组成成分为牛黄、乳香（醋制）、没药（醋制）、麝香。方中牛黄苦凉，入心、肝经，清热解毒，消肿止痛，为君药。乳香、没药活血化瘀，散结止痛，为臣药。麝香辛香走窜，既能活血通经、行血分之滞，又能消肿止痛，为佐药。诸药相合，共奏清热解毒、消肿散结之效。

## （二）功效特点

西黄丸可清热解毒、消肿散结，用于热毒壅结所致的痈疽疔毒、瘰疬、流注、癌肿。

## （三）使用特点

1. **规格**　1克/20粒。

2. **用法用量**　口服，3克/次，2次/日。

3. **不良反应**　有文献报道，西黄丸可致皮疹、瘙痒等过敏样反应，以及心慌、气短、腹痛、腹泻、尿频等不良反应。

4. **禁忌证**　服药期间忌食辛辣刺激食物。孕妇禁服。

5. **注意事项**　脾胃虚寒者慎用。运动员慎用。

## （四）处方案例点评1

| 处方1：××××医院医疗保险处方　医保内处方 | | | | | |
|---|---|---|---|---|---|
| 定点医疗机构编码：×××× | | | | | |
| 科室名称：外科 | 日期：×××× | | 药物金额：×× | | |
| 姓名：×× | 性别：女 | | 年龄：46岁 | | 病历号：×× |
| **临床诊断：** | **R：药品名称和规格** | 单次用量 | 用法 | 频次 | 数量 |
| 乳腺增生 | 西黄丸（1克/20粒） | 60粒 | 口服 | 2次/日 | 3盒 |
| | 小金丸（3克/100丸） | 200丸 | 口服 | 2次/日 | 14盒 |
| | 医师签名：×× | | | | |
| 审核/调配签名：×× | | 核对/发药签名：×× | | | |
| 1. 请遵医嘱用药；2. 请在窗口点清药品；3. 处方当日有效；4. 发出药品不予退换。 | | | | | |

1. **处方判定**　该处方属于用药不适宜处方中的重复用药和不规范处方中的临床诊断书写不全。

2. **处方分析**　处方中未进行中医辨证，故判定不规范处方中的临床诊断书写不全。小金丸中的乳香、没药、人工麝香，与西黄丸的成分重复，且二者均可散结化瘀止痛，用于乳癖，故判定为重复用药。

3. **药师建议**　建议首先补充中医证型；对于乳腺增生，只选用上述两种中成药的一种即可。服用后定期随诊，监测肝肾功能，不宜长期使用。

## （五）处方案例点评 2

| 处方 2：××××医院医疗保险处方　医保内处方 |
|---|

定点医疗机构编码：××××

| 科室名称：耳鼻喉科 | 日期：×××× | | 药物金额：×× | |
|---|---|---|---|---|
| 姓名：×× | 性别：女 | | 年龄：37 岁 | 病历号：×× |

| 临床诊断：<br>耳疖 | R：药品名称和规格<br>西黄丸（1 克/20 粒）<br>　<br>医师签名：×× | 单次用量<br>适量 | 用法<br>研末外用 | 频次<br>2 次/日 | 数量<br>1 盒 |
|---|---|---|---|---|---|

| 审核/调配签名：×× | 核对/发药签名：×× |
|---|---|

1. 请遵医嘱用药；2. 请在窗口点清药品；3. 处方当日有效；4. 发出药品不予退换。

1. **处方判定**　该处方属于用药不适宜处方中的超说明书用药。

2. **处方分析**　有文献报道将西黄丸研为极细末，于耳疖破溃前用香油或白酒调涂，若耳疖破溃，则以生理盐水调涂，每日 1~2 次，治疗耳疖 60 例，结果治疗组 60 例全部有效，其中 41 例痊愈，19 例有效。但是用西黄丸治疗耳疖，并研末外用，说明书未提及，故判定为超说明书用药。

3. **药师建议**　若医师确实要如上应用西黄丸，建议提供超说明书用药申请，并提交医疗机构药事会决策。

## （六）合理用药提示

西黄丸，原名犀黄丸。犀黄，不是犀牛的胆结石，而是牛黄的别名。天然牛黄具有良好的清热解毒、豁痰开窍之功，为治心要药，"凡诸心疾，皆牛黄所宜也"。从病机上看，"诸痛痒疮，皆属于心"，所以，牛黄与活血散结中药麝香、乳香、没药相配后，就能治疗各种疮痈和瘰疬瘿瘤，包括肿瘤。

**参考文献**

[1] 国家药典委员会. 中华人民共和国药典临床用药须知：中药成方制剂卷 [M]. 北京：中国医药科技出版社，2011.

[2] 李学林，崔瑛，曹俊岭. 实用临床中药学：中成药部分 [M]. 北京：人民卫生出版社，2013.

[3] 张碧华，高素强，傅得兴. 西黄丸不良反应 17 例分析 [J]. 中国中药杂志，2009，34（2）：234-235.

[4] 赫冀桂. 西黄丸外治耳疖 60 例临床观察 [J]. 河北中医药学报，2000，15（1）：21.

# 八、万应胶囊

## （一）组成特点

万应胶囊的组成成分为黄连、胡黄连、熊胆粉、牛黄、牛胆汁、香墨、儿茶、冰片、人工麝香。方中黄连、胡黄连苦寒清降，清热泻火解毒，共为君药。熊胆、牛黄清热解毒，息风止痉；牛胆汁、香墨清热解毒，消肿。四药共为臣药。儿茶清肺化痰，冰片清热止痛，麝香开窍醒神，为佐药。诸药合用，共奏清热解毒、镇惊之功。

## （二）功效特点

万应胶囊可清热解毒、镇惊，用于邪毒内蕴所致的口舌生疮，牙龈、咽喉肿痛，小儿高热、烦躁易惊。现代临床多用于西医之复发性口腔溃疡、慢性咽炎、小儿上呼吸道感染后夜啼。

## （三）使用特点

1. **规格**　0.3 克 / 粒。

2. **用法用量**　口服，0.3 ~ 0.6 克 / 次，2 次 / 日，3 岁以内小儿酌减。

3. **禁忌证**　服药期间饮食宜清淡，忌食辛辣、油腻食物。

4. **注意事项**　肺胃阴虚所致喉痹者慎用。脾虚肝旺慢惊风者不宜应用。目前本品多用治口疮、咽痛等病证，用于急惊风证者渐少。脾胃虚弱者、体弱小儿均不宜久用。

## （四）处方案例点评 1

| 处方 1：×××× 医院医疗保险处方　医保内处方 | | | | | |
|---|---|---|---|---|---|
| 定点医疗机构编码：×××× | | | | | |
| 科室名称：儿科 | 日期：×××× | | 药物金额：×× | | |
| 姓名：×× | 性别：男 | | 年龄：2 岁 | | 病历号：×× |
| **临床诊断：**<br>急性扁桃体炎 | **R：药品名称和规格**<br>万应胶囊（0.3 克 / 粒）<br>医师签名：×× | 单次用量<br>1 粒 | 用法<br>口服 | 频次<br>2 次 / 日 | 数量<br>1 盒 |
| 审核 / 调配签名：×× | | 核对 / 发药签名：×× | | | |
| 1. 请遵医嘱用药；2. 请在窗口点清药品；3. 处方当日有效；4. 发出药品不予退换。 | | | | | |

1. **处方判定**　该处方属于用药不适宜处方中的用法用量不适宜和不规范处方中的临床诊断书写不全。

2. **处方分析**　本处方为儿科处方，患儿 2 岁，诊断为急性扁桃体炎，选用万应胶囊尚可，但考虑胶囊剂型不宜于小儿服用，且一次用量 0.3 克，明显超量，故判定为用法用量不适宜。临床诊断中缺少中医病名及辨证分型，故判定为临床诊断书写不全。

3. **药师建议**　2 岁患儿用中成药应减量，且胶囊不适宜幼儿服用，建议改用同样治疗急性扁桃体炎热毒证的板蓝根颗粒、蒲地蓝消炎口服液、小儿咽扁颗粒等，同时应注意根据年龄减量。

### （五）处方案例点评 2

| 处方 2：××××医院医疗保险处方　医保内处方 | | | | | |
|---|---|---|---|---|---|
| 定点医疗机构编码：×××× | | | | | |
| 科室名称：儿科 | 日期：×××× | | 药物金额：×× | | |
| 姓名：×× | 性别：女 | | 年龄：3 岁 | | 病历号：×× |
| **临床诊断：** | **R：**药品名称和规格 | 单次用量 | 用法 | 频次 | 数量 |
| 咽喉肿痛 | 万应胶囊（0.3 克/粒） | 1 粒 | 口服 | 2 次/日 | 1 盒 |
| 消化不良 | 健脾消食丸（3 克/丸） | 1.5 丸 | 口服 | 2 次/日 | 1 盒 |
| | 医师签名：×× | | | | |
| 审核/调配签名：×× | | 核对/发药签名：×× | | | |
| 1. 请遵医嘱用药；2. 请在窗口点清药品；3. 处方当日有效；4. 发出药品不予退换。 | | | | | |

1. **处方判定**　该处方属于用药不适宜处方中的遴选的药品不适宜和不规范处方中的临床诊断书写不全。

2. **处方分析**　本处方为儿科处方，患儿 3 岁，诊断为消化不良，选用健脾消食丸尚可，因为健脾消食丸多用于小儿脾胃虚弱、运化失职、气食停滞不消所致的不思乳食，脘腹胀满，大便不调。万应胶囊的成分多为苦寒、偏凉之品，对小儿脾胃损伤较大，故判定为遴选的药品不适宜。该处方中缺少中医辨证分型，故判定为临床诊断书写不全。

3. **药师建议**　医师应首先在临床诊断中补充中医辨证分型。处方中 3 岁患儿被诊断为消化不良，选用健脾消食丸合理。其咽喉肿痛若辨证为风热型，可换为小儿清咽颗粒，6 克/次，3 次/日。

### 参考文献

［1］国家药典委员会. 中华人民共和国药典临床用药须知：中药成方制剂卷［M］. 北京：中国医药科技

　　出版社，2011.

［2］李学林，崔瑛，曹俊岭. 实用临床中药学：中成药部分［M］. 北京：人民卫生出版社，2013.

# 九、双黄连口服液

## （一）组成特点

双黄连口服液由金银花、黄芩、连翘组成。方中金银花性味甘寒，芳香疏散，善散肺经热邪，又可清解心胃之热毒，为君药。黄芩苦寒，长于清肺热，并能清热燥湿、泻火解毒；连翘味苦，性微寒，既能清热解毒，又能透表达邪，长于清心火而散上焦之热。二药共为臣药。全方配合，药少而力专，共奏疏风解表、清热解毒之功。

## （二）功效特点

双黄连口服液可疏风解表、清热解毒，用于外感风热所致的感冒，症见发热、微恶风、汗泄不畅、头胀痛、鼻塞、流黄浊涕、咳嗽、咽痛。现代临床多用于西医之流行性感冒、支气管炎、肺炎、扁桃体炎、口腔炎。外敷可用于治疗烧烫伤感染。

## （三）使用特点

1. **规格**　10毫升/支。
2. **用法用量**　口服，20毫升/次，3次/日。小儿酌减或遵医嘱。
3. **不良反应**　有文献报道双黄连口服液可致小儿多形性红斑。
4. **禁忌证**　服药期间忌服滋补性中药，饮食宜清淡，忌食辛辣食物。
5. **注意事项**　风寒感冒者慎用。

## （四）处方案例点评1

| 处方1：××××医院医疗保险处方　医保内处方 | | | | | |
|---|---|---|---|---|---|
| 定点医疗机构编码：×××× | | | | | |
| 科室名称：内科 | 日期：×××× | | 药物金额：×× | | |
| 姓名：×× | 性别：女 | 年龄：45岁 | | | 病历号：×× |
| **临床诊断：** | **R**：药品名称和规格 | 单次用量 | 用法 | 频次 | 数量 |
| 感冒 | 双黄连口服液（10毫升/支） | 2支 | 口服 | 3次/日 | 3盒 |
| | 银翘解毒片（0.52克/粒） | 4粒 | 口服 | 3次/日 | 2盒 |
| | 医师签名：×× | | | | |
| 审核/调配签名：×× | | 核对/发药签名：×× | | | |
| 1. 请遵医嘱用药；2. 请在窗口点清药品；3. 处方当日有效；4. 发出药品不予退换。 | | | | | |

1. **处方判定**　该处方属于用药不适宜处方中的重复用药和不规范处方中的临床诊断书写不全。

2. **处方分析**　本处方中缺少中医辨证。银翘解毒片和双黄连口服液的功效均为疏风解表、清热解毒，均可用于外感风热所致的感冒。若辨证为风热感冒，则选用双黄连口服液或银翘解毒片对证。此两种药物不仅功能主治相同，且含有的相同中药成分（以炮制品计）数量占比超过30%，属于典型的重复用药。

3. **药师建议**　建议医师先进行辨证分型，再合理选用相应的中成药。若为风热感冒，则选用双黄连口服液或银翘解毒片中的一种即可；若为风寒感冒，则可选择风寒感冒颗粒、复方感冒片、感冒清热颗粒等药物进行治疗。

## （五）处方案例点评 2

| 处方 2：××××医院医疗保险处方　医保内处方 | | | | | |
|---|---|---|---|---|---|
| 定点医疗机构编码：×××× | | | | | |
| 科室名称：外科 | 日期：×××× | | 药物金额：×× | | |
| 姓名：×× | 性别：男 | | 年龄：62 岁 | | 病历号：×× |
| **临床诊断：** | **R：药品名称和规格** | 单次用量 | 用法 | 频次 | 数量 |
| 急性扁桃体炎 | 双黄连口服液（10 毫升 / 支） | 2 支 | 口服 | 3 次 / 日 | 3 盒 |
| 足跟痛 | 右归胶囊（0.45 克 / 粒） | 4 粒 | 口服 | 3 次 / 日 | 2 盒 |
| | 医师签名：×× | | | | |
| 审核 / 调配签名：×× | 核对 / 发药签名：×× | | | | |
| 1. 请遵医嘱用药；2. 请在窗口点清药品；3. 处方当日有效；4. 发出药品不予退换。 | | | | | |

1. **处方判定**　该处方属于用药不适宜处方中的联合用药不适宜和不规范处方中的临床诊断书写不全。

2. **处方分析**　双黄连口服液可疏风解表、清热解毒，用于外感风热所致的感冒、扁桃体炎，对应诊断中的急性扁桃体炎。右归胶囊温补肾阳、填精止遗，可用于肾阳不足或命门火衰所致的腰膝酸冷、精神不振、怯寒畏冷、阳痿遗精、大便溏薄、尿频而清，对应诊断中的足跟痛。双黄连口服液药性寒凉，用于热性疾病；右归胶囊药性温热，用于寒性疾病。两者联合使用存在寒热冲突的风险，故点评为联合用药不适宜。另外，该处方的临床诊断中缺少中医病证分型，属临床诊断书写不全。

3. **药师建议**　建议补充中医病证分型，重新选择更适宜的药物。结合患者的年龄来看，足跟痛很可能属于肾虚型疾病，无论是滋阴补肾还是温阳补肾，均不建议在感冒期间服用。故应该在急性扁桃体炎治愈后再用补肾药。

**参考文献**

[1] 国家药典委员会. 中华人民共和国药典临床用药须知：中药成方制剂卷 [M]. 北京：中国医药科技出版社，2011.

[2] 李学林，崔瑛，曹俊岭. 实用临床中药学：中成药部分 [M]. 北京：人民卫生出版社，2013.

[3] 宋江红，齐晓红，谢伟. 双黄连口服液致小儿多形性红斑 [J]. 药物不良反应杂志，2005（6）：462.

# 十、痰热清注射液

## （一）组成特点

痰热清注射液的组成成分为黄芩、熊胆粉、山羊角、金银花、连翘，辅料为丙二醇。方中黄芩味苦性寒，清热燥湿、泻火解毒，为君药。黄芩提取液的主要成分有（汉）黄芩苷、（汉）黄芩素等，对伤寒杆菌、绿脓杆菌、百日咳杆菌、葡萄球菌、链球菌、肺炎双球菌等有抑制作用，对多种致病菌有抑制作用。熊胆粉清热解毒，息风止痉，清肝明目，主要含熊去氧胆酸、鹅脱氧胆酸，可解毒、抑菌、抗炎、镇咳、祛痰、抗过敏。山羊角药性似羚羊角，可平肝息风、清热解毒，与熊胆粉共为臣药。金银花可清热解毒、疏散风热，金银花提取液含（异）绿原酸等，为广谱抗菌药，兼有抗炎解热作用，为佐药。连翘味苦性微寒，归肺、心、胆经，可泻心经客热、祛上焦诸热，主含三萜皂苷、生物碱等，有广谱抗菌作用，对流感病毒等有抑制作用，为使药。

## （二）功效特点

痰热清注射液可清热、化痰、解毒，用于风温肺热病痰热阻肺证，症见发热、咳嗽、咳痰不爽、咽喉肿痛、口渴、舌红、苔黄。现代临床多用于西医之肺炎早期、急性支气管炎、慢性支气管炎急性发作，以及上呼吸道感染见上述证候者。

## （三）使用特点

1. **规格**　10毫升/支。

2. **用法用量**　静脉滴注。成人20毫升/次，重症可40毫升/次，加入250～500毫升5%葡萄糖注射液或0.9%氯化钠注射液中，控制滴速，30～60滴/分钟，1次/日；儿童按体重取用，0.3～0.5毫升/千克，最高剂量不超过20毫升/次，加入100～200毫升5%葡萄糖注射液或 0.9% 氯化钠注射液中，控制滴速，30～40 滴 / 分钟，1 次 / 日。

3. **不良反应**　偶有过敏反应，可见皮疹瘙痒。

4. **禁忌证**　对本品过敏或过敏性体质者禁用。

5. **注意事项**　①本品用于风温肺热病痰热阻肺证及风热感冒等，与寒痰阻肺证和风寒感冒不对证，故应注意寒热，辨证合理方可使用。②不得与其他药物混合滴注，如合并用药，在换药时需先冲洗输液管（使用不少于 50 毫升的 5% 葡萄糖注射液或 0.9% 氯化钠注射液），以免药物相互作用产生不良反应。③如病情需要，可与其他抗生素联合使用，但需注意与一些抗菌药物的配伍禁忌。④严格控制输液速度，滴速过快或有渗漏可引起局部疼痛。⑤与药液稀释配比不低于 1∶10，于稀释后 4 小时内使用。⑥对老年人、肝肾功能异常者加强监测。

## （四）处方案例点评 1

| 处方 1：×××× 医院医疗保险处方　医保内处方 | | | | | |
|---|---|---|---|---|---|
| 定点医疗机构编码：×××× | | | | | |
| 科室名称：内科 | | 日期：×××× | 药物金额：×× | | |
| 姓名：×× | | 性别：女 | 年龄：44 岁 | | 病历号：×× |
| **临床诊断：**<br>急性支气管炎<br>咳嗽 | **R**：药品名称和规格<br>注射用阿奇霉素（0.5 克 / 支）<br>5% 葡萄糖注射液<br>痰热清注射液（10 毫升 / 支）<br>5% 葡萄糖注射液 | 单次用量<br>0.5 克<br>250 毫升<br>20 毫升<br>250 毫升 | 用法<br>静脉滴注<br><br>静脉滴注 | 频次<br>1 次 / 日<br><br>1 次 / 日 | 数量<br>1 支<br><br>2 支 |
| | 医师签名：×× | | | | |
| 审核 / 调配签名：×× | | 核对 / 发药签名：×× | | | |
| 1. 请遵医嘱用药；2. 请在窗口点清药品；3. 处方当日有效；4. 发出药品不予退换。 | | | | | |

1. **处方判定**　该处方属于用药不适宜处方中的遴选的药品不适宜和不规范处方中的临床诊断书写不全。

2. **处方分析**　本处方诊断为急性支气管炎、咳嗽，选注射用阿奇霉素没问题，但痰热清注射液适用于风温肺热病痰热阻肺证及风热感冒等，不适用于寒痰阻肺证和风寒感冒，本处方缺少中医辨证，选用此药欠妥。

3. **药师建议**　处方中单纯西医诊断急性支气管炎、咳嗽，选用中药注射剂不妥，应先对患者进行辨证分型，确定为痰热阻肺证方可选用痰热清注射液。

## （五）处方案例点评 2

| 处方 2：××××医院医疗保险处方 医保内处方 | | | | | |
|---|---|---|---|---|---|
| 定点医疗机构编码：×××× | | | | | |
| 科室名称：内科 | | 日期：×××× | | 药物金额：×× | |
| 姓名：×× | | 性别：女 | 年龄：56 岁 | | 病历号：×× |
| **临床诊断：** | **R**：药品名称和规格 | 单次用量 | 用法 | 频次 | 数量 |
| 慢性支气管炎 | 痰热清注射液（10 毫升 / 支） | 20 毫升 | 静脉滴注 | 1 次 / 日 | 2 支 |
| 喘证 | 5% 葡萄糖注射液 | 250 毫升 | | | |
| | 苓桂咳喘宁胶囊（0.34 克 / 粒） | 5 粒 | 口服 | 3 次 / 日 | 2 盒 |
| | 医师签名：×× | | | | |
| 审核 / 调配签名：×× | | 核对 / 发药签名：×× | | | |
| 1. 请遵医嘱用药；2. 请在窗口点清药品；3. 处方当日有效；4. 发出药品不予退换。 | | | | | |

1. **处方判定**　该处方属于用药不适宜处方中的联合用药不适宜和不规范处方中的临床诊断书写不全。

2. **处方分析**　本处方中痰热清注射液适用于风温肺热病痰热阻肺证及风热感冒等；苓桂咳喘宁胶囊适用于风寒客肺、肺气不宣所致的咳喘，症见喘咳气急、痰多稀薄白起沫、兼恶寒发热、无汗、舌苔薄白而滑、脉浮紧。二者均可用于慢性支气管炎，但适应证寒热性质相反，故判定为联合用药不适宜。本处方临床诊断中缺少中医辨证分型，故判定为临床诊断书写不全。

3. **药师建议**　建议医师先对患者的慢性支气管炎进行辨证分型，再合理选用相应的中成药。

### 参考文献

［1］国家药典委员会. 中华人民共和国药典临床用药须知：中药成方制剂卷［M］. 北京：中国医药科技出版社，2011.

［2］李学林，崔瑛，曹俊岭. 实用临床中药学：中成药部分［M］. 北京：人民卫生出版社，2013.

［3］王春全. 痰热清的方解及功效［J］. 现代医药卫生，2006，22（5）：720.

［4］任彤. 痰热清注射液的不良反应［J］. 中国现代药物应用，2012，6（11）：75-76.

［5］王元培. 痰热清注射液的配伍禁忌［J］. 中国药物与临床，2010，10（10）：1149-1151.

# 十一、连花清瘟胶囊

## （一）组成特点

连花清瘟胶囊由连翘、金银花、炙麻黄、炒苦杏仁、石膏、板蓝根、绵马贯众、鱼腥草、薄荷脑、广藿香、大黄、红景天、甘草组成。方中金银花、连翘清热解毒，为君药。炙麻黄宣肺散寒，杏仁降气止咳，石膏清解肺热，合为臣药。板蓝根、绵马贯众、鱼腥草清热解毒，薄荷疏散风热，广藿香和中祛湿，大黄通里泄热，红景天清肺止咳，共为佐药。甘草益气和中、调和诸药，为使药。诸药合用，共奏清瘟解毒、宣肺泄热之功。

## （二）功效特点

连花清瘟胶囊可清瘟解毒、宣肺泄热，用于流行性感冒热毒袭肺证，症见发热、恶寒、肌肉酸痛、鼻塞流涕、咳嗽、头痛、咽干咽痛、舌偏红、苔黄或黄腻。现代临床多用于西医之急性上呼吸道感染、流行性感冒、慢性肺源性心脏病、急性扁桃体炎、急性咽炎、手足口病等。

## （三）使用特点

1. **规格**　0.35 克 / 粒。
2. **用法用量**　口服，4 粒 / 次，3 次 / 日。
3. **不良反应**　有文献报道口服连花清瘟胶囊后可致皮疹。
4. **禁忌证**　服药期间忌食辛辣、油腻食物。
5. **注意事项**　风寒感冒者慎用。运动员慎用。

## （四）处方案例点评 1

| 处方 1：××××医院医疗保险处方　医保内处方 | | | | | |
|---|---|---|---|---|---|
| 定点医疗机构编码：×××× | | | | | |
| 科室名称：内科 | | 日期：×××× | | 药物金额：×× | |
| 姓名：×× | | 性别：女 | 年龄：55 岁 | | 病历号：×× |
| **临床诊断：** | **R：药品名称和规格** | 单次用量 | 用法 | 频次 | 数量 |
| 感冒 | 连花清瘟胶囊（0.35 克 / 粒） | 4 粒 | 口服 | 3 次 / 日 | 3 盒 |
| 高血压 | 感冒清热颗粒（6 克 / 袋） | 1 袋 | 口服 | 3 次 / 日 | 2 盒 |
| | 医师签名：×× | | | | |
| 审核 / 调配签名：×× | | 核对 / 发药签名：×× | | | |
| 1. 请遵医嘱用药；2. 请在窗口点清药品；3. 处方当日有效；4. 发出药品不予退换。 | | | | | |

1. **处方判定**　该处方属于用药不适宜处方中的联合用药不适宜和不规范处方中的临床诊断书写不全。

2. **处方分析**　本处方中缺少中医辨证，故点评为临床诊断书写不全。感冒清热颗粒发汗解表、疏散风寒，用于风寒感冒或寒包火型感冒，而连花清瘟胶囊用于热毒袭肺证，二者组方完备，其适应证的寒热性质存在相悖之处，故点评为用药不适宜处方中的联合用药不适宜。

3. **药师建议**　建议医师先对患者进行辨证分型，再合理选用中成药。

## （五）处方案例点评 2

| 处方 2：××××医院医疗保险处方　医保内处方 | | | | | |
|---|---|---|---|---|---|
| 定点医疗机构编码：×××× | | | | | |
| 科室名称：内科 | | 日期：×××× | | 药物金额：×× | |
| 姓名：×× | | 性别：女 | 年龄：68 岁 | | 病历号：×× |
| **临床诊断：**<br>流行性感冒 | **R**：药品名称和规格<br>连花清瘟胶囊（0.35 克/粒）<br>清热解毒口服液（10 毫升/支） | 单次用量<br>4 粒<br>2 支 | 用法<br>口服<br>口服 | 频次<br>3 次/日<br>3 次/日 | 数量<br>3 盒<br>2 盒 |
| | 医师签名：×× | | | | |
| 审核/调配签名：×× | | 核对/发药签名：×× | | | |
| 1. 请遵医嘱用药；2. 请在窗口点清药品；3. 处方当日有效；4. 发出药品不予退换。 | | | | | |

1. **处方判定**　该处方属于不规范处方中的临床诊断书写不全。

2. **处方分析**　连花清瘟胶囊用于热毒袭肺证，现代临床多用于西医之流行性感冒、急性上呼吸道感染等；清热解毒口服液用于热毒壅盛所致的发热面赤、烦躁口渴、咽喉肿痛，以及西医之流行性感冒、上呼吸道感染见上述证候者。两种中成药中均含有板蓝根、金银花、连翘、石膏，且两种药物均属于《国家基本医疗保险、工伤保险和生育保险药品目录（2017 年版）》（以下简称《医保目录》）内科用药中的清热剂，治疗目的相同，但该处方中诊断为流行性感冒，属于急危重症，故在此不判定为重复用药。处方中缺少中医辨证，故点评为临床诊断书写不全。

3. **药师建议**　中成药的联合用药，在内服联合外用时、先后交替使用或减量（与说明书标准量相比减少 30% 以上）联用时、急危重症抢救用药时，可不视为重复用药。

## （六）合理用药提示

连花清瘟胶囊也是一个寒热并用的中成药，只不过由于组方中辛凉和寒凉性的中药比较多，所以全方以清热解毒为主，用于治疗风热感冒或肺热咳喘。而且，由于方中含有利咽要药板蓝根，又采取了特殊工艺保留了薄荷脑的挥发性成分，故对于咽痛、咽干的患者尤其合适。

**参考文献**

［1］国家药典委员会. 中华人民共和国药典临床用药须知：中药成方制剂卷［M］. 北京：中国医药科技出版社，2011.

［2］李学林，崔瑛，曹俊岭. 实用临床中药学：中成药部分［M］. 北京：人民卫生出版社，2013.

［3］孙俊旭. 连花清瘟胶囊致过敏性皮疹1例［J］. 中国医药指南，2011，9（36）：414-415.

# 十二、五酯片

## （一）组成特点

五酯片的组成成分为南五味子醇浸膏，辅料为磷酸氢钙、淀粉、羧甲淀粉钠、硬脂酸镁。

## （二）功效特点

五酯片能降低血清谷丙转氨酶，可用于慢性、迁延性肝炎谷丙转氨酶升高者。临床多用于药物性肝损害、乙型病毒性肝炎。

## （三）使用特点

1. **规格** 0.31克/片，每片含五味子酯甲7.5毫克。

2. **用法用量** 口服，3片/次，3次/日。

3. **不良反应** 偶见轻微胃肠不适。有文献报道五酯片（胶囊）可增加他克莫司的血药浓度，可联合用于肾移植从而减少他克莫司的用量，降低药品费用和不良反应。

4. **注意事项** 12岁以下儿童、孕妇服用本品应谨遵医嘱。有药物过敏史者慎用。

## （四）处方案例点评

处方：××××医院医疗保险处方　医保内处方

定点医疗机构编码：××××

| 科室名称：内科 | 日期：×××× | 药物金额：×× | |
| --- | --- | --- | --- |
| 姓名：×× | 性别：男 | 年龄：64 岁 | 病历号：×× |

| 临床诊断： | R：药品名称和规格 | 单次用量 | 用法 | 频次 | 数量 |
| --- | --- | --- | --- | --- | --- |
| 肝功能异常 | 五酯片（0.31 克/片） | 3 片 | 口服 | 3 次/日 | 3 盒 |
| 中度脂肪肝 | 复方益肝灵胶囊（0.2 克/粒） | 2 粒 | 口服 | 3 次/日 | 2 盒 |
| | 医师签名：×× | | | | |

审核/调配签名：××　　　　　　　核对/发药签名：××

1. 请遵医嘱用药；2. 请在窗口点清药品；3. 处方当日有效；4. 发出药品不予退换。

1. **处方判定**　该处方属于用药不适宜处方中的重复用药和不规范处方中的临床诊断书写不全。

2. **处方分析**　复方益肝灵胶囊的主要成分为水飞蓟宾、五仁醇浸膏（五味子核仁醇提取物），而五酯片主要成分为五味子醇浸膏，二方主要成分均属于中药提取物，且五仁醇浸膏与五味子醇浸膏成分相似，主要为五味子甲素、五味子乙素、五味子醇甲和五味子酯甲等木脂素类化合物，有降酶保肝的作用，属于相同成分，故点评为重复用药。本处方中缺少中医病名及辨证分型，故点评为临床诊断书写不全。

3. **药师建议**　治疗中度脂肪肝、肝功能异常，只选用复方益肝灵胶囊即可，饭后口服，服药 1 个月后监测肝酶指标，达标即可停药。

### 参考文献

［1］李学林，崔瑛，曹俊岭. 实用临床中药学：中成药部分［M］. 北京：人民卫生出版社，2013.

［2］王冬雪. 膜性肾病患者他克莫司合并五酯胶囊的超说明书用药分析［J］. 中国药师，2016，19（10）：1908-1909.

［3］李颖，吴茵，李亚静，等. 基于超高效液相色谱－飞行时间质谱技术同时定性定量分析复方益肝灵片的化学成分［J］. 中国医院药学杂志，2018，38（17）：1801-1807.

［4］张琳，窦志华，蔡卫华，等. RP-HPLC 法同时测定五酯片中 10 种木脂素类成分的含量［J］. 中国药房，2017，28（24）：3422-3425.

# 十三、利胆片

## （一）组成特点

利胆片的组成成分为茵陈、柴胡、白芍、金钱草、黄芩、大黄、芒硝、知母、金银花、大青叶、木香。方中茵陈清热利湿，柴胡疏肝利胆，共为君药。白芍缓急止痛；金钱草、黄芩清热祛湿，利胆退黄。三者共为臣药。大黄、芒硝泻热通便，使湿热之邪经大便而解；知母、金银花、大青叶泻火解毒，凉血消肿；木香行气止痛。四者共为佐药。诸药合用，共奏疏肝止痛、清热利湿之功。

## （二）功效特点

利胆片可疏肝止痛、清热利湿，用于肝胆湿热所致的胁痛，症见胁肋及脘腹部疼痛、按之痛剧、大便不通、小便短赤、身热头痛、呕吐不食。现代临床多用于胆道疾患见上述证候者。

## （三）使用特点

1. **规格**　0.23 克 / 片。
2. **用法用量**　口服，6 ~ 10 片 / 次，3 次 / 日。
3. **禁忌证**　孕妇禁用。服药期间禁食辛辣、油腻食物，戒酒。
4. **注意事项**　肝郁血虚胁痛及阴黄者慎用，脾胃虚寒者慎用，脾虚便溏、体弱年老者不可过量使用或久用。服药后胁肋疼痛缓解不明显或加重，按之痛剧不减者，应转入外科紧急诊治。本品适用于泥沙样或较小结石，若结石较大或出现梗阻以致药物排石无效，应采取碎石或手术等治疗措施。

## （四）处方案例点评

<table>
<tr><td colspan="6" align="center">处方：××××医院医疗保险处方　医保内处方</td></tr>
<tr><td colspan="6">定点医疗机构编码：××××</td></tr>
<tr><td colspan="2">科室名称：外科</td><td colspan="2">日期：××××</td><td colspan="2">药物金额：××</td></tr>
<tr><td colspan="2">姓名：××</td><td colspan="2">性别：男</td><td>年龄：47 岁</td><td>病历号：××</td></tr>
<tr><td>临床诊断：<br>胆囊炎</td><td>R：药品名称和规格<br>利胆片（0.23 克 / 片）<br>胆康胶囊（0.38 克 / 粒）<br>柴胡疏肝丸（10 克 / 丸）</td><td>单次用量<br>8 片<br>4 粒<br>1 丸</td><td>用法<br>口服<br>口服<br>口服</td><td>频次<br>3 次 / 日<br>3 次 / 日<br>2 次 / 日</td><td>数量<br>3 盒<br>3 盒<br>3 盒</td></tr>
<tr><td></td><td colspan="5" align="center">医师签名：××</td></tr>
</table>

审核 / 调配签名：××　　　　　　　核对 / 发药签名：××

1. 请遵医嘱用药；2. 请在窗口点清药品；3. 处方当日有效；4. 发出药品不予退换。

1. **处方判定**　该处方属于用药不适宜处方中的重复用药和不规范处方中的临床诊断书写不全。

2. **处方分析**　利胆片、胆康胶囊、柴胡疏肝丸均有疏肝利胆、理气止痛的功效，用于胆道疾患的治疗，三药的成分中茵陈、柴胡、大黄、黄芩、木香等也存在重叠，含有的相同中药成分（以炮制品计）数量占比超过30%，故判定为重复用药。另外，本处方中缺少中医诊断及辨证分型，故判定为临床诊断书写不全。

3. **药师建议**　建议医师补充中医诊断，对患者疾病进行辨证分型后，选择一种药物即可。

### 参考文献

［1］国家药典委员会. 中华人民共和国药典临床用药须知：中药成方制剂卷［M］. 北京：中国医药科技出版社，2011.

［2］李学林，崔瑛，曹俊岭. 实用临床中药学：中成药部分［M］. 北京：人民卫生出版社，2013.

## 十四、熊胆胶囊

### （一）组成特点

熊胆胶囊的组成成分为熊胆粉。熊胆味苦性寒，能清肝胆实火、退翳明目。

### （二）功效特点

熊胆胶囊可清热、平肝、明目，用于惊风抽搐、咽喉肿痛。现代临床多用于西医之慢性乙型肝炎的黄疸、病毒性肝炎的黄疸、角膜血管翳、急性胆囊炎等。

### （三）使用特点

1. **规格**　0.2克/粒。

2. **用法用量**　口服，0.2克/次，3次/日。

3. **不良反应**　文献报道熊胆胶囊致急性荨麻疹1例。

## （四）处方案例点评

| 处方：××××医院医疗保险处方　医保内处方 | | | | | |
|---|---|---|---|---|---|
| 定点医疗机构编码：×××× | | | | | |
| 科室名称：内科 | 日期：×××× | | 药物金额：×× | | |
| 姓名：×× | 性别：男 | | 年龄：39岁 | 病历号：×× | |
| **临床诊断：**<br>慢性肝炎 | **R**：药品名称和规格 | 单次用量 | 用法 | 频次 | 数量 |
| | 熊胆胶囊（0.2克/粒） | 1粒 | 口服 | 3次/日 | 3盒 |
| | 熊胆疏肝利胆胶囊（0.5克/粒） | 3粒 | 口服 | 3次/日 | 4盒 |
| | 医师签名：×× | | | | |
| 审核/调配签名：×× | 核对/发药签名：×× | | | | |
| 1. 请遵医嘱用药；2. 请在窗口点清药品；3. 处方当日有效；4. 发出药品不予退换。 | | | | | |

1. **处方判定**　该处方属于用药不适宜处方中的适应证不适宜和重复用药，以及不规范处方中的临床诊断书写不全。

2. **处方分析**　熊胆胶囊与熊胆疏肝利胆胶囊均含有熊胆粉，且为君药，功效相同，故判定为重复用药。通过查阅文献发现，熊胆胶囊多用于眼科疾病以及各型肝炎所致的黄疸，功能主要在于退黄，故判定为适应证不适宜。本处方缺少中医诊断及辨证分型，故判定为临床诊断书写不全。

3. **药师建议**　对于慢性肝炎，选用熊胆疏肝利胆胶囊更合适。其成分除了熊胆粉还有龙胆、木香、茵陈、姜黄、大黄、诃子，可清热利湿，解毒疏肝行气止痛，用于肝胆湿热型的急慢性肝炎。

**参考文献**

［1］黄国鑫，王海平，翟晓波等. 熊胆胶囊致急性荨麻疹1例［J］. 药物与临床，2015，1（7）：1188.

［2］盛镭，张迈仑. 熊胆胶囊治疗高黄疸慢性乙型肝炎33例［J］. 实用肝脏病杂志，2004，7（1）：40-41.

［3］李洁. 熊胆胶囊治愈角膜血管翳2例［J］. 中国中医眼科杂志，2011，21（3）：158.

［4］房耿洁，谢勇庆. 熊胆胶囊结合西药治疗急性胆囊炎60例临床观察［J］. 新中医，2012，44（12）：49-50.

［5］秦山，雷秉钧. 熊胆胶囊对病毒性肝炎患者退黄作用的临床研究［J］. 四川医学，2000，21（2）：118-120.

# 十五、枫蓼肠胃康片

## （一）组成特点

枫蓼肠胃康片由牛耳枫、辣蓼组成。方中牛耳枫苦涩、平，具有燥湿止泻之功，为君药。辣蓼辛平，清热燥湿，健脾理气，为臣药。两药合用，共奏理气健胃、除湿化滞之功。

## （二）功效特点

枫蓼肠胃康片理气健胃、除湿化滞，用于脾胃不和、气滞湿困所致的泄泻，症见腹胀，腹痛，腹泻，大便稀薄，伴恶心、呕吐、不思饮食、口干渴、发热、头痛、头晕。现代临床常用于西医之急性胃肠炎见上述证候者。

## （三）使用特点

1. **规格**  0.2 克 / 片。
2. **用法用量**  口服，4~6 片 / 次，3 次 / 日。
3. **不良反应**  少数患者服用枫蓼肠胃康片可出现头晕。
4. **禁忌证**  孕妇禁用。脾胃虚寒泄泻者禁用。服药期间忌食辛辣油腻食物。
5. **注意事项**  严重脱水者应采取相应的治疗措施。

## （四）处方案例点评 1

| 处方 1：××××医院医疗保险处方  医保内处方 | | | | | |
|---|---|---|---|---|---|
| 定点医疗机构编码：×××× | | | | | |
| 科室名称：内科 | | 日期：×××× | | 药物金额：×× | |
| 姓名：×× | | 性别：女 | | 年龄：35 岁 | 病历号：×× |
| **临床诊断：**<br>急性胃肠炎 | **R**：药品名称和规格 | | 单次用量 | 用法 | 频次 | 数量 |
| | 枫蓼肠胃康片（0.2 克 / 片） | | 6 片 | 口服 | 3 次 / 日 | 3 盒 |
| | 四神丸（9 克 / 丸） | | 1 丸 | 口服 | 2 次 / 日 | 2 盒 |
| | 医师签名：×× | | | | | |
| 审核 / 调配签名：×× | | 核对 / 发药签名：×× | | | |
| 1. 请遵医嘱用药；2. 请在窗口点清药品；3. 处方当日有效；4. 发出药品不予退换。 | | | | | |

1. **处方判定**  该处方属于用药不适宜处方中的联合用药不适宜和不规范处方中的临床诊断书写不全。

2. **处方分析**　方中两种中成药所适用的泄泻的辨证分型不同：枫蓼肠胃康片清热燥湿、健脾理气，用于脾胃不和、气滞湿困所致的泄泻；而四神丸温肾散寒、涩肠止泻，用于肾阳不足伤及脾阳所致的泄泻，湿热泄泻者不宜使用。故判定为联合用药不适宜。处方中缺少中医诊断及辨证分型，故判定为临床诊断书写不全。

3. **药师建议**　建议医师先补充中医诊断，明确中医辨证分型后，再合理选用相应的中成药。若为脾胃不和、气滞湿困，可选用枫蓼肠胃康片；如果肠鸣腹胀明显，五更溏泻，久泻不止，面黄肢冷，可选用四神丸。

## （五）处方案例点评 2

<table>
<tr><td colspan="6" align="center">处方 2：××××医院医疗保险处方　医保内处方</td></tr>
<tr><td colspan="6">定点医疗机构编码：××××</td></tr>
<tr><td colspan="2">科室名称：内科</td><td colspan="2">日期：××××</td><td colspan="2">药物金额：××</td></tr>
<tr><td colspan="2">姓名：××</td><td colspan="2">性别：女</td><td>年龄：65 岁</td><td>病历号：××</td></tr>
<tr><td>临床诊断：</td><td>R：药品名称和规格</td><td>单次用量</td><td>用法</td><td>频次</td><td>数量</td></tr>
<tr><td rowspan="2">腹泻<br>胃肠功能紊乱</td><td>枫蓼肠胃康片（0.2 克/片）</td><td>6 片</td><td>口服</td><td>3 次/日</td><td>3 盒</td></tr>
<tr><td>人参健脾丸（6 克/丸）</td><td>2 丸</td><td>口服</td><td>2 次/日</td><td>2 盒</td></tr>
<tr><td colspan="6">医师签名：××</td></tr>
<tr><td colspan="3">审核/调配签名：××</td><td colspan="3">核对/发药签名：××</td></tr>
<tr><td colspan="6">1. 请遵医嘱用药；2. 请在窗口点清药品；3. 处方当日有效；4. 发出药品不予退换。</td></tr>
</table>

1. **处方判定**　该处方属于用药不适宜处方中的联合用药不适宜，以及不规范处方中的临床诊断书写不全。

2. **处方分析**　本处方缺少中医辨证，故判定为临床诊断书写不全。枫蓼肠胃康片清热燥湿、健脾理气，用于脾胃不和、气滞湿困所致的泄泻，脾胃虚寒泄泻者禁用；而人参健脾丸健脾益气、和胃止泻，用于脾胃虚弱所致的饮食不化、恶心呕吐、腹痛便溏，湿热积滞泄泻、痞满纳呆者不宜用。二者虽都可用于腹泻，但适用的证型并不一致，故判定为联合用药不适宜。同时，胃肠功能紊乱也不属于合理的中医诊断。

3. **药师建议**　建议医师先补充中医辨证分型，再合理选用相应的中成药。若患者腹泻为脾胃不和、气滞湿困所致，则选用枫蓼肠胃康片；若为脾胃虚弱所致，则选用人参健脾丸。

## （六）合理用药提示

有一些中成药，其组方药味并非常用饮片，比如枫蓼肠胃康片。这个中成药的组方药味牛耳枫和辣蓼，就很少在饮片处方中使用，属于地方用本草品种。其中，牛耳枫又叫南岭虎皮楠，药性辛凉，清热解毒；辣蓼辛温，祛风除湿止痛。二者结合，寒热并用，适应证为脾虚湿滞引起的急慢性胃肠炎或消化不良。

参考文献

[1] 国家药典委员会. 中华人民共和国药典临床用药须知：中药成方制剂卷 [M]. 北京：中国医药科技出版社，2011.

[2] 李学林，崔瑛，曹俊岭. 实用临床中药学：中成药部分 [M]. 北京：人民卫生出版社，2013.

[3] 蔡越冬，徐雯，梁康成. 枫蓼肠胃康片治疗急性肠胃炎临床试验小结 [J]. 广东药学，2002，12（2）：41-42.

# 第五节　温里剂

## 一、附子理中丸

### （一）组成特点

附子理中丸由附子（制）、干姜、党参、炒白术、甘草组成。方中制附子补火助阳，温肾暖脾，为君药。干姜辛热，温运脾阳，功专温脾暖中，祛寒止泻；党参甘平，益气生津，健脾胃。二者合为臣药。白术苦温，健脾燥湿，合党参复运化而正升降，有佐助之能，为佐药。甘草益气补中，缓急止痛，兼和药性，为使药。全方配伍，共收温中健脾之功。方中含有毒性饮片制附子，不宜与含有半夏、瓜蒌、贝母、白蔹、白及的中成药联合使用，孕妇慎用。

### （二）功效特点

附子理中丸温中健脾，用于脾胃虚寒之脘腹冷痛、呕吐泄泻、手足不温。现代临床主要用于消化系统疾病，如急慢性胃炎，见胃脘冷痛、畏寒肢冷、喜热饮食、舌淡苔白、脉细弦者，以及急慢性肠炎、肠易激综合征，见脘腹冷痛、呕吐清水、大便稀溏、手足不温者。

## （三）使用特点

1. **规格** 大蜜丸，9克/丸。

2. **用法用量** 附子理中丸含有毒性成分乌头碱，所以在使用时应严格遵循说明书要求：空腹口服9克/次，2~3次/日。

3. **不良反应** 有文献报道，口服本品后发生心律失常。

4. **禁忌证** 孕妇禁用。

5. **注意事项** ①大肠湿热型泄泻者慎用；②感冒发热患者不宜服用；③本品含附子，不宜超量、长期服用，否则会中毒，其中毒的主要临床表现为神经、消化、循环系统症状，如口唇、舌、四肢麻木，恶心，呕吐，心悸不安，视物模糊，语言不清，甚而心律失常。故临床应用附子、乌头类药物时需谨慎，用时须从小剂量开始，逐渐增大剂量，如果服药期间出现上述症状，应立即就医。

## （四）处方案例点评1

| 处方1：××××医院医疗保险处方　医保内处方 | | | | | |
|---|---|---|---|---|---|
| 定点医疗机构编码：×××× | | | | | |
| 科室名称：脾胃病科　　　日期：×××× | | 药物金额：×× | | | |
| 姓名：××　　　性别：女 | | 年龄：26岁 | | 病历号：×× | |
| **临床诊断：**<br>胃痛<br>（脾胃虚寒证）<br>腰痛<br>（肾虚证） | **R：药品名称和规格**<br>附子理中丸（大蜜丸，9克/丸）<br>金匮肾气丸（360粒）<br><br>医师签名：×× | **单次用量**<br>1丸<br>25粒 | **用法**<br>口服<br>口服 | **频次**<br>3次/日<br>2次/日 | **数量**<br>2盒<br>2瓶 |
| 审核/调配签名：××　　　　　核对/发药签名：×× | | | | | |
| 1. 请遵医嘱用药；2. 请在窗口点清药品；3. 处方当日有效；4. 发出药品不予退换。 | | | | | |

1. **处方判定** 该处方属于用药不适宜处方中的重复用药。

2. **处方分析** 服用两种以上中成药时，如果其中某种中药成分因重复使用而致剂量增大，尤其是有毒性或者烈性药物成分者，很容易发生毒副作用。附子理中丸与金匮肾气丸均含有毒性饮片附子（主要成分为乌头碱），并且处方用量均为说明书每日最大剂量，二者配合应用，相当于增加了附子的用量，可能引起毒副作用，可点评为用药不适宜处方中的重复用药。

3. **药师建议** 若必须联用，建议两药均减小使用剂量，或将附子理中丸替换为理中丸。理中丸比附子理中丸少一味附子，可以避免与金匮肾气丸联用导致的附子剂量叠加，同时方中取炮姜之热，以温中散寒、健运脾阳、温暖中焦，适用于处方诊断的脾胃虚寒证。

## （五）处方案例点评 2

| 处方 2：××××医院医疗保险处方　医保内处方 | | | | | |
|---|---|---|---|---|---|
| 定点医疗机构编码：×××× | | | | | |
| 科室名称：脾胃病科 | 日期：×××× | | 药物金额：×× | | |
| 姓名：×× | 性别：女 | 年龄：45 岁 | | | 病历号：×× |
| **临床诊断：** | **R：药品名称和规格** | 单次用量 | 用法 | 频次 | 数量 |
| 胃痛 | 附子理中丸（大蜜丸，9 克/丸） | 1 丸 | 口服 | 3 次/日 | 2 盒 |
| 牙龈肿痛 | 牛黄解毒片（0.27 克/片） | 3 片 | 口服 | 3 次/日 | 1 盒 |
| | 医师签名：×× | | | | |
| 审核/调配签名：×× | | 核对/发药签名：×× | | | |
| 1. 请遵医嘱用药；2. 请在窗口点清药品；3. 处方当日有效；4. 发出药品不予退换。 | | | | | |

1. **处方判定**　该处方属于用药不适宜处方中的联合用药不适宜和不规范处方中的临床诊断书写不全。

2. **处方分析**　附子理中丸中含有毒性饮片附子，牛黄解毒片中含有毒性饮片雄黄，在选用含毒性饮片的中成药时，处方诊断中应体现患者的中医病证分型，本处方未进行中医辨证，可判定为临床诊断书写不全。不同功效的药物联用时需要注意辨证论治和禁忌。附子理中丸是温中散寒之剂，适用于脾胃虚寒的胃脘痛、呕吐、腹泻等；而牛黄解毒片性质寒凉，是清热解毒泻火之剂，适用于火热毒邪炽盛于内而上扰清窍者。上述两药一凉一热，药性冲突，同用可判定为联合用药不适宜。一般来说，牙痛比较常见于胃火炽盛证，虽然临床上也有脾弱胃强的情况，但是胃火炽盛与脾胃虚寒证毕竟寒热属性完全相反，较少同时出现。此外，处方用药前还需详细询问患者用药史，如脾胃虚寒是因患者之前服用牛黄解毒片导致，或火热内盛是因之前服用附子理中丸导致，需立即停药，避免不良事件发生。

3. **药师建议**　上述两药不宜同时联合用药，医师开具中成药需根据患者症状进行中医辨证，结合用药史正确选择药物。如胃脘痛属脾胃虚寒证，可选择附子理中丸；属湿热中阻证，可选择三九胃泰颗粒；属肝郁脾虚证，可选用逍遥丸等。如牙龈肿痛属风痰瘀阻证，可选择肿痛安胶囊；属阴虚火旺证，可选择口炎清颗粒；属火热内盛证，可选用牛黄解毒片。

**参考文献**

[1] 国家药典委员会. 中华人民共和国药典：一部［M］. 北京：中国医药科技出版社，2015：193.

[2] 国家药典委员会. 中华人民共和国药典临床用药须知：中药成方制剂卷.［M］. 北京：中国医药科技出版社，2010：362.

[3] 张向力，张丽萍，王晓霞. 附子理中丸中毒致心律失常1例［J］. 中国中医药信息杂志，1996，3（4）：37.

[4] 李群. 附子理中丸（汤）现代研究进展［J］. 齐鲁药事，2012，31（1）：40-42.

[5] 高扬，庄伟，姜德春. 宣武医院中成药门诊处方不合理用药调查分析［J］. 中国中医药信息杂志，2011，18（5）：98-99.

[6] 谢丽. 浅谈临床常用中成药联用的配伍禁忌［J］. 北京中医药，2010，29（2）：130-131.

# 二、香砂养胃丸

## （一）组成特点

香砂养胃丸由白术、木香、砂仁、豆蔻（去壳）、广藿香、陈皮、姜厚朴、醋香附、茯苓、枳实（炒）、半夏（制）、甘草、生姜、大枣组成。方中白术补气健脾、燥湿利水，木香和胃止痛，砂仁醒脾开胃，为君药。豆蔻、藿香化湿行气，和中止呕；陈皮、厚朴理气和中，燥湿除积；香附理气止痛。五药共为臣药。茯苓健脾利湿，枳实破气消积，半夏降逆止呕，共为佐药。甘草调和诸药，为使药。诸药合用，共奏温中和胃之力。本品含半夏，不宜与含有川乌、制川乌、草乌、制草乌、附子的中成药联合使用。

## （二）功效特点

香砂养胃丸用于胃阳不足及湿阻气滞所致的胃痛、痞满，症见胃痛隐隐、脘闷不舒、呕吐酸水、嘈杂不适、不思饮食、四肢倦怠。现代临床主要用于消化系统疾病，如功能性消化不良、胃炎、胃溃疡见上述表现者。

## （三）使用特点

1. **规格**　水丸，200丸/盒；浓缩丸，360丸/盒。

2. **用法用量**　温开水送服。水丸50丸/次，2次/日；浓缩丸8丸/次，3次/日。（详见说明书）

3. **不良反应**　有文献报道，口服本品后口干口苦，发生药疹。

4. **注意事项**　胃阴不足或湿热中阻所致痞满、胃痛、呕吐者慎用。

## （四）处方案例点评1

| 处方1：××××医院医疗保险处方　医保内处方 | | | | | |
|---|---|---|---|---|---|
| 定点医疗机构编码：××××　　　　 | | | | | |
| 科室名称：脾胃病科 | 日期：×××× | | 药物金额：×× | | |
| 姓名：×× | 性别：女 | | 年龄：26岁 | | 病历号：×× |
| **临床诊断：**<br>慢性胃炎 | **R：药品名称和规格**<br>香砂养胃丸（每8丸相当于饮片3克）<br>养胃舒胶囊（0.4克/粒） | 单次用量<br>8丸<br>3粒 | 用法<br>口服<br>口服 | 频次<br>3次/日<br>2次/日 | 数量<br>1盒<br>2盒 |
| | 医师签名：×× | | | | |
| 审核/调配签名：×× | | 核对/发药签名：×× | | | |
| 1.请遵医嘱用药；2.请在窗口点清药品；3.处方当日有效；4.发出药品不予退换。 | | | | | |

1. **处方判定**　该处方属于用药不适宜处方中的联合用药不适宜和不规范处方中的临床诊断书写不全。

2. **处方分析**　《慢性胃炎的中西医结合诊疗方案（草案）》将慢性胃炎分为肝胃不和、脾胃虚弱（虚寒）、脾胃湿热、胃阴不足、胃络瘀阻和脾虚气滞6种证型。养胃舒胶囊由党参、陈皮、黄精、山药、玄参、乌梅、山楂、北沙参、干姜、菟丝子、白术组成，具有滋阴养胃功效，临床上常用于胃脘灼热、隐隐作痛的胃阴虚证患者；而香砂养胃丸温中和胃，药性芳香温燥，故胃炎胃阴虚者不宜服用。上述两种中成药一润一燥，分别适用于胃炎的不同中医证型，联合用药不适宜。香砂养胃丸中含有毒饮片半夏（制），使用时应在处方中体现患者的中医病证分型，处方中未体现，故判定为临床诊断书写不全。

3. **药师建议**　建议医师补充中医诊断及辨证分型，并根据证型选择适宜的中成药制剂。处方仅根据西医诊断的慢性胃炎就开具两种不同功效的中成药是不符合临床规范的，建议根据患者症状进行完整的中医辨证，再选择药物，如为脾胃虚寒证则选用香砂养胃丸，如为胃阴不足证则选用养胃舒胶囊。需要注意的是，由于人群生活方式、居住环境、饮食结构、情志因素等的不同，临床上会遇到许多证型兼杂的病例，医师和药师应严格按照中医学的基本特点，从整体出发，针对患者的病情病史资料开展辨证论治。应提醒患者，使用中成药的同时，还要注重平时饮食、情志等方面的调护和养生。

## （五）处方案例点评 2

| 处方 2：××××医院医疗保险处方　医保内处方 | | | | |
|---|---|---|---|---|
| 定点医疗机构编码：×××× | | | | |
| 科室名称：脾胃病科　　　日期：××××　　　药物金额：×× | | | | |
| 姓名：××　　　　性别：男　　　年龄：63 岁　　　　病历号：×× | | | | |
| **临床诊断：**<br>胃脘痛<br>（湿热证） | **R：药品名称和规格**<br>香砂养胃丸（每 8 丸相当于饮片 3 克）<br>胃苏颗粒（5 克/袋） | 单次用量<br>30 丸<br>1 袋 | 用法<br>口服<br>口服 | 频次<br>2 次/日<br>3 次/日 | 数量<br>2 盒<br>5 盒 |
| | 医师签名：×× | | | |
| 审核/调配签名：×× 　　　　　　核对/发药签名：×× | | | | |
| 1. 请遵医嘱用药；2. 请在窗口点清药品；3. 处方当日有效；4. 发出药品不予退换。 | | | | |

1. **处方判定**　该处方属于用药不适宜处方中的适应证不适宜和用法用量不适宜。

2. **处方分析**　香砂养胃丸和胃苏颗粒均为温燥性的理气和中剂，药性偏热，不适用于湿热型的胃脘痛，如果服用可出现口干、胃脘嘈杂、口腔溃疡等"上火"表现。同时，香砂养胃丸有水丸和浓缩丸两种，单次用量相差很大（水丸一般为 50 丸，浓缩丸一般为 8 丸），选用时应极为谨慎，以防过量服用浓缩丸。故本处方可判定适应证不适宜和用法用量不适宜。

3. **药师建议**　湿热型胃脘痛可选用以清热祛湿为主的中成药，如藿香正气胶囊、三九胃泰颗粒等。

**参考文献**

［1］国家药典委员会. 中华人民共和国药典：一部［M］. 北京：中国医药科技出版社，2015：120.

［2］国家药典委员会. 中华人民共和国药典临床用药须知：中药成方制剂卷［M］. 北京：中国医药科技出版社，2010：356.

［3］高攀峰，黄永凤. 香砂养胃丸致药疹 1 例［J］. 河南中医，2004，24（2）：7.

［4］马坤铭，赵宁志. 香砂养胃丸致急性过敏性荨麻疹 1 例［J］. 药学实践杂志，2000，18（6）：395.

［5］薛志兰，林华，黄方，等. 香砂养胃丸致药疹 1 例［J］. 临床皮肤科杂志，2002，31（7）：412.

[6] 张万岱, 陈治水, 危北海, 等. 慢性胃炎的中西医结合诊疗方案: 草案 [J]. 中国中西医结合杂志, 2005, 25 (2): 172-175.

[7] 崔具玲. 慢性胃炎应辨证服用中成药 [J]. 中国社区医师: 医学专业, 2011, 27 (13): 175.

# 三、生脉注射液

## （一）组成特点

生脉注射液由红参、麦冬、五味子组成。方中红参味甘，性平，归脾、肺经，能大补元气、补脾益肺、健运中气、鼓舞清阳、生津止渴，为君药。麦冬味甘，性寒，入肺、胃、心经，可养阴生津、清心除烦，与红参合用，可使气旺津生，脉气得复，为臣药。五味子敛肺宁心、止汗生津，为佐药。三药配合，制成注射液应用，效捷而力宏，共奏益气养阴、复脉固脱之功。

## （二）功效特点

生脉注射液能够益气养阴、复脉固脱，用于气阴两虚所致的脱证、心悸、胸痹，症见心悸气短、四肢厥冷、面白汗出、脉微细。现代临床常用于西医之休克、病毒性心肌炎、冠心病心绞痛、心肌梗死、心律失常、原发性低血压、脑梗死、中暑，以及肿瘤患者化疗中白细胞减少、甲状腺功能亢进症并发心律失常而见上述表现者。

## （三）使用特点

1. **规格** 10毫升/支。

2. **用法用量** 肌内注射，2~4毫升/次，1~2次/日；静脉滴注，20~60毫升/次，用5%葡糖糖注射液250~500毫升稀释后使用，或遵医嘱。

3. **不良反应** 静脉滴注时偶见皮疹、发热等过敏反应。生脉注射液的不良反应以速发型过敏反应为主，以皮肤过敏反应为主，表现为瘙痒、皮疹及全身荨麻疹，其次是过敏性休克；尚可导致其他过敏反应，如严重腹胀、角膜水肿和视物异常、低血压、上行血管疼痛、急性肝损害、窦性停搏、药物热等。生脉注射液的不良反应，60岁以上老人多发。

4. **禁忌证**　对本品过敏者禁用。孕妇禁用。

5. **注意事项**　如出现不良反应，应立即停药，对症处理。过敏性体质者慎用。本品不宜与其他药物在同一容器内混合使用。如发现药液出现混浊、沉淀、变色、漏气或瓶身细微破裂等异常情况，禁止使用。本品有升压作用，高血压患者使用时需注意观察血压变化。请将此药品放在儿童不能接触的地方。

## （四）处方案例点评1

| 处方1：××××医院医疗保险处方　医保内处方 | | | | | |
|---|---|---|---|---|---|
| 定点医疗机构编码：×××× | | | | | |
| 科室名称：内科 | 日期：×××× | | 药物金额：×× | | |
| 姓名：×× | 性别：女 | | 年龄：78岁 | | 病历号：×× |
| **临床诊断：** | **R：药品名称和规格** | 单次用量 | 用法 | 频次 | 数量 |
| 虚弱 | 生脉注射液（10毫升/支） | 50毫升 | 静脉滴注 | 1次/日 | 4瓶 |
| （气阴不足证） | 5%葡萄糖注射液 | 100毫升 | 静脉滴注 | 1次/日 | 4袋 |
| | 医师签名：×× | | | | |
| 审核/调配签名：×× | 核对/发药签名：×× | | | | |
| 1.请遵医嘱用药；2.请在窗口点清药品；3.处方当日有效；4.发出药品不予退换。 | | | | | |

1. **处方判定**　该处方属于用药不适宜处方中的用法用量不适宜。

2. **处方分析**　生脉注射液说明书用法用量为：20～60毫升/次，用5%葡萄糖注射液250～500毫升稀释后静脉滴注，该处方选择的溶媒用量偏小。中药注射剂发生的不良反应与药物使用时的滴注速度、剂量、浓度等有一定的相关性，滴速过快、用药剂量过大或浓度过高，均可使瞬间进入静脉的药物过多。本处方因溶媒量小致药物浓度过高，故可点评为用药不适宜处方中的用法用量不适宜。

3. **药师建议**　78岁老年女性因虚弱气阴不足证使用生脉注射液静脉滴注，药证相符，但溶媒剂量偏小，在不需要控制入量的前提下，建议将5%葡萄糖注射液的剂量调整为250毫升或500毫升。用药初始30分钟以内，输液速度以40～50滴/分钟为宜，对于老年患者，输液速度更应该慢。

## （五）处方案例点评 2

| 处方 2：××××医院医疗保险处方 医保内处方 | | | | | |
|---|---|---|---|---|---|
| 定点医疗机构编码：×××× | | | | | |
| 科室名称：急诊科 | | 日期：×××× | 药物金额：×× | | |
| 姓名：×× | | 性别：女 | 年龄：75 岁 | | 病历号：×× |
| **临床诊断：** | **R：药品名称和规格** | 单次用量 | 用法 | 频次 | 数量 |
| 虚弱 | 生脉注射液（10 毫升/支） | 50 毫升 | 静脉滴注 | 1 次/日 | 5 支 |
| （气阴不足证） | 0.9% 氯化钠注射液 | 250 毫升 | 静脉滴注 | 1 次/日 | 1 袋 |
| 糖尿病 | 胰岛素注射液（10 毫升：400 单位） | 6 单位 | 静脉滴注 | 1 次/日 | 1 支 |
| | 医师签名：×× | | | | |
| 审核/调配签名：×× | | 核对/发药签名：×× | | | |
| 1. 请遵医嘱用药；2. 请在窗口点清药品；3. 处方当日有效；4. 发出药品不予退换。 | | | | | |

1. **处方判定**　该处方属于用药不适宜处方中的联合用药不适宜。

2. **处方分析**　生脉注射液为中药注射剂，禁止与其他药物在同一容器中混合使用，该处方同时开具了胰岛素注射液静脉点滴，但没有开具相应溶媒和间隔液，可点评为用药不适宜处方中的联合用药不适宜。

3. **药师建议**　75 岁女性患者因虚弱气阴不足证、糖尿病使用生脉注射液和胰岛素注射液静脉点滴治疗，药证相符，但中药注射剂与其他药物在同一容器中使用时应谨慎考虑间隔时间及药物相互作用等问题，建议分别增加 0.9% 氯化钠注射液作为胰岛素注射液的溶媒和间隔液。

### 参考文献

［1］国家药典委员会. 中华人民共和国药典临床用药须知：中药成方制剂卷［M］. 北京：中国医药科技出版社，2010：463-465.

［2］程民，蒋春海，黄萍. 1012 例生脉注射液不良反应/事件分析［J］. 安徽医药，2011，15（2）：250-252.

［3］李廷谦，刘雪梅，冯敏，等. 生脉注射液临床应用及不良反应的系统评价［J］. 中国中西医结合杂志，2009，29（11）：965-969.

［4］李颖，吴健，李翔，等. 生脉注射液临床应用安全性初步评价［J］. 中国药房. 2013，24（16）：1504-1507.

# 第六节　化痰、止咳、平喘剂

## 一、祛痰止咳颗粒

### （一）组成特点

祛痰止咳颗粒由党参、芫花（醋制）、甘遂（醋制）、水半夏、紫花杜鹃、明矾组成。方中党参健脾益气，运化水湿，以治其本，为君药。芫花、甘遂泄水逐饮，水半夏燥湿化痰、和胃降逆，共为臣药。紫花杜鹃、明矾专主消痰，共为佐药。诸药相合，共奏健脾燥湿、祛痰止咳之功。方中含有毒性饮片芫花（醋制）、甘遂（醋制），不宜与含甘草的中成药联合使用；含有水半夏，不宜与含乌头类的中成药同用。

### （二）功效特点

祛痰止咳颗粒能够健脾燥湿、祛痰止咳，用于脾胃虚弱及水饮内停所致的痰多、咳嗽、喘息。

### （三）使用特点

1. **规格**　6克/袋。

2. **用法用量**　祛痰止咳颗粒含有毒性饮片芫花、甘遂、水半夏，所以在使用时应严格遵循说明书要求：温开水冲服，12克/次，2次/日；小儿酌减。

3. **不良反应**　支气管哮喘急性发作。迟发过敏反应。

4. **禁忌证**　孕妇禁用。服药期间饮食宜清淡，忌食生冷、辛辣、燥热食物；忌烟酒。

5. **注意事项**　①祛痰止咳颗粒中含毒性饮片芫花、甘遂、水半夏，甘草反芫花、甘遂，因此不宜与含甘草的中成药联合使用；乌头反半夏，水半夏与半夏成分相似，因此不宜与含乌头类（川乌、草乌、附子）的中成药联合使用。②本品中病即止，不宜过量、久用，使用不当有中毒风险，中毒表现为腹痛、腹泻、脱水、呼吸衰竭、神经麻痹、咽喉刺痛肿胀、失声、眼结膜水肿、呕吐、水泻等，如果服药期间出现上述症状，应立即就医。③体弱年迈者慎用；肝肾功能不全者慎用。④祛痰止咳颗粒含紫花杜鹃，对花粉过敏者慎用。⑤哺乳期妇女、儿童慎用。⑥外感咳嗽、阴虚久咳、肾虚作喘者慎用。

### （四）处方案例点评 1

处方 1：××××医院医疗保险处方　医保内处方

定点医疗机构编码：××××

| 科室名称：肺病科 | 日期：×××× | 药物金额：×× | |
|---|---|---|---|
| 姓名：×× | 性别：女 | 年龄：58 岁 | 病历号：×× |

| 临床诊断： | R：药品名称和规格 | 单次用量 | 用法 | 频次 | 数量 |
|---|---|---|---|---|---|
| 发热 | 阿奇霉素肠溶片（0.125 克 / 片） | 2 片 | 口服 | 1 次 / 日 | 1 盒 |
| 急性支气管炎 | 祛痰止咳颗粒（6 克 / 袋） | 2 袋 | 口服 | 2 次 / 日 | 1 盒 |
| 咳嗽 | 橘红痰咳液（10 毫升 / 支，无糖） | 2 支 | 口服 | 3 次 / 日 | 2 盒 |
| （痰浊阻肺证） | 乙酰半胱氨酸胶囊（0.2 克 / 粒） | 1 粒 | 口服 | 3 次 / 日 | 1 盒 |
| | 医师签名：×× | | | | |

审核 / 调配签名：××　　　　　　　核对 / 发药签名：××

1. 请遵医嘱用药；2. 请在窗口点清药品；3. 处方当日有效；4. 发出药品不予退换。

1. **处方判定**　该处方属于用药不适宜处方中的重复用药。

2. **处方分析**　橘红痰咳液与祛痰止咳颗粒均为治疗痰浊阻肺型咳嗽的中成药，其中橘红痰咳液含半夏（制）、苦杏仁，而祛痰止咳颗粒中有毒性饮片甘遂、芫花、水半夏，两药同用，毒性作用有可能叠加，可点评为用药不适宜处方中的重复用药。另外，橘红痰咳液中的甘草，反祛痰止咳颗粒中的芫花、甘遂，需密切监测。

3. **药师建议**　58 岁女性患者因急性支气管炎、咳嗽（痰浊阻肺证）服用祛痰止咳颗粒和橘红痰咳液治疗，药证相符，但存在较高的中毒风险。此外，处方中还有治疗浓稠痰黏液过多的呼吸系统疾病的西药乙酰半胱氨酸胶囊以及治疗急性支气管炎等的阿奇霉素肠溶片。患者为老年女性，如果患者咳嗽痰多，侧重脾胃虚弱、水饮内停或同时合并肺心病或阻塞性肺气肿，建议将西药单联用祛痰止咳颗粒治疗，起始剂量为 2 袋 / 次，2 次 / 日；如果患者是单纯的感冒咳嗽痰多，侧重气滞痰浊阻肺，建议将西药单联用橘红痰咳液治疗，起始剂量为 10 ~ 20 毫升 / 次，3 次 / 日。

## （五）处方案例点评 2

处方 2：××××医院医疗保险处方　医保内处方

定点医疗机构编码：××××

科室名称：肺病科　　　　　日期：××××　　　　药物金额：××

姓名：××　　　　　　性别：男　　　　　　年龄：75 岁　　　　　　病历号：××

| 临床诊断： | R：药品名称和规格 | 单次用量 | 用法 | 频次 | 数量 |
|---|---|---|---|---|---|
| 咳嗽 | 祛痰止咳颗粒（6 克 / 袋） | 2 袋 | 口服 | 2 次 / 日 | 1 盒 |
| | 百合固金口服液（10 毫升 / 支） | 2 支 | 口服 | 3 次 / 日 | 1 盒 |
| | 医师签名：×× | | | | |

审核 / 调配签名：××　　　　　　核对 / 发药签名：××

1. 请遵医嘱用药；2. 请在窗口点清药品；3. 处方当日有效；4. 发出药品不予退换。

1. **处方判定**　该处方属于用药不适宜处方中的联合用药不适宜和不规范处方中的临床诊断书写不全。

2. **处方分析**　百合固金口服液含百合、生地黄、熟地黄、麦冬、玄参、川贝母、当归、白芍、桔梗、甘草；功效为养阴润肺，化痰止咳；适用于肺肾阴虚所致燥咳，寒湿痰喘者慎用。祛痰止咳颗粒适用于因脾胃虚弱、聚湿生痰、痰饮阻肺所致的咳嗽，不适用于阴虚久咳者。上述两种中成药一润一燥，作用相反，可判定为联合用药不适宜。另外，百合固金口服液中的甘草，反祛痰止咳颗粒中的甘遂、芫花，需密切监测。使用中成药时应在处方中体现患者的中医病证分型，此处方缺少中医辨证，故判定为不规范处方中的临床诊断书写不全。

3. **药师建议**　75 岁男性患者因咳嗽使用祛痰止咳颗粒和百合固金口服液治疗，用药不准确，建议完善中医诊断，补充辨证分型。如果是阴虚燥咳，应当滋阴润肺、化痰止咳，宜选用百合固金口服液；如果是痰湿阻滞，则应当化痰、祛湿，宜选用祛痰止咳颗粒。两者不宜联合使用。

## （六）合理用药提示

祛痰止咳颗粒是一个很特殊的止咳化痰药，特殊之处在于，它的组方中没有常见的川贝母、苦杏仁、枇杷叶之类的止咳化痰中药，而是用了芫花和甘遂两个利水药。这就说明，祛痰止咳颗粒的祛痰湿之功，已经上升到了利水消肿层面。所以，这个中成药的最经典适应证，是肺气肿和肺心病。

参考文献

［1］国家药典委员会. 中华人民共和国药典临床用药须知：中药成方制剂卷［M］. 北京：中国医药科技出版社，2010：325.

［2］张冰. 临床中药学科服务手册——常用中药合理用药实践［M］. 北京：人民卫生出版社，2017：66.

［3］张险峰. 甘遂的毒性及其解毒药理机制研究进展［J］. 中国医院药学杂志，2014，34（18）：1611-1615.

［4］张丹阳. 半夏与其伪品水半夏的鉴别与临床应用［J］. 中医临床研究，2016，8（11）：27-28.

［5］郭景仙，贺利军，林晓兰. 祛痰止咳颗粒临床使用情况分析［J］. 医药导报，2007，26（6）：679-681.

［6］高红，白青，穆兰澄，等. 基于含有毒成分祛痰止咳颗粒的临床用药调查［J］. 中医药导报，2017，23（3）：69-71.

［7］金阿响. 半夏与水半夏的药理特点及配伍应用［J］. 北方药学，2014，11（11）：64.

# 二、通宣理肺丸

## （一）组成特点

通宣理肺丸由紫苏叶、麻黄、前胡、苦杏仁、桔梗、陈皮、半夏（制）、茯苓、黄芩、枳壳（炒）、甘草组成。方中紫苏、麻黄性温辛散，能疏风散寒，发汗解表，宣肺平喘，共为君药。前胡、苦杏仁降气化痰平喘，桔梗宣肺化痰利咽，三药相伍，以复肺脏宣发肃降之机；陈皮、半夏燥湿化痰；茯苓健脾渗湿，以绝生痰之源。以上六药共为臣药。黄芩清泻肺热，以防外邪内郁而化热，并防麻黄、半夏等温燥太过；枳壳理气，使气行则痰化津复。二药共为佐药。甘草化痰止咳，调和诸药，为使药。诸药相合，共奏解表散寒、宣肺止咳之功。方中含有毒性饮片制半夏，不宜与含有乌头类中药成分的中成药同用。

## （二）功效特点

通宣理肺丸解表散寒、宣肺止咳，用于风寒束表、肺气不宣所致的感冒咳嗽，症见发热恶寒、恶寒较甚、头痛鼻塞、咳嗽痰白、无汗而喘、骨节身痛、舌苔薄白、脉象浮紧。

现代临床常用于西医之急性支气管炎见上述证候者。

## （三）使用特点

1. **规格**　6克/丸。

2. **用法用量**　温开水口服，12克/次，2～3次/日。

3. **注意事项**　风热或痰热咳嗽、阴虚干咳者慎用。孕妇慎用。本方含有麻黄，故心脏病、高血压患者慎用。不宜在服药期间同时服用滋补性中药。气虚表虚不固者慎用。

## （四）处方案例点评1

| 处方1：××××医院医疗保险处方　医保内处方 | | | | |
|---|---|---|---|---|
| 定点医疗机构编码：×××× | | | | |
| 科室名称：肺病科　　　日期：××××　　　药物金额：×× | | | | |
| 姓名：××　　　性别：男　　　年龄：37岁　　　病历号：×× | | | | |

| 临床诊断：<br>咳嗽 | **R**：药品名称和规格 | 单次用量 | 用法 | 频次 | 数量 |
|---|---|---|---|---|---|
| | 通宣理肺丸（6克/丸） | 2丸 | 口服 | 3次/日 | 2盒 |
| | 清肺消炎丸（8克/袋） | 1袋 | 口服 | 3次/日 | 2盒 |
| | 养阴清肺口服液（10毫升/支） | 1支 | 口服 | 3次/日 | 1盒 |
| | 医师签名：×× | | | | |

审核/调配签名：××　　　　　　核对/发药签名：××

1. 请遵医嘱用药；2. 请在窗口点清药品；3. 处方当日有效；4. 发出药品不予退换。

1. **处方判定**　该处方属于用药不适宜处方中的联合用药不适宜和不规范处方中的临床诊断书写不全。

2. **处方分析**　咳嗽是呼吸系统疾病的常见症状，中医认为其病因病机较为复杂，临床只有详审病机，分型辨治，才能尽快治愈。选用中成药时，必须药证相符才能功效显著，药到病除，否则无效甚或加重病情。中医通常将咳嗽分为风寒袭肺证、风热犯肺证、风燥伤肺证、痰湿蕴肺证、痰热郁肺证、肺阴亏耗证，共6个证型。处方中的3种中成药虽然均可治疗咳嗽，但分别适用于不同的中医证型，如：通宣理肺丸适用于风寒袭肺证，风热或痰热咳嗽、阴虚干咳者不适；清肺消炎丸适用于痰热阻肺证，不适用于风寒表证引起的咳嗽；养阴清肺口服液适用于风燥伤肺证，主要表现为干咳、少痰或无痰，不适用于痰湿壅盛者及风寒咳嗽者。同时，通宣理肺丸药性与后两者寒热相反。可见，不经过中医辨证盲目地联用上述3种中成药是不适宜的。另外，通宣理肺丸中含有毒性饮片制半夏，选用时应明确患者的中医病证分型。综上，可判定为联合用药不适宜和临床诊断书写不全。

3. **药师建议** 建议医师开具处方时，先明确患者的证型，为患者遴选适宜的药品。处方中的通宣理肺丸与清肺消炎丸、养阴清肺口服液不宜联用。

### （五）处方案例点评 2

| 处方 2：××××医院医疗保险处方　医保内处方 | | | | | |
|---|---|---|---|---|---|
| 定点医疗机构编码：×××× | | | | | |
| 科室名称：肺病科 | | 日期：×××× | | 药物金额：×× | |
| 姓名：×× | | 性别：女 | | 年龄：76 岁 | 病历号：×× |
| **临床诊断：** | **R：药品名称和规格** | 单次用量 | 用法 | 频次 | 数量 |
| 咳嗽 | 通宣理肺丸（6 克／丸） | 2 丸 | 口服 | 3 次／日 | 2 盒 |
| 高血压 | 杏苏止咳颗粒（12 克／袋） | 1 袋 | 口服 | 3 次／日 | 1 盒 |
| | 医师签名：×× | | | | |
| 审核／调配签名：×× 　　　　　核对／发药签名：×× | | | | | |
| 1. 请遵医嘱用药；2. 请在窗口点清药品；3. 处方当日有效；4. 发出药品不予退换。 | | | | | |

1. **处方判定** 该处方属于用药不适宜处方中的重复用药和不规范处方中的临床诊断书写不全。

2. **处方分析** 杏苏止咳颗粒功效为宣肺散寒、止咳祛痰，用于风寒感冒之咳嗽、气逆，主要成分为苦杏仁、陈皮、紫苏叶、前胡、桔梗、甘草。通宣理肺丸亦适用于风寒咳嗽，症见咳嗽声重、气急、咳痰稀薄色白，常伴鼻塞、流清涕。两者功效相似，属于《医保目录》同一功效亚类，共有重复成分 5 种，约占杏苏止咳颗粒总成分的 83%，可点评为重复用药。通宣理肺丸含有麻黄碱，而麻黄碱可兴奋肾上腺素能神经，使心肌收缩加强，血管收缩，血压升高。轻型高血压患者或者平时血压控制较好者，可短期服用麻黄碱含量较低的感冒药，但不可常用；而中、重度高血压和血压控制不理想的患者，应选用不含麻黄碱类成分的感冒药。另外，通宣理肺丸中含有毒性饮片制半夏，选用时应明确患者的中医证型。

3. **药师建议** 针对此案例中的老年高血压患者，处方中两种中成药使用一种即可，建议优先选用不含麻黄的杏苏止咳颗粒，12 克／次，3 次／日，开水冲服，若服用一周而病证无改善，应停止服用，及时就医。

### （六）合理用药提示

通宣理肺丸，除了用于咳嗽有痰之外，用于风寒感冒也不错。比方说，着凉了，流清鼻涕，嗓子不舒服，就可以用通宣理肺丸。而且，从组方药味的药性上看，通宣理肺丸还是一个比较典型的辛温解表药，单纯的风寒感冒时建议选用。

参考文献

[1] 国家药典委员会. 中华人民共和国药典临床用药须知：中药成方制剂卷 [M]. 北京：中国医药科技出版社，2010：311-312.

[2] 蔡乐，裴斐，古今. 我院中药处方点评要点及典型案例分析 [J]. 中国药物应用与监测，2013，12（10）：328-330.

[3] 牛继红，田玉敏，王庭兰. 中成药处方存在的问题与对策 [J]. 中国中医药信息杂志，2000，7（7）：33-34.

# 三、二陈丸

## （一）组成特点

二陈丸由半夏（制）、陈皮、茯苓、甘草组成。方中以半夏为君药，取其燥湿化痰、和胃降逆、消痞散结之功；陈皮为臣药，理气燥湿，使气顺而痰消；佐以茯苓健脾渗湿，使湿祛而脾旺，痰无由生；使以甘草调和诸药，兼可润肺和中。方中含有半夏，不宜与含川乌、草乌、附子的中成药同用；含有甘草，不宜与含海藻、大戟、甘遂、芫花的中成药同用。

## （二）功效特点

二陈丸燥湿化痰、理气和胃，用于痰湿停滞导致的咳嗽痰多、色白易咯、胸脘痞闷、恶心呕吐、肢体困倦、头眩心悸、舌苔白滑或腻、脉弦缓，以及西医之慢性支气管炎见上述证候者。

## （三）使用特点

1. **规格** 6克/100粒。

2. **用法用量** 口服，9~15克/次，2次/日。

3. **注意事项** 肺阴虚所致的燥咳不适用。不宜在服药期间同时服用滋补性中药。

## （四）处方案例点评1

处方1：××××医院医疗保险处方　医保内处方

定点医疗机构编码：××××

| 科室名称：全科 | 日期：×××× | 药物金额：×× | |
|---|---|---|---|
| 姓名：×× | 性别：男 | 年龄：86岁 | 病历号：×× |

| 临床诊断： | R：药品名称和规格 | 单次用量 | 用法 | 频次 | 数量 |
|---|---|---|---|---|---|
| 咳嗽 | 二陈丸（6克/100粒） | 100粒 | 口服 | 3次/日 | 2盒 |
| 糖尿病 | 复方鲜竹沥液（20毫升/支） | 2支 | 口服 | 3次/日 | 3盒 |
| | 医师签名：×× | | | | |

审核/调配签名：××　　　　　　　核对/发药签名：××

1. 请遵医嘱用药；2. 请在窗口点清药品；3. 处方当日有效；4. 发出药品不予退换。

1. **处方判定**　该处方属于用药不适宜处于方中的联合用药不适宜和不规范处方中的临床诊断书写不全。

2. **处方分析**　二陈丸与复方鲜竹沥液均含有毒性饮片半夏，同用可能会使毒性作用叠加。两药虽然皆可治疗咳嗽，但是二陈丸用于治疗痰湿咳嗽，复方鲜竹沥液用于治疗痰热咳嗽，故二者不宜联合使用。使用含毒性饮片的中成药时，应明确患者的中医病证分型，确保药证相符，本案例为86岁老年患者，用药更应谨慎，处方无中医辨证分型，可点评为不规范处方中的临床诊断书写不全。

3. **药师建议**　86岁男性患者因咳嗽服用二陈丸与复方鲜竹沥液治疗，用药不准确。处方临床诊断中没有咳嗽的辨证分型，建议补充完整后再选择合适的中成药，处方中两药均含有毒性成分半夏，故存在较高的中毒风险，临床应谨慎用之。

## （五）处方案例点评2

处方2：××××医院医疗保险处方　医保内处方

定点医疗机构编码：××××

| 科室名称：内科 | 日期：×××× | 药物金额：×× | |
|---|---|---|---|
| 姓名：×× | 性别：女 | 年龄：45岁 | 病历号：×× |

| 临床诊断： | R：药品名称和规格 | 单次用量 | 用法 | 频次 | 数量 |
|---|---|---|---|---|---|
| 感冒 | 二陈丸（6克/100粒） | 300粒 | 口服 | 2次/日 | 2盒 |
| 咳嗽 | 六味地黄丸（20克/100粒） | 30粒 | 口服 | 2次/日 | 2盒 |
| （痰湿证） | | | | | |
| 腰痛 | 医师签名：×× | | | | |

审核/调配签名：××　　　　　　　核对/发药签名：××

1. 请遵医嘱用药；2. 请在窗口点清药品；3. 处方当日有效；4. 发出药品不予退换。

1. **处方判定**　该处方属于用药不适宜处方中的用法用量不适宜及联合用药不适宜。

2. **处方分析**　二陈丸说明书记载的用量为9~15克（150~250粒）/次，2次/日，而处方中为18克（300粒）/次，2次/日，明显超量，故判定为用法用量不适宜。在服用二陈丸期间不宜同时服用滋补性中药，而处方将二陈丸与滋补性六味地黄丸同用，故判定为联合用药不适宜。

3. **药师建议**　45岁女性患者因痰湿咳嗽使用二陈丸，药证相符，但应按照说明书使用；感冒期间服用六味地黄丸不适宜，建议感冒痊愈后再服用六味地黄丸。

## （六）处方案例点评3

<table>
<tr><td colspan="6" align="center">处方3：××××医院医疗保险处方　医保内处方</td></tr>
<tr><td colspan="6">定点医疗机构编码：××××</td></tr>
<tr><td colspan="2">科室名称：内科</td><td colspan="2">日期：××××</td><td colspan="2">药物金额：××</td></tr>
<tr><td colspan="2">姓名：××</td><td colspan="2">性别：女</td><td>年龄：48岁</td><td>病历号：××</td></tr>
<tr><td>**临床诊断：**</td><td>**R：**药品名称和规格</td><td>单次用量</td><td>用法</td><td>频次</td><td>数量</td></tr>
<tr><td>咳嗽</td><td>二陈丸（6克/100粒）</td><td>300粒</td><td>口服</td><td>2次/日</td><td>2盒</td></tr>
<tr><td>（痰湿证）</td><td>橘红痰咳液（10毫升/支）</td><td>1支</td><td>口服</td><td>3次/日</td><td>2盒</td></tr>
<tr><td>喘证</td><td colspan="5">医师签名：××</td></tr>
<tr><td colspan="3">审核/调配签名：××</td><td colspan="3">核对/发药签名：××</td></tr>
<tr><td colspan="6">1. 请遵医嘱用药；2. 请在窗口点清药品；3. 处方当日有效；4. 发出药品不予退换。</td></tr>
</table>

1. **处方判定**　该处方属于用药不适宜处方中的重复用药。

2. **处方分析**　橘红痰咳液是在二陈丸基础上加味而成的，二者重复成分有3种，占二陈丸总成分的75%；两药功效相似，在《医保目录》中属于同一功效亚类，即化痰、止咳、平喘剂中的温化寒痰剂。故可点评为重复用药。二者区别是橘红痰咳液方中重用化橘红取代二陈丸中陈皮，增强化痰作用，并加苦杏仁以止咳平喘、白前祛痰降气、百部润肺止咳、五味子敛肺止咳平喘，全方共奏理气化痰、润肺止咳之功，用于痰浊阻肺所致的咳嗽、气喘、痰多。

3. **药师建议**　48岁女性患者因痰湿咳嗽、喘证使用二陈丸和橘红痰咳液治疗，属于重复用药，选用一种中成药即可。考虑到患者的喘证，建议选用含苦杏仁、五味子等平喘药物的橘红痰咳液。

**参考文献**

［1］国家药典委员会. 中华人民共和国药典临床用药须知：中药成方制剂卷［M］. 北京：中国医药科技出版社，2010：325.

［2］张伯礼. 中成药临床合理使用读本［M］. 北京：中医古籍出版社，2011.

［3］梅全喜. 新编中成药合理应用手册［M］. 北京：人民卫生出版社，2012.

# 四、小青龙颗粒

## （一）组成特点

小青龙颗粒由麻黄、桂枝、干姜、细辛、五味子、白芍、法半夏、炙甘草组成。方中麻黄、桂枝发汗解表，除外寒而宣肺气，为君药。干姜、细辛温肺化饮，兼助麻黄、桂枝解表，为臣药。五味子敛气，白芍养血，既防辛散耗伤肺气，又制其温燥伤津，半夏祛痰和胃散结，同为佐药。甘草益气和中，调和诸药，为使药。方中含有毒性饮片细辛、法半夏，不宜与含藜芦、乌头类的中成药联合使用。

## （二）功效特点

小青龙颗粒解表化饮、止咳平喘，用于外感风寒束表、水饮内停所致的咳嗽或喘证，症见恶寒发热、无汗、喘咳、痰多而稀、鼻塞流涕、舌苔白滑、脉浮滑。现代亦常用于西医之支气管炎、喘息型支气管炎见上述证候者。

## （三）使用特点

1. **规格**　13克/袋。

2. **用法用量**　小青龙颗粒含有毒烈性成分细辛、法半夏，所以在使用时应严格遵循说明书要求：口服，13克/次，3次/日。

3. **禁忌证**　对本品过敏者禁用，过敏性体质者慎用。忌烟酒以及辛辣、生冷、油腻食物。

4. **注意事项**　不宜在服药期间同时服用滋补性中药。内热咳喘及虚喘者不适用。有肝病、糖尿病、肾病等慢性病者，以及儿童、孕妇、哺乳期妇女、年老体弱者，应在医师指导下服用。支气管扩张、肺脓疡、肺心病、肺结核患者出现咳嗽时应去医院就诊。服药期间，若患者体温超过 38.5℃，或出现喘促气急，或咳嗽加重、痰量明显增多应去医院就诊。用药 3 日症状无缓解，应及时去医院就诊。严格按照用法用量服用，不宜长期服用。使用不当有中毒风险。本品轻度中毒表现为口腔、舌喉发痒，流涎，恶心呕吐，泄泻等；中度可见失声、呼吸困难、面色青紫；重度可见呼吸困难、窒息或死亡。如果服药期间出现上述症状，应立即就医。孕妇慎用。本品含麻黄，故运动员慎用，高血压、心脏病、青光眼患者慎用。

### （四）处方案例点评 1

处方 1：××××医院医疗保险处方　医保内处方

定点医疗机构编码：××××

| 科室名称：肺病科 | 日期：×××× | | 药物金额：×× | |
| --- | --- | --- | --- | --- |
| 姓名：×× | 性别：男 | | 年龄：68 岁 | 病历号：×× |

| 临床诊断： | R：药品名称和规格 | 单次用量 | 用法 | 频次 | 数量 |
| --- | --- | --- | --- | --- | --- |
| 慢性支气管炎急性 | 小青龙颗粒（13 克 / 袋） | 1 袋 | 口服 | 3 次 / 日 | 3 盒 |
| 　发作 | 通宣理肺丸（6 克 / 丸） | 2 丸 | 口服 | 3 次 / 日 | 3 盒 |
| 感冒 | 六味地黄丸（20 克 /100 粒） | 30 粒 | 口服 | 2 次 / 日 | 2 瓶 |
| （风寒证） | | | | | |
| 咳嗽 | | | | | |
| （风寒化热证） | | | | | |
| 腰痛 | | | | | |
| （肾阴不足证） | | 医师签名：×× | | | |

审核 / 调配签名：××　　　　　　　核对 / 发药签名：××

1. 请遵医嘱用药；2. 请在窗口点清药品；3. 处方当日有效；4. 发出药品不予退换。

1. **处方判定**　该处方属于用药不适宜处方中的重复用药及联合用药不适宜。

2. **处方分析**　小青龙颗粒和通宣理肺丸均为治疗外感风寒束表所致咳嗽的中成药，功效相似，且二药中均含有毒性成分半夏，足量联用存在风险，可点评为用药不适宜处方中的重复用药。另外，六味地黄丸为滋补性中药，不宜与感冒药同时服用，用之有"闭门留寇"延误病情的风险，可点评为用药不适宜处方中的联合用药不适宜。

3. **药师建议**　如果患者咳嗽伴喘证，建议单用小青龙颗粒；若患者仅咳嗽明显，建议单用通宣理肺丸治疗。另外，因腰痛（肾阴不足证）而开具的六味地黄丸，建议在感冒期间停用，以避免"闭门留寇"，待感冒痊愈后再继续服用。

## （五）处方案例点评 2

| 处方 2：××××医院医疗保险处方　医保内处方 | | | | | |
|---|---|---|---|---|---|
| 定点医疗机构编码：×××× | | | | | |
| 科室名称：肺病科 | 日期：×××× | | 药物金额：×× | | |
| 姓名：×× | 性别：男 | | 年龄：62 岁 | | 病历号：×× |
| **临床诊断：** | **R：药品名称和规格** | 单次用量 | 用法 | 频次 | 数量 |
| 发热 | 小青龙颗粒（13 克/袋） | 2 袋 | 口服 | 3 次/日 | 5 盒 |
| 咳嗽 | 对乙酰氨基酚缓释片（0.65 克/片） | 1 片 | 口服 | 8 小时 1 次 | 1 盒 |
| （风寒证） | | | | | |
| 高血压 | 医师签名：×× | | | | |
| 审核/调配签名：×× | 核对/发药签名：×× | | | | |
| 1. 请遵医嘱用药；2. 请在窗口点清药品；3. 处方当日有效；4. 发出药品不予退换。 | | | | | |

1. **处方判定**　该处方属于用药不适宜处方中的用法用量不适宜。

2. **处方分析**　首先，小青龙颗粒中含有有毒成分法半夏及细辛，其说明书用量为13 克/次，3 次/日，该处方用量为26 克/次，3 次/日，超过说明书日最大剂量，存在中毒风险，可点评为用药不适宜处方中的用法用量不适宜。其次，小青龙颗粒中含有麻黄，且为君药，这里有两点需要注意：①该老年患者患有高血压，麻黄有升高血压的作用，高血压患者应慎服；②麻黄属于发汗峻剂，其发汗作用很强，该患者同时联用了退热药对乙酰氨基酚缓释片，存在因发汗太多而虚脱的风险。

3. **药师建议**　62 岁男性患者因风寒咳嗽使用小青龙颗粒治疗，用药对证，但用量偏大。建议减少小青龙颗粒的用药剂量，缩短用药时长，中病即止，起始剂量为13 克/次，3 次/日，服药期间注意监测血压变化。若体温低于38.5℃，则不需要服用对乙酰氨基酚缓释片；若体温高于38.5℃，则需要服用对乙酰氨基酚缓释片。服药期间注意补充水分，避免发汗太过引起电解质紊乱，如感到不适，立即停药就医。

### 参考文献

[1] 国家药典委员会. 中华人民共和国药典临床用药须知：中药成方制剂卷 [M]. 北京：中国医药科技出版社，2010：294-295.

[2] 张冰. 临床中药学科服务手册——常用中药合理用药实践 4 [M]. 北京：人民卫生出版社，2017：41.

[3] 金锐. 小金药师说药事 [M]. 陕西：西安交通大学出版社，2017：114-115.

［4］平静，王均宁，成博. 细辛中毒及预防的研究分析［J］. 中国药物警戒，2012，9（6）：350–353.

［5］张玉修，王均宁，张成博. 半夏中毒及预防概述［J］. 山东中医杂志，2011，30（4）：280–282.

# 五、克咳胶囊

## （一）组成特点

克咳胶囊由麻黄、石膏、苦杏仁、莱菔子、罂粟壳、桔梗、甘草组成。方中麻黄辛散苦泄，温通宣畅，外能发散风寒，内能开宣肺气，两擅其功；石膏辛甘大寒，清泻肺热。两药清热止咳平喘，切中病机，为君药。苦杏仁味苦，能降气平喘，莱菔子下气化痰，两药祛痰平喘，助君药之力，为臣药。罂粟壳酸收涩固，功专敛肺止咳，与麻黄相配，宣敛相因，开合有度；桔梗性善上行，宣肺利气，祛痰止咳。二者共为佐药。甘草甘平，既能祛痰止咳，又能调和诸药，为使药。全方共奏清热祛痰、止咳定喘之效。方中含有毒性饮片罂粟壳，易成瘾，不宜常服。

## （二）功效特点

克咳胶囊可清热祛痰、止咳定喘，现代临床常应用于治疗：①痰热蕴肺或痰湿化热所致胸闷、咳嗽、痰多色黄、痰质黏稠，以及西医之支气管炎见上述证候者；②风寒外束，入里化热，或素有痰火，遇寒而发，肺气壅滞所致喘息急促、呼吸困难，甚者张口抬肩、鼻翼翕动、不能平卧，舌红，苔黄，脉滑数，以及西医之喘息型支气管炎见上述证候者。另有本品治疗急性气管支气管炎、慢性支气管炎、肺癌之呼吸道症状和支气管哮喘的报道。

## （三）使用特点

1. **规格** 0.3 克/粒。

2. **用法用量** 口服，3 粒/次，2 次/日。

3. **不良反应** 有文献报道服用本品后出现全身猩红热样皮疹，伴全身皮肤血管性水肿、双眼睑及口周红皮病样改变的过敏反应。

4. **禁忌证** 婴幼儿、儿童、孕妇及哺乳期妇女禁用。

5. **注意事项** 不宜在服药期间同时服用滋补性中药。中病而止，不可过量、久用。风寒袭肺者慎用。心脏病、高血压患者慎用。

## （四）处方案例点评 1

处方 1：××××医院医疗保险处方　医保内处方

定点医疗机构编码：××××

科室名称：肺病科　　　　日期：××××　　　　药物金额：××

姓名：××　　　　性别：男　　　　年龄：60 岁　　　　病历号：××

| 临床诊断： | R：药品名称和规格 | 单次用量 | 用法 | 频次 | 数量 |
|---|---|---|---|---|---|
| 咳嗽 | 克咳胶囊（0.3 克/粒） | 3 粒 | 口服 | 2 次/日 | 2 盒 |
| （痰热蕴肺证） | 强力枇杷露（150 毫升/瓶） | 15 毫升 | 口服 | 3 次/日 | 3 瓶 |
| 糖尿病 | | 医师签名：×× | | | |

审核/调配签名：××　　　　核对/发药签名：××

1. 请遵医嘱用药；2. 请在窗口点清药品；3. 处方当日有效；4. 发出药品不予退换。

1. **处方判定**　该处方属于用药不适宜处方中的重复用药。

2. **处方分析**　克咳胶囊与强力枇杷露两药功效相似，在《医保目录》中属于同一功效亚类，即化痰、止咳、平喘剂类理肺止咳剂中的祛痰止咳剂，且两药均含有毒性成分罂粟壳，故可点评为重复用药。2015 年版《中国药典》在"罂粟壳"一项下，标明了"本品易成瘾，不宜常服"。罂粟壳中含有吗啡、可待因、罂粟碱、蒂巴因、那可汀等生物碱类物质，长期食用容易成瘾，还会对人体神经系统造成损害，并可能造成慢性中毒。因此，含罂粟壳的中成药不宜超说明书用法用量服用，也不宜重复使用，避免罂粟壳摄入过量，发生危险。

3. **药师建议**　60 岁男性患者因咳嗽痰热蕴肺证使用克咳胶囊、强力枇杷露，虽药证相符，但用药重复。且处方中两药均足量使用，易造成罂粟壳摄入超量，建议只选用一种即可，考虑到患者患有糖尿病，宜选用不含糖制剂克咳胶囊。

## （五）处方案例点评 2

处方 2：××××医院医疗保险处方　医保内处方

定点医疗机构编码：××××

科室名称：肺病科　　　　日期：××××　　　　药物金额：××

姓名：××　　　　性别：女　　　　年龄：70 岁　　　　病历号：××

| 临床诊断： | R：药品名称和规格 | 单次用量 | 用法 | 频次 | 数量 |
|---|---|---|---|---|---|
| 咳嗽 | 克咳胶囊（0.3 克/粒） | 3 粒 | 口服 | 2 次/日 | 2 盒 |
| （痰热蕴肺证） | 知柏地黄丸（20 克/100 粒） | 30 粒 | 口服 | 2 次/日 | 2 瓶 |
| 肾阴虚 | 止嗽定喘丸（2.15 克/10 粒） | 10 粒 | 口服 | 2 次/日 | 1 盒 |
| | | 医师签名：×× | | | |

审核/调配签名：××　　　　核对/发药签名：××

1. 请遵医嘱用药；2. 请在窗口点清药品；3. 处方当日有效；4. 发出药品不予退换。

1. **处方判定**　该处方属于用药不适宜处方中的重复用药和联合用药不适宜。

2. **处方分析**　止嗽定喘丸由麻黄、石膏、苦杏仁、甘草组成，是经典的麻杏石甘汤组方；功效为辛凉宣泄、清肺平喘；用于表寒里热，身热口渴，咳嗽痰盛，喘促气逆，胸膈满闷。克咳胶囊在麻杏石甘汤方基础上增加了止咳的罂粟壳，祛痰顺气的桔梗、莱菔子，从成分上看包含了止嗽定喘丸。两药功效类似，可判定为重复用药。另外，感冒期间不宜服用滋补类中药，避免"闭门留寇"，且克咳胶囊说明书规定本品不宜与滋补性中药同服，故克咳胶囊联用知柏地黄丸可判定为联合用药不适宜。

3. **药师建议**　克咳胶囊、止嗽定喘丸用药重复，选用一种即可。考虑患者为老年女性，建议选用不含罂粟壳的制剂止嗽定喘丸，并暂停服用知柏地黄丸，咳嗽痊愈后可继续服用。

**参考文献**

[1] 国家药典委员会. 中华人民共和国药典临床用药须知：中药成方制剂卷 [M]. 北京：中国医药科技出版社，2010：315.

[2] 梁燕，周宁. 克咳胶囊治疗急性气管－支气管炎临床观察 [J]. 贵阳中医学院学报，1997，19（3）：32.

[3] 张爱莉. 克咳胶囊止咳化痰平喘的临床疗效观察 [J]. 上海中医药杂志，1997（2）：83.

[4] 郭映华. 克咳胶囊治疗肺癌患者呼吸道症状的临床观察 [J]. 上海医药，1997（6）：18.

[5] 郭海霞. 克咳胶囊治疗支气管哮喘62例 [J]. 中国民间疗法，2009，17（1）：40.

[6] 陈红珍，何旭，张海军. 克咳胶囊致重症药疹 [J]. 药物不良反应杂志，2002（2）：101.

[7] 颜正华. 中药学 [M]. 北京：人民卫生出版社，2006：1.

# 六、强力枇杷露

## （一）组成特点

强力枇杷露由枇杷叶、罂粟壳、百部、桑白皮、白前、桔梗、薄荷脑组成，辅料为蔗糖、防腐剂（苯甲酸钠）。方中枇杷叶味苦能降，性寒能清，归肺、胃经，可清泄肺热，化痰降气而止咳；罂粟壳味酸性平，可敛肺止咳。二者共为君药。百部清泄肺热，化痰止咳；桑白皮降肺气，泻肺火；白前清肺化痰止咳。三药共为臣药。桔梗辛散苦泻，宣开肺气；薄荷脑芳香疏散，祛风利咽。二药共为佐使药。诸药合用，共奏清热化痰、敛肺止咳之功。方中含有毒性饮片罂粟壳，易成瘾，不宜常服。

## （二）功效特点

强力枇杷露可清热化痰、敛肺止咳，用于痰热伤肺所致的咳嗽经久不愈、痰少而黄或干咳无痰，以及西医之急慢性支气管炎见上述证候者。

## （三）使用特点

1. **规格**  15毫升／支。

2. **用法用量**  口服，15毫升／次，3次／日。

3. **不良反应**  胃肠道反应；心律失常；头痛、嗜睡等。

4. **禁忌证**  儿童、孕妇、哺乳期妇女禁用；糖尿病患者禁服。

5. **注意事项**  外感咳嗽及痰浊壅盛者慎用。不宜在服药期间同时服用滋补性中药。本品不宜长期服用，服药3日症状无缓解，应及时就医。严格按照说明书用法用量服用，年老体弱者应在医师指导下服用。

## （四）处方案例点评1

处方1：××××医院医疗保险处方  医保内处方

定点医疗机构编码：××××

| 科室名称：肺病科 | 日期：×××× | | 药物金额：×× | | | |
|---|---|---|---|---|---|---|
| 姓名：×× | 性别：男 | | 年龄：71岁 | | | 病历号：×× |
| **临床诊断：** | **R：药品名称和规格** | 单次用量 | 用法 | 频次 | 数量 |
| 糖尿病 | 强力枇杷露（15毫升／支） | 1支 | 口服 | 3次／日 | 1盒 |
| 咳嗽 | 阿卡波糖片（50毫克／片） | 2片 | 口服 | 3次／日 | 4盒 |
| （痰浊阻肺证） | 复方磷酸可待因口服溶液（150毫升／瓶） | 10毫升 | 口服 | 3次／日 | 1瓶 |
| | 医师签名：×× | | | | |

审核／调配签名：××　　　　核对／发药签名：××

1. 请遵医嘱用药；2. 请在窗口点清药品；3. 处方当日有效；4. 发出药品不予退换。

1. **处方判定**  该处方属于用药不适宜处方中的遴选的药品不适宜、适应证不适宜和重复用药。

2. **处方分析**  强力枇杷露市面上分有糖型和无糖型，需要注意的是：有糖型强力枇杷露因为辅料中含蔗糖，所以说明书中明确规定糖尿病患者禁服；无糖型制剂使用甜菊素代替了蔗糖，相比之下更适合糖尿病患者服用。本处方中强力枇杷露为有糖型制剂，而患者患有糖尿病，故可点评为遴选的药品不适宜。强力枇杷露镇咳作用较强，对于久咳不止、干咳无痰及使用一般止咳药无效者较适宜，但不适用于痰浊壅盛者。复方磷酸可待因口服溶液适用于无痰干咳以及剧烈、频繁的咳嗽，而痰多黏稠者不宜使用，以防因抑制咳嗽反射，使大量痰液阻塞呼吸道，继发感染而加重病情。针对处方中的中医诊断"咳嗽（痰浊阻肺证）"，治宜燥湿化痰，不宜服用单纯的止咳药物，因此可点评为适应证不适宜。强力枇杷露中的罂粟壳为方中主药，可发挥镇咳作用，但罂粟壳中含吗啡、可待因、罂粟碱等生物碱成分；复方磷酸可待因口服溶液发挥镇咳作用的成分为磷酸可待因。吗啡和可待因均是阿片受体激动剂，作为镇咳药，能直接作用于延髓咳嗽中枢选择性抑制咳嗽反射，两者均有成瘾性，不可长期使用，且不良反应很多，如恶心、眩晕、呼吸抑制等。故处方中同时使用强力枇杷露与复方磷酸可待因口服溶液，存在安全风险，可点评为重复用药。

3. **药师建议**　老年糖尿病患者，不宜使用糖浆剂和含糖颗粒剂、丸剂等药物制剂；根据中医诊断"咳嗽（痰浊阻肺证）"，宜选用燥湿化痰止咳药，可将强力枇杷露、复方磷酸可待因口服溶液替换为燥湿化痰止咳类中成药，如橘红痰咳液等，用法用量为口服，10毫升/次，3次/日。痰液黏稠、咳痰困难者可加用氨溴索祛痰治疗。

## （五）处方案例点评2

| 处方2：××××医院医疗保险处方　医保内处方 | | | | |
|---|---|---|---|---|
| 定点医疗机构编码：×××× | | | | |
| 科室名称：肺病科 | 日期：×××× | | 药物金额：×× | |
| 姓名：×× | 性别：男 | 年龄：11岁 | | 病历号：×× |
| **临床诊断：**<br>感冒<br>（外感风热证）<br>咳嗽<br>（风热证） | **R：药品名称和规格**<br>强力枇杷露（15毫升/支）<br>双黄连颗粒（5克/袋）<br><br>医师签名：×× | **单次用量**<br>1支<br>1袋 | **用法**<br>口服<br>口服 | **频次**　**数量**<br>3次/日　1盒<br>3次/日　1盒 |
| 审核/调配签名：×× | 核对/发药签名：×× | | | |
| 1. 请遵医嘱用药；2. 请在窗口点清药品；3. 处方当日有效；4. 发出药品不予退换。 | | | | |

1. **处方判定**　该处方属于用药不适宜处方中的遴选的药品不适宜和适应证不适宜。

2. **处方分析**　强力枇杷露适用于痰热伤肺所致的咳嗽经久不愈、胸闷气短、痰少而黄或干咳无痰、口干咽燥，不适用于感冒初期，以免因收敛太过导致肺气闭郁，咳嗽久治不愈。可点评为适应证不适宜处方。强力枇杷露说明书上注有"儿童、孕妇及哺乳期妇女禁用"，且2015年版《中国药典》"罂粟壳"项下的使用注意标明了"儿童禁用"，本处方中患者为11岁儿童，可点评为遴选的药品不适宜。罂粟壳中含有罂粟碱、吗啡、可待因、那可汀等成分，小儿对吗啡等药品比较敏感，超过治疗剂量便极易中毒。临床有婴幼儿口服强力枇杷露后出现嗜睡、呼吸抑制的不良反应报道。有观点认为，"儿童"概念的年龄范围跨度太大，1岁到15岁虽都是儿童，但身体条件和药物敏感性不一样，应该区别对待；但是从用药安全角度来看，建议严格按照药品说明书使用，尤其不要将本品用于3岁以下的婴幼儿，并且不要大量使用或小量长期使用，对于18岁以下的青少年，亦应尽量选用不含罂粟壳的中成药。

3. **药师建议** 根据中医诊断"咳嗽（外感风热证）"，处方选用双黄连颗粒，药证相符，用法用量也符合药品说明书；但强力枇杷露药不对证，建议停用。即便是中医辨证为风燥伤肺的儿童咳嗽，也不宜选用强力枇杷露，可选用功效类似的不含罂粟壳的中成药替代，如润肺止咳合剂等。

### （六）合理用药提示

强力枇杷露的特点，在于它几乎不能与其他任何止咳中成药联用。例如，与通宣理肺丸服用，会出现寒热冲突；与复方鲜竹沥液服用，会出现痰多痰少的矛盾；与羚羊清肺丸服用，又会出现新咳久咳的问题。所以，在对证情况下单用最好，久咳痰少的患者最合适。

**参考文献**

[1] 国家药典委员会. 中华人民共和国药典：一部［M］. 北京：中国医药科技出版社，2015：369-370.

[2] 国家药典委员会. 中华人民共和国药典临床用药须知：中药成方制剂卷［M］. 北京：中国医药科技出版社，2010：296-297.

[3] 李哲，罗晓，史丽敏，等. 中成药与西药联合使用的现状、问题及建议［J］. 临床药物治疗杂志，2015，13（4）：65-69.

[4] 王楠，王来录. 纳洛酮救治强力枇杷露致婴儿中毒2例报道［J］. 中国优生优育，2013，19（6）：529-530.

# 七、复方鲜竹沥液

## （一）组成特点

复方鲜竹沥液由鲜竹沥、鱼腥草、枇杷叶、桔梗、生半夏、生姜、薄荷素油组成。方中鲜竹沥性寒滑利，清肺降火，化痰止咳，为君药。鱼腥草清热解毒，化痰止咳；枇杷叶清热降气，化痰止咳。共为臣药。桔梗宣肺利咽，化痰止咳；生半夏燥湿化痰；生姜既可佐助君药化痰之力，又可佐制生半夏毒性。共为佐药。诸药合用，共奏清热、化痰、止咳之功。方中含有毒性成分生半夏，不宜与含有川乌、制川乌、草乌、制草乌、附子的中成药联合使用。

## （二）功效特点

复方鲜竹沥液可清热、化痰、止咳，用于感受外邪，入里化热，肺失清肃，痰浊内生所致的咳嗽、痰多色黄黏稠、舌淡、苔薄腻、脉滑，以及西医之急性支气管炎见上述证候者。

## （三）使用特点

1. **规格** 20毫升/支。

2. **用法用量** 口服，20毫升/次，2~3次/日。

3. **注意事项** 不宜在服药期间同时服用滋补性中药。风寒咳嗽者不适用。严格按照说明书用法用量服用，本品不宜长期服用。孕妇慎用。

## （四）处方案例点评1

处方1：××××医院医疗保险处方 医保内处方

定点医疗机构编码：××××

科室名称：肺病科　　日期：××××　　药物金额：××

姓名：××　　性别：女　　年龄：68岁　　病历号：××

| 临床诊断： | R：药品名称和规格 | 单次用量 | 用法 | 频次 | 数量 |
|---|---|---|---|---|---|
| 高血压 | 复方鲜竹沥液（20毫升/支） | 2支 | 口服 | 3次/日 | 3盒 |
| 咳嗽 | 阿司匹林肠溶片（100毫克/片） | 1片 | 口服 | 1次/日 | 1盒 |
| （痰热郁肺证） | 苯磺酸氨氯地平（5毫克/片） | 2片 | 口服 | 1次/日 | 4盒 |
| | 医师签名：×× | | | | |

审核/调配签名：××　　核对/发药签名：××

1. 请遵医嘱用药；2. 请在窗口点清药品；3. 处方当日有效；4. 发出药品不予退换。

1. **处方判定** 该处方属于用药不适宜处方中的用法用量不适宜。

2. **处方分析** 复方鲜竹沥液的说明书用法用量为20毫升/次，2~3次/日，该处方用量为40毫升/次，3次/日，超过说明书日最大剂量，且方中含毒性成分生半夏，过量使用有中毒风险，所以可点评为用法用量不适宜（单次剂量超量）。半夏是2015年版《中国药典》中收载的"有毒"药材。《神农本草经》记载半夏中毒后可出现"咽喉肿痛，头眩，胸胀，咳逆，肠鸣"等症状，生品误用可"堕胎"；近年来临床报道指出，半夏中毒后一般会出现声音嘶哑或失声、口舌麻木、咽喉干燥、呕吐、腹泻等症状，严重者可引起呼吸麻痹、心律失常、心衰，甚至死亡，建议严格按照复方鲜竹沥液说明书规定的剂量使用。

3. **药师建议**　根据处方中医诊断"咳嗽（痰热郁肺证）"，选用复方鲜竹沥液以清热化痰，药证相符，但用量不适宜，建议按照说明书要求服用：口服，20 毫升 / 次，2 ~ 3 次 / 日。

### （五）处方案例点评 2

处方 2：×××× 医院医疗保险处方　医保内处方

定点医疗机构编码：××××

| 科室名称：肺病科 | 日期：×××× | | 药物金额：×× | | |
| 姓名：×× | 性别：女 | | 年龄：45 岁 | 病历号：×× | |

| 临床诊断： | R：药品名称和规格 | 单次用量 | 用法 | 频次 | 数量 |
| --- | --- | --- | --- | --- | --- |
| 咳嗽 | 三拗片（0.5 克 / 片） | 2 片 | 口服 | 3 次 / 日 | 2 盒 |
| （风寒袭肺证） | 复方鲜竹沥液（20 毫升 / 支） | 1 支 | 口服 | 3 次 / 日 | 2 盒 |
| | 医师签名：×× | | | | |

审核 / 调配签名：××　　　　　　核对 / 发药签名：××

1. 请遵医嘱用药；2. 请在窗口点清药品；3. 处方当日有效；4. 发出药品不予退换。

1. **处方判定**　该处方属于用药不适宜处方中的适应证不适宜和联合用药不适宜。

2. **处方分析**　三拗片主要成分为麻黄、苦杏仁、甘草、生姜，可宣肺解表，用于风寒袭肺证，症见咳嗽声重、咳嗽痰多、痰白清稀，以及西医之急性支气管炎病情轻而见上述表现者。复方鲜竹沥液可清热化痰止咳，用于痰热咳嗽、痰黄黏稠，风寒咳嗽不宜服用，可判定为适应证不适宜。两药一热一寒，同用可判定为联合用药不适宜。

3. **药师建议**　针对处方中医诊断"咳嗽（风寒袭肺证）"，选用复方鲜竹沥液，药证不符，建议停用。宜选用三拗片对证治疗，2 片 / 次，3 次 / 日，7 日一疗程。

### 参考文献

［1］国家药典委员会 . 中华人民共和国药典：一部［M］. 北京：中国医药科技出版社，2015：119.

［2］国家药典委员会 . 中华人民共和国药典临床用药须知：中药成方制剂卷［M］. 北京：中国医药科技出版社，2010：303.

［3］袁海建，贾晓斌，印文静，等 . 炮制对半夏毒性成分影响及解毒机制研究报道分析［J］. 中国中药杂志，2016，41（23）：4462-4468.

［4］俞婷婷，李伟平，丁志山. 半夏的应用及毒性认识［J］. 现代中药研究与实践，2012，26（2）：79.

［5］赵亚良，李永胜. 中药生半夏中毒2例救治体会［J］. 西北国防医学杂志，2009，30（6）：447.

［6］刘然，邢爽，王璐. 门诊1645例不合理中成药处方干预分析及探讨［J］. 中国医药导报，2014，11（29）：154–158.

# 八、清肺抑火丸

## （一）组成特点

清肺抑火丸由黄芩、栀子、黄柏、浙贝母、桔梗、前胡、苦参、知母、天花粉、大黄组成。方中黄芩清肺泻火，为君药。栀子、黄柏清热泻火，浙贝母清肺止咳、化痰散结，共为臣药。桔梗、前胡散风宣肺，化痰止咳；苦参清热燥湿；知母、天花粉既能清肺润燥，又能养阴生津；大黄通腑泄热，引肺火下行。以上共为佐药。诸药相合，共奏清肺止咳、化痰通便之功。本品含有浙贝母、天花粉，不宜与含有川乌、草乌、附子的中成药同用；含苦参，不宜与含藜芦的中成药同用。

## （二）功效特点

清肺抑火丸可清肺止咳、化痰通便，用于痰热阻肺进而肺失宣肃所致的咳嗽气粗、痰多色黄黏稠、口干咽痛、大便干燥、小便黄赤、舌红苔黄、脉滑数，以及西医之支气管炎、肺部感染见上述证候者。

## （三）使用特点

1. **规格**　6克/袋。

2. **用法用量**　口服，6克/次，2~3次/日。

3. **不良反应**　文献报道3例服用清肺抑火丸后出现恶心、上腹部不适，但可忍受，停药后症状消失的病例。此外，尚有服用清肺抑火丸后出现食欲不振、便溏等不良反应的报道。

4. **注意事项**　不宜在服药期间同时服用滋补性中药。孕妇慎用。风寒咳嗽、痰湿阻肺者慎用。

## （四）处方案例点评 1

| 处方 1：××××医院医疗保险处方　医保内处方 |
| --- |

定点医疗机构编码：××××
科室名称：肺病科　　　　日期：××××　　　　药物金额：××
姓名：××　　　　性别：男　　　　年龄：61 岁　　　　病历号：××

| 临床诊断： | R：药品名称和规格 | 单次用量 | 用法 | 频次 | 数量 |
| --- | --- | --- | --- | --- | --- |
| 咳嗽 | 清肺抑火丸（6 克/袋） | 1 袋 | 口服 | 3 次/日 | 2 盒 |
| 骨关节病 | 复方小活络丸（10 克/100 粒） | 30 粒 | 口服 | 2 次/日 | 3 盒 |
| | 医师签名：×× | | | | |

审核/调配签名：××　　　　　　　　核对/发药签名：××
1. 请遵医嘱用药；2. 请在窗口点清药品；3. 处方当日有效；4. 发出药品不予退换。

1. **处方判定**　该处方属于不规范处方中的临床诊断书写不全和用药不适宜处方中的联合用药不适宜。

2. **处方分析**　清肺抑火丸适用于痰热阻肺所致的咳嗽，故风寒咳嗽或脾胃虚弱患者忌用，处方中缺少中医辨证分型，可判定为临床诊断书写不全。方中含有浙贝母、天花粉，不宜与含有制川乌、制草乌成分的复方小活络丸联合使用，有潜在的药物相互作用风险，需要密切监测药物相互作用。同时，清肺抑火丸药性寒凉，复方小活络丸药性温热，联合使用存在寒热冲突的风险。

3. **药师建议**　清肺抑火丸可治疗痰热阻肺所致的咳嗽，复方小活络丸可治疗风寒湿痹所致肢体疼痛等，清肺抑火丸中的浙贝母、天花粉反复方小活络丸中的制川乌、制草乌，二者同时服用有潜在风险，且二者存在寒热冲突。建议两种中成药单独服用。

## （五）处方案例点评 2

| 处方 2：××××医院医疗保险处方　医保内处方 |
| --- |

定点医疗机构编码：××××
科室名称：脾胃病科　　　　日期：××××　　　　药物金额：××
姓名：××　　　　性别：女　　　　年龄：71 岁　　　　病历号：××

| 临床诊断： | R：药品名称和规格 | 单次用量 | 用法 | 频次 | 数量 |
| --- | --- | --- | --- | --- | --- |
| 便秘 | 清肺抑火丸（6 克/袋） | 1 袋 | 口服 | 3 次/日 | 2 盒 |
| | 当归龙荟胶囊（0.4 克/粒） | 3 粒 | 口服 | 2 次/日 | 2 盒 |
| | 医师签名：×× | | | | |

审核/调配签名：××　　　　　　　　核对/发药签名：××
1. 请遵医嘱用药；2. 请在窗口点清药品；3. 处方当日有效；4. 发出药品不予退换。

1. **处方判定**　该处方属于不规范处方中的临床诊断书写不全和不适宜处方中的遴选的药品不适宜。

2. **处方分析**　清肺抑火丸与当归龙荟胶囊均可治疗便秘，但清肺抑火丸偏于痰热阻肺所致的大便干燥，当归龙荟胶囊偏于肝胆实热所致的大便不通，二药适用证型不同。

中医理论认为，老年便秘多为虚实夹杂证或以虚证为主，不宜过分使用苦寒泻下药。故未经辨证即联用2种清热泻火类的通便药属于遴选的药品不适宜。

3. **药师建议**　71岁老年患者未经辨证使用两种治疗实热型便秘的药物欠妥，建议完善中医辨证，对证选择中成药，若单独使用攻下类中成药治疗便秘，需考虑对正气和脾胃的损伤，必要时应攻补兼施。

参考文献

［1］国家药典委员会. 中华人民共和国药典临床用药须知：中药成方制剂卷［M］. 北京：中国医药科技出版社，2010：300.

［2］梅全喜. 新编中成药合理用药手册［M］. 北京：人民卫生出版社，2012.

# 九、清肺消炎丸

## （一）组成特点

清肺消炎丸由麻黄、石膏、地龙、炒苦杏仁、葶苈子、人工牛黄、羚羊角、牛蒡子组成。方中麻黄归肺经，辛开苦降，专主宣肺平喘；石膏辛甘大寒，力主清肺泻火。两药相伍，清热止咳平喘，为君药。地龙清热平喘，苦杏仁止咳平喘，葶苈子泻肺平喘，牛黄、羚羊角清热豁痰，共为臣药。牛蒡子解毒利咽，为佐药。诸药共奏清热化痰、止咳平喘之功。

## （二）功效特点

清肺逍炎丸可清热化痰、止咳平喘，临床应用于：①咳嗽属痰热阻肺、肺失宣降者，症见咳嗽、胸胁胀痛、咯吐黄痰、舌红、苔黄、脉滑数，以及西医之上呼吸道感染、急慢性支气管炎、肺部感染见上述证候者；②喘证属痰热阻肺、肺失宣降者，症见气喘、咳

嗽、胸胁满胀、咳吐黄痰、舌红、苔黄、脉滑数，以及西医之喘息型支气管炎见上述证
候者。

### （三）使用特点

1. **规格**　8克/60丸。

2. **用法用量**　口服，3次/日。1岁以内小儿，10丸/次；1～3岁，20丸/次；3～6岁，30丸/次；6～12岁，40丸/次；12岁以上及成人，60丸/次。

3. **禁忌证**　本品清热化痰，风寒表证引起的咳嗽忌用。

4. **注意事项**　本品含麻黄，不宜与单胺氧化酶抑制剂呋喃唑酮、内卡巴肼、帕吉林、苯乙肼等，洋地黄类强心药洋地黄、地高辛等，吩噻嗪类药物氯丙嗪、马来酸乙酰丙嗪等，以及氨茶碱等同用。高血压、青光眼、心功能不全者慎用。本品含石膏，不宜与四环素、多西环素、米诺环素、盐酸小檗碱、异烟肼、芦丁、左旋多巴、泼尼松龙同用。本品含牛黄，不宜与水合氯醛、吗啡、苯巴比妥合用。

### （四）处方案例点评1

| 处方1：××××医院医疗保险处方　医保内处方 | | | | | |
|---|---|---|---|---|---|
| 定点医疗机构编码：×××× | | | | | |
| 科室名称：中医内科 | 日期：×××× | | 药物金额：×× | | |
| 姓名：×× | 性别：男 | | 年龄：81岁 | | 病历号：×× |
| **临床诊断：**<br>急性上呼吸道感染 | **R：药品名称和规格**<br>清肺消炎丸（8克/60丸）<br>止嗽定喘丸（6克/100粒） | 单次用量<br>60丸<br>100粒 | 用法<br>口服<br>口服 | 频次<br>3次/日<br>2次/日 | 数量<br>3盒<br>2盒 |
| | 医师签名：×× | | | | |
| 审核/调配签名：×× | 核对/发药签名：×× | | | | |
| 1. 请遵医嘱用药；2. 请在窗口点清药品；3. 处方当日有效；4. 发出药品不予退换。 | | | | | |

1. **处方判定**　该处方属于不规范处方中的临床诊断书写不全及用药不适宜处方中的重复用药。

2. **处方分析**　清肺消炎丸与止嗽定喘丸均以中医四大经典专著《伤寒论》中名方麻杏石甘汤为基础，是现代衍生方，均能清肺化痰、止咳平喘，其中清肺消炎丸保留了主要药物麻黄、石膏、苦杏仁，增加了地龙、牛蒡子、葶苈子，以及具有清热解毒作用的人工牛黄、羚羊角。二者均可用于痰热阻肺的咳嗽痰黄、气喘，合用可判定为重复用药。清肺消炎丸和止嗽定喘丸中均含有毒性饮片苦杏仁，选用时应明确患者的中医病证分型，方中缺

少中医诊断，可判定为临床诊断书写不全。

3. **药师建议** 建议先补充中医诊断及证型，再根据证型选方用药。

### （五）处方案例点评 2

| 处方 2：××××医院医疗保险处方 医保内处方 | | | | | |
|---|---|---|---|---|---|
| 定点医疗机构编码：×××× | | | | | |
| 科室名称：中医内科 日期：×××× 药物金额：×× | | | | | |
| 姓名：×× 性别：女 年龄：65 岁 病历号：×× | | | | | |
| **临床诊断：** | **R：药品名称和规格** | 单次用量 | 用法 | 频次 | 数量 |
| 咳嗽 | 清肺消炎丸（8 克 /60 丸） | 8 克 | 口服 | 3 次 / 日 | 3 盒 |
| 难治性高血压 | 感冒清热颗粒（6 克 / 袋） | 6 克 | 口服 | 2 次 / 日 | 1 盒 |
| | 医师签名：×× | | | | |
| 审核 / 调配签名：×× 核对 / 发药签名：×× | | | | | |
| 1. 请遵医嘱用药；2. 请在窗口点清药品；3. 处方当日有效；4. 发出药品不予退换。 | | | | | |

1. **处方判定** 该处方属于不规范处方中的临床诊断书写不全，用药不适宜处方中的遴选的药品不适宜和联合用药不适宜。

2. **处方分析** 清肺消炎丸用于肺热咳嗽，不适用于风寒咳嗽，选用时应明确中医证型诊断，且不宜与辛温散寒、治疗风寒感冒为主的感冒清热颗粒联用。故可点评为临床诊断书写不全和联合用药不适宜。另外，清肺消炎丸中含有麻黄，高血压患者使用时应密切监测血压，未经良好控制的高血压患者，建议选用其他同类不含麻黄的止咳清热平喘中成药。故可点评为遴选的药品不适宜。

3. **药师建议** 感冒清热颗粒适用于风寒感冒，症见头痛发热、恶寒身痛、咳嗽咽干，而清肺消炎丸说明书中明确风寒表证引起的咳嗽慎用，建议医师补充咳嗽的中医证型后决定用药。另外，高血压控制不佳的患者慎用清肺消炎丸，建议医师选择其他不含麻黄成分的化痰、止咳、平喘类中成药。

**参考文献**

［1］国家药典委员会. 中华人民共和国药典临床用药须知：中药成方制剂卷［M］. 北京：中国医药科技出版社，2010：329.

［2］梅全喜. 新编中成药合理用药手册［M］. 北京：人民卫生出版社，2012：3.

［3］张弦，庞浩龙，于旭红. 清肺消炎丸的临床应用评价［J］. 中国医院用药评价与分析，2013，13（9）：780-781.

# 十、蛤蚧定喘胶囊

## （一）组成特点

蛤蚧定喘胶囊由蛤蚧、百合、炒紫苏子、炒苦杏仁、紫菀、瓜蒌子、麻黄、黄芩、黄连、煅石膏、醋鳖甲、麦冬、甘草组成。方中蛤蚧补肺益肾、止咳定喘，百合养阴清热，共为君药。紫苏子、苦杏仁降气平喘，紫菀化痰止咳，瓜蒌子润肺化痰，麻黄宣肺平喘，为臣药。黄芩、黄连、煅石膏清泻肺热，鳖甲养阴敛汗，麦冬养阴润肺，共为佐药。甘草调和诸药，为使药。诸药共奏滋阴清热、止咳平喘之功。

## （二）功效特点

蛤蚧定喘胶囊适用于肺肾两虚所致的慢性咳喘以及虚痨久咳，表现为气短胸闷，自汗盗汗，咽干口燥。慢性支气管炎急性发作、哮喘急性发作、咳喘痰多加重时，不建议使用。

## （三）使用特点

1. **规格**　0.5 克 / 粒。

2. **用法用量**　口服，3 粒 / 次，2 次 / 日，或遵医嘱。

3. **注意事项**　本品含有麻黄，故高血压、心脏病、青光眼患者及运动员慎用。咳嗽新发者慎用。儿童、孕妇及脾胃虚寒者慎用。同时应用强心苷类药物时需注意，本品含麻黄碱成分，可增加地高辛、洋地黄等强心苷类药物的吸收与敏感性，使其毒性增强。

## （四）处方案例点评 1

| 处方1：××××医院医疗保险处方　医保内处方 | | | | |
|---|---|---|---|---|
| 定点医疗机构编码：×××× | | | | |
| 科室名称：内科 | 日期：×××× | | 药物金额：×× | |
| 姓名：×× | 性别：男 | 年龄：61 岁 | | 病历号：×× |

| 临床诊断：<br>外感咳嗽 | R：药品名称和规格<br>蛤蚧定喘胶囊（0.5 克 / 粒） | 单次用量<br>3 粒 | 用法<br>口服 | 频次<br>2 次 / 日 | 数量<br>2 盒 |
|---|---|---|---|---|---|
| | 医师签名：×× | | | | |

审核 / 调配签名：××　　　　　　　核对 / 发药签名：××
1. 请遵医嘱用药；2. 请在窗口点清药品；3. 处方当日有效；4. 发出药品不予退换。

1. **处方判定**　该处方属于不规范处方中的临床诊断书写不全以及用药不适宜处方中的

适应证不适宜。

2. **处方分析**　蛤蚧定喘胶囊中含有毒性饮片苦杏仁，选用时应明确患者的中医病证分型，本处方的临床诊断中缺少中医辨证分型，故判定为临床诊断书写不全。中医认为"久病体虚""久病伤阴"，无论是肺肾阴虚、久咳伤肺、肺气肃降功能下降而导致的咳喘，还是年老体弱、肾气不足、摄纳无权导致的少气而喘，治疗上都需要通过补肺益肾、纳气平喘来提高机体免疫力，标本兼治，从而达到消除咳喘的目的。对于刚发作的咳嗽或外感咳嗽，蛤蚧定喘胶囊并不适用，可判定为适应证不适宜。

3. **药师建议**　外感咳嗽不宜选用蛤蚧定喘胶囊，建议先完善外感咳嗽的中医辨证分型，再对证选药：如风寒咳嗽可选用通宣理肺丸，风热咳嗽可选用急支糖浆等。

### （五）处方案例点评 2

处方 2：××××医院医疗保险处方　医保内处方

定点医疗机构编码：××××

| 科室名称：中医内科 | 日期：×××× | 药物金额：×× | |
| 姓名：×× | 性别：女 | 年龄：45 岁 | 病历号：×× |

| 临床诊断： | **R**：药品名称和规格 | 单次用量 | 用法 | 频次 | 数量 |
| --- | --- | --- | --- | --- | --- |
| 哮喘 | 蛤蚧定喘胶囊（0.5 克/粒） | 4 粒 | 口服 | 3 次/日 | 3 盒 |
| | 医师签名：×× | | | | |

审核/调配签名：××　　　　　　核对/发药签名：××
1. 请遵医嘱用药；2. 请在窗口点清药品；3. 处方当日有效；4. 发出药品不予退换。

1. **处方判定**　该处方属于不规范处方中的临床诊断书写不全和用药不适宜处方中的用法用量不适宜。

2. **处方分析**　蛤蚧定喘胶囊用于肺肾两虚、阴虚肺热所致的虚劳咳喘，处方诊断应明确中医证型。处方中用法用量为 4 粒/次，3 次/日，但说明书规定用法用量为 3 粒/次，2 次/日，超量使用比例达到 200%，存在一定的安全风险，可以点评为用法用量不适宜。

3. **药师建议**　建议完善中医诊断，且用法用量应符合说明书。

### （六）合理用药提示

蛤蚧定喘胶囊什么时候用？记住一句话，"新发咳嗽不能用，虚劳久咳才能用"，而且，这种虚劳久咳还必须具有较为明显的阴虚表现才可以，比方说，阴虚燥热、阴虚盗汗、阴虚干咳。所以，感冒咳嗽时不要选用蛤蚧定喘胶囊。

**参考文献**

[1] 国家药典委员会. 中华人民共和国药典临床用药须知：中药成方制剂卷［M］. 北京：中国医药科技出版社，2010：339-340.

[2] 梅全喜. 新编中成药合理应用手册［M］. 北京：人民卫生出版社，2012.

[3] 张伯礼. 中成药临床合理使用读本［M］. 北京：中医古籍出版社，2011.

[4] 林剑. 氨溴索联合蛤蚧定喘胶囊治疗支气管哮喘的疗效观察［J］. 临床合理用药杂志，2011，4（07）：72-73.

# 十一、苓桂咳喘宁胶囊

## （一）组成特点

苓桂咳喘宁胶囊由茯苓、桂枝、桔梗、苦杏仁、白术（麸炒）、陈皮、法半夏、龙骨、牡蛎、生姜、大枣、甘草（蜜炙）组成。方中茯苓祛痰化饮，健脾利湿；桂枝温阳化饮，可行里达表，透达营卫，与茯苓一利一温，有温化渗利之妙用。二药共为君药。桔梗、杏仁宣降肺气，化痰止咳；白术、陈皮、法半夏理气健脾，燥湿化痰，以祛生痰之源。以上共为臣药。龙骨、牡蛎收敛肺气，避免宣散耗气；生姜、大枣并用，以健脾和中，调和营卫。四药同为佐药。炙甘草甘缓，益气和中，润肺止咳，可调和诸药，为使药。全方共奏温肺化饮、止咳平喘之效。

## （二）功效特点

苓桂咳喘宁胶囊可温肺化饮、止咳平喘。其多用于外感风寒内犯于肺所致的咳嗽、喘证，症见声重、气急、咽痒、咯痰稀白，可伴有鼻塞、流涕、头痛、肢体酸楚、恶寒发热，有汗或无汗，舌苔薄白，脉浮或弦；或脾虚失运、痰湿蕴肺所致的咳嗽、喘证，症见咳声重浊，痰黏腻或稠厚、量多易咯，胸闷，脘痞，食少，舌苔白腻，脉濡滑。现代临床常用于西医之急慢性支气管炎、喘息型支气管炎见上述证候者。

## （三）使用特点

1. **规格** 0.34 克 / 粒。

2. **用法用量** 口服，5 粒 / 次，3 次 / 日。

3. **不良反应** 偶有口干及胃脘部不适，故胃脘不适者宜饭后服。不宜久服多用。

4. **禁忌证** 咽喉肿痛、五心烦热者禁用。

5. **注意事项**　儿童、孕妇、体质虚弱者慎用。本品与西药诺氟沙星、氧氟沙星同时服用可形成难溶解吸收的络合物，使药效降低，建议错开服用时间。

## （四）处方案例点评 1

处方 1：××××医院医疗保险处方　医保内处方

定点医疗机构编码：××××

| 科室名称：全科 | | 日期：×××× | | 药物金额：×× | | | |
| 姓名：×× | | 性别：男 | | 年龄：61 岁 | | 病历号：×× | |

| 临床诊断： | R：药品名称和规格 | 单次用量 | 用法 | 频次 | 数量 |
|---|---|---|---|---|---|
| 咳嗽 | 苓桂咳喘宁胶囊（0.34 克/粒） | 5 粒 | 口服 | 3 次/日 | 2 盒 |
| 咽痛 | 蓝芩口服液（10 毫升/支） | 2 支 | 口服 | 3 次/日 | 4 盒 |
| | 医师签名：×× | | | | |

审核/调配签名：××　　　　　　　核对/发药签名：××

1. 请遵医嘱用药；2. 请在窗口点清药品；3. 处方当日有效；4. 发出药品不予退换。

1. **处方判定**　该处方属于用药不适宜处方中的联合用药不适宜和不规范处方中的临床诊断书写不全。

2. **处方分析**　苓桂咳喘宁胶囊温肺化饮、止咳平喘，用于外感风寒或痰湿阻肺所致的咳嗽痰多、喘息胸闷、气短；而蓝芩口服液可清热解毒、利咽消肿，用于肺胃实热证所致的咽痛、咽干，风寒感冒咽痛者慎用。两药适应证寒热性质相反，联用有冲突，可判定为联合用药不适宜。苓桂咳喘宁胶囊中含有毒性饮片苦杏仁、法半夏，使用时应明确患者的中医病证分型，处方中缺少中医辨证，故判定为临床诊断书写不全。

3. **药师建议**　建议明确咳嗽证型后选用相应中成药。

## （五）处方案例点评 2

处方 2：××××医院医疗保险处方　医保内处方

定点医疗机构编码：××××

| 科室名称：中医内科 | | 日期：×××× | | 药物金额：×× | | | |
| 姓名：×× | | 性别：女 | | 年龄：76 岁 | | 病历号：×× | |

| 临床诊断： | R：药品名称和规格 | 单次用量 | 用法 | 频次 | 数量 |
|---|---|---|---|---|---|
| 上呼吸道感染 | 苓桂咳喘宁胶囊（0.34 克/粒） | 5 粒 | 口服 | 3 次/日 | 2 盒 |
| 咳嗽 | 二陈丸（6 克/袋） | 1 袋 | 口服 | 3 次/日 | 2 盒 |
| （痰湿阻肺证） | 甲磺酸左氧氟沙星片（0.1 克/片） | 4 片 | 口服 | 1 次/日 | 2 盒 |
| | 医师签名：×× | | | | |

审核/调配签名：××　　　　　　　核对/发药签名：××

1. 请遵医嘱用药；2. 请在窗口点清药品；3. 处方当日有效；4. 发出药品不予退换。

1. **处方判定** 该处方属于用药不适宜处方中的重复用药和联合用药不适宜。

2. **处方分析** 二陈丸含半夏（制）、陈皮、茯苓、甘草，功能燥湿化痰、理气和胃，用于痰湿停滞导致的咳嗽痰多、胸脘胀闷、恶心呕吐。从成分上看，苓桂咳喘宁胶囊包含二陈丸，两药功效类似，可判定为重复用药。苓桂咳喘宁胶囊中龙骨、牡蛎含金属离子，与西药诺氟沙星、氧氟沙星同时服用可能会形成难溶解吸收的络合物，使药效降低，故苓桂咳喘宁胶囊与甲磺酸左氧氟沙星片不宜同时服用。

3. **药师建议** 76岁女性患者因上呼吸道感染、咳嗽（痰湿阻肺证），使用苓桂咳喘宁胶囊和二陈丸，药证相符，但用药重复，选用一种即可。考虑到可能会发生的中西药相互作用，建议选用二陈丸。

参考文献

［1］国家药典委员会. 中华人民共和国药典临床用药须知：中药成方制剂卷［M］. 北京：中国医药科技出版社，2010：289-290.

［2］杨赣军，张小强，孙弋. 苓桂咳喘宁胶囊联合西医治疗慢性阻塞性肺疾病急性加重期痰湿阻肺证疗效［J］. 中医药临床杂志，2016，28（10）：1445-1447.

［3］张伯礼. 中成药临床合理使用读本［M］. 北京：中医古籍出版社，2011.

# 第七节 开窍剂

## 一、同仁牛黄清心丸

### （一）组成特点

同仁牛黄清心丸由当归、川芎、甘草、山药、黄芩、白芍、麦冬、炒白术、六神曲（炒）、蒲黄（炒）、大枣、阿胶、茯苓、人参、防风、干姜、柴胡、肉桂、白蔹、桔梗、大豆黄卷、炒苦杏仁、人工牛黄、人工麝香、水牛角浓缩粉、羚羊角、冰片组成。同仁牛黄清心丸在《金匮要略》薯蓣丸基础上加味而成，与《太平惠民和剂局方》牛黄清心丸相比，减去了朱砂和雄黄，更为安全。方中牛黄具有清心开窍、豁痰定惊、清热解毒等功能，常用于治疗高热及毒火攻心所致的神昏谵语、抽搐、烦躁、惊风、疮疡肿痛等症，为君药。

麝香、水牛角、羚羊角等具有镇肝息风、清热散毒、开窍醒脑、豁痰等作用,可助君药镇惊解毒;干姜、肉桂、甘草回阳救逆,强化全方的开窍功能,是治疗高热及心脑疾患所致的惊厥、抽搐、神昏、痉挛、昏厥、言语不畅、半身不遂、肢体麻木及胸痹绞痛的要药。以上共为臣药。黄芩、栀子具有清理上焦火盛的作用;当归、白芍、川芎清理头风,补血养阴;麦冬养阴生津;杏仁、桔梗化痰止咳;人参、山药专理脾胃而补中气。共为佐使药。诸药相合,共奏益气养血、重镇安神、化痰息风之功。全方具有温润共剂、补散同方、辛凉协调、不寒不燥、清中有补、补中有清、清而不泻、泻中有固等特点。方中含有人参,不宜与含有藜芦、五灵脂的中成药同用;含有肉桂,不宜与含有赤石脂的中成药同用;含有白蔹,不宜与含有川乌、制川乌、草乌、制草乌、附子的中成药同用。

## (二)功效特点

同仁牛黄清心丸可益气养血、重镇安神、化痰息风,用于气血不足或痰热上扰引起的胸中郁热、惊悸虚烦、头晕目眩、中风不语、口眼歪斜、半身不遂、言语不清、神志昏迷、痰涎壅盛等症,为风痰证首选之药。现代临床用于脑血管病见上述证候者。

## (三)使用特点

1. **规格** 3克/丸。

2. **用法用量** 口服,3~6克/次,2次/日,小儿酌减。

3. **禁忌证** 孕妇禁用。

4. **注意事项** 运动员慎用。过敏性体质者慎用。

## (四)处方案例点评1

| 处方1:××××医院医疗保险处方 医保内处方 | | | | |
|---|---|---|---|---|
| 定点医疗机构编码:×××× | | | | |
| 科室名称:脾胃病科 日期:×××× 药物金额:×× | | | | |
| 姓名:×× 性别:女 年龄:71岁 病历号:×× | | | | |
| **临床诊断:** | **R:药品名称和规格** | 单次用量 | 用法 | 频次 | 数量 |
| 冠心病 | 同仁牛黄清心丸(3克/丸) | 1丸 | 口服 | 2次/日 | 4盒 |
| 胁痛 | 人参归脾丸(9克/丸) | 1丸 | 口服 | 3次/日 | 2盒 |
| (肝脾不和证) | 医师签名:×× | | | | |
| 审核/调配签名:×× 核对/发药签名:×× | | | | |
| 1.请遵医嘱用药;2.请在窗口点清药品;3.处方当日有效;4.发出药品不予退换。 | | | | |

1. **处方判定** 该处方属于用药不适宜处方中的适应证不适宜和不规范处方中的临床诊

断书写不全。

2. **处方分析** 处方中缺少冠心病的中医辨证，故判定为临床诊断书写不全。冠心病是由于冠状动脉发生粥样硬化而引起血管腔狭窄或阻塞，造成心肌缺血、缺氧或坏死而导致的心脏病。同仁牛黄清心丸常用于脑血管病，未辨证情况下不宜用于冠心病。人参归脾丸益气补血、健脾养心，用于心脾不足证，不适用于肝脾不和证。故判定为适应证不适宜。

3. **药师建议** 中医讲究"辨证论治"，建议医师根据冠心病的中医辨证分型，选择相应的中成药治疗：如为心血瘀阻证，宜选用银杏叶片、血府逐瘀胶囊；寒凝心脉证，宜选用麝香保心丸；气阴两虚证，宜选用参松养心胶囊；心肾阴虚证，宜选用心元胶囊等。需要注意的是，心绞痛急性发作时，气血瘀滞不通是首要因素，应迅速选择起效快的行气活血中成药（复方丹参滴丸、速效救心丸等）含服，或搭配使用硝酸甘油等西药，并及时就医。针对处方中医诊断"胁痛（肝脾不和证）"，治宜疏肝健脾，可口服加味逍遥丸对证治疗，或选用柴胡疏肝散、痛泻要方、逍遥散等方剂。

## （五）处方案例点评 2

处方 2：××××医院医疗保险处方　医保内处方

定点医疗机构编码：××××

| 科室名称：心病科 | 日期：×××× | 药物金额：×× | | |
|---|---|---|---|---|
| 姓名：×× | 性别：男 | 年龄：72 岁 | | 病历号：×× |

| 临床诊断：脑梗死后遗症 | **R**：药品名称和规格 | 单次用量 | 用法 | 频次 | 数量 |
|---|---|---|---|---|---|
| | 同仁牛黄清心丸（3 克/丸） | 2 丸 | 口服 | 2 次/日 | 5 盒 |
| | 同仁大活络丸（3.6 克/丸） | 1 丸 | 口服 | 2 次/日 | 5 盒 |
| | 医师签名：×× | | | | |

审核/调配签名：××　　　　　　　核对/发药签名：××

1. 请遵医嘱用药；2. 请在窗口点清药品；3. 处方当日有效；4. 发出药品不予退换。

1. **处方判定** 该处方属于用药不适宜处方中的联合用药不适宜。

2. **处方分析** 根据中华中医药学会的指南，脑梗死后遗症患者的证型，是虚实夹杂。更进一步地说，虚实夹杂即气血亏虚为本、风火痰瘀为标。同仁牛黄清心丸由 20 余味中药组成，功效涵盖了补气、祛风、养血、祛痰湿、开窍等，因此从功效和成分上看，是适用于治疗脑梗死后遗症的。同仁大活络丸由蕲蛇（酒制）、草乌（炙）、豹骨（制）、人工牛黄、乌梢蛇（酒制）、天麻、熟大黄、人工麝香、血竭、熟地黄、天南星（制）、水牛角浓缩粉等 50 味药物组成，可祛风、舒筋、活络、除湿，适用于风寒湿痹引起的肢体疼痛、手足麻木、筋脉拘挛、中风瘫痪、口眼歪斜、半身不遂、言语不清。两者一个偏寒清，一个偏温通，药性上存在相悖之处。

同仁大活络丸含制草乌，同仁牛黄清心丸含白蔹，不宜同时服用；且两药均含有麝香等药性峻烈之品，故老年患者不宜同时使用，避免药物过量。

3. **药师建议**　患者 72 岁男性，诊断"脑梗死后遗症"，宜根据证型表现选择一种最合适的中成药。气血两虚兼有痰火心烦的患者宜选牛黄清心丸，肢体拘挛怕冷兼有湿痹的患者宜选大活络丸。

### （六）合理用药提示

同仁牛黄清心丸不是同仁堂生产的牛黄清心丸，而是同仁堂生产的同仁牛黄清心丸。原因在于，与牛黄清心丸相比，同仁牛黄清心丸减去了朱砂和雄黄这两个毒性矿物药，这对于可能同时患有肝肾功能损害和脑血管病后遗症的老年人来说，是比较合适的。

**参考文献**

[1] 国家药典委员会. 中华人民共和国药典：一部 [M]. 北京：中国医药科技出版社，2015.

## 二、安脑片

### （一）组成特点

安脑片由人工牛黄、猪胆粉、朱砂、冰片、水牛角浓缩粉、珍珠、黄芩、黄连、栀子、雄黄、郁金、石膏、代赭石、珍珠母、薄荷脑组成。其在安宫牛黄丸的基础上减去了人工麝香，增加了猪胆粉、石膏、代赭石、珍珠母和薄荷。其中含有毒性饮片朱砂、雄黄，孕妇忌用；含猪胆粉，有宗教信仰者慎用。

### （二）功效特点

安脑片能够清热解毒、醒脑安神、豁痰开窍、镇惊息风，用于高热神昏、烦躁谵语、抽搐痉厥、中风窍闭、头痛眩晕，对于西医之高血压及一切急性炎症伴有的高热不退、神志昏迷者，均有显效。安脑片是在安宫牛黄丸的基础上加减而来的，其治疗的侧重点是高热神昏，并不适用于普通的高血压，临床常用于高血压急症。

### （三）使用特点

1. **规格** 0.5 克 / 片。

2. **用法用量** 安脑片含有毒性成分朱砂、雄黄，所以在使用时应严格遵循说明书要求：口服，2 克 / 次，2~3 次 / 日。

3. **禁忌证** 孕妇忌用。服药期间饮食宜清淡，忌食辛辣油腻之品，以免助火生痰。

4. **注意事项** 本品含朱砂、雄黄，需严格按照说明书用法用量服用，不可过量、久服，否则有中毒风险，中毒表现为严重的急性胃肠炎，如出现腹痛、恶心、呕吐、腹泻，严重者还会出现脓血便、少尿、无尿、尿毒症以及昏迷等症状。肝肾功能不全者慎用。本品含猪胆粉，有宗教信仰者慎用。

### （四）处方案例点评 1

| 处方 1：××××医院医疗保险处方　医保内处方 | | | | | |
|---|---|---|---|---|---|
| 定点医疗机构编码：×××× | | | | | |
| 科室名称：脑病科 | | 日期：×××× | | 药物金额：×× | |
| 姓名：×× | | 性别：男 | 年龄：66 岁 | | 病历号：×× |
| **临床诊断：**<br>高血压 | **R：药品名称和规格** | 单次用量 | 用法 | 频次 | 数量 |
| | 厄贝沙坦氢氯噻嗪分散片（每片含<br>厄贝沙坦 150 毫克，氢氯噻嗪 12.5 毫克） | 2 片 | 口服 | 1 次 / 日 | 5 盒 |
| | 安脑片（0.5 克 / 片） | 4 片 | 口服 | 3 次 / 日 | 7 盒 |
| | 医师签名：×× | | | | |
| 审核 / 调配签名：×× | | 核对 / 发药签名：×× | | | |
| 1. 请遵医嘱用药；2. 请在窗口点清药品；3. 处方当日有效；4. 发出药品不予退换。 | | | | | |

1. **处方判定** 该处方属于用药不适宜处方中的适应证不适宜。

2. **处方分析** 安脑片适用于高血压及一切急性炎症伴有的高热不退、神志昏迷，即高血压急症，而处方将之用于普通高血压，依此点评为用药不适宜处方中的适应证不适宜。本药含有朱砂、雄黄，不适宜长期服用，不宜作为普通高血压的维持用药。

3. **药师建议** 66 岁男性患者因高血压服用安脑片治疗，药不对证。若患者不是高血压急症，只是普通高血压，建议停用安脑片，并根据证型选用其他中成药。

## （五）处方案例点评 2

处方 2：××××医院医疗保险处方 医保内处方

定点医疗机构编码：××××

| 科室名称：内分泌科 | 日期：×××× | | 药物金额：×× | | |
|---|---|---|---|---|---|
| 姓名：×× | 性别：男 | | 年龄：75 岁 | | 病历号：×× |

| 临床诊断： | R：药品名称和规格 | 单次用量 | 用法 | 频次 | 数量 |
|---|---|---|---|---|---|
| 前列腺增生 | 金水宝胶囊（0.33 克/粒） | 6 粒 | 口服 | 3 次/日 | 4 瓶 |
| 肾功能不全 | 别嘌醇缓释胶囊（0.25 克/粒） | 1 粒 | 口服 | 1 次/日 | 2 盒 |
| 高尿酸血症 | 安脑片（0.5 克/片） | 4 片 | 口服 | 3 次/日 | 14 盒 |
| 脑梗死 | 非那雄胺片（保列治，5 毫克/片） | 1 片 | 口服 | 1 次/日 | 3 盒 |
| 失眠 | 医师签名：×× | | | | |

审核/调配签名：×× 核对/发药签名：××

1. 请遵医嘱用药；2. 请在窗口点清药品；3. 处方当日有效；4. 发出药品不予退换。

1. **处方判定** 该处方属于用药不适宜处方中的适应证不适宜、遴选的药品不适宜和不规范处方中的临床诊断书写不全。

2. **处方分析** 处方中的所有临床诊断均无中医辨证分型，且安脑片中含有毒性饮片朱砂、雄黄，选用时应明确患者的中医病证分型，故点评为临床诊断书写不全。将适用于高血压急症的安脑片用于脑梗死或失眠，可点评为用药不适宜处方中的适应证不适宜。安脑片含有朱砂、雄黄，肝肾功能不全者应慎用，处方中将本药给肾功能不全者服用，可点评为用药不适宜处方中的遴选的药品不适宜。

3. **药师建议** 建议先完善中医辨证。若患者属于痰蒙心窍、肝阳上亢、热证神昏的脑梗死急症，用安脑片治疗即为药证相符；若患者为脑梗死后遗症期，应根据患者证型选择相应中成药进行治疗。安脑片中含毒性成分朱砂、雄黄，存在较高的中毒风险，应严格辨证使用，不建议用于肾功能不全的患者。

### 参考文献

［1］张冰. 临床中药学科服务手册——常用中药合理用药实践 4［M］. 北京：人民卫生出版社，2017：177-178.

［2］史国兵. 中药雄黄的临床应用及其毒副作用［J］. 药学实践杂志，2002，20（5）：267-270.

［3］王利丽，左瑞庭，陈随清. 含有矿物药的中成药治疗作用及不良反应分析［J］. 中国医药科学，2017，7（19）：50-54.

［4］丁通，骆骄阳，韩旭，等. 朱砂毒性的研究进展及配伍必要性分析［J］. 中国中药杂志，2016，41

（24）：4533-4540.

［5］王晓烨，林瑞超，董世芬，等. 含汞矿物药的毒性研究进展［J］. 中国中药杂志，2017，42（7）：1258-1264.

# 三、醒脑静注射液

## （一）组成特点

醒脑静注射液由麝香、郁金、栀子、冰片组成。方中麝香辛散温通，芳香走窜，为开窍醒神之要药，故为君药。郁金辛散苦降，寒能泻热，入血分能凉血行瘀，入气分可行气解郁，为行气凉血之良药；栀子苦寒，既善泻火除烦利尿，又能清热凉血解毒。二者共为臣药。冰片辛苦微寒，芳香走窜，善清郁热而通诸窍，可加强麝香开窍醒神之效，为佐药。诸药合用，共奏清热解毒、凉血活血、开窍醒脑之功。

## （二）功效特点

本方功可清热解毒、凉血活血、开窍醒脑，临床应用较为广泛，具体如下。

①由邪热炽盛所致高热烦躁、面赤、抽搐、气粗口臭、舌红绛、苔黄、脉数；②由邪热炽盛而内陷心包所致神昏谵语、不省人事、烦躁、抽搐、身热、舌红绛、苔黄、脉数，西医之急性脑血管病、流行性乙型脑炎、肺性脑病、肝昏迷见上述证候者；③由毒瘀互阻、上扰清窍所致中风，症见神昏、偏瘫、口眼歪斜、身热、面赤、烦躁、气粗口臭、舌红绛、苔黄脉数，西医之脑血管病急性期见上述证候者；④由于饮酒过多所致酒厥，症见眩晕、语无伦次且含糊不清、时喜时怒、步态蹒跚、恶心呕吐、舌红、苔黄腻、脉弦滑数者，西医之急性乙醇中毒见上述证候者；⑤由脑部外伤，脉络受损，瘀阻脑髓，蒙蔽清窍所致外伤头痛，症见昏迷、神志朦胧、烦躁不安、忧郁恐惧、恶心呕吐、舌质暗、脉弦涩，西医之颅脑损伤急性期见上述证候者。

## （三）使用特点

1. **规格**　5毫升/支。

2. **用法用量**　肌内注射，2~4毫升/次，1~2次/日；静脉滴注，10~20毫升/次，用5%~10%葡萄糖注射液或氯化钠注射液250~500毫升稀释后滴注，或遵医嘱。

3.　**不良反应**　过敏反应和循环系统反应最常见。过敏反应以皮疹、红斑、瘙痒为主；循环系统反应以心悸、胸闷憋气为主，亦可出现心跳加快、血压升高等症状。还可导致呼吸系统反应（以呼吸急促和呼吸困难为主）、神经系统反应（以畏冷、寒战、烦躁为主，亦可出现头晕、头痛、神志恍惚、谵语）。超剂量应用可能增加不良反应的发生率。

4.　**禁忌证**　外感发热、寒闭神昏者禁用。本品含芳香走窜药物，孕妇禁用。

5.　**注意事项**　慢性乙醇中毒，颅脑外伤中、后期慎用。本品一般不宜与其他药物混合滴注，以免发生不良反应。本品为芳香性药物，应置阴凉干燥处避光保存，开启后立即使用，以防挥发。

## （四）处方案例点评 1

| 处方 1：×××× 医院医疗保险处方　医保内处方 | | | | | |
|---|---|---|---|---|---|
| 定点医疗机构编码：×××× | | | | | |
| 科室名称：急诊科 | | 日期：×××× | | 药物金额：×× | |
| 姓名：×× | | 性别：女 | | 年龄：78 岁 | 病历号：×× |
| **临床诊断：** | **R：药品名称和规格** | 单次用量 | 用法 | 频次 | 数量 |
| 意识障碍 | 醒脑静注射液（5 毫升 / 支） | 4 支 | 静脉滴注 | 1 次 / 日 | 4 支 |
| 脑梗死 | 0.9% 氯化钠注射液 | 250 毫升 | 静脉滴注 | 1 次 / 日 | 1 袋 |
| （痰湿蒙窍证） | 医师签名：×× | | | | |
| 审核 / 调配签名：×× | | 核对 / 发药签名：×× | | | |
| 1. 请遵医嘱用药；2. 请在窗口点清药品；3. 处方当日有效；4. 发出药品不予退换。 | | | | | |

1.　**处方判定**　该处方属于用药不适宜处方中的适应证不适宜。

2.　**处方分析**　醒脑静注射液（简称"醒脑静"）源于清代著名医家吴鞠通的《温病条辨》，由人工麝香、郁金、栀子、冰片 4 味中药组成，是由中医经典急救方剂安宫牛黄丸拆化而来，经现代制药技术精制而成的水溶性静脉注射液。本品药性寒凉，按照中医学"热者寒之，寒者热之，虚者补之，实者泄之"的治疗原则，适用于急性热病之实证，对虚证、寒证而言则不宜使用。处方中的痰湿证患者虽存在意识障碍，但不存在热象，使用醒脑静注射液药不对证，故判断为适应证不适宜处方。

3.　**药师建议**　患者为 78 岁女性，根据中医诊断"脑梗死（痰湿蒙窍证）"，治宜燥湿化痰、醒神开窍，因此建议停用醒脑静注射液。对证用药可选涤痰汤，中成药可选用苏合香丸，1 丸 / 次，1～2 次 / 日，中风昏迷者宜鼻饲给药。急性脑血管病应结合其他抢救措施。

### （五）处方案例点评 2

处方 2：×××× 医院医疗保险处方　医保内处方

定点医疗机构编码：××××

| 科室名称：急诊科 | 日期：×××× | 药物金额：×× | |
|---|---|---|---|
| 姓名：×× | 性别：男 | 年龄：67 岁 | 病历号：×× |

| 临床诊断： | R：药品名称和规格 | 单次用量 | 用法 | 频次 | 数量 |
|---|---|---|---|---|---|
| 神志昏迷 | 醒脑静注射液（5 毫升 / 支） | 4 支 | 静脉滴注 | 1 次 / 日 | 4 支 |
| 头部外伤 | 5% 葡萄糖注射液 | 100 毫升 | 静脉滴注 | 1 次 / 日 | 1 袋 |
| | 天麻素注射液（2 毫升：0.2 克 / 支） | 3 支 | 静脉滴注 | 1 次 / 日 | 3 支 |
| | 0.9% 氯化钠注射液 | 250 毫升 | 静脉滴注 | 1 次 / 日 | 1 袋 |
| | 医师签名：×× | | | | |

审核 / 调配签名：××　　　　　　　　核对 / 发药签名：××

1. 请遵医嘱用药；2. 请在窗口点清药品；3. 处方当日有效；4. 发出药品不予退换。

1. **处方判定**　该处方属于用药不适宜处方中的用法用量不适宜和联合用药不适宜。

2. **处方分析**　醒脑静注射液说明书中静脉滴注的用量为 10 ~ 20 毫升 / 次，用 5% ~ 10% 葡萄糖注射液或氯化钠注射液 250 ~ 500 毫升稀释；处方单次用量 20 毫升，溶于 100 毫升的 5% 葡萄糖注射液中，超过了说明书用法用量。中药注射剂浓度越高，溶液中有效成分及杂质的含量也越高，不良反应发生的概率亦越高。

临床上多组输液比较常见，当用同一根输液器继续输注下一组液体时，管路中 2 组液体会有一定程度的混合，需考虑 2 组液体中的药物是否存在配伍禁忌。有效的组间冲管能够使输液管内药液达到安全浓度，可防止不良反应的发生。根据《中药注射剂临床使用基本原则》，中药注射剂应谨慎联合用药，如确需联合使用其他药品时，应谨慎考虑中药注射剂的间隔时间以及药物相互作用等问题。综上所述，可将处方点评为联合用药不适宜（无间隔液）。

3. **药师建议**　建议将处方中醒脑静注射液的溶媒由"5% 葡萄糖注射液 100 毫升"改为"5% 葡萄糖注射液 250 毫升"。另外应增加间隔液冲管，可用 0.9% 氯化钠注射液（100 毫升）。

### 参考文献

［1］国家药典委员会. 中华人民共和国药典：一部［M］. 北京：中国医药科技出版社，2015：385.

［2］国家药典委员会. 中华人民共和国药典临床用药须知：中药成方制剂卷［M］. 北京：中国医药科技出版社，2010：615-616.

［3］谢俊大. 醒脑静注射液致药物不良反应 15 例文献分析［J］. 中国药师，2007，10（9）：902-904.

［4］刘宏明，许莉莉，崔冉，等. 66例醒脑静注射液不良反应的文献分析［J］. 中国药物警戒，2016，13
（2）：107-110.

［5］林晓兰，张维，郭景仙，等. 100例醒脑静注射液临床辨证应用及安全性评价［J］. 北京中医药，
2010，29（9）：703-704.

［6］郭雯，庄伟，刘金伟，等. 醒脑静注射液在神经内科应用情况的调查与分析［J］. 北京中医药，2016，
35（8）：796-797.

# 第八节 固涩剂

## 金锁固精丸

### （一）组成特点

金锁固精丸由沙苑子（炒）、芡实（蒸）、莲须、莲子、龙骨（煅）、牡蛎（煅）组成。
方中沙苑子味甘、咸，性温，为补益肝肾、固精要药，为君药。芡实固肾涩精、健脾收涩，
莲须固肾涩精，莲子益肾固精、健脾止泻，三药可增强君药固肾涩精之效，共为臣药。龙
骨、牡蛎相须为用，收敛固涩而止遗泄，为佐药。诸药合用，共奏固精涩精之效。

### （二）功效特点

金锁固精丸可固肾涩精。本方临床应用于肾虚精关不固所致遗精，症见梦遗频作甚至
滑精、腰膝酸软、舌淡嫩有齿痕、苔白滑、脉沉细；肾精亏虚或禀赋不足所致早泄，症见
早泄、畏寒肢冷、腰膝酸软、舌淡、脉微。此外，还有将本品用于慢性泄泻的报道。

### （三）使用特点

1. **规格** 0.2克/丸，每15丸相当于总药材3克。

2. **用法用量** 口服，空腹服用，淡盐水或温开水送服，15丸/次，3次/日。

3. **注意事项** 湿热下注进而扰动精室所致遗精、早泄者慎用。服药期间，不宜进食辛
辣、油腻食物及饮酒；慎房事。感冒发热者勿服。

### （四）处方案例点评1

处方1：××××医院医疗保险处方　医保内处方

定点医疗机构编码：××××

| 科室名称：内科 | 日期：×××× | | 药物金额：×× | | |
|---|---|---|---|---|---|
| 姓名：×× | 性别：男 | | 年龄：61岁 | | 病历号：×× |

| 临床诊断： | R：药品名称和规格 | 单次用量 | 用法 | 频次 | 数量 |
|---|---|---|---|---|---|
| 遗精 | 金锁固精丸（0.2克/丸） | 15丸 | 口服 | 3次/日 | 2瓶 |
| （肾虚不固证） | 金花清感颗粒（6克/袋） | 1袋 | 口服 | 2次/日 | 2盒 |
| 上呼吸道感染 | | 医师签名：×× | | | |

审核/调配签名：××　　　　　　核对/发药签名：××

1. 请遵医嘱用药；2. 请在窗口点清药品；3. 处方当日有效；4. 发出药品不予退换。

**1. 处方判定**　该处方属于用药不适宜处方中的联合用药不适宜。

**2. 处方分析**　金锁固精丸为固肾涩精药，用于肾虚不固，遗精滑泄，神疲乏力，四肢酸软，腰痛耳鸣。说明书中明确提到，感冒发热时勿服本品，以免邪气入内，敛而不散，不利于治疗。

**3. 药师建议**　61岁男性患者因遗精（肾虚不固证）、上呼吸道感染选用金锁固精丸和金花清感颗粒治疗，虽药证相符，但两药最好不要同时服用，建议感冒痊愈后再服用金锁固精丸。

### （五）处方案例点评2

处方2：××××医院医疗保险处方　医保内处方

定点医疗机构编码：××××

| 科室名称：内科 | 日期：×××× | | 药物金额：×× | | |
|---|---|---|---|---|---|
| 姓名：×× | 性别：男 | | 年龄：46岁 | | 病历号：×× |

| 临床诊断： | R：药品名称和规格 | 单次用量 | 用法 | 频次 | 数量 |
|---|---|---|---|---|---|
| 遗精 | 金锁固精丸（0.2克/丸） | 15丸 | 口服 | 3次/日 | 2瓶 |
| （肾阳虚证） | 锁阳固精丸（10克/100丸） | 60丸 | 口服 | 2次/日 | 2瓶 |
| 高血压 | 硝苯地平控释片（30毫克/片） | 1片 | 口服 | 1次/日 | 8盒 |
| | 医师签名：×× | | | | |

审核/调配签名：××　　　　　　核对/发药签名：××

1. 请遵医嘱用药；2. 请在窗口点清药品；3. 处方当日有效；4. 发出药品不予退换。

**1. 处方判定**　该处方属于用药不适宜处方中的重复用药和联合用药不适宜。

2. **处方分析** 锁阳固精丸含锁阳、肉苁蓉（蒸）、巴戟天（制）、补骨脂（盐炒）、菟丝子、杜仲（炭）、八角茴香、韭菜子、芡实（炒）、莲子、莲须、牡蛎（煅）、龙骨（煅）、鹿角霜、熟地黄、山茱萸（制）、牡丹皮、山药、茯苓、泽泻、知母、黄柏、牛膝、大青盐，功效为温肾固精，用于肾虚之滑精、腰膝酸软、眩晕耳鸣、四肢无力。锁阳固精丸是在金锁固精丸基础上加入大队补肾壮阳、温暖下元之药而成，补肾阳之力更强。两方足量联用，可判定为重复用药。此外，两药均含龙骨、牡蛎，与硝苯地平同用可能会产生络合物，影响药物吸收。故三者合用又属于联合用药不适宜。

3. **药师建议** 46岁男性患者因遗精（肾阳虚证）选用锁阳固精丸对证治疗即可，建议停用金锁固精丸。

### 参考文献

［1］国家药典委员会. 中华人民共和国药典临床用药须知：中药成方制剂卷［M］. 北京：中国医药科技出版社，2010：638-639.

# 第九节 扶正剂

## 一、补中益气丸

### （一）组成特点

补中益气丸由炙黄芪、党参、炒白术、炙甘草、当归、陈皮、升麻、柴胡组成。方中重用甘温之炙黄芪，能健脾益气，升阳举陷，为君药。党参、白术、炙甘草补中益气，健脾和胃，与黄芪合用，增强补中益气之力，为臣药。气虚日久，营血亏虚，故取当归养血和血，助人参、黄芪补气养血；陈皮理气和胃，使补而不滞；并以少量升麻、柴胡升阳举陷，辅助君药升提下陷之中气。以上共为佐药。炙甘草又可调和众品，兼为使药。诸药合用，共奏补中益气、升阳举陷之功。方中含炙甘草，故不宜与含海藻、京大戟、红大戟、甘遂、芫花的中成药同用；含党参，故不宜与含藜芦的中成药同用。

### （二）功效特点

补中益气丸可补中益气、升阳举陷，用于脾胃虚弱及中气下陷所致的泄泻、脱肛、阴挺，症见体倦乏力、食少腹胀、便溏久泻、肛门下坠或脱肛、子宫脱垂等，具体如下。

①脾胃虚弱、中气下陷之泄泻，症见大便溏泻、久泻不止、水谷不化、稍进油腻等不易消化之物，则大便次数增多，伴气短、肢倦乏力、纳食减少、脘腹胀闷、面色萎黄、肢倦乏力，舌淡，苔白，脉细弱；以及西医之慢性肠炎、慢性结肠炎、术后胃肠功能紊乱见上述证候者。②脾胃虚弱、中气下陷之脱肛，症见肛门下坠或脱出，劳累、增加腹压、咳嗽等均可脱出，伴面色苍白、唇淡、气短、倦怠乏力、腹胀腹痛，舌淡，少苔，脉虚无力。③脾胃虚弱、中气下陷之阴挺，症见自觉阴道有块状物脱出，阴道坠胀，活动或体力劳动时加重，白带增多、质稀色白，伴精神疲倦、面色苍白无华、四肢无力、心悸、气短、小腹下坠，舌淡，苔薄白，脉细弱；以及西医之子宫脱垂或阴道脱垂见上述表现者。

### （三）使用特点

1. **规格**　6克/袋。

2. **用法用量**　口服，6克/次，2～3次/日。

3. **注意事项**　感冒发热者不宜服用。阴虚内热者慎用。

### （四）处方案例点评1

<table>
<tr><td colspan="6" align="center">处方1：××××医院医疗保险处方　医保内处方</td></tr>
<tr><td colspan="6">定点医疗机构编码：××××</td></tr>
<tr><td colspan="2">科室名称：脾胃病科</td><td>日期：××××</td><td colspan="3">药物金额：××</td></tr>
<tr><td colspan="2">姓名：××</td><td>性别：男</td><td colspan="2">年龄：28岁</td><td>病历号：××</td></tr>
<tr><td rowspan="5">**临床诊断：**<br>胃痛<br>（中气不足证）<br>感冒<br>（外感风热证）</td><td>**R：药品名称和规格**</td><td>单次用量</td><td>用法</td><td>频次</td><td>数量</td></tr>
<tr><td>感冒清热颗粒（12克/袋）</td><td>2袋</td><td>口服</td><td>2次/日</td><td>2盒</td></tr>
<tr><td>补中益气丸（6克/袋）</td><td>1袋</td><td>口服</td><td>3次/日</td><td>3盒</td></tr>
<tr><td colspan="5" align="right">医师签名：××</td></tr>
<tr><td colspan="5"></td></tr>
<tr><td colspan="6">审核/调配签名：××　　　　　　　核对/发药签名：××</td></tr>
<tr><td colspan="6">1. 请遵医嘱用药；2. 请在窗口点清药品；3. 处方当日有效；4. 发出药品不予退换。</td></tr>
</table>

1. **处方判定**　该处方属于用药不适宜处方中的适应证不适宜、联合用药不适宜。

2. **处方分析**　感冒清热颗粒用于风寒感冒，不适用于此处方诊断中的外感风热型感冒。服感冒药期间不宜同时服用温补性中成药，否则易闭门留寇，邪不外出，导致疾病缠绵不愈。补中益气丸具有补中益气、升阳举陷的功效，属于补益剂，因此不宜在感冒期间服用。

**3. 药师建议**　针对处方诊断"感冒（外感风热证）"，建议将感冒清热颗粒换成辛凉解表、发散风热之银翘解毒片、疏风解毒胶囊等。感冒期间不宜服用补中益气丸，建议待感冒痊愈后，再继续服用补中益气丸。

## （五）处方案例点评 2

| 处方 2：××××医院医疗保险处方　医保内处方 | | | | | |
|---|---|---|---|---|---|
| 定点医疗机构编码：×××× | | | | | |
| 科室名称：脾胃病科 | 日期：×××× | | 药物金额：×× | | |
| 姓名：×× | 性别：女 | | 年龄：45 岁 | | 病历号：×× |
| **临床诊断：** | **R：药品名称和规格** | 单次用量 | 用法 | 频次 | 数量 |
| 胃痛 | 补中益气丸（6 克/袋） | 1 袋 | 口服 | 3 次/日 | 2 盒 |
| （脾胃虚弱、 | 参芪片（0.3 克/片） | 4 片 | 口服 | 3 次/日 | 1 盒 |
| 中气下陷证） | 医师签名：×× | | | | |
| 审核/调配签名：×× | | 核对/发药签名：×× | | | |
| 1. 请遵医嘱用药；2. 请在窗口点清药品；3. 处方当日有效；4. 发出药品不予退换。 | | | | | |

**1. 处方判定**　该处方属于用药不适宜处方中的重复用药。

**2. 处方分析**　参芪片由黄芪、党参组成，功效为补脾益气，用于脾气虚所致的体弱、四肢无力。补中益气丸包含参芪片成分，两者功效类似，在《医保目录》中属于同一功效亚类，即补气剂中的健脾益气剂，可判定为重复用药。补中益气丸在参芪片基础上加味，升阳举陷力更强。

**3. 药师建议**　针对处方诊断"胃痛（脾胃虚弱、中气下陷证）"，建议只选用补中益气丸，不必联用参芪片。

**参考文献**

[1] 国家药典委员会. 中华人民共和国药典：一部 [M]. 北京：中国医药科技出版社，2015.

[2] 国家药典委员会. 中华人民共和国药典临床用药须知：中药成方制剂卷 [M]. 北京：中国医药科技出版社，2010：500-501.

[3] 孙有智，顿宝生，高晓东. 浅议合理应用中成药的方法与技巧 [J]. 时珍国医国药，2007，18（3）：736.

# 二、参苓白术丸

## （一）组成特点

参苓白术丸由人参、茯苓、白术（炒）、山药、白扁豆（炒）、莲子、薏苡仁（炒）、砂仁、桔梗、甘草组成。方中人参甘苦微温，入脾、肺二经，擅补脾肺之气；白术甘温而性燥，既可益气补虚，又能健脾燥湿；茯苓甘淡，为利水渗湿，健脾助运之要药。三药合用，益气健脾，共为君药。山药甘平，补脾胃而益肺肾，莲子甘平而涩，既能补益脾胃，又可涩肠止泻，二药助人参、白术健脾益气，兼厚肠止泻；白扁豆甘平微温，补脾化湿，薏苡仁甘淡微寒，健脾利湿，二药助白术、茯苓健脾助运，渗湿止泻。四药共为臣药。砂仁芳香辛温，化湿醒脾，行气和胃；桔梗辛苦而平，可开提肺气，宣肺化痰止咳。二药为佐药。炙甘草益气和中，润肺止咳，调和诸药，为使药。诸药共奏补脾胃、益肺气之功。方中含人参，不宜与含藜芦、五灵脂、皂荚的中成药同用。

## （二）功效特点

参苓白术丸可补脾胃、益肺气，临床应用于以下几种情况。①脾胃气虚、运化失常所致泄泻，症见大便溏泻，饮食不消，或大便次数增多，或大便稀溏，脘腹胀闷不舒，纳食减少，或咳嗽无力，痰白清稀，面色萎黄，肢倦乏力，舌淡，苔白腻，脉濡而弱；西医之肠易激综合征、胃肠功能紊乱、慢性结肠炎、消化不良、放射性直肠炎见上述证候者。②脾胃气虚、升降失司所致厌食，症见厌食或拒食，纳呆腹胀，面色萎黄，乏力，自汗，精神欠佳，肌肉不实，或形体羸瘦，大便溏薄，舌淡，苔腻，脉无力；西医之小儿厌食症、消化不良、小儿缺锌症、神经性厌食见上述证候者。③脾肺气虚、夹湿生痰所致咳嗽，症见咳嗽，气短，痰白量多，咳声重浊，因痰而嗽，痰出咳平，进甘甜腻食物加重，胸脘痞闷，呕恶食少，体倦乏力，大便时溏，舌苔白腻，脉濡滑；西医之支气管哮喘、肺气肿、慢性肺心病、老年慢性呼吸道感染见上述证候者。

## （三）使用特点

1. **规格** 6克/袋。
2. **用法用量** 口服，6克/次，3次/日。
3. **禁忌证** 泄泻兼有大便不通畅，肛门有下坠感者忌服。
4. **注意事项** 服药期间不宜摄入茶和萝卜以免影响药效。不宜和感冒类药同时服用。本品宜饭前服用或进食时服用。

## （四）处方案例点评 1

| 处方 1：×××× 医院医疗保险处方 医保内处方 | | | | | |
|---|---|---|---|---|---|
| 定点医疗机构编码：×××× | | | | | |
| 科室名称：内科 | 日期：×××× | | 药物金额：×× | | |
| 姓名：×× | 性别：男 | | 年龄：62 岁 | | 病历号：×× |
| **临床诊断：** | **R：药品名称和规格** | 单次用量 | 用法 | 频次 | 数量 |
| 胃肠功能紊乱 | 参苓白术丸（6 克／袋） | 1 袋 | 口服 | 3 次／日 | 2 盒 |
| | 人参健脾丸（6 克／丸） | 1 丸 | 口服 | 2 次／日 | 2 盒 |
| | 医师签名：×× | | | | |
| 审核／调配签名：×× | | 核对／发药签名：×× | | | |
| 1. 请遵医嘱用药；2. 请在窗口点清药品；3. 处方当日有效；4. 发出药品不予退换。 | | | | | |

1. **处方判定** 该处方属于用药不适宜处方中的重复用药和临床诊断书写不全。

2. **处方分析** 参苓白术丸与人参健脾丸均以四君子汤为基础方，都可以治疗脾胃虚弱之食少便溏等。二者合用属重复用药。同时，胃肠功能紊乱不是中医病证诊断，也不具有提示中医证型的内涵，不建议作为任何一个中成药处方的合理诊断。

3. **药师建议** 62 岁男性患者因腹泻服用参苓白术丸和人参健脾丸治疗，用药重复，建议服用一种药物即可。同时，应该补充完善中医病证诊断。

## （五）处方案例点评 2

| 处方 2：×××× 医院医疗保险处方 医保内处方 | | | | | |
|---|---|---|---|---|---|
| 定点医疗机构编码：×××× | | | | | |
| 科室名称：内科 | 日期：×××× | | 药物金额：×× | | |
| 姓名：×× | 性别：女 | | 年龄：41 岁 | | 病历号：×× |
| **临床诊断：** | **R：药品名称和规格** | 单次用量 | 用法 | 频次 | 数量 |
| 感冒 | 参苓白术丸（6 克／袋） | 1 袋 | 口服 | 3 次／日 | 2 盒 |
| 厌食 | 连花清瘟颗粒（6 克／袋） | 1 袋 | 口服 | 3 次／日 | 2 盒 |
| （脾虚证） | 医师签名：×× | | | | |
| 审核／调配签名：×× | | 核对／发药签名：×× | | | |
| 1. 请遵医嘱用药；2. 请在窗口点清药品；3. 处方当日有效；4. 发出药品不予退换。 | | | | | |

1. **处方判定** 该处方属于用药不适宜处方中的联合用药不适宜。

2. **处方分析** 参苓白术丸属于扶正剂，其说明书标明不宜与感冒药同时服用，而连花清瘟颗粒用于治疗流行性感冒热毒袭肺证，所以二者不宜联合使用。

3. **药师建议** 41 岁女性患者因厌食（脾虚证）使用参苓白术丸治疗，药证相符，但参苓白术丸不宜与用于治疗流行性感冒的连花清瘟颗粒联合使用，建议感冒痊愈后再服用。

参考文献

［1］国家药典委员会. 中华人民共和国药典临床用药须知：中药成方制剂卷［M］. 北京：中国医药科技
出版社，2010：504-505.

［2］梅全喜. 新编中成药合理应用手册［M］. 北京：人民卫生出版社，2012.

［3］张伯礼. 中成药临床合理使用读本［M］. 北京：中医古籍出版社，2011.

# 三、人参健脾丸

## （一）组成特点

人参健脾丸由人参、白术（麸炒）、茯苓、山药、炙黄芪、木香、陈皮、砂仁、当归、酸枣仁（炒）、远志（制）组成。方中人参、白术补中益气，健脾和胃，为君药。茯苓健脾渗湿止泻，山药补脾益气止泻，黄芪甘温，能补脾肺之气，且能升阳益胃，共为臣药。木香行气止痛，陈皮理气和胃，砂仁和中开胃，三药芳香化湿，和胃醒脾止泻；当归补血活血，行气止痛；酸枣仁、远志宁心安神。以上均为佐药。诸药相合，共奏健脾益气、和胃止泻之功。

## （二）功效特点

人参健脾丸能够健脾益气、和胃止泻，用于脾胃虚弱所致的饮食不化、脘闷嘈杂、恶心呕吐、腹痛便溏、不思饮食、体弱倦怠。现代临床多用于西医之消化不良、慢性胃肠炎、胃肠功能紊乱、厌食症、慢性肝炎、结肠炎等见上述证侯者。此外，有将本品用于原发性肝癌的辅助治疗的报道。

## （三）使用特点

1. **规格**　6克/丸，大蜜丸。

2. **用法用量**　口服，12克/次，2次/日。

3. **禁忌证**　对本品过敏者禁用。忌食荤腥、油腻等不易消化食物。忌恼怒、忧郁、劳累过度，保持心情舒畅。

4. **注意事项**　感冒发热者不宜服用。有高血压、心脏病、肝病、糖尿病、肾病等慢性病者应在医师指导下服用。儿童、孕妇、哺乳期妇女应在医师指导下服用。服药4周症状无缓解，应去医院就诊。过敏性体质者慎用。儿童必须在成人监护下使用。湿热积滞型泄泻、痞满、纳呆患者不宜使用。

## （四）处方案例点评 1

处方 1：××××医院医疗保险处方　医保内处方

定点医疗机构编码：××××

科室名称：内科　　　　　日期：××××　　　　药物金额：××

姓名：××　　　　　　　性别：男　　　　　　年龄：67岁　　　　　　病历号：××

| 临床诊断： | R：药品名称和规格 | 单次用量 | 用法 | 频次 | 数量 |
|---|---|---|---|---|---|
| 郁病 | 红花清肝十三味丸（2克/10粒） | 15粒 | 口服 | 2次/日 | 4盒 |
| 不寐 | 柏子养心丸（10克/100粒） | 60粒 | 口服 | 2次/日 | 3瓶 |
| （心肝热炽证） | 人参健脾丸（6克/丸） | 1丸 | 口服 | 2次/日 | 3盒 |
| | 医师签名：×× | | | | |

审核/调配签名：××　　　　　　　核对/发药签名：××

1. 请遵医嘱用药；2. 请在窗口点清药品；3. 处方当日有效；4. 发出药品不予退换。

1. **处方判定**　该处方属于用药不适宜处方中的适应证不适宜。

2. **处方分析**　人参健脾丸为治疗脾胃虚弱的中成药，不适用于该处方案例之郁病、不寐（心肝热炽证）。柏子养心丸为治疗心气虚寒失眠的中成药，药性偏温，而该处方案例辨证为心肝热炽证，可点评为用药不适宜处方中的适应证不适宜。

3. **药师建议**　67岁男性患者因郁病、不寐（心肝热炽证）服用红花清肝十三味丸、柏子养心丸和人参健脾丸治疗，药证不符。若患者存在脾胃虚弱的症状，可应用人参健脾丸对症治疗。另外，建议停用柏子养心丸，改用解郁、宁心安神的药性平或偏寒的中成药，如舒眠片等。

## （五）处方案例点评 2

处方 2：××××医院医疗保险处方　医保内处方

定点医疗机构编码：××××

科室名称：内科　　　　　日期：××××　　　　药物金额：××

姓名：××　　　　　　　性别：男　　　　　　年龄：65岁　　　　　　病历号：××

| 临床诊断： | R：药品名称和规格 | 单次用量 | 用法 | 频次 | 数量 |
|---|---|---|---|---|---|
| 痞满 | 人参归脾丸（9克/丸） | 1丸 | 口服 | 2次/日 | 4盒 |
| （脾胃虚弱证） | 人参健脾丸（6克/丸） | 2丸 | 口服 | 2次/日 | 2盒 |
| | 医师签名：×× | | | | |

审核/调配签名：××　　　　　　　核对/发药签名：××

1. 请遵医嘱用药；2. 请在窗口点清药品；3. 处方当日有效；4. 发出药品不予退换。

1. **处方判定**　该处方属于用药不适宜处方中的重复用药。

2. **处方分析**　人参健脾丸与人参归脾丸同属常用的补益类中成药，两者均含益气健脾之人参、茯苓、白术、黄芪，理气健脾、调理中焦气机之木香，安神定志之酸枣仁、远志，活血养血之当归，重复成分有8种，占人参归脾丸药物组成的80%。从功效上看，虽然各有侧重，但二者均有益气健脾的作用。二者同用可判定为重复用药。

3. **药师建议**　65岁男性患者因痞满（脾胃虚弱证）联用人参健脾丸和人参归脾丸治疗，属于重复用药，建议单用人参健脾丸治疗即可。

## （六）合理用药提示

人参健脾丸的组方里，有木香、砂仁不难理解（理气祛湿），为什么还有酸枣仁和远志呢？其实，这种组方结构说明，人参健脾丸一方面能够健脾止泻，另一方面还能够健脾安神，对于脾虚引起的失眠和神经衰弱有效果。对于由消化不良引起的失眠，治疗时不妨试试人参健脾丸。

### 参考文献

[1] 国家药典委员会. 中华人民共和国药典临床用药须知：中药成方制剂卷 [M]. 北京：中国医药科技出版社，2010：504.

# 四、健脾生血片

## （一）组成特点

健脾生血片由党参、黄芪、茯苓、炒白术、山药、醋南五味子、山麦冬、醋龟甲、大枣、炒鸡内金、龙骨、煅牡蛎、甘草、硫酸亚铁组成。因含党参，故不宜与含藜芦的中成药同用。方中党参、黄芪补中益气，健脾和胃，资生化源，益气生血，共为君药。茯苓、白术、山药助君药健脾益气，南五味子、麦冬、龟甲、大枣滋养阴血，共为臣药。鸡内金消食健胃，使诸药补而不滞，龙骨、牡蛎重镇安神，共为佐药。甘草益气补中，调和诸药，为使药。另入硫酸亚铁促进新血生成。诸药合用，共奏健脾和胃、养血安神之功。

## （二）功效特点

健脾生血片是一个中西药复方制剂，可健脾和胃、养血安神，用于脾胃虚弱及心脾两虚所致的面色萎黄或㿠白、食少纳呆、脘腹胀闷、大便不调、烦躁多汗、倦怠乏力、舌胖色淡、苔薄白、脉细弱，以及西医之缺铁性贫血见上述证候者。

## （三）使用特点

1. **规格**　0.6 克 / 片。

2. **用法用量**　饭后口服，3 次 / 日，或遵医嘱，4 周为一疗程。0 ~ 1 岁，0.5 片 / 次；2 ~ 3 岁，1 片 / 次；4 ~ 5 岁，1.5 片 / 次；6 ~ 12 岁，2 片 / 次；成人，3 片 / 次。

3. **不良反应**　文献报道，服药期间个别患儿出现腹泻。

4. **禁忌证**　非缺铁性贫血（如地中海贫血）患者禁用。忌茶，勿与含鞣酸类药物合用。忌食油腻、辛辣食物。

5. **注意事项**　服药期间，部分患儿可出现牙齿颜色变黑，停药后可逐渐消失；少数患儿服药后，可见短暂性食欲下降、恶心、呕吐、轻度腹泻，多可自行缓解。本品含有硫酸亚铁，对胃有刺激性，故宜在饭后服用；乙醇中毒、肝炎、急性感染、肠道炎症、胰腺炎、胃与十二指肠溃疡、溃疡性肠炎患者慎用。感冒患者不宜服用。本品若与磷酸盐类、四环素类及鞣酸类等同服，可妨碍铁的吸收。服药期间饮食宜清淡。

## （四）处方案例点评 1

| 处方 1：×××× 医院医疗保险处方　医保内处方 | | | | | |
|---|---|---|---|---|---|
| 定点医疗机构编码：×××× | | | | | |
| 科室名称：脾胃病科 | 日期：×××× | | 药物金额：×× | | |
| 姓名：×× | 性别：女 | 年龄：38 岁 | | | 病历号：×× |
| **临床诊断：** | **R：药品名称和规格** | 单次用量 | 用法 | 频次 | 数量 |
| 缺铁性贫血 | 牛黄清火丸（3 克 / 丸） | 2 丸 | 口服 | 2 次 / 日 | 1 盒 |
| （气血两虚、 | 琥珀酸亚铁（0.1 克 / 片） | 2 片 | 口服 | 3 次 / 日 | 3 盒 |
| 脾胃虚弱证） | 健脾生血片（0.6 克 / 片） | 3 片 | 口服 | 3 次 / 日 | 3 盒 |
| 牙疼 | | | | | |
| （肺胃蕴热证） | 医师签名：×× | | | | |
| 审核 / 调配签名：×× | 核对 / 发药签名：×× | | | | |
| 1. 请遵医嘱用药；2. 请在窗口点清药品；3. 处方当日有效；4. 发出药品不予退换。 | | | | | |

1. **处方判定**　该处方属于用药不适宜处方中的联合用药不适宜、重复用药。

2. **处方分析**　牛黄清火丸主要成分为雄黄、大黄。雄黄不宜与含有亚铁盐类药品同服，以免生成硫化砷盐，使疗效降低；亦不宜与硫酸盐类药品同服，以免在胃液中产生微量硫酸，使雄黄所含的硫化砷氧化而毒性增加。含鞣酸较高的大黄可与铁剂生成鞣酸盐沉淀，而影响吸收，降低疗效。健脾生血片每片中含硫酸亚铁（$FeSO_4 \cdot 7H_2O$）以铁（Fe）计，为 17～23 毫克，按处方用量计算为每日口服元素铁 153～207 毫克；琥珀酸亚铁，含铁量 35%，按处方用量计算为每日口服元素铁 210 毫克，两药相加相当于每日口服元素铁 363～417 毫克。《内科学》教科书制定的日服用剂量的标准："常用口服铁剂，传统方法成人每次口服硫酸亚铁 0.3 克，含元素铁 60 毫克，3 次/日。"也就是说成人可每日补充元素铁 180 毫克，处方中琥珀酸亚铁与健脾生血片联用，超出口服补铁的正常治疗量，故可判定为重复用药。

**3.药师建议** 牛黄清火丸与健脾生血片间隔 1～2 小时服用。患者气血两虚、脾胃虚弱，健脾生血片中的中药成分可改善脾虚症状，达到标本兼治的目的，因此补血单用健脾生血片即可，不必联合琥珀酸亚铁。

### （五）处方案例点评 2

| 处方 2：××××医院医疗保险处方　医保内处方 | | | | | |
|---|---|---|---|---|---|
| 定点医疗机构编码：×××× | | | | | |
| 科室名称：脾胃病科 | 日期：×××× | | 药物金额：×× | | |
| 姓名：×× | 性别：女 | | 年龄：12 岁 | | 病历号：×× |
| **临床诊断：**<br>缺铁性贫血 | **R：**药品名称和规格<br>健脾生血片（0.6 克/片） | 单次用量<br>4 片 | 用法<br>口服 | 频次<br>3 次/日 | 数量<br>2 盒 |
| | 医师签名：×× | | | | |
| 审核/调配签名：×× | | 核对/发药签名：×× | | | |
| 1. 请遵医嘱用药；2. 请在窗口点清药品；3. 处方当日有效；4. 发出药品不予退换。 | | | | | |

**1.处方判定** 该处方属于用药不适宜处方中的用法用量不适宜。

**2.处方分析** 对于 12 岁的缺铁性贫血患儿，健脾生血片的用法用量应为 2 片/次，3 次/日，而处方案例中为 4 片/次，3 次/日，明显超量。本品为中西药复方制剂，含硫酸亚铁，对胃有刺激性，更应严格按照说明书用法用量使用，不宜超量。

**3.药师建议** 建议剂量调整为：2 片/次，3 次/日，4 周为一疗程。

**参考文献**

[1] 国家药典委员会. 中华人民共和国药典：一部［M］. 北京：中国医药科技出版社，2015：282.

［2］国家药典委员会. 中华人民共和国药典临床用药须知：中药成方制剂卷［M］. 北京：中国医药科技

出版社，2010：809-810.

［3］马海侠. 健脾生血颗粒治疗婴幼儿缺铁性贫血的疗效观察［J］. 儿科药学杂志，2006，12（3）：54.

［4］康雅媛. 健脾生血颗粒治疗婴幼儿缺铁性贫血150例疗效观察［J］. 实用中西医结合临床，2008，8

（2）：34.

［5］何纯生. 中、西药配伍禁忌浅析［J］. 临床合理用药，2013，6（1）：90-91.

［6］杨莉萍. 概述中西药之间可能的相互作用［J］. 中国医院用药评价与分析，2013，13（9）：774-776.

## 五、益气维血胶囊

### （一）组成特点

益气维血胶囊由黄芪、大枣、猪血提取物组成。方中黄芪补脾益气，大枣补脾益气生血，猪血咸平，以其提取物为用，有生血之功，诸药共奏补血益气之功。

### （二）功效特点

益气维血胶囊能够补血益气，用于气血两虚所致面色萎黄或苍白、眩晕、神疲乏力、少气懒言、自汗、唇舌色淡、脉细弱，以及西医之缺铁性贫血见上述证候者。

### （三）使用特点

1. **规格** 0.45克/粒。

2. **用法用量** 饭前口服。成人4粒/次，3次/日；3岁及以上儿童4粒/次，2次/日；3岁以下儿童2粒/次，2次/日。或遵医嘱。

3. **不良反应** 偶见恶心呕吐、腹泻、便秘，可自行缓解或停药后症状消失。

4. **注意事项** 凡脾胃虚弱、呕吐泄泻、腹胀便溏、咳嗽痰多者慎用。感冒患者不宜服用。不宜用茶水送服。严格按照说明书用法用量服用，孕妇、高血压患者应在医师指导下服用。

## （四）处方案例点评1

| 处方1：××××医院医疗保险处方  医保内处方 | | | | | |
|---|---|---|---|---|---|
| 定点医疗机构编码：×××× | | | | | |
| 科室名称：全科 | 日期：×××× | | 药物金额：×× | | |
| 姓名：×× | 性别：女 | | 年龄：51岁 | | 病历号：×× |
| **临床诊断：** | **R：药品名称和规格** | 单次用量 | 用法 | 频次 | 数量 |
| 缺铁性贫血 | 益气维血胶囊（0.45克/粒） | 4粒 | 口服 | 3次/日 | 5盒 |
| 上呼吸道感染 | 琥珀酸亚铁片（0.1克/片） | 1片 | 口服 | 3次/日 | 2盒 |
| | 酚麻美敏片（1片） | 1片 | 口服 | 3次/日 | 1盒 |
| | 医师签名：×× | | | | |
| 审核/调配签名：×× | | 核对/发药签名：×× | | | |
| 1.请遵医嘱用药；2.请在窗口点清药品；3.处方当日有效；4.发出药品不予退换。 | | | | | |

1. **处方判定**　该处方属于用药不适宜处方中的联合用药不适宜及不规范处方中的临床诊断书写不全。

2. **处方分析**　益气维血胶囊属于中成药扶正剂，用法用量为4粒/次，3次/日，说明书注意事项明确感冒者不宜服用。处方诊断有上呼吸道感染，且用酚麻美敏片治疗，其与益气维血胶囊同用，可判定为联合用药不适宜。

3. **药师建议**　缺铁性贫血服用益气维血胶囊和琥珀酸亚铁片治疗，文献报道临床疗效显著，有较高的安全性。益气维血胶囊属于扶正剂，其说明书标明感冒者不宜服用，故建议感冒期间停服益气维血颗粒。

## （五）处方案例点评2

| 处方2：××××医院医疗保险处方  医保内处方 | | | | | |
|---|---|---|---|---|---|
| 定点医疗机构编码：×××× | | | | | |
| 科室名称：内科 | 日期：×××× | | 药物金额：×× | | |
| 姓名：×× | 性别：女 | | 年龄：47岁 | | 病历号：×× |
| **临床诊断：** | **R：药品名称和规格** | 单次用量 | 用法 | 频次 | 数量 |
| 贫血 | 益气维血胶囊（0.45克/粒） | 4粒 | 口服 | 3次/日 | 5盒 |
| （脾胃虚弱） | 归脾丸（9克/丸） | 1丸 | 口服 | 3次/日 | 5瓶 |
| | 医师签名：×× | | | | |
| 审核/调配签名：×× | | 核对/发药签名：×× | | | |
| 1.请遵医嘱用药；2.请在窗口点清药品；3.处方当日有效；4.发出药品不予退换。 | | | | | |

1. **处方判定**　该处方属于不适宜处方中的重复用药。

2. **处方分析**　归脾丸含炙黄芪、龙眼肉、党参、炒白术、当归、茯苓、炒酸枣仁、制远志、木香、炙甘草、大枣（去核），功效为益气健脾、养血安神，与益气维血胶囊重复成分2种，约占益气维血胶囊的67%，且二者功效类似，均可补血益气，故二者同用可判定为重复用药。值得一提的是：归脾丸中党参、白术为臣，与黄芪相配，加强补脾益气之功；木香理气醒脾，与补气养血药配伍，使之补不碍胃，补而不滞。

3. **药师建议**　处方中益气维血胶囊和归脾丸均可益气补血，不需同用，建议只选用归脾丸，兼顾脾胃虚弱证。

**参考文献**

[1] 国家药典委员会. 中华人民共和国药典临床用药须知：中药成方制剂卷［M］. 北京：中国医药科技出版社，2010：577.

# 六、六味地黄丸

## （一）组成特点

六味地黄丸由熟地黄、酒萸肉、山药、泽泻、茯苓、牡丹皮组成。方中重用熟地黄滋补肾阴，填精益髓生血，为君药。山茱萸补益肝肾，并能涩精；山药补养脾阴，补肾固精。二药共为臣药。泽泻利湿泄热而降肾浊，并能减熟地黄之滋腻；茯苓淡渗脾湿，助山药之健运，与泽泻共降肾浊；牡丹皮清泻虚热，并制山茱萸肉之温。以上共为佐药。

## （二）功效特点

诸药相合，共奏滋补肾阴之功，用于肾阴亏损之头晕耳鸣、腰膝酸软、骨蒸潮热、盗汗遗精、消渴。现代临床常用于西医之高血压、神经性耳聋、性功能障碍、2型糖尿病等见上述证候者。

## （三）使用特点

1. **规格**　20克/100粒，水蜜丸；5克/袋，水丸；9克/丸，大蜜丸。

2. **用法用量**　水蜜丸，6克/次；水丸，5克/次；大蜜丸，9克/次。2次/日，口服。

3. **不良反应**　由于六味地黄丸应用广泛，因此相关不良反应报告比较多，如肾阳虚患者服用六味地黄丸出现大便溏泻，部分糖尿病患者服用六味地黄丸而血糖升高等。

4. **禁忌证**　对本品过敏者禁用。忌食辛辣、油腻及不易消化食物。

5. **注意事项** 感冒发热患者不宜服用。有高血压、心脏病、肝病、糖尿病、肾病等慢性病者应在医师指导下服用。儿童、孕妇、哺乳期妇女应在医师指导下服用。服药4周症状无缓解，应及时就医。过敏性体质者慎用。体实及阳虚者慎用。脾虚、气滞、食少纳呆者慎用。

## （四）处方案例点评1

处方1：××××医院医疗保险处方　医保内处方

定点医疗机构编码：××××

| 科室名称：内科 | 日期：×××× | 药物金额：×× | | | |
|---|---|---|---|---|---|
| 姓名：×× | 性别：男 | 年龄：64岁 | | 病历号：×× | |
| **临床诊断：** | R：药品名称和规格 | 单次用量 | 用法 | 频次 | 数量 |
| 胃痞 | 养胃舒胶囊（0.4克/粒） | 3粒 | 口服 | 2次/日 | 4盒 |
| （胃阴不足证） | 藿香正气软胶囊（0.45克/粒） | 4粒 | 口服 | 2次/日 | 2盒 |
| 腰痛 | 六味地黄丸（20克/100粒，水蜜丸） | 30粒 | 口服 | 2次/日 | 3瓶 |
| （肾阳不足证） | | | | | |
| 呕吐 | | | | | |
| （暑湿证） | | 医师签名：×× | | | |

审核/调配签名：×× 　　　　核对/发药签名：××

1. 请遵医嘱用药；2. 请在窗口点清药品；3. 处方当日有效；4. 发出药品不予退换。

1. **处方判定** 该处方属于用药不适宜处方中的适应证不适宜、联合用药不适宜。

2. **处方分析** 六味地黄丸为滋补肾阴的中成药，与该处方案例之腰痛（肾阳不足证）不相宜，故点评为用药不适宜处方中的适应证不适宜。另外，六味地黄丸为滋补中药，不宜与藿香正气软胶囊同服。患者为暑湿证，体内有实邪，在实邪未除的情况下，同时服用滋补药容易将邪气封闭体内，延误甚至加重病情。故点评为用药不适宜处方中的联合用药不适宜。

3. **药师建议** 64岁男性患者因腰痛（肾阳不足证）服用六味地黄丸，药证不符，建议选择温补肾阳的中成药，譬如金匮肾气丸、右归丸等。另外，患者因呕吐（暑湿证）服用藿香正气软胶囊治疗，用药准确，但尽量不要与六味地黄丸同用，建议待暑湿证痊愈后再服用六味地黄丸。

## （五）处方案例点评 2

<table>
<tr><td colspan="6" align="center">处方 2：××××医院医疗保险处方　医保内处方</td></tr>
<tr><td colspan="6">定点医疗机构编码：××××</td></tr>
<tr><td colspan="2">科室名称：内科</td><td colspan="2">日期：××××</td><td colspan="2">药物金额：××</td></tr>
<tr><td colspan="2">姓名：××</td><td colspan="2">性别：男</td><td>年龄：79 岁</td><td>病历号：××</td></tr>
<tr><td>临床诊断：</td><td>R：药品名称和规格</td><td>单次用量</td><td>用法</td><td>频次</td><td>数量</td></tr>
<tr><td>脂肪肝</td><td>红花清肝十三味丸（2 克 /10 粒）</td><td>15 粒</td><td>口服</td><td>2 次 / 日</td><td>7 盒</td></tr>
<tr><td>眼干燥症</td><td>明目地黄丸（9 克 / 丸）</td><td>1 丸</td><td>口服</td><td>2 次 / 日</td><td>3 盒</td></tr>
<tr><td>腰痛</td><td>六味地黄丸（20 克 /100 粒，水蜜丸）</td><td>30 粒</td><td>口服</td><td>2 次 / 日</td><td>1 瓶</td></tr>
<tr><td colspan="6" align="center">医师签名：××</td></tr>
<tr><td colspan="3">审核 / 调配签名：××</td><td colspan="3">核对 / 发药签名：××</td></tr>
<tr><td colspan="6">1. 请遵医嘱用药；2. 请在窗口点清药品；3. 处方当日有效；4. 发出药品不予退换。</td></tr>
</table>

1. **处方判定**　该处方属于用药不适宜处方中的重复用药和不规范处方中的临床诊断书写不全。

2. **处方分析**　从组成上看，明目地黄丸由六味地黄丸加枸杞子、菊花、当归、白芍、蒺藜、石决明组成，完全包含了六味地黄丸的成分；从功效上看，明目地黄丸与六味地黄丸均有滋补肾阴的作用。故二者足量联用可点评为用药不适宜处方中的重复用药。该处方缺少中医辨证，可点评为不规范处方中的临床判断书写不全。

3. **药师建议**　先补充中医辨证，再选方用药。对于患者的眼干燥症、腰痛，若为肾阳虚证，则应选择温补肾阳的药物对证治疗；若为肾阴虚证，则处方用药对证，但用药重复，单用明目地黄丸治疗即可，不必联用六味地黄丸。

## （六）合理用药提示

关于六味地黄丸，有两点需要厘清。第一点，六味地黄丸首载于《小儿药证直诀》，其实是一个标准的小儿专用中成药，用于小儿肾虚发育不良。第二点，六味地黄丸是钱乙在仲景八味肾气丸基础上减去肉桂和附子，使其变成一个补肾阴而非补肾气的方子，其适用于肾阴虚而非肾气虚的患者，不适用于肾阳虚的患者。

**参考文献**

［1］国家药典委员会. 中华人民共和国药典临床用药须知：中药成方制剂卷［M］. 北京：中国医药科技

　　出版社，2010：554–556.

［2］张宇. 六味地黄丸临床不良反应观察［J］. 中医临床研究，2016，8（28）：101-102.

［3］韩军涛，于红. 糖尿病患者六味地黄丸用药警戒［J］. 中医药导报，2016，22（22）：55-62.

［4］金锐. 小金药师说药事［M］. 西安：西安交通大学出版社，2017：231－233.

# 七、百合固金口服液

## （一）组成特点

百合固金口服液由百合、熟地黄、麦冬、川贝母、玄参、生地黄、当归、白芍、桔梗、甘草组成。方中百合清肺润燥止咳，熟地黄滋肾益阴，共为君药。麦冬、川贝母、玄参、生地黄助君药滋阴润肺，止咳化痰，共为臣药。当归、白芍养血和阴，桔梗止咳祛痰，共为佐药。甘草润肺止咳，调和诸药，为使药。诸药相合，共奏养阴润肺、化痰止咳之功效。本品含有玄参、白芍，不宜与含有藜芦的中成药同用；含有川贝母，不宜与川乌、草乌、附子及其制剂同用；含有甘草，不宜与含有海藻、大戟、甘遂、芫花的中成药同用。

## （二）功效特点

百合固金口服液可养阴润肺、化痰止咳，用于肺肾阴虚所致燥咳，症见干咳少痰、痰中带血、咳声嘶哑、午后潮热、口燥咽干、舌红少苔、脉细数，以及西医之慢性支气管炎见上述证候者。此外，有将本药用于治疗肺结核、支气管扩张、肺手术后咳嗽的临床报道。

## （三）使用特点

1. **规格**　10毫升/支。

2. **用法用量**　口服，20毫升/次，3次/日，2周为一疗程。

3. **注意事项**　风寒咳嗽者不宜服用，其表现为咳嗽声重、鼻塞流清涕。脾胃虚弱之食少腹胀、大便稀溏者不宜服用。痰湿壅盛者不宜服用，其表现为痰多黏稠或稠厚成块。本品应按照说明书用法用量服用，小儿、年老体虚者应在医师指导下服用。

## （四）处方案例点评 1

<table>
<tr><td colspan="6" align="center">处方 1：××××医院医疗保险处方　医保内处方</td></tr>
<tr><td colspan="6">定点医疗机构编码：××××</td></tr>
<tr><td colspan="2">科室名称：全科</td><td colspan="2">日期：××××</td><td colspan="2">药物金额：××</td></tr>
<tr><td colspan="2">姓名：××</td><td colspan="2">性别：男</td><td>年龄：61 岁</td><td>病历号：××</td></tr>
<tr><td>临床诊断：</td><td>R：药品名称和规格</td><td>单次用量</td><td>用法</td><td>频次</td><td>数量</td></tr>
<tr><td>咳嗽</td><td>百合固金口服液（10 毫升 / 支）</td><td>2 支</td><td>口服</td><td>3 次 / 日</td><td>3 盒</td></tr>
<tr><td>（肺阴虚证）</td><td>养阴清肺口服液（10 毫升 / 支）</td><td>1 支</td><td>口服</td><td>3 次 / 日</td><td>3 盒</td></tr>
<tr><td></td><td colspan="5">医师签名：××</td></tr>
<tr><td colspan="3">审核 / 调配签名：××</td><td colspan="3">核对 / 发药签名：××</td></tr>
<tr><td colspan="6">1. 请遵医嘱用药；2. 请在窗口点清药品；3. 处方当日有效；4. 发出药品不予退换。</td></tr>
</table>

1. **处方判定**　该处方属于用药不适宜处方中的重复用药。

2. **处方分析**　百合固金口服液与养阴清肺口服液均含地地黄、麦冬、玄参、川贝母、白芍、甘草，功效类似，二者同用即可点评为用药不适宜处方中的重复用药。

3. **药师建议**　61 岁男性患者因咳嗽（肺阴虚证）服用百合固金口服液与养阴清肺口服液治疗，药证相符但用药重复，建议只选用一种即可。

## （五）处方案例点评 2

<table>
<tr><td colspan="6" align="center">处方 2：××××医院医疗保险处方　医保内处方</td></tr>
<tr><td colspan="6">定点医疗机构编码：××××</td></tr>
<tr><td colspan="2">科室名称：内科</td><td colspan="2">日期：××××</td><td colspan="2">药物金额：××</td></tr>
<tr><td colspan="2">姓名：××</td><td colspan="2">性别：女</td><td>年龄：75 岁</td><td>病历号：××</td></tr>
<tr><td>临床诊断：</td><td>R：药品名称和规格</td><td>单次用量</td><td>用法</td><td>频次</td><td>数量</td></tr>
<tr><td>咳嗽</td><td>百合固金口服液（10 毫升 / 支）</td><td>1 支</td><td>口服</td><td>3 次 / 日</td><td>2 盒</td></tr>
<tr><td>中风</td><td>大活络丸（3.5 克 / 丸）</td><td>1 丸</td><td>口服</td><td>2 次 / 日</td><td>5 盒</td></tr>
<tr><td></td><td colspan="5">医师签名：××</td></tr>
<tr><td colspan="3">审核 / 调配签名：××</td><td colspan="3">核对 / 发药签名：××</td></tr>
<tr><td colspan="6">1. 请遵医嘱用药；2. 请在窗口点清药品；3. 处方当日有效；4. 发出药品不予退换。</td></tr>
</table>

1. **处方判定**　该处方属于不规范处方中的临床诊断书写不全。

2. **处方分析**　百合固金口服液用于肺肾阴虚型咳嗽，其中含川贝母成分，反大活络丸中的制草乌，用药期间应密切监测。此外，制草乌为含毒饮片，故选用大活络丸时应明确患者的中医病证分型，处方缺少中医诊断，可判定为临床诊断书写不全。

**3．药师建议**　75岁女性患者因咳嗽使用百合固金口服液治疗，未经中医辨证，不知用药是否对证，建议进行准确辨证后对证选药。上述两种中成药存在相互作用的风险，建议分开服用。

参考文献

[1] 国家药典委员会. 中华人民共和国药典临床用药须知：中药成方制剂卷 [M]. 北京：中国医药科技出版社，2010：285-286.

# 八、杞菊地黄丸

## （一）组成特点

杞菊地黄丸由熟地黄、酒萸肉、山药、枸杞子、菊花、茯苓、泽泻、牡丹皮组成。方中熟地黄味甘、性微温，入心、肝、肾经，养血滋阴，补精益髓，为补益肝肾精血之要药，为君药。山茱萸补肾暖肝，山药味甘，归脾、肺、肾经，性平不燥，作用缓和，补脾益肾涩精，为平补气阴之要药，二药共为臣药。枸杞子滋阴补肾，养肝明目；菊花疏风清热，平肝明目；茯苓渗脾湿；泽泻泄肾浊；牡丹皮清肝火。以上合为佐药。诸药配伍，共奏滋肾养肝之功。

## （二）功效特点

杞菊地黄丸由六味地黄丸加味而成，在滋补肾阴的基础上，加枸杞子、菊花以养阴平肝、滋水明目，用于肝肾阴亏之眩晕耳鸣、羞明畏光、迎风流泪、视物昏花。临床常用于西医之原发性高血压、老年性白内障初期、视神经萎缩、眼干燥症、耳鸣等。此外，本品还可治疗2型糖尿病、注意缺陷多动障碍。

## （三）使用特点

1．**规格**　9克/丸，大蜜丸。

2．**用法用量**　9克/次，2次/日。

3．**禁忌证**　对本品过敏者禁用。忌酸冷、不易消化食物。

4．**注意事项**　感冒发热患者不宜服用。有高血压、心脏病、肝病、糖尿病、肾病等慢性病且病情较严重者应在医师指导下服用。儿童、孕妇、哺乳期妇女应在医师指导下服用。服药4周症状无缓解，应及时就医。过敏性体质者慎用。实火亢盛所致头晕、耳鸣者慎用。脾虚便溏者慎用。

## （四）处方案例点评 1

处方 1：××××医院医疗保险处方 医保内处方

定点医疗机构编码：××××

| 科室名称：五官科 | 日期：×××× | 药物金额：×× | | |
|---|---|---|---|---|
| 姓名：×× | 性别：男 | 年龄：33 岁 | | 病历号：×× |

| 临床诊断： | R：药品名称和规格 | 单次用量 | 用法 | 频次 | 数量 |
|---|---|---|---|---|---|
| 耳鸣 | 杞菊地黄丸（9 克 / 丸） | 1 丸 | 口服 | 2 次 / 日 | 3 盒 |
| | 龙胆泻肝丸（6 克 / 袋） | 1 袋 | 口服 | 2 次 / 日 | 1 盒 |
| | 医师签名：×× | | | | |

审核 / 调配签名：×× 核对 / 发药签名：××

1. 请遵医嘱用药；2. 请在窗口点清药品；3. 处方当日有效；4. 发出药品不予退换。

1. **处方判定** 该处方属于用药不适宜处方中的联合用药不适宜和不规范处方中的临床诊断书写不全。

2. **处方分析** 龙胆泻肝丸由龙胆、柴胡、黄芩、栀子（炒）、泽泻、木通、盐车前子、酒当归、地黄、炙甘草组成，可清肝胆、利湿热，用于肝胆湿热之耳鸣。杞菊地黄丸适用于肝肾阴虚之耳鸣，实火亢盛所致耳鸣者慎用。由此可见，两药适应证完全不同，若同用则属联合用药不适宜。处方诊断缺少中医辨证分型，故判定为临床诊断书写不全。

3. **药师建议** 建议完善"耳鸣"的中医辨证，对证选药，以免延误甚至加重病情。如为肝胆湿热证，选用龙胆泻肝丸治疗即可；如属肝肾阴虚证，选用杞菊地黄丸治疗即可。两药不宜同时使用。

## （五）处方案例点评 2

处方 2：××××医院医疗保险处方 医保内处方

定点医疗机构编码：××××

| 科室名称：内分泌科 | 日期：×××× | 药物金额：×× | | |
|---|---|---|---|---|
| 姓名：×× | 性别：男 | 年龄：71 岁 | | 病历号：×× |

| 临床诊断： | R：药品名称和规格 | 单次用量 | 用法 | 频次 | 数量 |
|---|---|---|---|---|---|
| 冠心病 | 迈之灵片（0.15 克 / 片） | 2 片 | 口服 | 2 次 / 日 | 3 盒 |
| 下肢静脉血栓形成 | 耳聋左慈丸（9 克 / 丸） | 1 丸 | 口服 | 2 次 / 日 | 3 盒 |
| 糖尿病 | 杞菊地黄丸（9 克 / 丸） | 1 丸 | 口服 | 2 次 / 日 | 3 盒 |
| 耳聋 | | | | | |
| （脾肾两虚证） | 医师签名：×× | | | | |

审核 / 调配签名：×× 核对 / 发药签名：××

1. 请遵医嘱用药；2. 请在窗口点清药品；3. 处方当日有效；4. 发出药品不予退换。

1. **处方判定**　该处方属于用药不适宜处方中的重复用药。

2. **处方分析**　杞菊地黄丸和耳聋左慈丸均为治疗耳鸣肝肾阴虚证的中成药，且均在六味地黄丸的基础上加减而来。杞菊地黄丸的组成是在六味地黄丸的基础上添加了枸杞子、菊花；耳聋左慈丸的组成是在六味地黄丸的基础上增加了磁石（煅）、竹叶、柴胡。二者同用即点评为用药不适宜处方中的重复用药。

3. **药师建议**　建议单用耳聋左慈丸。

参考文献

［1］国家药典委员会. 中华人民共和国药典临床用药须知：中药成方制剂卷［M］. 北京：中国医药科技出版社，2010：551-552.

# 九、右归胶囊

## （一）组成特点

右归胶囊由肉桂、附子（炮附片）、鹿角胶、杜仲（盐炒）、菟丝子、山茱萸（酒炙）、熟地黄、枸杞子、当归、山药组成。肉桂、附子辛甘大热，温补肾阳命门；肉桂还可散寒止痛，引火归原；鹿角胶温肾阳，益精血。三药配合，温补肾阳，填精益髓，共为君药。杜仲甘温，补肝肾、强筋骨；菟丝子、山茱萸既补肾阳，又益阴精，兼能固精止遗；熟地黄补血滋阴、益精填髓；枸杞子滋阴补肾、益精补血。此五味合用，阴阳双补，侧重阴中求阳，共为臣药。当归补血活血、散寒止痛，山药益气健脾补肾，为佐药。诸药合用，共奏温补肾阳、填精止遗之功。方中含有毒性药物附子（炮附片），孕妇慎用。本方不宜与含有半夏、瓜蒌、贝母、白蔹、白及的中成药联合使用。

## （二）功效特点

右归胶囊可温补肾阳、填精止遗，用于肾阳不足或命门火衰所致腰膝酸冷、精神不振、怯寒畏冷、阳痿遗精、大便溏薄、尿频而清。现代临床常用于西医之慢性腰肌劳损、慢性结肠炎等见上述证候者。此外，本品尚可治疗男子不育症、骨质疏松症。

### （三）使用特点

1. **规格**　0.45 克 / 粒。

2. **用法用量**　右归胶囊含有毒性成分附子，所以在使用时应严格遵循说明书要求：口服，4 粒 / 次，3 次 / 日。使用不当有中毒风险。

3. **不良反应**　服药后偶可发生轻度便秘。

4. **禁忌证**　孕妇忌用。服药期间忌生冷饮食。

5. **注意事项**　阴虚火旺、心肾不交、湿热下注而扰动精室者慎用。湿热下注所致阳痿者慎用。暑湿、湿热、食滞伤胃和肝气乘脾所致泄泻者慎用。服药期间慎房事。方中含肉桂、附子大温大热之品，不宜过量服用。本品含乌头碱，应严格在医师指导下按规定量服用，不得任意增加服用量和服用时间。服药后如果出现唇舌发麻、头痛头昏、腹痛腹泻、心烦欲呕、呼吸困难等情况，应立即停药并就医。

### （四）处方案例点评 1

处方 1：××××医院医疗保险处方　医保内处方

定点医疗机构编码：××××

| 科室名称：中医内科 | 日期：×××× | | | 药物金额：×× | |
|---|---|---|---|---|---|
| 姓名：×× | 性别：男 | | | 年龄：24 岁 | 病历号：×× |

| 临床诊断： | R：药品名称和规格 | 单次用量 | 用法 | 频次 | 数量 |
|---|---|---|---|---|---|
| 腰痛 | 附子理中丸（9 克 / 丸） | 1 丸 | 口服 | 3 次 / 日 | 3 盒 |
| 胃痛 | 右归胶囊（0.45 克 / 粒） | 4 粒 | 口服 | 3 次 / 日 | 3 盒 |
| （脾肾阳虚证） | 医师签名：×× | | | | |

审核 / 调配签名：××　　　　　核对 / 发药签名：××

1. 请遵医嘱用药；2. 请在窗口点清药品；3. 处方当日有效；4. 发出药品不予退换。

1. **处方判定**　该处方属于用药不适宜处方中的联合用药不适宜。

2. **处方分析**　附子理中丸为治疗胃脘冷痛的中成药，右归胶囊为温补肾阳的中成药，二药均含有毒性饮片附子，应严格按照用法用量用药，联合使用存在较高的乌头碱中毒风险，可点评为用药不适宜处方中的联合用药不适宜。

3. **药师建议**　24 岁男性患者因腰痛、胃痛（脾肾阳虚证）服用右归胶囊和附子理中丸治疗，药证相符；但二者同时含有附子，存在较高的乌头碱中毒风险。建议用理中丸替代附子理中丸。

## （五）处方案例点评 2

| 处方 2：××××医院医疗保险处方　医保内处方 | | | | | |
|---|---|---|---|---|---|
| 定点医疗机构编码：×××× | | | | | |
| 科室名称：中医内科 | | 日期：×××× | | 药物金额：×× | |
| 姓名：×× | | 性别：女 | | 年龄：83 岁 | 病历号：×× |
| **临床诊断：**<br>腰痛<br>（肾阴虚证） | **R：药品名称和规格**<br>右归胶囊（0.45 克/粒）<br>医师签名：×× | | 单次用量<br>3 粒 | 用法<br>口服 | 频次　数量<br>3 次/日　4 盒 |
| 审核/调配签名：×× | | 核对/发药签名：×× | | | |
| 1. 请遵医嘱用药；2. 请在窗口点清药品；3. 处方当日有效；4. 发出药品不予退换。 | | | | | |

1. **处方判定**　该处方属于用药不适宜处方中的适应证不适宜。

2. **处方分析**　右归胶囊可温补肾阳，适合肾阳不足、命门火衰的患者，方中以肉桂、附子辛甘大热之品为君，阴虚火旺者慎用。此患者中医辨证为肾阴虚，使用右归胶囊会导致阴伤更甚，加重病情，可点评为用药不适宜处方中的适应证不适宜。

3. **药师建议**　83 岁女性患者因腰痛（肾阴虚证）选用右归胶囊治疗，药证不符。建议选用六味地黄丸滋阴补肾，对证治疗。

## （六）合理用药提示

右归胶囊是一个经典的补肾阳中成药，一方面，它含有附子和鹿角胶这样的补肾阳代表性中药，另一方面，它基于"阴中求阳"的思路，使用了地黄、菟丝子这样以补肾阴为主的中药。从某种程度上看，右归胶囊是一个阴阳双补的处方，用于以阳虚表现为主的肾虚。

**参考文献**

[1] 国家药典委员会. 中华人民共和国药典临床用药须知：中药成方制剂卷 [M]. 北京：中国医药科技出版社，2010：522-523.

[2] 周远鹏，刘文化. 附子对心血管系统作用研究的回顾及再评价 [J]. 中药药理与临床，2013，29（2）：198-205.

[3] 刘帅，李妍，李卫飞，等. 乌头类中药毒性及现代毒理学研究进展 [J]. 中草药，2016，47（22）：4095-4102.

# 十、补肾益脑丸

## （一）组成特点

补肾益脑丸由鹿茸（去毛）、红参、熟地黄、当归、茯苓、山药（炒）、枸杞子、盐补骨脂、麦冬、炒酸枣仁、远志（蜜炙）、牛膝、玄参、五味子、川芎、朱砂组成。方中鹿茸补肾阳，益精血，强筋骨；人参大补元气，补气以生血，安神增智。二者共为君药。熟地黄、当归补血益精；茯苓、山药补脾益气，宁心安神；枸杞子滋补肝肾；补骨脂补肾温脾。六者共为臣药。麦冬、酸枣仁、远志养心除烦安神；牛膝补肝肾，强筋骨；玄参清热养阴；五味子生津敛汗，补肾涩精，宁心安神；川芎活血行气，使气血补而不腻滞；朱砂重镇安神。以上共为佐药。诸药相合，共奏滋肾益气、补血生精之功。

## （二）功效特点

补肾益脑丸可滋肾益气、补血生精，用于肾虚精亏或气血两虚所致的心悸、气短、失眠、健忘、遗精、盗汗、腰腿酸软、耳鸣耳聋。临床常用于西医之神经衰弱、功能性心律失常、性功能障碍、神经性耳聋等。此外，还有将本品用于治疗神经衰弱性头痛、小儿抽动秽语综合征的报道。

## （三）使用特点

1. **规格**　2克/10丸。

2. **用法用量**　补肾益脑丸含有毒性成分朱砂，所以在使用时应严格遵循说明书要求：口服，8~12丸/次，2次/日。使用不当有中毒风险。

3. **禁忌证**　孕妇忌用。忌辛辣、生冷食物。用于治疗失眠时，睡前忌吸烟，忌喝酒、茶和咖啡。

4. **注意事项**　表实邪盛者慎服。感冒者慎服。肝肾功能不全者慎服。服药期间宜食易消化食物。本品含朱砂，有毒，应在医师指导下使用，不可过量久服。中毒表现为急性胃肠炎和肾脏损害，包括腹痛、恶心、呕吐、腹泻等，严重者可出现脓血便、少尿、无尿、尿毒症、昏迷等。慢性毒性表现为黏膜损伤（口腔金属味、口腔黏膜溃疡）、胃肠炎、神经损害（视物模糊、精神紊乱等）、肾功能损害。出现以上中毒现象请及时就医。

### （四）处方案例点评 1

| 处方 1：×××× 医院医疗保险处方　医保内处方 | | | | | |
|---|---|---|---|---|---|
| 定点医疗机构编码：×××× | | | | | |
| 科室名称：内分泌科 | 日期：×××× | | 药物金额：×× | | |
| 姓名：×× | 性别：男 | | 年龄：81 岁 | | 病历号：×× |
| **临床诊断：**<br>耳鸣<br>（肾气不足证）<br>慢性肾功能不全 | **R：药品名称和规格**<br>补肾益脑丸（2 克/10 丸） | 单次用量<br>12 丸 | 用法<br>口服 | 频次<br>3 次/日 | 数量<br>4 瓶 |
| | 医师签名：×× | | | | |
| 审核/调配签名：×× 　　　　核对/发药签名：×× | | | | | |
| 1. 请遵医嘱用药；2. 请在窗口点清药品；3. 处方当日有效；4. 发出药品不予退换。 | | | | | |

1. **处方判定**　该处方属于用药不适宜处方中的用法用量不适宜和遴选的药品不适宜。

2. **处方分析**　补肾益脑丸含有毒性成分朱砂，不宜过量久服，说明书规定的用量为 8～12 丸/次，2 次/日，该处方用量为 12 丸/次，3 次/日，超过说明书最大剂量，可点评为用药不适宜处方中的用法用量不适宜。另外，肾功能不全患者慎用含朱砂的中成药，故可点评为用药不适宜处方中的遴选的药品不适宜。

3. **药师建议**　81 岁男性患者因耳鸣（肾气不足证）服用补肾益脑丸治疗，药证相符，但用量偏大。补肾益脑丸中含有毒性成分朱砂，其有效成分主要是硫化汞，主要在肾脏蓄积。老年人的肝、肾等脏器功能随着年龄的增长而减退，药物的代谢也随之减弱，况且本患者同时患有慢性肾功能不全，超剂量服用存在较大的中毒风险。若患者为肾阴虚耳鸣，建议改用六味地黄丸等滋补肾阴的中成药治疗；若患者为肾阳虚耳鸣，建议改用苁蓉益肾颗粒等温补肾阳的中成药治疗。

## （五）处方案例点评 2

处方 2：×××× 医院医疗保险处方　医保内处方

定点医疗机构编码：××××

| 科室名称：脑病科 | 日期：×××× | | 药物金额：×× | |
| 姓名：×× | 性别：男 | | 年龄：57 岁 | 病历号：×× |

| 临床诊断： | R：药品名称和规格 | 单次用量 | 用法 | 频次 | 数量 |
| --- | --- | --- | --- | --- | --- |
| 失眠 | 乌灵胶囊（0.33 克 / 粒） | 3 粒 | 口服 | 3 次 / 日 | 2 盒 |
| （心肾不交证） | 二十五味珊瑚丸（1 克 /4 丸） | 4 丸 | 口服 | 1 次 / 日 | 2 盒 |
| 神经性疼痛 | 补肾益脑丸（2 克 /10 丸） | 12 丸 | 口服 | 3 次 / 日 | 3 瓶 |
| 神经衰弱 | 丹蒌片（0.3 克 / 片） | 5 片 | 口服 | 3 次 / 日 | 3 盒 |
| （心脾两虚证） | | | | | |
| 心肌供血不足 | 医师签名：×× | | | | |

审核 / 调配签名：××　　　　　　核对 / 发药签名：××

1. 请遵医嘱用药；2. 请在窗口点清药品；3. 处方当日有效；4. 发出药品不予退换。

1. **处方判定**　该处方属于用药不适宜处方中的用法用量不适宜和联合用药不适宜。

2. **处方分析**　补肾益脑丸为含毒中成药，含有毒性成分朱砂，不宜过量久服，说明书用量为 8 ~ 12 丸 / 次，2 次 / 日，而该处方用量为 12 丸 / 次，3 次 / 日，超过说明书最大剂量，可点评为用药不适宜处方中的用法用量不适宜。另外，补肾益脑丸和二十五味珊瑚丸均含有毒性成分朱砂，且本处方补肾益脑丸的用量已经超出了说明书的最大量，存在较高的安全风险，不宜再联合应用，可点评为用药不适宜处方中的联合用药不适宜。

3. **药师建议**　补肾益脑丸和乌灵胶囊均有交通心肾的作用，建议单用不含毒性成分的乌灵胶囊。若使用补肾益脑丸，建议严格按说明书的用法用量服用。另外，补肾益脑丸和二十五味珊瑚丸中均含有朱砂，联合应用存在较高的安全风险，故不建议二者同用。

### 参考文献

［1］国家药典委员会. 中华人民共和国药典临床用药须知：中药成方制剂卷［M］. 北京：中国医药科技出版社，2010：605-606.

［2］斯威曼. 马丁代尔药物大典：37 版［M］. 李大魁，金有豫，汤光，等译. 北京：化学工业出版社，2013：2278-2279.

［3］丁通，骆骄阳，韩旭，等. 朱砂毒性的研究进展及配伍必要性分析［J］. 中国中药杂志，2016，41（24）：4533-4540.

［4］王晓烨，林瑞超，董世芬，等. 含汞矿物药的毒性研究进展［J］. 中国中药杂志，2017，42（7）：1258-1264.

# 十一、人参归脾丸

## （一）组成特点

人参归脾丸由人参、炙黄芪、当归、龙眼肉、白术（麸炒）、茯苓、远志（去心，甘草炙）、酸枣仁（炒）、木香、炙甘草组成。方中人参大补元气，炙黄芪健脾补中，二者共为君药，重在健脾益气，以气生血。当归甘温质润，为补血之圣药，龙眼肉能补脾益气养血以安神，共为臣药。君臣相合，补益心脾，化生气血，切中病机。白术、茯苓健脾益气以助生血之源；远志上开心气，下通肾气，交通心肾，安神益智；酸枣仁养心益肝，宁心安神；木香理气醒脾，防滋补太过，可使全方补而不滞。以上共为佐药。炙甘草能益气和中，调和诸药，为使药。诸药合用，共奏益气补血、健脾养心之效。

## （二）功效特点

人参归脾丸可益气补血、健脾养心，用于心脾两虚及气血不足所致的心悸、怔忡、失眠健忘、食少体倦、面色萎黄，以及脾不统血所致的便血、崩漏、带下。临床常用于西医之心律失常、心肌炎、神经衰弱、贫血、更年期综合征、疲劳综合征、胃及十二指肠溃疡出血、功能失调性子宫出血、血小板减少性紫癜、慢性阴道炎、宫颈炎等见上述证候者。此外，有报道称本品尚可用于治疗白细胞减少症、儿童多动症、再生障碍性贫血及慢性结肠炎等。

## （三）使用特点

1. **规格** 9克/丸，大蜜丸。
2. **用法用量** 口服，9克/次，2次/日。
3. **禁忌证** 身体壮实不虚者忌服。忌食生冷食物，忌烟酒、浓茶。本品温补气血，故热邪内伏、阴虚脉数或痰湿壅盛者禁用。对本品过敏者禁用。忌过度思虑，避免恼怒、抑郁、惊恐等不良情绪。
4. **注意事项** 不宜与感冒类药同时服用。服药期间应进食营养丰富而易消化吸收的食物，饮食有节。不宜摄入茶和萝卜，以免影响药效。服本药时不宜同时服用藜芦、五灵脂、皂荚或其制剂。高血压患者或正在接受其他药物治疗者应在医师指导下服用。本品宜饭前或进食时服用。服药2周后症状未改善，或服药期间出现食欲不振、胃脘不适等症状应及时就医。本品应按照用法用量服用，小儿及年老者应在医师指导下服用。过敏性体质者慎用。服药期间应保持精神舒畅，劳逸适度。

## （四）处方案例点评 1

处方 1：××××医院医疗保险处方 医保内处方

定点医疗机构编码：××××

科室名称：急诊科　　　日期：××××　　　药物金额：××

姓名：××　　　性别：女　　　年龄：55 岁　　　病历号：××

| 临床诊断： | R：药品名称和规格 | 单次用量 | 用法 | 频次 | 数量 |
|---|---|---|---|---|---|
| 神经衰弱 | 人参归脾丸（9 克/丸） | 1 丸 | 口服 | 2 次/日 | 3 盒 |
| （心脾两虚、 | 酸枣仁合剂（90 毫升/瓶） | 10 毫升 | 口服 | 3 次/日 | 3 盒 |
| 虚热内扰证） | 医师签名：×× | | | | |

审核/调配签名：××　　　　　核对/发药签名：××

1. 请遵医嘱用药；2. 请在窗口点清药品；3. 处方当日有效；4. 发出药品不予退换。

1. **处方判定**　该处方属于合理处方。

2. **处方分析**　酸枣仁合剂源于《金匮要略》之酸枣仁汤，由酸枣仁、知母、川芎、茯苓、甘草组成。方中酸枣仁养血安神为君，茯苓宁心安神，川芎调血养肝，知母清热除烦，甘草培土缓肝、调和诸药，诸药共奏养血安神、清热除烦之效，用于虚烦失眠、神经衰弱属肝血不足而虚热内扰者。人参归脾丸用于神经衰弱属心脾两虚、气血不足者。两药虽有一定程度的成分重复，但非君臣药重复，且功效侧重点不同，根据处方诊断之中医辨证，可判定为合理处方。

3. **药师建议**　55 岁女性患者，选用人参归脾丸、酸枣仁合剂，治疗神经衰弱（心脾两虚、虚热内扰证），适应证准确，用法用量合理。

## （五）处方案例点评 2

处方 2：××××医院医疗保险处方 医保内处方

定点医疗机构编码：××××

科室名称：中医内科　　　日期：××××　　　药物金额：××

姓名：××　　　性别：女　　　年龄：35 岁　　　病历号：××

| 临床诊断： | R：药品名称和规格 | 单次用量 | 用法 | 频次 | 数量 |
|---|---|---|---|---|---|
| 贫血 | 四妙丸（6 克/袋） | 1 袋 | 口服 | 2 次/日 | 2 盒 |
| 痹病 | 人参归脾丸（9 克/丸） | 1 丸 | 口服 | 2 次/日 | 2 盒 |
| （湿热内蕴证） | 当归补血丸（6 克/袋） | 1 袋 | 口服 | 2 次/日 | 2 盒 |
| 虚劳 | | | | | |
| （气血不足证） | 医师签名：×× | | | | |

审核/调配签名：××　　　　　核对/发药签名：××

1. 请遵医嘱用药；2. 请在窗口点清药品；3. 处方当日有效；4. 发出药品不予退换。

1. **处方判定**　该处方属于用药不适宜处方中的重复用药。

2. **处方分析**　人参归脾丸和当归补血丸均为治疗气血不足的中成药，人参归脾丸中包含当归补血丸（当归、黄芪）的成分，二者合用可点评为用药不适宜处方中的重复用药。

3. **药师建议**　35岁女性患者因虚劳（气血不足证）服用人参归脾丸和当归补血丸治疗，药证相符，但从功效和组成成分上看，前者包含后者，不必联合使用。若患者气血不足同时合并脾胃虚弱，建议单用人参归脾丸治疗；若患者单纯气血不足，没有脾胃虚弱的症状，建议单用当归补血丸治疗。

参考文献

[1] 国家药典委员会. 中华人民共和国药典临床用药须知：中药成方制剂卷 [M]. 北京：中国医药科技出版社，2010：562-563.

[2] 王育杰. 名称相近中成药的鉴别选择使用（2）[J]. 中国医刊，2009，44（10）：75-76.

# 十二、消渴丸

## （一）组成特点

消渴丸来源于消渴方和玉泉散，由生地黄、葛根、黄芪、天花粉、南五味子、山药、玉米须、格列本脲组成。本方为中西药复方制剂，方生中生地黄甘寒，滋肾养阴，清热生津，为君药。葛根、黄芪补脾升阳，资生化源，生津止渴，共为臣药。天花粉、五味子、山药益气养阴，生津止渴，固敛阴津，玉米须利小便而泻热，共为佐药。所含西药成分格列本脲有降糖作用。诸药合用，共奏滋肾养阴、益气生津之功。

## （二）功效特点

消渴丸是一个中西药复方制剂，可滋肾养阴、益气生津，用于气阴两虚所致的消渴病，症见多饮、多尿、多食、消瘦、体倦乏力、眠差、腰痛。现代常用于西医之2型糖尿病见上述证候者。

## （三）使用特点

1. **规格**　2.5克/10丸，含格列本脲2.5毫克/10丸。

2. **用法用量**　饭前用温开水送服，5~10丸/次，2~3次/日。或遵医嘱。

3. **不良反应**　可见肠道不适、发热、皮肤过敏、严重脱发、低血糖昏迷等。

4. **禁忌证**　本品含格列本脲，下列情况应禁用：①1型糖尿病患者；②2型糖尿病患者伴有酮症酸中毒、昏迷、严重烧伤、感染、严重外伤和重大手术者；③孕妇、哺乳期妇女；④肝肾功能不全者；⑤白细胞减少、粒细胞缺乏、血小板减少等患者；⑥对磺胺类药物过敏者。服用本品时禁止加服磺酰脲类抗糖尿病药。

5. **注意事项**

（1）用药前需明确2型糖尿病的诊断，再辨证运用，阴阳两虚型消渴者慎用。

（2）本品服用量应根据患者病情从每次5丸起逐渐递增，每次服用量不超过10丸，每日不超过30丸；至疗效满意时，可逐渐减少每次服用量或减少服用次数至每日2次的维持剂量。每日服用2次时，应在早餐及午餐前各服用1次，忌在睡前、夜间服用。口服消渴丸后2~5小时血药浓度达峰值，夜间迷走神经兴奋，胰岛素分泌增加，两者作用叠加，很容易导致夜间低血糖的发生，不易被察觉，危害严重。

（3）年龄超过65岁的糖尿病患者对低血糖耐受差，用药时应密切注意以避免低血糖反应，其血糖控制标准略宽于一般人，空腹血糖<7.8毫摩尔/升（140毫克/分升），餐后2小时血糖<11.1毫摩尔/升（200毫克/分升）即可。

（4）与下列药物合用时，可增加低血糖发生的可能性，应适当避免，必须合用时则要减少消渴丸的用量，并采取相应的措施，以避免低血糖的发生。①抑制磺脲类药物经肾排泄的，如治疗痛风的丙磺舒、别嘌醇。②延迟磺脲类药物代谢的，如乙醇、$H_2$受体阻滞剂（西咪替丁、雷尼替丁）、氯霉素、抗真菌药咪康唑、抗凝药。③促使与血浆白蛋白结合的磺脲类药物分离的，如水杨酸盐、贝特类降血脂药。④药物本身具有致低血糖作用的，如乙醇、水杨酸类、胍乙啶、单胺氧化酶抑制剂、奎尼丁。⑤其他降血糖药物如胰岛素、二甲双胍、阿卡波糖、胰岛素增敏剂。⑥β肾上腺受体阻滞剂，其可干扰低血糖时机体的升血糖反应，阻碍肝糖酵解，同时又可掩盖低血糖的症状。

（5）与下列药物合用，可增加高血糖发生的可能性。①糖皮质激素、雌激素、噻嗪类利尿剂、苯妥英钠、利福平。②β肾上腺受体阻滞剂，其可拮抗磺脲类药物的促胰岛素分泌作用，故也可致高血糖。

（6）其他注意事项。①不漏服、不重服，漏服时应尽快补上，如已接近下次用药时间，不能加倍用药。②用药期间应定期监测血常规、血糖、尿糖、尿酮体、尿蛋白和肝肾功能，并进行眼科检查。③体质虚弱、高热、恶心和呕吐、肾上腺皮质功能减退或垂体前叶功能减退者慎用。

## （四）处方案例点评 1

处方 1：×××× 医院医疗保险处方　医保内处方

定点医疗机构编码：××××

科室名称：内分泌科　　　　日期：××××　　　　　　药物金额：××

姓名：××　　　　　　　性别：男　　　　　年龄：45 岁　　　　病历号：××

| 临床诊断： | R：药品名称和规格 | 单次用量 | 用法 | 频次 | 数量 |
| --- | --- | --- | --- | --- | --- |
| 2 型糖尿病 | 格列齐特缓释片（30 毫克 / 片） | 2 片 | 口服 | 2 次 / 日 | 1 盒 |
| 消渴 | 消渴丸（2.5 克 /10 丸） | 10 丸 | 口服 | 3 次 / 日 | 1 瓶 |
| （气阴两虚证） | 盐酸二甲双胍缓释片（0.5 克 / 片） | 2 片 | 口服 | 2 次 / 日 | 3 盒 |
| | 医师签名：×× | | | | |

审核 / 调配签名：××　　　　　　核对 / 发药签名：××

1. 请遵医嘱用药；2. 请在窗口点清药品；3. 处方当日有效；4. 发出药品不予退换。

1. **处方判定**　该处方属于用药不适宜处方中的重复用药。

2. **处方分析**　该处方存在的主要问题是由于不了解中药复方制剂的组成而导致重复用药。消渴丸每 10 丸含 2.5 毫克格列本脲，患者每服用 2.5 克（10 丸）消渴丸即相当于服用了 2.5 毫克格列本脲，格列本脲与格列齐特缓释片同属于磺脲类胰岛素促泌剂，其主要不良反应为低血糖。格列本脲口服吸收好，蛋白结合率高，可达 95%，药物半衰期为 10小时，作用可持续时间为 24 小时，对于肝肾功能不全、年老、体弱者，若剂量偏大，则更易引起严重低血糖，甚至死亡。两药联用极易诱发低血糖、癫痫发作、脑血管意外及偏瘫等不良反应，严重时还有致死的危险。此外，即使是格列奈类胰岛素促泌剂（如瑞格列奈），因为与磺脲类药物的效应都是促胰岛素分泌，也不适宜和磺脲类以及消渴丸搭配使用。

3. **药师建议**　消渴丸与格列齐特缓释片不宜同时服用，避免因重复用药造成低血糖及增加肾脏毒性等不良反应，两者选择一种即可。

有研究采用 Meta 分析的方法系统评价了消渴丸对比格列本脲治疗 2 型糖尿病的疗效和安全性，结果显示，消渴丸治疗 2 型糖尿病的疗效和安全性均优于格列本脲，可显著改善患者糖化血红蛋白、空腹血糖、餐后 2 小时血糖水平和中医症状（如气短懒言、手足心热、心悸、失眠等）。本处方之中医诊断为消渴（气阴两虚证），可只用消渴丸，并应根据血糖情况调整剂量。

## （五）处方案例点评 2

| 处方 2：××××医院医疗保险处方 医保内处方 | | | | | |
|---|---|---|---|---|---|
| 定点医疗机构编码：×××× | | | | | |
| 科室名称：内分泌科 | 日期：×××× | | 药物金额：×× | | 病历号：×× |
| 姓名：×× | 性别：女 | | 年龄：50 岁 | | |
| **临床诊断：**<br>2 型糖尿病<br>消渴<br>（气阴两虚证）<br>肝硬化<br>咳嗽 | **R：**药品名称和规格<br>消渴丸（2.5 克/10 丸）<br>蜜炼川贝枇杷膏（345 克/瓶）<br><br>医师签名：×× | 单次用量<br>10 丸<br>22 克（约一汤匙） | 用法<br>口服<br>口服 | 频次<br>3 次/日<br>3 次/日 | 数量<br>1 瓶<br>1 瓶 |
| 审核/调配签名：×× | | 核对/发药签名：×× | | | |
| 1. 请遵医嘱用药；2. 请在窗口点清药品；3. 处方当日有效；4. 发出药品不予退换。 | | | | | |

1. **处方判定** 该处方属于用药不适宜处方中的遴选的药品不适宜、联合用药不适宜。

2. **处方分析** 消渴丸为中西药复合剂，每 10 丸含格列本脲 2.5 毫克。格列本脲通过增加门静脉胰岛素水平或对肝脏直接作用，抑制肝糖原分解和糖原异生作用，使肝生成和输出的葡萄糖减少；并且格列本脲在肝内代谢，由肝和肾排出各约 50%，因此有严重肝脏病变（如肝硬化）者应用磺脲类药易引起低血糖。对于有严重肝脏病变者不宜应用口服降糖药，应采用胰岛素治疗。蜜炼川贝枇杷膏的主要成分是川贝母、枇杷叶、桔梗、陈皮、水半夏、北沙参、五味子、款冬花、杏仁水、薄荷脑，适用于肺燥咳嗽，表现为干咳、咽喉疼痛、鼻唇干燥、痰少而质黏不易咯出。处方诊断缺少中医辨证，如果咳嗽是由外感风寒引起的，则不适合服用川贝枇杷膏，否则会导致病情加重。此外，蜜炼川贝枇杷膏辅料中含有蔗糖、蜂蜜，很可能引起血糖升高，加重糖尿病病情，所以糖尿病患者应忌服，并避免与降糖药配伍使用。

3. **药师建议** 本例不宜用消渴丸，应改用胰岛素治疗；诊断之"咳嗽"项下应添加中医辨证再选择用药，并避免使用含糖制剂。

### 参考文献

[1] 国家药典委员会. 中华人民共和国药典临床用药须知：中药成方制剂卷［M］. 北京：中国医药科技出版社，2010：590.

[2] 齐学林，瞿晓一. 消渴丸引起严重脱发 1 例［J］. 现代中医药，2003（2）：18.

[3] 方利华，胡守琪，张建钢. 常规量消渴丸致低血糖昏迷 20 例临床分析［J］. 实用糖尿病杂志，2007，3（6）：19.

[4] 汪永忠, 李颖, 李翔, 等. 消渴丸对比格列本脲治疗2型糖尿病疗效与安全性的系统评价 [J]. 中国药房, 2015, 26 (36): 5110–5112.

[5] 施向东. 消渴丸和格列本脲治疗2型糖尿病疗效观察 [J]. 社区中成药, 2015, 31 (10): 75–77.

[6] 刘峘, 谢雁鸣. 消渴丸上市后临床再评价文献综述 [J]. 中国中药杂志, 2011, 36 (20): 2851–2853.

# 第十节　安神剂

## 一、柏子养心丸

### （一）组成特点

柏子养心丸由柏子仁、党参、炙黄芪、川芎、当归、茯苓、制远志、酸枣仁、肉桂、醋五味子、半夏曲、炙甘草、朱砂组成。方中柏子仁甘平，归心、肾、大肠经，可滋阴养血、养心安神，为君药；党参、黄芪补气，当归、川芎补血，气血双补安神，为臣药；茯苓、肉桂、远志、半夏曲辛温，安神益智兼祛痰湿，酸枣仁、五味子酸平，宁心安神兼敛阴，朱砂重镇安神，共为佐药。甘草调和药性，为使药。其中含有毒性饮片朱砂，不宜大量服用，也不宜少量久服；孕妇及肝肾功能不全者禁用；不可与溴化物、碘化物药物同服。

### （二）功效特点

柏子养心丸能够补气、养血、安神，用于心气虚寒之心悸易惊、失眠多梦、健忘。现代临床常用于西医之神经衰弱、失眠、心脏神经症等的治疗。

### （三）使用特点

1. **规格**　10克/100粒。

2. **用法用量**　柏子养心丸含有毒性成分朱砂，所以在使用时应严格遵循说明书要求：口服，6克/次，2次/日，饭后服用。

3. **禁忌证**　阴虚火旺或肝阳上亢者禁用，孕妇及肝肾功能不全者禁用。

4. **不良反应**　朱砂的成分为硫化汞，在肠道遇到碘、溴化物，可生成有刺激性的碘化汞或溴化汞，引起赤痢样大便，从而导致严重的药源性肠炎。

5. **注意事项**　方中含有毒性饮片朱砂，不宜大量服用，也不宜少量久服，不可与溴化物、碘化物同服。

## （四）处方案例点评 1

处方 1：××××医院医疗保险处方　医保内处方

定点医疗机构编码：××××

科室名称：内科　　　　　　日期：××××　　　　　药物金额：××

姓名：××　　　　　　　　性别：女　　　　　　　年龄：57 岁　　　　　　　病历号：××

| 临床诊断： | R：药品名称和规格 | 单次用量 | 用法 | 频次 | 数量 |
|---|---|---|---|---|---|
| 更年期综合征 | 柏子养心丸（10 克 /100 粒） | 60 粒 | 口服 | 2 次 / 日 | 2 盒 |
| 失眠 | 加味逍遥丸（6 克 / 袋） | 1 袋 | 口服 | 2 次 / 日 | 2 盒 |
| （阴虚火旺证） | 医师签名：×× | | | | |

审核 / 调配签名：××　　　　　　　　核对 / 发药签名：××

1. 请遵医嘱用药；2. 请在窗口点清药品；3. 处方当日有效；4. 发出药品不予退换。

1. **处方判定**　该处方属于用药不适宜处方中的适应证不适宜。

2. **处方分析**　柏子养心丸中温热药偏多，且说明书中注意事项为阴虚火旺或肝阳上亢者禁用，而处方案例中患者之失眠属阴虚火旺证，其应用柏子养心丸，即点评为用药不适宜处方中的适应证不适宜。

3. **药师建议**　57 岁女性患者因失眠（阴虚火旺证）服用加味逍遥丸和柏子养心丸，用药不准确。建议将柏子养心丸改为滋阴清热、养心安神的百乐眠胶囊；或改为滋阴清热，用于治疗阴虚火旺引起的失眠烦躁的知柏地黄丸。

## （五）处方案例点评 2

处方 2：××××医院医疗保险处方　医保内处方

定点医疗机构编码：××××

科室名称：内科　　　　　　日期：××××　　　　　药物金额：××

姓名：××　　　　　　　　性别：男　　　　　　　年龄：75 岁　　　　　　　病历号：××

| 临床诊断： | R：药品名称和规格 | 单次用量 | 用法 | 频次 | 数量 |
|---|---|---|---|---|---|
| 失眠 | 柏子养心丸（10 克 /100 粒） | 60 粒 | 口服 | 2 次 / 日 | 2 盒 |
| 健忘 | 天王补心丸（9 克 / 丸） | 1 丸 | 口服 | 2 次 / 日 | 2 盒 |
| | 医师签名：×× | | | | |

审核 / 调配签名：××　　　　　　　　核对 / 发药签名：××

1. 请遵医嘱用药；2. 请在窗口点清药品；3. 处方当日有效；4. 发出药品不予退换。

1. **处方判定**  该处方属于用药不适宜处方中的重复用药和不规范处方中的临床诊断书写不全。

2. **处方分析**  柏子养心丸与天王补心丸均为治疗失眠的中成药，均含有毒性成分朱砂，合用有较高的中毒风险，可点评为用药不适宜处方中的重复用药。另外，使用含有毒性饮片成分的中成药时，应明确中医证型，处方中缺少中医证型诊断，可判定为不规范处方中的临床诊断书写不全。

3. **药师建议**  建议明确中医证型。如果患者气虚症状较为明显，宜单用柏子养心丸治疗，起始剂量为 6 克 / 次，2 次 / 日；如果患者有比较明显的阴虚津亏的情况，宜单用天王补心丸治疗，起始剂量为 9 克 / 次，2 次 / 日。

## （六）合理用药提示

柏子养心丸到底治疗哪一类型的失眠呢？从组方中含有党参、黄芪、当归等一系列补气养血药即可看出，它治疗的是气血两虚引起的失眠，主要表现为易醒和心悸，所以，耗伤气血之后出现失眠心慌的患者可以选用。需要注意的是，由于柏子养心丸中含有朱砂，产后哺乳期的女性慎用。

**参考文献**

[1] 国家药典委员会. 中华人民共和国药典：一部 [M]. 北京：中国医药科技出版社，2015.

[2] 黄振东. 朱砂安神丸等与碘、溴化物不宜并用 [J]. 中成药研究，1982（4）：45.

[3] 吴珂，陈海. 对症选安神中成药 [J]. 农村新技术，2014（10）：68.

[4] 黄广荣，黄紫娜. 柏子养心丸治疗心脏神经官能症 50 例临床观察 [J]. 内蒙古中医药，2016，35（8）：36-37.

# 二、清脑复神液

## （一）组成特点

清脑复神液由人参、黄芪、当归、鹿茸（去皮）、菊花、薄荷、柴胡、决明子、荆芥穗、丹参、远志、五味子、枣仁、莲子心、麦冬、百合、竹茹、黄芩、桔梗、陈皮、茯苓、甘草、半夏（制）、枳壳、干姜、石膏、冰片、大黄、木通、黄柏、柏子仁、莲子肉、知母、石菖蒲、川芎、赤芍、桃仁（炒）、红花、山楂、牛膝、白芷、藁本、蔓荆子、葛根、防风、羌活、钩藤、地黄组成。方中人参、黄芪、鹿茸益气，补肾阳；枣仁、远志、莲子心、柏子仁、钩藤清心安神，开窍。以上共为君药。丹参、川芎、红花活血化瘀，通络；薄荷、冰片、石菖蒲开窍醒神，助君药发挥活血清心、安神开窍之功。诸药共奏清心安神、化痰醒脑、活血通络之功。

## （二）功效特点

清脑复神液能够清心安神、化痰醒脑、活血通络，用于西医之神经衰弱、失眠、顽固性头痛、脑震荡后遗症等。临床还常用于认知障碍、老年慢性阻塞性肺疾病（COPD）患者睡眠障碍、抑郁症、各种头疼等的治疗。

## （三）使用特点

1. **规格** 10毫升/支。

2. **用法用量** 口服，轻症10毫升/次，重症20毫升/次，2次/日。

3. **禁忌证** 因方中含有石膏、大黄、冰片等寒凉药物及桃仁、红花、丹参等活血化瘀药物，故孕妇禁用。

4. **注意事项** 对乙醇过敏者慎用。

## （四）处方案例点评1

| 处方1：××××医院医疗保险处方　医保内处方 | | | | | |
|---|---|---|---|---|---|
| 定点医疗机构编码：×××× | | | | | |
| 科室名称：内科 | 日期：×××× | | 药物金额：×× | | |
| 姓名：×× | 性别：男 | | 年龄：63岁 | | 病历号：×× |
| **临床诊断：** | **R：药品名称和规格** | 单次用量 | 用法 | 频次 | 数量 |
| 失眠 | 清脑复神液（10毫升/支） | 2支 | 口服 | 3次/日 | 2盒 |
| 多梦 | 医师签名：×× | | | | |
| 审核/调配签名：×× | | 核对/发药签名：×× | | | |
| 1. 请遵医嘱用药；2. 请在窗口点清药品；3. 处方当日有效；4. 发出药品不予退换。 | | | | | |

1. **处方判定** 该处方属于用药不适宜处方中的用法用量不适宜和不规范处方中的临床诊断书写不全。

2. **处方分析** 清脑复神液说明书用法用量为轻症10毫升/次，重症20毫升/次，2次/日，该处方用量为20毫升/次，3次/日，可点评为用药不适宜处方中的用法用量不适宜。清脑复神液中含有毒性饮片半夏，使用时应明确患者的中医病证分型，但处方中缺少，可点评为临床诊断书写不全。

3. **药师建议** 处方中的单次用量应为重症患者用量，但诊断中没有明确说明患者为重症失眠。如果患者失眠情况严重，建议在诊断中说明；如果患者失眠未达到重症情况，建议起始剂量为 10 毫升 / 次，2 次 / 日。

## （五）处方案例点评 2

处方 2：×××× 医院医疗保险处方　医保内处方

定点医疗机构编码：××××

| 科室名称：内科 | 日期：×××× | | 药物金额：×× | |
| 姓名：×× | 性别：女 | 年龄：54 岁 | | 病历号：×× |

| 临床诊断： | R：药品名称和规格 | 单次用量 | 用法 | 频次 | 数量 |
| --- | --- | --- | --- | --- | --- |
| 焦虑 | 清脑复神液（10 毫升 / 支） | 1 支 | 口服 | 2 次 / 日 | 2 盒 |
| 神经衰弱 | 九味镇心颗粒（6 克 / 袋） | 1 袋 | 口服 | 3 次 / 日 | 3 盒 |
| | 医师签名：×× | | | | |

审核 / 调配签名：××　　　　　　　核对 / 发药签名：××

1. 请遵医嘱用药；2. 请在窗口点清药品；3. 处方当日有效；4. 发出药品不予退换。

1. **处方判定** 该处方属于用药不适宜处方中的重复用药和不规范处方中的临床诊断书写不全。

2. **处方分析** 清脑复神液和九味镇心颗粒均为治疗神经衰弱的中成药，二者均含有人参、枣仁、五味子、茯苓、远志等，重复药味占比很高，可点评为用药不适宜处方中的重复用药。清脑复神液中含有毒性饮片半夏，使用时应明确患者的中医病证分型，可点评为临床诊断书写不全。

3. **药师建议** 如果患者神经衰弱、失眠明显，建议单用清脑复神液治疗，起始剂量为 10 毫升 / 次，2 次 / 日；如果患者合并有比较明显的心脾两虚的情况，如神疲乏力、头晕、易汗出等，建议单用九味镇心颗粒治疗，起始剂量为 6 克 / 次，3 次 / 日。

### 参考文献

［1］国家药典委员会. 中华人民共和国药典：一部［M］. 北京：中国医药科技出版社，2015.

［2］李斌，葛玉霞，伍文彬，等. 清脑复神液治疗轻度认知障碍（肾虚痰瘀证）的疗效观察［J］. 时珍国医国药，2013，24（12）：2950-2952.

［3］黄鑫成，黄种杰，林福林，等. 清脑复神液治疗老年 COPD 睡眠障碍 89 例［J］. 临床肺科杂志，2013，18（3）：504-505.

[4]汤慧明. 清脑复神液治疗抑郁症43例［J］. 医药导报，2003（6）：400-401.

[5]范丽萍. 清脑复神液治疗头痛症158例［J］. 医药导报，2000（5）：460.

# 三、乌灵胶囊

## （一）组成特点

乌灵胶囊主要成分为乌灵菌粉。

## （二）功效特点

乌灵胶囊能够补肾健脑、养心安神，用于心肾不交所致的失眠、健忘、心悸心烦、神疲乏力、腰膝酸软、头晕耳鸣、少气懒言、脉细或沉无力。现代临床常用于治疗神经衰弱见上述证候者，以及焦虑症、抑郁症、心脏神经症等的治疗。

## （三）使用特点

1. **规格**　0.33 克 / 粒。

2. **用法用量**　口服，3 粒 / 次，3 次 / 日。

3. **禁忌证**　忌烟酒及辛辣、油腻食物。

4. **注意事项**　服药期间要保持情绪乐观，勿生气恼怒；孕妇慎用。

## （四）处方案例点评 1

| 处方 1：×××× 医院医疗保险处方　医保内处方 | | | | | |
|---|---|---|---|---|---|
| 定点医疗机构编码：×××× | | | | | |
| 科室名称：内科 | 日期：×××× | | 药物金额：×× | | |
| 姓名：×× | 性别：女 | | 年龄：56 岁 | | 病历号：×× |
| **临床诊断：** | **R：**药品名称和规格 | 单次用量 | 用法 | 频次 | 数量 |
| 焦虑 | 乌灵胶囊（0.33 克 / 粒） | 5 粒 | 口服 | 3 次 / 日 | 4 盒 |
| 失眠 | 医师签名：×× | | | | |
| 审核 / 调配签名：×× 　　　　　核对 / 发药签名：×× | | | | | |
| 1. 请遵医嘱用药；2. 请在窗口点清药品；3. 处方当日有效；4. 发出药品不予退换。 | | | | | |

1. **处方判定**　该处方属于用药不适宜处方中的用法用量不适宜。

2. **处方分析**　乌灵胶囊说明书中的用法用量为3粒/次，3次/日，而该处方用量为5粒/次，3次/日，可点评为用药不适宜处方中的用法用量不适宜。

3. **药师建议**　56岁女性患者因焦虑、失眠服用乌灵胶囊治疗，适应证准确，但5粒/次、3次/日的用量超过说明书日最大剂量，建议按说明书用法用量使用。

## （五）处方案例点评2

| 处方2：××××医院医疗保险处方　医保内处方 | | | | | |
|---|---|---|---|---|---|
| 定点医疗机构编码：×××× | | | | | |
| 科室名称：内科 | | 日期：×××× | | 药物金额：×× | |
| 姓名：×× | | 性别：女 | | 年龄：31岁 | 病历号：×× |
| **临床诊断：** | **R：药品名称和规格** | | 单次用量 | 用法 | 频次 | 数量 |
| 神经衰弱<br>妊娠状态 | 乌灵胶囊（0.33克/粒） | | 3粒 | 口服 | 3次/日 | 3盒 |
| | 医师签名：×× | | | | |
| 审核/调配签名：×× | | 核对/发药签名：×× | | | |
| 1. 请遵医嘱用药；2. 请在窗口点清药品；3. 处方当日有效；4. 发出药品不予退换。 | | | | | |

1. **处方判定**　该处方属于用药不适宜处方中的遴选的药品不适宜。

2. **处方分析**　乌灵胶囊说明书中注意事项为孕妇慎用，处方案例将本品给妊娠状态的女性服用，可点评为用药不适宜处方中的遴选的药品不适宜（特殊人群不适宜）。

3. **药师建议**　建议在医生指导下，换用符合患者中医证型的中成药，或由中医师开具孕妇可用的药食同源中药代茶饮。

**参考文献**

[1] 国家药典委员会. 中华人民共和国药典：一部［M］. 北京：中国医药科技出版社，2015.

[2] 耿露源. 乌灵胶囊治疗心脏神经官能症42例［J］. 中国中医药现代远程教育，2017，15（5）：92-94.

[3] 占丹红，支胜利. 乌灵胶囊治疗轻度抑郁症40例［J］. 医药导报，2010，29（8）：1032-1033.

[4] 李中，雷清锋，刘红英，等. 乌灵胶囊在焦虑症治疗中的临床应用评价——附60例分析［J］. 新医学，2010，41（1）：10-13.

# 四、安神补脑液

## （一）组成特点

安神补脑液由鹿茸、制何首乌、淫羊藿、干姜、甘草、大枣、维生素 $B_1$ 组成。方中鹿茸、淫羊藿药性甘温，补肾阳，益精血，共为君药。其中，鹿茸既能温肾壮阳，又能补益精血，养血安神；淫羊藿能温肾壮阳，强筋壮骨，用于肾阳不足、神疲乏力。何首乌补肝肾益精血，且温而不燥，配合君药，既温肾壮阳、补益精血，又有安神之功，为臣药。

## （二）功效特点

安神补脑液能够生精补髓、益气养血、强脑安神，用于肾精不足或气血两亏所致的头晕、乏力、健忘、失眠。现代临床常用于西医之神经衰弱、失眠等见上述证候者。

## （三）使用特点

1. **规格** 10毫升/支。

2. **用法用量** 口服，10毫升/次，2次/日。

3. **注意事项** 感冒发热患者不宜服用；有高血压、心脏病、肝病、糖尿病、肾病等慢性病且病情较严重者应在医师指导下服用。

## （四）处方案例点评1

| 处方1：××××医院医疗保险处方　医保内处方 | | | | | |
|---|---|---|---|---|---|
| 定点医疗机构编码：×××× | | | | | |
| 科室名称：内科 | 日期：×××× | | 药物金额：×× | | |
| 姓名：×× | 性别：女 | | 年龄：47岁 | | 病历号：×× |
| **临床诊断：** | **R：药品名称和规格** | 单次用量 | 用法 | 频次 | 数量 |
| 神经衰弱 | 安神补脑液（10毫升/支） | 1支 | 口服 | 2次/日 | 2盒 |
| 上呼吸道感染 | 连花清瘟颗粒（6克/袋） | 1袋 | 口服 | 3次/日 | 2盒 |
| 咽痛 | | | | | |
| 发热 | 医师签名：×× | | | | |
| 审核/调配签名：×× | 核对/发药签名：×× | | | | |
| 1. 请遵医嘱用药；2. 请在窗口点清药品；3. 处方当日有效；4. 发出药品不予退换。 | | | | | |

1. **处方判定**  该处方属于用药不适宜处方中的联合用药不适宜。

2. **处方分析**  安神补脑液方中温补药偏多，说明书中注意事项为感冒发热患者不宜服用，且处方中的连花清瘟颗粒亦不宜与滋补性中成药同服。可点评为用药不适宜处方中的联合用药不适宜。

3. **药师建议**  如患者是失眠期间出现感冒发热症状，建议将安神补脑液改为刺五加胶囊、乌灵胶囊等。

## （五）处方案例点评 2

处方 2：×××× 医院医疗保险处方  医保内处方

定点医疗机构编码：××××

| 科室名称：内科 | 日期：×××× | 药物金额：×× | |
|---|---|---|---|
| 姓名：×× | 性别：女 | 年龄：35 岁 | 病历号：×× |

| 临床诊断： | **R**：药品名称和规格 | 单次用量 | 用法 | 频次 | 数量 |
|---|---|---|---|---|---|
| 失眠 健忘 （气血两虚证） | 安神补脑液（10 毫升 / 支） | 1 支 | 口服 | 3 次 / 日 | 2 盒 |
| | 医师签名：×× | | | | |

审核 / 调配签名：××　　　　　　　　核对 / 发药签名：××

1. 请遵医嘱用药；2. 请在窗口点清药品；3. 处方当日有效；4. 发出药品不予退换。

1. **处方判定**  该处方属于用药不适宜处方中的用法用量不适宜。、

2. **处方分析**  安神补脑液说明书中的用法用量为 10 毫升 / 次，2 次 / 日，该处方用量为 10 毫升 / 次，3 次 / 日，超过说明书日最大剂量，可点评为用药不适宜处方中的用法用量不适宜。

3. **药师建议**  35 岁女性患者因失眠、健忘（气血两虚证）服用安神补脑液治疗，药证相符，但安神补脑液单次用量偏大，建议起始剂量为 10 毫升 / 次，2 次 / 日。

### 参考文献

[1] 国家药典委员会. 中华人民共和国药典：一部 [M]. 北京：中国医药科技出版社，2015.

[2] 马岳青. 安神补脑液治疗神经衰弱 184 例 [J]. 吉林中医药，1998（4）：62.

[3] 武西方，刘德胜. 安神补脑液治疗失眠 46 例 [J]. 吉林中医药，1997（4）：11.

# 五、活力苏口服液

## （一）组成特点

活力苏口服液由制何首乌、淫羊藿、制黄精、枸杞子、黄芪、丹参组成；辅料为聚山梨酯 80、氢氧化钠。方中何首乌既能补肾滋阴，又能益精养血，治疗肝肾阴虚之腰膝酸软、须发早白；淫羊藿性温，入肝、肾二经，既能补肝肾强筋骨，又能助阳益精，治疗肾阳亏虚之证。二药共为君药。黄精补气养阴，健脾润肺益肾，枸杞子滋肾养肝，二药可增强君药益气补血、滋养肝肾之功。黄芪补气升阳，增强君臣药的作用；丹参活血清心，寓行于补，寓清于温，调和药性，共为佐使药。

## （二）功效特点

活力苏口服液能够益气补血、滋养肝肾，用于年老体弱，精神萎靡，失眠健忘，眼花耳聋，脱发或头发早白等属气血不足、肝肾亏虚者。现代临床常用于神经衰弱、失眠、斑秃、更年期综合征等的治疗。

## （三）使用特点

1. **规格**　10毫升/支。
2. **用法用量**　口服，10毫升/次，1次/日，睡前服。
3. **注意事项**　孕妇、高血压、糖尿病患者应在医师指导下服用；外感或实热内盛者不宜服用。

## （四）处方案例点评1

| 处方1：××××医院医疗保险处方　医保内处方 | | | | | |
|---|---|---|---|---|---|
| 定点医疗机构编码：×××× | | | | | |
| 科室名称：内科 | 日期：×××× | | 药物金额：×× | | |
| 姓名：×× | 性别：男 | | 年龄：55岁 | | 病历号：×× |
| **临床诊断：** | **R：药品名称和规格** | 单次用量 | 用法 | 频次 | 数量 |
| 神经衰弱 | 活力苏口服液（10毫升/支） | 1支 | 口服 | 1次/日 | 1盒 |
| 失眠 | 安神补脑液（10毫升/支） | 1支 | 口服 | 2次/日 | 2盒 |
| | 医师签名：×× | | | | |
| 审核/调配签名：×× | | 核对/发药签名：×× | | | |
| 1. 请遵医嘱用药；2. 请在窗口点清药品；3. 处方当日有效；4. 发出药品不予退换。 | | | | | |

**1. 处方判定**　该处方属于用药不适宜处方中的重复用药。

**2. 处方分析**　活力苏口服液与安神补脑液均为治疗神经衰弱、气血亏虚的中成药，均含有何首乌、淫羊藿，药性温热，二者足量联用，可点评为用药不适宜处方中的重复用药。

**3. 药师建议**　如果患者神经衰弱兼脱发或头发早白，建议单用活力苏口服液，起始剂量为 10 毫升 / 次，1 次 / 日，睡前服；如果患者合并有比较明显的气血亏虚情况，建议单用安神补脑液治疗，起始剂量为 10 毫升 / 次，2 次 / 日。

### （五）处方案例点评 2

处方 2：×××× 医院医疗保险处方　医保内处方

定点医疗机构编码：××××

科室名称：内科　　　　　日期：××××　　　　　药物金额：××

姓名：××　　　　　性别：女　　　　　年龄：39 岁　　　　　病历号：××

| 临床诊断： | **R:** 药品名称和规格 | 单次用量 | 用法 | 频次 | 数量 |
| --- | --- | --- | --- | --- | --- |
| 神经衰弱 | 活力苏口服液（10 毫升 / 支） | 2 支 | 口服 | 1 次 / 日 | 1 盒 |
| 失眠 | 牛黄解毒丸（3 克 / 丸） | 1 丸 | 口服 | 2 次 / 日 | 2 合 |
| 热结便秘 | 医师签名：×× | | | | |

审核 / 调配签名：××　　　　　核对 / 发药签名：××

1. 请遵医嘱用药；2. 请在窗口点清药品；3. 处方当日有效；4. 发出药品不予退换。

**1. 处方判定**　该处方属于用药不适宜处方中的联合用药不适宜。

**2. 处方分析**　活力苏口服液能够益气补血、滋养肝肾，用于年老体弱，精神萎靡，失眠健忘，眼花耳聋，脱发或头发早白等属气血不足、肝肾亏虚者。本方温热滋补药偏多，说明书中注意事项为外感或实热内盛者不宜服用。且活力苏口服液与牛黄解毒丸一补一泻，药性相反，不宜同用。处方中二药联用，可点评为用药不适宜处方中的联合用药不适宜。

**3. 药师建议**　如患者是失眠期间出现热结便秘症状，建议考虑心肝火旺所致失眠的可能性，或者换用药性平和的安神中成药。

### 参考文献

［1］国家药典委员会. 中华人民共和国药典：一部［M］. 北京：中国医药科技出版社，2015.

［2］刘赵明. 活力苏口服液在治疗斑秃中的应用——附：180 例病例报告［J］. 成都中医药大学学报，2009，32（4）：26–27.

［3］兰培敏，陈汉玉，范利锋，等. 活力苏口服液治疗更年期综合征的疗效及对内分泌、细胞免疫功能的调节作用［J］. 中国中医药信息杂志，2006（1）：57.

［4］许良，胡晔，郑舜华. 活力苏口服液治疗肝肾精血亏虚型神经衰弱临床疗效的观察［J］. 成都中医药大学学报，2004（1）：41–43.

# 六、百乐眠胶囊

## （一）组成特点

百乐眠胶囊由百合、刺五加、首乌藤、合欢花、珍珠母、石膏、酸枣仁、茯苓、远志、玄参、生地黄、麦冬、五味子、灯心草、丹参组成。方中百合滋阴清热，清心安神，用于虚烦不眠；刺五加益气健脾，补肾安神，用于脾虚乏力、失眠多梦。二药共为君药。何首乌、远志、合欢花、酸枣仁、茯苓增强君药滋阴宁心安神之功；珍珠母入肝、心经，石膏寒凉，配合君药清热疏肝安神。以上共为臣药。

## （二）功效特点

百乐眠胶囊能够滋阴清热、养心安神，用于肝郁阴虚型失眠，症见入睡困难、多梦易醒、醒后不眠、头晕乏力、烦躁易怒、心悸不安等。现代临床常用于治疗失眠、神经衰弱、更年期综合征等见上述表现者。

## （三）使用特点

1. **规格**　0.27克/粒。

2. **用法用量**　口服，4粒/次，2次/日，14日为一个疗程。

3. **禁忌证**　方中含有清热活血药物，孕妇禁用。

4. **注意事项**　服药期间保持情绪乐观，切忌生气恼怒；有高血压、心脏病、糖尿病、肝病、肾病等慢性病且病情较严重者应在医师指导下服用。

## （四）处方案例点评1

| 处方1：××××医院医疗保险处方　医保内处方 | | | | |
|---|---|---|---|---|
| 定点医疗机构编码：×××× | | | | |
| 科室名称：内科 | 日期：×××× | | 药物金额：×× | |
| 姓名：×× | 性别：女 | | 年龄：59岁 | 病历号：×× |

| 临床诊断： | R：药品名称和规格 | 单次用量 | 用法 | 频次 | 数量 |
|---|---|---|---|---|---|
| 更年期综合征 | 百乐眠胶囊（0.27克/粒） | 5粒 | 口服 | 2次/日 | 2盒 |
| 失眠 | 加味逍遥丸（6克/袋） | 1袋 | 口服 | 2次/日 | 2盒 |
| | 医师签名：×× | | | | |

审核/调配签名：××　　　　　核对/发药签名：××
1. 请遵医嘱用药；2. 请在窗口点清药品；3. 处方当日有效；4. 发出药品不予退换。

1. **处方判定** 该处方属于用药不适宜处方中的用法用量不适宜。

2. **处方分析** 百乐眠胶囊说明书用法用量为4粒/次，2次/日；该处方用量为5粒/次，2次/日，超过说明书日最大剂量。可点评为用药不适宜处方中的用法用量不适宜。

3. **药师建议** 百乐眠胶囊单次用量偏大，建议起始剂量为4粒/次，2次/日。

## （五）处方案例点评2

处方2：××××医院医疗保险处方　医保内处方

定点医疗机构编码：××××

| 科室名称：内科 | | 日期：×××× | | 药物金额：×× | | |
|---|---|---|---|---|---|---|
| 姓名：×× | | 性别：女 | | 年龄：54岁 | | 病历号：×× |

| 临床诊断： | **R:** 药品名称和规格 | 单次用量 | 用法 | 频次 | 数量 |
|---|---|---|---|---|---|
| 失眠<br>（肝气郁结证） | 百乐眠胶囊（0.27克/粒） | 4粒 | 口服 | 2次/日 | 2盒 |
| | 解郁安神颗粒（5克/袋） | 1袋 | 口服 | 2次/日 | 2盒 |
| | 医师签名：×× | | | | |

| 审核/调配签名：×× | 核对/发药签名：×× |
|---|---|

1. 请遵医嘱用药；2. 请在窗口点清药品；3. 处方当日有效；4. 发出药品不予退换。

1. **处方判定** 该处方属于用药不适宜处方中的重复用药。

2. **处方分析** 百乐眠胶囊和解郁安神颗粒均为治疗失眠（肝气郁结证）的中成药，二者同用可点评为用药不适宜处方中的重复用药。

3. **药师建议** 54岁女性患者因失眠（肝气郁结证）服用百乐眠胶囊和解郁安神颗粒治疗，药证相符，但两药作用相似，含有百合、酸枣仁、茯苓、远志等相同成分，且用量均为最大剂量，并不妥。如果患者肝郁情况明显，建议单用解郁安神颗粒治疗，起始剂量为5克/次，2次/日；如果患者阴虚火旺情况明显，建议单用百乐眠胶囊治疗，起始剂量为4粒/次，2次/日。

## （六）合理用药提示

俗话说"阳入于阴则寐，阳出于阴则寤"，不寐就是阴阳失调，而最常见的就是阴虚。百乐眠胶囊就是一个以养阴补阴为主，用于治疗失眠的中成药，方中百合、首乌藤、玄参、生地黄、麦冬都是经典的养阴中药。需要注意的是，由于方中含有首乌藤，服药期间应定期监测肝功能。

**参考文献**

［1］国家药典委员会. 中华人民共和国药典：一部［M］. 北京：中国医药科技出版社，2015.

［2］张东，于逢春，罗斌，等. 百乐眠胶囊治疗失眠症85例［J］. 南京中医药大学学报，2015，31（5）：

488–490.

[3] 司静文, 石子璇, 赵娇, 等. 百乐眠胶囊治疗女性更年期失眠症的疗效观察 [J]. 陕西中医, 2014, 35 (1): 46–47.

# 七、甜梦胶囊

## （一）组成特点

甜梦胶囊由刺五加、黄精、蚕蛾、桑椹、党参、黄芪、砂仁、枸杞子、山楂、熟地黄、淫羊藿（制）、陈皮、茯苓、马钱子（制）、法半夏、泽泻、山药组成。方中熟地黄、淫羊藿、黄精补肾，党参、黄芪补气行气，五药共奏补肾益气之功，共为君药。茯苓、刺五加、山药健脾养心，共为臣药。

## （二）功效特点

甜梦胶囊能够益气补肾、健脾和胃、养心安神，用于脾肾两虚之头晕耳鸣、视减听衰、失眠健忘、食欲不振、腰膝酸软、心慌气短。本方对西医之脑卒中后遗症、脑功能减退、冠状血管疾患、脑血管栓塞神经衰弱、脱发也有一定作用。

## （三）使用特点

1. **规格**　0.4 克 / 粒。
2. **用法用量**　口服，3 粒 / 次，2 次 / 日。

## （四）处方案例点评 1

| 处方 1：××××医院医疗保险处方　医保内处方 | | | | |
|---|---|---|---|---|
| 定点医疗机构编码：×××× | | | | |
| 科室名称：内科 | 日期：×××× | | 药物金额：×× | |
| 姓名：×× | 性别：女 | | 年龄：69 岁 | 病历号：×× |
| **临床诊断：** | **R：药品名称和规格** | 单次用量 | 用法 | 频次 | 数量 |
| 脑血栓形成 | 甜梦胶囊（0.4 克 / 粒） | 3 粒 | 口服 | 2 次 / 日 | 2 盒 |
| 失眠 | 刺五加片（0.25 克 / 片） | 3 片 | 口服 | 2 次 / 日 | 2 盒 |
| 多梦 | | | | | |
| （心肾不交证） | 医师签名：×× | | | | |
| 审核 / 调配签名：×× | 核对 / 发药签名：×× | | | | |
| 1. 请遵医嘱用药；2. 请在窗口点清药品；3. 处方当日有效；4. 发出药品不予退换。 | | | | | |

**1. 处方判定**　该处方属于用药不适宜处方中的重复用药。

**2. 处方分析**　甜梦胶囊和刺五加片均为治疗失眠的中成药，均含有刺五加，二者足量联用可点评为用药不适宜处方中的重复用药。

**3. 药师建议**　如果患者只患有失眠，建议单用刺五加片治疗，起始剂量为 2～3 片 / 次，2 次 / 日；如果患者脑血栓形成合并有脾肾两虚的情况如视减听衰、失眠健忘、食欲不振、腰膝酸软等，建议单用甜梦胶囊治疗，起始剂量为 3 粒 / 次，2 次 / 日。

## （五）处方案例点评 2

处方 2：××××医院医疗保险处方　医保内处方

定点医疗机构编码：××××

| 科室名称：内科 | 日期：×××× | | 药物金额：×× | | | |
|---|---|---|---|---|---|---|
| 姓名：×× | 性别：女 | | 年龄：59 岁 | | | 病历号：×× |
| **临床诊断：** | **R：药品名称和规格** | 单次用量 | 用法 | 频次 | 数量 | |
| 更年期综合征 | 甜梦胶囊（0.4 克 / 粒） | 4 粒 | 口服 | 2 次 / 日 | 2 盒 | |
| 失眠 | 坤泰胶囊（0.5 克 / 粒） | 4 粒 | 口服 | 3 次 / 日 | 3 盒 | |
| | 医师签名：×× | | | | | |

审核 / 调配签名：××　　　　　　核对 / 发药签名：××

1. 请遵医嘱用药；2. 请在窗口点清药品；3. 处方当日有效；4. 发出药品不予退换。

**1. 处方判定**　该处方属于用药不适宜处方中的用法用量不适宜和不规范处方中的临床诊断书写不全。

**2. 处方分析**　甜梦胶囊含有毒性饮片马钱子，使用时应明确患者的中医病证分型。甜梦胶囊的说明书用法用量为 3 粒 / 次，2 次 / 日，该处方用量为 4 粒 / 次，2 次 / 日，超过说明书日最大剂量，可点评为用药不适宜处方中的用法用量不适宜。

**3. 药师建议**　补充失眠的中医病证分型。处方中甜梦胶囊单次用量偏大，建议严格按照说明书用法用量使用，起始剂量为 3 粒 / 次，2 次 / 日。

### 参考文献

[1] 国家药典委员会. 中华人民共和国药典：一部 [M]. 北京：中国医药科技出版社, 2015.

[2] 曾永青. 甜梦胶囊治疗更年期综合征失眠的临床观察 [J]. 亚太传统医药, 2010, 6 (7)：29-31.

[3] 梁宏光, 王淑莲, 雍生满, 等. 甜梦胶囊治疗广泛性焦虑症的疗效分析 [J]. 宁夏医学杂志, 2008 (9)：838-839.

# 第十一节　止血剂

## 一、断血流颗粒

### （一）组成特点

断血流颗粒的成分为断血流。断血流为唇形科植物灯笼草或风轮菜的干燥地上部分。

### （二）功效特点

断血流颗粒能够凉血止血，用于血热妄行所致的月经过多、吐血、衄血、咯血、尿血、便血之血色鲜红或紫红者，亦用于西医之功能失调性子宫出血、子宫肌瘤出血、单纯性紫癜、原发性血小板减少性紫癜见上述证候者。

### （三）使用特点

1. **规格**　10克/袋。

2. **用法用量**　口服，10克/次，3次/日。

### （四）处方案例点评1

| 处方1：××××医院医疗保险处方　医保内处方 | | | | | |
|---|---|---|---|---|---|
| 定点医疗机构编码：×××× | | | | | |
| 科室名称：内科 | | 日期：×××× | | 药物金额：×× | |
| 姓名：×× | | 性别：女 | | 年龄：27岁 | 病历号：×× |
| **临床诊断：**<br>产后 | **R：药品名称和规格**<br>断血流颗粒（10克/袋） | | 单次用量<br>1袋 | 用法<br>口服 | 频次<br>3次/日 | 数量<br>2盒 |
| | 医师签名：×× | | | | |
| 审核/调配签名：×× | | 核对/发药签名：×× | | | |
| 1. 请遵医嘱用药；2. 请在窗口点清药品；3. 处方当日有效；4. 发出药品不予退换。 | | | | | |

1. **处方判定**　该处方属于用药不适宜处方中的适应证不适宜。

2. **处方分析** 断血流颗粒用于血热妄行所致的月经过多、吐血、衄血、咯血、尿血、便血而血色鲜红或紫红者；或西医之功能失调性子宫出血、子宫肌瘤出血、单纯性紫癜、原发性血小板减少性紫癜见上述证候者。该处方案例之诊断仅为产后，无出血诊断，可点评为用药不适宜处方中的适应证不适宜。

3. **药师建议** 若患者出现出血症状，应在诊断中写明产后出血；若患者无出血症状，产后给予常规观察治疗即可。

### （五）处方案例点评 2

<table>
<tr><td colspan="6" align="center">处方 2：××××医院医疗保险处方　医保内处方</td></tr>
<tr><td colspan="6">定点医疗机构编码：××××</td></tr>
<tr><td colspan="2">科室名称：内科</td><td colspan="2">日期：××××</td><td colspan="2">药物金额：××</td></tr>
<tr><td colspan="2">姓名：××</td><td colspan="2">性别：女</td><td>年龄：45 岁</td><td>病历号：××</td></tr>
<tr><td>临床诊断：</td><td>R：药品名称和规格</td><td>单次用量</td><td>用法</td><td>频次</td><td>数量</td></tr>
<tr><td>月经过多</td><td>断血流颗粒（10 克 / 袋）</td><td>2 袋</td><td>口服</td><td>3 次 / 日</td><td>2 盒</td></tr>
<tr><td></td><td colspan="5">医师签名：××</td></tr>
<tr><td colspan="3">审核 / 调配签名：××</td><td colspan="3">核对 / 发药签名：××</td></tr>
<tr><td colspan="6">1. 请遵医嘱用药；2. 请在窗口点清药品；3. 处方当日有效；4. 发出药品不予退换。</td></tr>
</table>

1. **处方判定** 该处方属于用药不适宜处方中的用法用量不适宜。

2. **处方分析** 断血流颗粒说明书用法用量为口服，10 克 / 次，3 次 / 日；该处方用量为 20 克 / 次，2 次 / 日，超过说明书日最大剂量。可点评为用药不适宜处方中的用法用量不适宜。

3. **药师建议** 处方中断血流颗粒单次用量偏大，建议起始剂量为 10 克 / 次，2 次 / 日。另外，月经过多的原因和证型也比较复杂，不建议单纯服用止血类中成药，应当进一步诊治。

### 参考文献

［1］国家药典委员会. 中华人民共和国药典：一部［M］. 北京：中国医药科技出版社，2015.

［2］王虹，李红梅. 断血流颗粒联合米索前列醇治疗剖宫产后出血的疗效观察［J］. 现代药物与临床，2016，31（10）：1624-1627.

［3］杨明英. 断血流颗粒预防上环术后月经过多 100 例［J］. 医药论坛杂志，2004（1）：36-38.

# 二、裸花紫珠片

## （一）组成特点

裸花紫珠片由裸花紫珠组成。

## （二）功效特点

裸花紫珠片能够消炎、解毒、收敛、止血，用于西医之细菌感染引起的炎症、急性传染性肝炎、呼吸道及消化道出血。

## （三）使用特点

1. **规格**　0.5 克 / 片。

2. **用法用量**　口服，1 克 / 次，3 次 / 日。

## （四）处方案例点评 1

| 处方 1：××××医院医疗保险处方　医保内处方 | | | | | |
|---|---|---|---|---|---|
| 定点医疗机构编码：×××× | | | | | |
| 科室名称：内科 | | 日期：×××× | 药物金额：×× | | |
| 姓名：×× | | 性别：女 | 年龄：57 岁 | | 病历号：×× |
| **临床诊断：**<br>痔疮 | **R：**药品名称和规格<br>裸花紫珠片（0.5 克 / 片） | | 单次用量<br>2 片 | 用法<br>口服 | 频次<br>3 次 / 日 | 数量<br>2 盒 |
| | 医师签名：×× | | | | |
| 审核 / 调配签名：×× | | 核对 / 发药签名：×× | | | |
| 1. 请遵医嘱用药；2. 请在窗口点清药品；3. 处方当日有效；4. 发出药品不予退换。 | | | | | |

1. **处方判定**　该处方属于合理处方。

2. **处方分析**　裸花紫珠片可用于消化道出血。该处方案例诊断为痔疮，而痔疮常常伴有出血，可点评为合理处方。

3. **药师建议**　57 岁女性患者因痔疮服用裸花紫珠片治疗，适应证准确，1 克 / 次、3 次 / 日的用量亦符合规定。

## （五）处方案例点评 2

处方 2：××××医院医疗保险处方　医保内处方

定点医疗机构编码：××××

| 科室名称：内科 | | 日期：×××× | | 药物金额：×× | | | |
| --- | --- | --- | --- | --- | --- | --- | --- |
| 姓名：×× | | 性别：男 | | 年龄：55 岁 | | 病历号：×× | |

| 临床诊断：<br>细菌性胃肠炎 | **R**：药品名称和规格 | 单次用量 | 用法 | 频次 | 数量 |
| --- | --- | --- | --- | --- | --- |
| | 裸花紫珠片（0.5 克 / 片） | 4 片 | 口服 | 3 次 / 日 | 2 盒 |
| | 葛根芩连丸（1 克 / 袋） | 3 袋 | 口服 | 3 次 / 日 | 2 盒 |
| | 医师签名：×× | | | | |

| 审核 / 调配签名：×× | 核对 / 发药签名：×× |
| --- | --- |

1. 请遵医嘱用药；2. 请在窗口点清药品；3. 处方当日有效；4. 发出药品不予退换。

1. **处方判定**　该处方属于用药不适宜处方中的用法用量不适宜。

2. **处方分析**　裸花紫珠片说明书用法用量为口服，1 克 / 次，3 次 / 日；该处方用量为 2 克（4 片）/ 次，3 次 / 日，超过说明书日最大剂量。可点评为用药不适宜处方中的用法用量不适宜。

3. **药师建议**　处方中裸花紫珠片单次用量偏大，建议起始剂量为 1 克（2 片）/ 次，3 次 / 日。

## 参考文献

［1］国家药典委员会. 中华人民共和国药典：一部［M］. 北京：中国医药科技出版社，2015.

［2］席作武，高宗跃，牛明了. 裸花紫珠片治疗肛肠病术后出血临床研究［J］. 中医学报，2010，25（1）：136–137.

［3］刘丰，张继民，游伟. 裸花紫珠片治疗内痔出血 126 例［J］. 实用医学杂志，2008（5）：813–814.

［4］陈勇明，何荣诗，梁敏婷. 裸花紫珠片治疗急性扁桃体炎的疗效观察［J］. 中国医师杂志，2004（S1）：237–238.

［5］林小慧，游泽山，张彩，等. 裸花紫珠片预防人工流产术后出血感染的疗效观察［J］. 医药论坛杂志，2004（21）：30–32.

［6］符健，邝少轶，王世雄. 裸花紫珠片的抗菌消炎和止血作用研究［J］. 海南大学学报（自然科学版），2002（2）：154–157.

# 三、三七片

## （一）组成特点

三七片由三七组成。

## （二）功效特点

三七片能够散瘀止血、消肿止痛，用于外伤出血、跌扑肿痛。现代临床常用于西医内科之冠心病心绞痛、心律失常、高脂血症等，妇科之出血症如崩漏，以及外科之跌打损伤所致出血等的治疗。

## （三）使用特点

1. **规格**　0.6 克 / 片。

2. **用法用量**　口服，2~6 片 / 次，3 次 / 日。

3. **禁忌证**　孕妇忌服，肝肾功能异常者禁用。

4. **注意事项**　高血压、心脏病、肝病、糖尿病、肾病等慢性病病情严重者应在医师指导下服用；如出血较多或不止者，应及时就医。

## （四）处方案例点评 1

| 处方 1：×××× 医院医疗保险处方　医保内处方 | | | | | |
|---|---|---|---|---|---|
| 定点医疗机构编码：×××× | | | | | |
| 科室名称：内科 | | 日期：×××× | 药物金额：×× | | |
| 姓名：×× | | 性别：女 | 年龄：49 岁 | | 病历号：×× |
| **临床诊断：**腰部扭伤 | **R：药品名称和规格**<br>三七片（0.6 克 / 片）<br>云南白药气雾剂（50 克 / 瓶，气雾剂；60 克 / 瓶，保险液） | 单次用量<br>5 片<br>5 克 | 用法<br>口服<br>外用 | 频次<br>3 次 / 日<br>3 次 / 日 | 数量<br>4 盒<br>3 盒 |
| | 医师签名：×× | | | | |
| 审核 / 调配签名：×× | | 核对 / 发药签名：×× | | | |
| 1. 请遵医嘱用药；2. 请在窗口点清药品；3. 处方当日有效；4. 发出药品不予退换。 | | | | | |

1. **处方判定**　该处方属于不规范处方中的门诊处方超过 7 日用量。

**2. 处方分析** 三七片主要用于腰部扭伤初期止血散瘀，说明书规格为 0.6 克 / 片，60 片 / 盒，该处方开具数量为 4 盒，可服用 16 日，明显超过 7 日用量。因此可点评为不规范处方中的门诊处方超过 7 日用量。

**3. 药师建议** 49 岁女性患者腰部扭伤使用三七片治疗，适应证准确，但开具数量超过 7 日用量。三七片主要用于腰部扭伤初期止血散瘀，建议只开具 2 盒即可。

### （五）处方案例点评 2

处方 2：×××× 医院医疗保险处方　医保内处方

定点医疗机构编码：××××

| 科室名称：内科 | 日期：×××× | | 药物金额：×× | | |
|---|---|---|---|---|---|
| 姓名：×× | 性别：男 | | 年龄：23 岁 | | 病历号：×× |

| 临床诊断： | R：药品名称和规格 | 单次用量 | 用法 | 频次 | 数量 |
|---|---|---|---|---|---|
| 胫骨骨折 | 三七片（0.6 克 / 片） | 3 片 | 口服 | 2 次 / 日 | 2 盒 |
| 行动不便 | 跌打丸（3 克 / 丸） | 1 丸 | 口服 | 2 次 / 日 | 2 盒 |
| | 医师签名：×× | | | | |

审核 / 调配签名：××　　　　　　核对 / 发药签名：××

1. 请遵医嘱用药；2. 请在窗口点清药品；3. 处方当日有效；4. 发出药品不予退换。

**1. 处方判定** 该处方属于用药不适宜处方中的重复用药。

**2. 处方分析** 三七片和跌打丸均为治疗跌打损伤的中成药，主要成分均为三七，二者同用可点评为用药不适宜处方中的重复用药。

**3. 药师建议** 23 岁男性患者因胫骨骨折服用三七片和跌打丸治疗，用药对证，但二者主药均为三七，重复使用会增加患者出现不良反应的概率。根据患者情况可以单独服用一种，也可以两种药物交替服用。三七片，建议起始剂量为 3 ~ 5 片 / 次，1 ~ 2 次 / 日；跌打丸，建议起始剂量为 3 克 / 次，2 次 / 日。

### 参考文献

［1］国家药典委员会. 中华人民共和国药典：一部［M］. 北京：中国医药科技出版社，2015.

［2］杨芳，彭兆文. 三七片治疗肋软骨炎疗效分析［J］. 中国厂矿医学，2001（6）：68-69.

［3］徐倩，王巨鑫，邓同乐. 三七的现代功用研究概况［J］. 科技视界，2012（28）：17-29.

［4］刘效军. 三七的现代临床应用［J］. 光明中医，2011，26（11）：2355-2356.

［5］李冠烈. 三七的现代研究与进展（二）［J］. 世界中西医结合杂志，2008（11）：687-691.

［6］李冠烈. 三七的现代研究与进展（一）［J］. 世界中西医结合杂志，2008（10）：619-623.

# 第十二节 祛瘀剂

## 一、麝香保心丸

### （一）组成特点

麝香保心丸由人工麝香、人参提取物、人工牛黄、肉桂、苏合香、蟾酥、冰片组成。方中人工麝香活血化瘀、开窍止痛为君药。人参提取物益气行滞，肉桂温阳通脉，蟾酥开窍止痛，苏合香芳香温通，共为臣药。人工牛黄开窍醒神，冰片开窍止痛，共为佐药。诸药合用，共奏芳香温通、开窍止痛、益气强心之功。方中蟾酥有毒，不宜过用、久用。

### （二）功效特点

麝香保心丸芳香温通、益气强心，用于气滞血瘀所致的胸痹，症见心前区疼痛、固定不移。现代临床常用于西医之冠心病、心绞痛、心肌梗死见上述证候者。

### （三）使用特点

1. **规格** 22.5毫克/丸。

2. **用法用量** 本品含有毒性饮片蟾酥，使用时必须按照说明书用法用量服用：口服，1~2丸/次，3次/日；或症状发作时服用。

3. **禁忌证** 孕妇及对本品过敏者禁用。

4. **不良反应** 有文献报道本品不良反应集中表现有麻舌感、口麻木、恶心、呕吐、胃肠不适、皮疹、头晕等。

5. **注意事项** 本品有强心作用，不宜与洋地黄类药物同用。

## （四）处方案例点评1

| 处方1：××××医院医疗保险处方　医保内处方 | | | | | |
|---|---|---|---|---|---|
| 定点医疗机构编码：×××× | | | | | |
| 科室名称：内科 | 日期：×××× | | 药物金额：×× | | |
| 姓名：×× | 性别：男 | 年龄：65岁 | | | 病历号：×× |
| **临床诊断：** 冠心病心绞痛 | **R：药品名称和规格** | 单次用量 | 用法 | 频次 | 数量 |
| | 麝香保心丸（22.5毫克/丸） | 2丸 | 口服 | 3次/日 | 2盒 |
| | 心灵丸（20毫克/10丸） | 2丸 | 含服 | 3次/日 | 2盒 |
| | 医师签名：×× | | | | |
| 审核/调配签名：×× | | 核对/发药签名：×× | | | |
| 1.请遵医嘱用药；2.请在窗口点清药品；3.处方当日有效；4.发出药品不予退换。 | | | | | |

1. **处方判定**　该处方属于用药不适宜处方中的重复用药和不规范处方中的临床诊断书写不全。

2. **处方分析**　麝香保心丸与心灵丸均用于治疗冠心病、心绞痛，均含牛黄、麝香、冰片、蟾酥。几味药均属于烈性饮片，其中蟾酥有毒，主要成分为强心苷，使用时应明确患者的中医病证分型。蟾酥中毒后对心脏的作用类似洋地黄，可致患者出现心律不齐、血压下降等。二者同用可点评为用药不适宜处方中的重复用药。

3. **药师建议**　如患者症见心前区疼痛、固定不移，可单用麝香保心丸治疗，起始剂量为1~2丸/次，3次/日；如症见胸痹心痛兼心悸气短、头痛眩晕，可用心灵丸治疗，起始剂量为2丸/次，1~3次/日。

## （五）处方案例点评2

| 处方2：××××医院医疗保险处方　医保内处方 | | | | | |
|---|---|---|---|---|---|
| 定点医疗机构编码：×××× | | | | | |
| 科室名称：内科 | 日期：×××× | | 药物金额：×× | | |
| 姓名：×× | 性别：女 | 年龄：55岁 | | | 病历号：×× |
| **临床诊断：** 心绞痛 | **R：药品名称和规格** | 单次用量 | 用法 | 频次 | 数量 |
| | 麝香保心丸（22.5毫克/丸） | 6丸 | 口服 | 3次/日 | 2盒 |
| | 稳心颗粒（5克/袋） | 1袋 | 口服 | 3次/日 | 2盒 |
| | 医师签名：×× | | | | |
| 审核/调配签名：×× | | 核对/发药签名：×× | | | |
| 1.请遵医嘱用药；2.请在窗口点清药品；3.处方当日有效；4.发出药品不予退换。 | | | | | |

1. **处方判定**　该处方属于用药不适宜处方中的用法用量不适宜和不规范处方中的临床诊断书写不全。

2. **处方分析**　麝香保心丸中含有毒性饮片蟾酥，使用时应明确患者的中医病证分型。其说明书用法用量1~2丸/次，3次/日，而该处方为6丸/次，3次/日，明显超说明书用量，可点评为用药不适宜处方中的用法用量不适宜。

3. **药师建议**　处方中麝香保心丸的单次用量为6丸/次，3次/日，超出说明书最大单日剂量。建议起始剂量为1~2丸/次，3次/日。

## （六）合理用药提示

麝香保心丸是典型的寒热并用组方，其中人工麝香、苏合香和肉桂偏温，而人工牛黄和冰片偏凉，整体功效以温通为主。不过，治疗心脑血管疾病的中成药，一般不从寒热角度看，而是从气血的补（补气养血）泻（行气活血）角度论。从这个角度，麝香保心丸是以行气活血为主、兼有益气作用的中成药。

参考文献

[1] 国家基本药物临床应用指南和处方集编委会. 国家基本药物临床应用指南（中成药）：2012年版［M］.北京：人民卫生出版社，2013.

[2] 魏珊珊，詹常林，邓中平. 麝香保心丸安全性研究概述［J］. 中成药，2015，37（5）：1080-1082.

[3] 景强强，白峥嵘，贺继中. 麝香保心丸联合稳心颗粒治疗不稳定型心绞痛的临床研究［J］. 现代药物与临床，2017（1）：34-37.

# 二、参松养心胶囊

## （一）组成特点

参松养心胶囊由人参、麦冬、山茱萸、丹参、炒酸枣仁、桑寄生、赤芍、土鳖虫、甘松、黄连、南五味子、龙骨组成。方中人参、麦冬、五味子益气养阴，宁心安神止悸，为君药。山茱萸、桑寄生、酸枣仁补肾益心，养血安神；丹参、赤芍、土鳖虫活血化瘀，通络止痛。以上共为臣药。佐以黄连清心安神；龙骨重镇安神；甘松理气开郁，解郁安神。诸药合用，共奏益气养阴、活血通络、清心安神之功。

## （二）功效特点

参松养心胶囊可益气养阴、活血通络、清心安神，用于治疗气阴两虚、心络瘀阻证，症见心悸不安、气短乏力且动则加剧，胸部闷痛，失眠多梦，盗汗，神倦懒言。现代临床常用于治疗冠心病、室性期前收缩见上述表现者。

## （三）使用特点

1. **规格**　0.4 克 / 粒。

2. **用法用量**　口服，2 ~ 4 粒 / 次，3 次 / 日。

3. **不良反应**　个别患者服药期间可出现胃胀。

## （四）处方案例点评 1

| 处方 1：××××医院医疗保险处方　医保内处方 | | | | | |
|---|---|---|---|---|---|
| 定点医疗机构编码：×××× | | | | | |
| 科室名称：内科 | | 日期：×××× | | 药物金额：×× | |
| 姓名：×× | | 性别：男 | 年龄：65 岁 | | 病历号：×× |
| **临床诊断：** | **R**：药品名称和规格 | 单次用量 | 用法 | 频次 | 数量 |
| 冠心病 | 参松养心胶囊（0.4 克 / 粒） | 4 粒 | 口服 | 3 次 / 日 | 4 盒 |
| 心悸 | 通心络胶囊（0.26 克 / 粒） | 4 粒 | 口服 | 3 次 / 日 | 4 盒 |
| | 医师签名：×× | | | | |
| 审核 / 调配签名：×× | | 核对 / 发药签名：×× | | | |
| 1. 请遵医嘱用药；2. 请在窗口点清药品；3. 处方当日有效；4. 发出药品不予退换。 | | | | | |

1. **处方判定**　该处方属于用药不适宜处方中重复用药和不规范处方中的临床诊断书写不全。

2. **处方分析**　参松养心胶囊与通心络胶囊均可用于心悸的治疗，二药均含有人参、土鳖虫、赤芍、酸枣仁，均具有益气活血的功效，二者同用故判定此处方为用药不适宜处方中的重复用药。参松养心胶囊中含有毒性饮片土鳖虫，使用时应明确患者的中医病证分型，但处方中未见，故判定为临床诊断书写不全。

3. **药师建议**　如患者症见心悸不安、胸部闷痛、失眠多梦、盗汗、神倦懒言，建议单用参松养心胶囊治，起始剂量为 2 ~ 4 粒 / 次，3 次 / 日；如患者症见胸部憋闷、刺痛、绞痛、痛处固定不移、舌质紫暗或有瘀斑，建议单用通心络胶囊治疗，起始剂量为 2 ~ 4 粒 / 次，3 次 / 日。

## （五）处方案例点评 2

处方 2：××××医院医疗保险处方　医保内处方

定点医疗机构编码：××××

科室名称：内科　　　　日期：××××　　　　药物金额：××

姓名：××　　　　性别：女　　　　年龄：55 岁　　　　病历号：××

| 临床诊断：<br>冠心病 | R：药品名称和规格 | 单次用量 | 用法 | 频次 | 数量 |
| --- | --- | --- | --- | --- | --- |
| | 稳心颗粒（5 克 / 袋） | 1 袋 | 口服 | 3 次 / 日 | 5 盒 |
| | 参松养心胶囊（0.4 克 / 粒） | 4 粒 | 口服 | 3 次 / 日 | 10 盒 |
| | 医师签名：×× | | | | |

审核 / 调配签名：××　　　　　　核对 / 发药签名：××

1. 请遵医嘱用药；2. 请在窗口点清药品；3. 处方当日有效；4. 发出药品不予退换。

1. **处方判定**　该处方属于用药不适宜处方中的重复用药、适应证不适宜，以及不规范处方中的临床诊断书写不全。

2. **处方分析**　参松养心胶囊中含有毒性成分土鳖虫，使用时应明确患者的中医病证分型，但处方中未见，可判定为临床诊断书写不全。参松养心胶囊与稳心颗粒均具有益气养阴、活血通络的功效，用于冠心病室性期前收缩的治疗，二者同用，可判定此处方为用药不适宜处方中重复用药。该处方的临床诊断仅为冠心病，未见心律失常、室性期前收缩相关诊断，故判定此处方亦为适应证不适宜。

3. **药师建议**　如该患者属于室性期前收缩型冠心病，建议单用参松养心胶囊，起始剂量为 2~4 粒 / 次，3 次 / 日，或单用稳心颗粒治疗，起始剂量为 5 克 / 次，3 次 / 日。

### 参考文献

［1］国家基本药物临床应用指南和处方集编委会 . 国家基本药物临床应用指南（中成药）：2012 年版［M］.

北京：人民卫生出版社，2013.

［2］魏忠河 . 参松养心胶囊治疗糖尿病合并室性早搏的临床观察［J］. 中国当代医药，2009，16（22）：51.

# 三、银杏叶片

## （一）组成特点

银杏叶片的主要成分为银杏叶提取物，每片含总黄酮醇苷 19.2 毫克、萜类内酯 4.8 毫克。

### （二）功效特点

银杏叶片可活血化瘀通络，用于瘀血阻络引起的胸痹心痛、中风、半身不遂、舌强语謇。现代临床常用于治疗高脂血症、颈动脉粥样硬化、心绞痛、高血压、血管性痴呆、阿尔茨海默病、脑梗死等疾病见上述表现者。

### （三）使用特点

1. **规格**　每片含总黄酮醇苷 19.2 毫克、萜类内酯 4.8 毫克。

2. **用法用量**　口服，1 片 / 次，3 次 / 日。

3. **禁忌证**　本品含有黄酮成分，不宜与含金属离子的西药同用，另外与以下西药存在禁忌：①不宜与抗凝血药和阿司匹林等非甾体抗炎药同用，因银杏叶抑制血小板止血，会导致内出血；②不宜与抗癫痫药同用，否则会增加癫痫发作的机会。

4. **不良反应**　据文献报道，银杏叶片中还存在能引起人体不良反应的银杏酸。银杏酸具有引起过敏反应的变应原作用。

5. **注意事项**　须严格按照药品说明书服用。孕妇及心力衰竭者慎用。

### （四）处方案例点评 1

| 处方 1：××××医院医疗保险处方　医保内处方 | | | | |
|---|---|---|---|---|
| 定点医疗机构编码：×××× | | | | |
| 科室名称：内科 | 日期：×××× | | 药物金额：×× | |
| 姓名：×× | 性别：男 | 年龄：88 岁 | | 病历号：×× |
| **临床诊断：**<br>脑梗死 | **R：**药品名称和规格<br>银杏叶片（每片含总黄酮醇苷 19.2 毫克、萜类内酯 4.8 毫克） | 单次用量<br>2 片<br><br>医师签名：×× | 用法<br>口服 | 频次<br>3 次 / 日 | 数量<br>3 盒 |
| 审核 / 调配签名：×× | 核对 / 发药签名：×× | | | |
| 1. 请遵医嘱用药；2. 请在窗口点清药品；3. 处方当日有效；4. 发出药品不予退换。 | | | | |

1. **处方判定**　该处方属于用药不适宜处方中的用法用量不适宜。

2. **处方分析**　银杏叶片说明书用法用量为 1 片 / 次，3 次 / 日；而该处方为 2 片 / 次，3 次 / 日，超出说明书日最大剂量。故判定为用药不适宜处方中的用法用量不适宜。

3. **药师建议**　处方中银杏叶片单次用量偏大，建议治疗起始剂量为 1 片 / 次，3 次 / 日。

## （五）处方案例点评 2

处方 2：××××医院医疗保险处方　医保内处方

定点医疗机构编码：××××

| 科室名称：内科 | 日期：×××× | 药物金额：×× | |
|---|---|---|---|
| 姓名：×× | 性别：男 | 年龄：73 岁 | 病历号：×× |

| 临床诊断： | R：药品名称和规格 | 单次用量 | 用法 | 频次 | 数量 |
|---|---|---|---|---|---|
| 脑血栓形成 | 银杏叶片（每片含黄酮醇苷 19.2 毫克、萜类内酯 4.8 毫克） | 1 片 | 口服 | 3 次 / 日 | 2 盒 |
| | 银丹心脑通软胶囊（0.4 克 / 粒） | 4 粒 | 口服 | 3 次 / 日 | 5 盒 |
| | 医师签名：×× | | | | |

审核 / 调配签名：××　　　　　　　核对 / 发药签名：××

1. 请遵医嘱用药；2. 请在窗口点清药品；3. 处方当日有效；4. 发出药品不予退换。

1. **处方判定**　该处方属于用药不适宜处方中的重复用药。

2. **处方分析**　银杏叶片与银丹心脑通软胶囊均具有活血通络的功效，可用于脑血栓形成的治疗，且银丹心脑通软胶囊的君药包括银杏叶，故二者同用即判定此处方为用药不适宜处方中的重复用药。

3. **药师建议**　如患者症见胸痹心痛、中风、半身不遂、舌强语謇，建议单用银杏叶片治疗，起始剂量为 1 片 / 次，3 次 / 日；如患者兼有胸痛、胸闷、气短、心悸，建议单用银丹心脑通胶囊治疗，起始剂量为 2 ~ 4 粒 / 次，3 次 / 日。

## （六）处方案例点评 3

处方 3：××××医院医疗保险处方　医保内处方

定点医疗机构编码：××××

| 科室名称：内科 | 日期：×××× | 药物金额：×× | |
|---|---|---|---|
| 姓名：×× | 性别：女 | 年龄：55 岁 | 病历号：×× |

| 临床诊断： | R：药品名称和规格 | 单次用量 | 用法 | 频次 | 数量 |
|---|---|---|---|---|---|
| 肺虚咳喘 | 银杏叶片（每片含黄酮醇苷 19.2 毫克、萜类内酯 4.8 毫克） | 1 片 | 口服 | 3 次 / 日 | 2 盒 |
| | 利肺片（0.25 克 / 片） | 2 片 | 口服 | 3 次 / 日 | 3 盒 |
| | 医师签名：×× | | | | |

审核 / 调配签名：××　　　　　　　核对 / 发药签名：××

1. 请遵医嘱用药；2. 请在窗口点清药品；3. 处方当日有效；4. 发出药品不予退换。

1. **处方判定**　该处方为用药不适宜处方中的适应证不适宜。

2. **处方分析**　虽然中药饮片银杏叶具有活血化瘀、敛肺平喘的作用，但中成药银杏叶片的说明书功效为活血化瘀通络，用于瘀血阻络引起的冠心病稳定型心绞痛、脑梗死，不适用于该处方案例之肺虚咳喘，故判定为用药不适宜处方中的适应证不适宜。

**3. 药师建议**　建议单用利肺片治疗，起始剂量为 2 片 / 次，3 次 / 日。

参考文献

［1］国家药典委员会. 中华人民共和国药典：一部［M］. 北京：中国医药科技出版社，2015.

［2］商志儒. 防治冠心病的常用中成药与西药合用配伍禁忌［J］. 时珍国医国药，2011，22（2）：520-521.

［3］吴万泰. 选服优质银杏叶片减少不良反应发生［N］. 上海中医药报，2009-8-21.

［4］何静仁. 银杏酸变应原性及致过敏作用机制研究［D］. 武汉：华中农业大学，2003.

［5］商丹，彭飞，赵艳芳. 银杏叶片临床应用研究进展［J］. 现代中西医结合杂志，2012（14）：1584-1585.

［6］蔡明，朱嗣恒. 吡拉西坦联合银杏叶片对 30 例阿尔茨海默病早期认知障碍的影响［J］. 中国民康医学，2010，22（21）：2743.

# 四、芪苈强心胶囊

## （一）组成特点

芪苈强心胶囊由黄芪、人参、附子、丹参、葶苈子、泽泻、玉竹、桂枝、红花、香加皮、陈皮组成。其中附子与香加皮含毒性。本品为硬胶囊，内容物为棕褐色至黑褐色的颗粒，味苦。黄芪、附子益气温阳为君药。臣以丹参活血和血，人参气血双补，葶苈子泻肺逐水。佐以红花活血化瘀，陈皮理气化痰，泽泻、香加皮利水消肿，玉竹养阴以防伤正。使以桂枝温阳化气。全方共奏益气温阳、活血通络、利水消肿之功。

## （二）功效特点

芪苈强心胶囊能够益气温阳、活血通络、利水消肿，用于证属阳气虚乏、络瘀水停者，症见心慌气短，动则加剧，夜间不能平卧，下肢浮肿，倦怠乏力，小便短少，口唇青紫，畏寒肢冷，咳吐稀白痰。现代临床常用于冠心病、高血压所致轻至中度充血性心力衰竭的治疗。

## （三）使用特点

**1. 规格**　0.3 克 / 粒。

**2. 用法用量**　口服，4 粒 / 次，3 次 / 日。

3. **注意事项**　临床应用本品时，如果患者正在服用其他治疗心力衰竭的药物，不宜突然停用。

### （四）处方案例点评 1

<table>
<tr><td colspan="6" align="center">处方 1：××××医院医疗保险处方　医保内处方</td></tr>
<tr><td colspan="6">定点医疗机构编码：××××</td></tr>
<tr><td colspan="2">科室名称：内科</td><td>日期：××××</td><td colspan="2">药物金额：××</td><td></td></tr>
<tr><td colspan="2">姓名：××</td><td>性别：男</td><td colspan="2">年龄：68 岁</td><td>病历号：××</td></tr>
<tr><td>**临床诊断：**</td><td>**R：药品名称和规格**</td><td>单次用量</td><td>用法</td><td>频次</td><td>数量</td></tr>
<tr><td>心力衰竭</td><td>芪苈强心胶囊（0.3 克/粒）</td><td>6 粒</td><td>口服</td><td>3 次/日</td><td>4 盒</td></tr>
<tr><td></td><td colspan="5" align="center">医师签名：××</td></tr>
<tr><td colspan="3">审核/调配签名：××</td><td colspan="3">核对/发药签名：××</td></tr>
<tr><td colspan="6">1. 请遵医嘱用药；2. 请在窗口点清药品；3. 处方当日有效；4. 发出药品不予退换。</td></tr>
</table>

1. **处方判定**　该处方属于用药不适宜处方中的用法用量不适宜和不规范处方中的临床诊断书写不全。

2. **处方分析**　芪苈强心胶囊说明书用法用量为 4 粒/次，3 次/日；该处方为 6 粒/次，3 次/日，超过说明书日最大剂量。因此点评为用药不适宜处方中的用法用量不适宜。芪苈强心胶囊含毒性成分附子、香加皮，使用时应明确患者的中医病证分型，处方中缺少中医证型诊断，可判定为临床诊断书写不全。另外，附子具有乌头碱类有毒成分，服用剂量过大可引起口舌、面部及肢体的麻木，呼吸困难等；香加皮具有强心作用，超量服用可引起血压上升，心脏收缩力增强。

3. **药师建议**　芪苈强心胶囊单次剂量偏大，建议起始剂量为 4 粒/次，3 次/日。

### （五）处方案例点评 2

<table>
<tr><td colspan="6" align="center">处方 2：××××医院医疗保险处方　医保内处方</td></tr>
<tr><td colspan="6">定点医疗机构编码：××××</td></tr>
<tr><td colspan="2">科室名称：内科</td><td>日期：××××</td><td colspan="2">药物金额：××</td><td></td></tr>
<tr><td colspan="2">姓名：××</td><td>性别：女</td><td colspan="2">年龄：75 岁</td><td>病历号：××</td></tr>
<tr><td>**临床诊断：**</td><td>**R：药品名称和规格**</td><td>单次用量</td><td>用法</td><td>频次</td><td>数量</td></tr>
<tr><td>心功能不全</td><td>芪苈强心胶囊（0.3 克/粒）</td><td>4 粒</td><td>口服</td><td>3 次/日</td><td>4 盒</td></tr>
<tr><td></td><td>心宝丸（60 毫克/粒）</td><td>6 粒</td><td>口服</td><td>3 次/日</td><td>2 盒</td></tr>
<tr><td></td><td colspan="5" align="center">医师签名：××</td></tr>
<tr><td colspan="3">审核/调配签名：××</td><td colspan="3">核对/发药签名：××</td></tr>
<tr><td colspan="6">1. 请遵医嘱用药；2. 请在窗口点清药品；3. 处方当日有效；4. 发出药品不予退换。</td></tr>
</table>

1. **处方判定**　该处方为用药不适宜处方中的重复用药和不规范处方中的临床诊断书写不全。

2. **处方分析**　该处方中芪苈强心胶囊与心宝丸都可用于心功能不全的治疗，均含人参及毒性成分附子，使用时应明确患者的中医病证分型，处方中缺少中医证型诊断，可判定为临床诊断书写不全。另外，二药的治疗剂量均为日最大剂量，可点评为用药不适宜处方中的重复用药。

3. **药师建议**　如果患者有心功能不全，建议单用心宝丸治疗，起始剂量为2丸/次，3次/日；如果患者有心功能不全兼下肢浮肿，建议单用芪苈强心胶囊治疗，起始剂量为4粒/次，3次/日。

## （六）合理用药提示

芪苈强心胶囊，从名称中即可得知，这不是一个普通的冠心病治疗用药，而是可以强心、用于心衰患者的中成药。为什么处方中要用附子、葶苈子这两个在其他心脑血管类中成药里少用的中药？原因就在于，芪苈强心胶囊需要温阳利水消肿。所以，心功能不全和心衰伴有水肿的患者，最适合用芪苈强心胶囊。

**参考文献**

[1] 国家药典委员会. 中华人民共和国药典：一部 [M]. 北京：中国医药科技出版社，2015.
[2] 刘春香，毛静远，王贤良. 芪苈强心胶囊的临床应用及机制研究概况 [J]. 时珍国医国药，2010，21（9）：2349-2351.
[3] 巩雪，陈守强. 芪苈强心胶囊临床运用探讨 [J]. 光明中医，2014（6）：1163-1165.

# 五、速效救心丸

## （一）组成特点

速效救心丸由川芎和冰片组成，川芎活血化瘀止痛，冰片辛香行滞，醒神开窍，通脉止痛，两药合用共奏活血行气、通脉开窍之功。

## （二）功效特点

速效救心丸能够行气活血、祛瘀止痛，可增加冠脉血流量，缓解心绞痛，临床常用于冠心病、心绞痛的治疗。据文献报道，近年来人们发现速效救心丸可治疗多种疼痛，包括痛经、血管性疼痛、尿路结石、肾绞痛、急性胃肠痉挛性疼痛、胃脘痛、胁痛、带状疱疹后遗神经痛等。需要注意的是，速效救心丸对多种疼痛虽有较好的止痛作用，但对其中某些疾病来说还是仅为权宜之计，待疼痛缓解或消除后，应当针对病因积极治疗。

### （三）使用特点

1. **规格** 40毫克/粒。

2. **用法用量** 舌下含服，4～6粒/次，3次/日；急性发作时，10～15粒/次。心绞痛发作时，可先嚼碎再压在舌下含服。

### （四）处方案例点评1

处方1：××××医院医疗保险处方 医保内处方

定点医疗机构编码：××××

| 科室名称：内科 | 日期：×××× | | 药物金额：×× | |
|---|---|---|---|---|
| 姓名：×× | 性别：男 | | 年龄：61岁 | 病历号：×× |

| **临床诊断：** | **R：药品名称和规格** | 单次用量 | 用法 | 频次 | 数量 |
|---|---|---|---|---|---|
| 心绞痛 | 速效救心丸（40毫克/粒） | 4粒 | 舌下含服 | 3次/日 | 2盒 |
| | 复方丹参滴丸（27毫克/丸） | 10丸 | 口服 | 3次/日 | 5盒 |
| | 医师签名：×× | | | | |

审核/调配签名：×× 　　　核对/发药签名：××

1. 请遵医嘱用药；2. 请在窗口点清药品；3. 处方当日有效；4. 发出药品不予退换。

1. **处方判定** 该处方属于用药不适宜处方中的重复用药。

2. **处方分析** 速效救心丸和复方丹参滴丸均为治疗心绞痛的中成药，主要功效为行气活血，主要成分均有冰片，二者足量联用可点评为用药不适宜处方中的重复用药。

3. **药师建议** 治疗心绞痛建议单用速效救心丸，起始剂量为4～6粒/次，3次/日；或者单用复方丹参滴丸，起始剂量为10丸/次，3次/日。

### （五）处方案例点评2

处方2：××××医院医疗保险处方 医保内处方

定点医疗机构编码：××××

| 科室名称：内科 | 日期：×××× | | 药物金额：×× | |
|---|---|---|---|---|
| 姓名：×× | 性别：女 | | 年龄：65岁 | 病历号：×× |

| **临床诊断：** | **R：药品名称和规格** | 单次用量 | 用法 | 频次 | 数量 |
|---|---|---|---|---|---|
| 冠心病 | 速效救心丸（40毫克/粒） | 6粒 | 口服 | 3次/日 | 3盒 |
| | 医师签名：×× | | | | |

审核/调配签名：×× 　　　核对/发药签名：××

1. 请遵医嘱用药；2. 请在窗口点清药品；3. 处方当日有效；4. 发出药品不予退换。

1. **处方判定**　该处方属于用药不适宜处方中的给药途径不适宜。

2. **处方分析**　速效救心丸说明书用法为舌下含服，如果在心绞痛发作时，可先嚼碎再压于舌下含服，而该处方的用法为口服，用法有误，该药属于滴丸剂，舌下含服可以使药物通过口腔黏膜直接被吸收入血，起效更快，尤其适用于心脏病患者。故该处方可点评为用药不适宜处方中的给药途径不适宜。

3. **药师建议**　用速效救心丸治疗冠心病心绞痛，无论疾病是否为急性发作均应舌下含服。如果患者不是急性发作心绞痛，建议起始剂量为 4～6 粒 / 次，3 次 / 日；急性发作时，10～15 粒 / 次，可先嚼碎再压于舌下含服。

### （六）处方案例点评 3

处方 3：××××医院医疗保险处方　医保内处方

定点医疗机构编码：××××

科室名称：内科　　　　　　日期：××××　　　　　药物金额：××

姓名：××　　　　　　　　性别：女　　　　　年龄：37 岁　　　　　病历号：××

| 临床诊断：头痛 | **R**：药品名称和规格 | 单次用量 | 用法 | 频次 | 数量 |
|---|---|---|---|---|---|
| | 速效救心丸（40 毫克 / 粒） | 6 粒 | 舌下含服 | 3 次 / 日 | 3 盒 |
| | 医师签名：×× | | | | |

审核 / 调配签名：××　　　　　　　　核对 / 发药签名：××

1. 请遵医嘱用药；2. 请在窗口点清药品；3. 处方当日有效；4. 发出药品不予退换。

1. **处方判定**　该处方为用药不适宜处方中的适应证不适宜。

2. **处方分析**　速效救心丸虽具有行气活血、祛瘀止痛的作用，可治疗多种疼痛，但将之用于头痛属于超说明书用药，可根据不同地区、不同医疗机构的要求点评处理。在缺少中医证型的情况下，建议将本处方判定为用药不适宜处方中的适应证不适宜。

3. **药师建议**　如果患者为瘀血阻络头痛，建议服用正天丸治疗，饭后服用，6 克 / 次，2～3 次 / 日，15 日为一个疗程；如果患者为外感风邪头痛，建议服用川芎茶调颗粒，饭后用温开水或浓茶冲服，1 袋 / 次，2 次 / 日。

**参考文献**

[1] 石方园. 中成药速效救心丸的合理使用 [J]. 黑龙江医药，2013，26（2）：294-296.

[2] 杨丽英，陈临冬. 速效救心丸的临床应用 [J]. 中国药业，1997，18（6）：37-38.

# 六、培元通脑胶囊

## （一）组成特点

培元通脑胶囊由何首乌（制）、熟地黄、天冬、龟甲（醋制）、鹿茸、肉苁蓉（酒制）、肉桂、赤芍、全蝎、水蛭（烫）、地龙、山楂（炒）、茯苓、炙甘草组成。其中含毒性成分全蝎、水蛭。培元通脑胶囊选用熟地黄、何首乌为君药，补肝肾本虚。鹿茸、肉桂、天冬、龟甲及肉苁蓉为臣药，兼顾阴阳，助君药之威。水蛭、山楂、赤芍活血通络，全蝎、地龙潜阳驱风，茯苓利化痰湿，以上共为佐药。使以炙甘草调和诸药。本方以补肾之元阴元阳为主，辅以通络息风之品，以达益肾填精、活血通络之功效。

## （二）功效特点

培元通脑胶囊能够益肾填精、息风通络，用于缺血性中风中经络恢复期，肾元亏虚、瘀血阻络证，症见半身不遂、口舌歪斜、语言不清、偏身麻木、眩晕耳鸣、腰膝酸软、脉沉细。现代临床常用于脑卒中后遗症、冠心病、心绞痛等的治疗。

## （三）使用特点

1. **规格**　0.6 克 / 粒。
2. **用法用量**　口服，3 粒 / 次，3 次 / 日。
3. **禁忌证**　服药期间忌辛辣、油腻，禁烟酒。本品含有有毒成分全蝎、水蛭，故孕妇禁用。
4. **不良反应**　个别患者服药后出现恶心，一般不影响继续服药；偶见嗜睡、乏力，但继续服药能自行缓解。

## （四）处方案例点评 1

| 处方 1：×××× 医院医疗保险处方　医保内处方 | | | | | |
|---|---|---|---|---|---|
| 定点医疗机构编码：×××× | | | | | |
| 科室名称：内科 | | 日期：×××× | | 药物金额：×× | |
| 姓名：×× | | 性别：男 | 年龄：77 岁 | | 病历号：×× |
| **临床诊断：** | **R：药品名称和规格** | 单次用量 | 用法 | 频次 | 数量 |
| 脑梗死 | 培元通脑胶囊（0.6 克 / 粒） | 3 粒 | 口服 | 3 次 / 日 | 3 盒 |
| 腰膝酸软 | 脑心通胶囊（0.4 克 / 粒） | 4 粒 | 口服 | 3 次 / 日 | 5 盒 |
| | 右归丸（9 克 / 丸） | 1 丸 | 口服 | 3 次 / 日 | 2 盒 |
| | 医师签名：×× | | | | |
| 审核 / 调配签名：×× | | 核对 / 发药签名：×× | | | |
| 1. 请遵医嘱用药；2. 请在窗口点清药品；3. 处方当日有效；4. 发出药品不予退换。 | | | | | |

1. **处方判定** 该处方属于用药不适宜处方中的重复用药和不规范处方中的临床诊断书写不全。

2. **处方分析** 培元通脑胶囊与脑心通胶囊均能化瘀通络，同时含有相同毒性成分地龙、全蝎、水蛭，使用时应明确患者的中医病证分型，处方缺少中医辨证，可判定为临床诊断书写不全。另外，两药的处方用量均为每日最大剂量，长期服用容易增加中毒风险。培元通脑胶囊与右归丸均能够补肾填精，二者含有相同成分熟地黄、肉桂、鹿角，可用于治疗肾阳亏虚。综上，可点评为用药不适宜处方中的重复用药。

3. **药师建议** 建议补充中医证型诊断，仅服用培元通脑胶囊即可，起始剂量为3粒/次，3次/日。

### （五）处方案例点评2

| 处方2：××××医院医疗保险处方医保内处方 | | | | | |
|---|---|---|---|---|---|
| 定点医疗机构编码：×××× | | | | | |
| 科室名称：内科 | | 日期：×××× | | 药物金额：×× | |
| 姓名：×× | | 性别：男 | 年龄：61岁 | | 病历号：×× |
| **临床诊断：** | **R**：药品名称和规格 | 单次用量 | 用法 | 频次 | 数量 |
| 中风后遗症 | 培元通脑胶囊（0.6克/粒） | 3粒 | 口服 | 3次/日 | 3盒 |
| 发热 | 清开灵口服液（10毫升/支） | 3支 | 口服 | 2次/日 | 1盒 |
| （外感风热证） | | 医师签名：×× | | | |
| 审核/调配签名：×× | | 核对/发药签名：×× | | | |
| 1. 请遵医嘱用药；2. 请在窗口点清药品；3. 处方当日有效；4. 发出药品不予退换。 | | | | | |

1. **处方判定** 该处方属于用药不适宜处方中的联合用药不适宜。

2. **处方分析** 培元通脑胶囊中含有鹿茸、肉桂、何首乌、熟地黄、天冬、龟甲、肉苁蓉等滋补药，不宜与清热类中成药清开灵口服液同时服用，故判定该处方为联合用药不适宜。

3. **药师建议** 为避免药物作用相互影响，建议患者服用清开灵口服液治疗发热（外感风热证）期间，暂停服用培元通脑胶囊，待发热之证痊愈，再服用培元通脑胶囊。

**参考文献**

[1] 熊维政，刘宏远. 培元通脑胶囊治疗中风病临床疗效观察 [J]. 中国实验方剂学杂志，2002，8（1）：
　　53-54.

[2] 陈晓峰, 黄建民. 培元通脑胶囊治疗肾气亏虚型脑血栓恢复期45例疗效观察 [J]. 四川中医, 2010 (8): 78-79.

[3] 安素, 安冬会. 培元通脑胶囊治疗冠心病心绞痛60例 [J]. 中国药业, 2012, 21 (22): 104-105.

[4] 王焕禄, 张立新. 用培元通脑胶囊治疗中风后遗症52例的临床观察 [J]. 求医问药: 下半月刊, 2012, 10 (5): 71.

[5] 金洁婷, 杨金禄. 培元通脑胶囊治疗肾元亏虚瘀血阻络型缺血性脑中风102例 [J]. 上海中医药杂志, 2014 (5): 36-37.

[6] 胡卫武, 黄晓松. 培元通脑胶囊治疗缺血性中风恢复期的临床观察 [J]. 新疆中医药, 2017 (3): 17-20.

# 七、血栓心脉宁片

## （一）组成特点

血栓心脉宁片的组方为川芎、丹参、水蛭、毛冬青、人工牛黄、人工麝香、槐花、人参茎叶总皂苷、冰片、蟾酥。方中麝香、冰片、牛黄、蟾酥，芳香开窍，理气散结；水蛭、丹参、川芎、毛冬青、槐花，活血通络止痛；人参益气扶正培元，固本强心。诸药共奏芳香开窍、活血化瘀、理气散结之功效。

## （二）功效特点

血栓心脉宁片功效为益气活血、开窍止痛，用于气虚血瘀所致的中风、胸痹，症见头晕目眩、半身不遂、胸闷心痛、心悸气短。现代临床常用于冠心病心绞痛、脑血栓形成等心脑血管疾病的治疗。

## （三）使用特点

1. **规格** 0.4克/片。
2. **用法用量** 口服，2片/次，3次/日。
3. **禁忌证** 本品含有毒性药品蟾酥、水蛭，故孕妇禁用。

## （四）处方案例点评 1

处方 1：××××医院医疗保险处方　医保内处方

定点医疗机构编码：××××

科室名称：内科　　　　　　日期：××××　　　　　　药物金额：××

姓名：××　　　　　　　　性别：男　　　　　　　年龄：67 岁　　　　　　病历号：××

| 临床诊断： | R：药品名称和规格 | 单次用量 | 用法 | 频次 | 数量 |
|---|---|---|---|---|---|
| 脑梗死恢复期 | 消栓通络片（0.38 克/片） | 6 片 | 口服 | 3 次/日 | 5 盒 |
| 冠心病心绞痛 | 血栓心脉宁片（0.4 克/片） | 2 片 | 口服 | 3 次/日 | 7 盒 |
| | 复方丹参片（0.32 克/片） | 3 片 | 口服 | 3 次/日 | 1 盒 |
| | 医师签名：×× | | | | |

审核/调配签名：××　　　　　　　核对/发药签名：××

1. 请遵医嘱用药；2. 请在窗口点清药品；3. 处方当日有效；4. 发出药品不予退换。

1. **处方判定**　该处方为用药不适宜处方中的重复用药和不规范处方中的临床诊断书写不全。

2. **处方分析**　血栓心脉宁片与消栓通络片、复方丹参片含有相同成分丹参、冰片，均为活血化瘀通络的中成药，三者同用可点评为用药不适宜处方中的重复用药。血栓心脉宁片中含有毒性饮片蟾酥、水蛭，使用时应明确患者的中医病证分型，本处方缺少中医证型诊断，可判定为临床诊断书写不全。

3. **药师建议**　建议先补充中医证型诊断。如果用于治疗脑梗死恢复期（一年内），建议单用消栓通络片，起始剂量为 6 片/次，3 次/日；如果患者为脑梗死恢复期，又有冠心病心绞痛，兼见头晕目眩、胸闷心痛、心悸气短，建议单用血栓心脉宁片治疗，起始剂量为 2 片/次，3 次/日。

## （五）处方案例点评 2

处方 2：××××医院医疗保险处方　医保内处方

定点医疗机构编码：××××

科室名称：内科　　　　　　日期：××××　　　　　　药物金额：××

姓名：××　　　　　　　　性别：女　　　　　　　年龄：45 岁　　　　　　病历号：××

| 临床诊断： | R：药品名称和规格 | 单次用量 | 用法 | 频次 | 数量 |
|---|---|---|---|---|---|
| 冠心病心绞痛 | 血栓心脉宁片（0.4 克/片） | 2 片 | 口服 | 3 次/日 | 2 盒 |
| | 麝香保心丸（22.5 毫克/粒） | 2 粒 | 口服 | 3 次/日 | 2 盒 |
| | 医师签名：×× | | | | |

审核/调配签名：××　　　　　　　核对/发药签名：××

1. 请遵医嘱用药；2. 请在窗口点清药品；3. 处方当日有效；4. 发出药品不予退换。

1. **处方判定**　该处方属于用药不适宜处方中的重复用药和不规范处方中的临床诊断书写不全。

2. **处方分析**　血栓心脉宁片与麝香保心丸均为治疗冠心病心绞痛的中成药，同含有麝香、蟾酥、冰片成分，且蟾酥为毒性药，不可过量使用，故判定该处方为用药不适宜处方中的重复用药。另外，选用含有毒性饮片的中成药时，应明确患者的中医病证分型，本处方案例缺少中医辨证分型，可判定为临床诊断书写不全。

3. **药师建议**　建议补充中医证型诊断。如果患者冠心病心绞痛兼头晕目眩、半身不遂、胸闷心痛、心悸气短，可单用血栓心脉宁片治疗，起始剂量为2片/次，3次/日；如患者心前区疼痛、固定不移，可单用麝香保心丸治疗，起始剂量为1～2粒/次，3次/日，或症状发作时服用。

**参考文献**

［1］李妍怡，樊省安，巩婷，等. 血栓心脉宁在心脑血管疾病中的应用进展［J］. 西部中医药，2017，30（4）：143-145.

［2］苏玲，蒙斯艳，梁园，等. 血栓心脉宁致皮疹一例［J］. 药学服务与研究，2016，16（3）：242-244.

［3］刘向丹，魏华，焦亿. 超量服用血栓心脉宁致急性腹泻2例［J］. 中国药师，2011，14（4）：593.

# 八、脑心通胶囊

## （一）组成特点

脑心通胶囊主要成分为黄芪、赤芍、丹参、当归、川芎、桃仁、红花、醋乳香、醋没药、鸡血藤、牛膝、桂枝、桑枝、地龙、全蝎、水蛭。黄芪补气升阳，使元气充盛，达到气行则血行之目的。水蛭、地龙、全蝎药性善走，具疏风通络、解痉、活血功效。当归、川芎、丹参、红花、赤芍、桃仁、醋乳香、醋没药、鸡血藤、桑枝活血化瘀，疏通瘀阻。桂枝、牛膝温经通脉。全方具逐瘀血、通经络之功效。

## （二）功效特点

脑心通胶囊功效为益气活血、化瘀通络，用于气虚血滞、脉络瘀阻所致中风中经络，症见半身不遂、肢体麻木、口眼歪斜、舌强语謇及胸痹心痛、胸闷、心悸、气短。现代临床常用于脑梗死及冠心病心绞痛的治疗。

## （三）使用特点

1. **规格** 0.4 克 / 粒。

2. **用法用量** 口服，2～4 粒 / 次，3 次 / 日，或遵医嘱。

3. **禁忌证** 本品含毒性饮片水蛭、全蝎，故孕妇禁用。

4. **注意事项** 胃病患者须饭后服用。

## （四）处方案例点评 1

| 处方 1：×××× 医院医疗保险处方　医保内处方 | | | | | |
|---|---|---|---|---|---|
| 定点医疗机构编码：×××× | | | | | |
| 科室名称：内科 | 日期：×××× | | 药物金额：×× | | |
| 姓名：×× | 性别：男 | 年龄：58 岁 | | | 病历号：×× |
| **临床诊断：** | **R：**药品名称和规格 | 单次用量 | 用法 | 频次 | 数量 |
| 冠心病 | 脑心通胶囊（0.4 克 / 粒） | 4 粒 | 口服 | 3 次 / 日 | 2 盒 |
| | 通心络胶囊（0.26 克 / 粒） | 4 粒 | 口服 | 3 次 / 日 | 3 盒 |
| | 医师签名：×× | | | | |
| 审核 / 调配签名：×× | 核对 / 发药签名：×× | | | | |
| 1. 请遵医嘱用药；2. 请在窗口点清药品；3. 处方当日有效；4. 发出药品不予退换。 | | | | | |

1. **处方判定** 该处方属于用药不适宜处方中的重复用药和不规范处方中的临床诊断书写不全。

2. **处方分析** 脑心通胶囊与通心络胶囊均为治疗冠心病的中成药，同含乳香、没药、全蝎、水蛭、赤芍成分，能够益气活血、通络止痛，用于心气虚乏、血瘀络阻证，且两药的处方用法用量均为日最大剂量，因此判定该处方为重复用药。脑心通胶囊含有毒性饮片水蛭、全蝎，使用时应明确患者的中医病证分型，本处方缺少中医证型诊断，可判定为临床诊断书写不全。

3. **药师建议** 建议先进行中医辨证。治疗冠心病建议单用脑心通胶囊，起始剂量为 2～4 粒 / 次，3 次 / 日；或者单用通心络胶囊治疗，起始剂量为 2～4 粒 / 次，3 次 / 日。

## （五）处方案例点评 2

| 处方 2：××××医院医疗保险处方　医保内处方 | | | | |
|---|---|---|---|---|
| 定点医疗机构编码：×××× | | | | |
| 科室名称：内科　　　　日期：×××× | | | 药物金额：×× | |
| 姓名：××　　　　性别：女 | | | 年龄：60 岁 | 病历号：×× |
| **临床诊断：** | **R：药品名称和规格** | 单次用量 | 用法 频次 | 数量 |
| 冠心病心绞痛 | 脑心通胶囊（0.4 克/粒） | 4 粒 | 口服 3 次/日 | 5 盒 |
| | 麝香保心丸（22.5 毫克/丸） | 2 丸 | 口服 3 次/日 | 4 盒 |
| | 医师签名：×× | | | |
| 审核/调配签名：×× 　　　　核对/发药签名：×× | | | | |
| 1. 请遵医嘱用药；2. 请在窗口点清药品；3. 处方当日有效；4. 发出药品不予退换。 | | | | |

1. **处方判定**　该处方属于不规范处方中的临床诊断书写不全。

2. **处方分析**　脑心通胶囊组分中含有黄芪，适用于气虚血滞、脉络瘀阻所致脑梗死、冠心病心绞痛。麝香保心丸主要成分为人工麝香，适用于气滞血瘀所致的心绞痛、心肌梗死。二者的适应证不同，处方中临床诊断未判断疾病证型，可点评为不规范处方中的临床诊断书写不全。

3. **药师建议**　应根据患者证型选择最适合的药物。气虚血瘀型（症见气短、乏力，劳累时加重）建议服用脑心通胶囊，起始剂量为 2~4 粒/次，3 次/日；气滞血瘀型（症见胸闷、胁痛，情绪波动时加重）建议服用麝香保心丸，起始剂量为 1~2 丸/次，3 次/日。

参考文献

［1］国家药典委员会. 中华人民共和国药典：一部［M］. 北京：中国医药科技出版社，2015.

［2］张小巧. 步长脑心通胶囊不良反应的临床观察［J］. 内蒙古中医药，2014，33（35）：68.

［3］熊百炼，李慧. 步长脑心通胶囊临床应用研究进展［J］. 实用中医药杂志，2014，30（4）：374-376.

# 九、大黄䗪虫丸

## （一）组成特点

大黄䗪虫丸组方为熟大黄、土鳖虫、水蛭（制）、虻虫（去翅足，炒）、蛴螬（炒）、干漆（煅）、桃仁、苦杏仁（炒）、黄芩、地黄、白芍、甘草。大黄、土鳖虫逐瘀攻下，清热凉血，为君药；配合黄芩、甘草、桃仁、杏仁、芍药、干漆、虻虫、蛴螬、地黄、水蛭，共奏祛瘀生新、缓中补虚之效。

## （二）功效特点

大黄䗪虫丸功效为活血破瘀、通经消癥，用于瘀血内停所致的癥瘕、闭经，症见腹部肿块、肌肤甲错、面色暗黑、潮热羸瘦、经闭不行。临床常用于西医之慢性乙型肝炎、慢性胰腺炎、颈动脉粥样硬化症、高脂血症、脑血栓形成、不稳定型心绞痛等疾病的治疗。

## （三）使用特点

1. **规格**　3克/丸。

2. **用法用量**　口服，1~2丸/次，1~2次/日。

3. **禁忌证**　本品中土鳖虫、水蛭、虻虫、蛴螬、干漆皆有毒性，故孕妇禁用。

4. **注意事项**　皮肤过敏者停服。

## （四）处方案例点评1

| 处方1：××××医院医疗保险处方　医保内处方 | | | | |
|---|---|---|---|---|
| 定点医疗机构编码：×××× | | | | |
| 科室名称：内科 | 日期：×××× | | 药物金额：×× | |
| 姓名：×× | 性别：女 | 年龄：42岁 | | 病历号：×× |
| **临床诊断：**<br>月经不调 | **R：**药品名称和规格<br>大黄䗪虫丸（3克/丸）<br> | 单次用量<br>2丸<br>医师签名：×× | 用法<br>口服 | 频次<br>2次/日 | 数量<br>2盒 |
| 审核/调配签名：×× | | 核对/发药签名：×× | | |
| 1. 请遵医嘱用药；2. 请在窗口点清药品；3. 处方当日有效；4. 发出药品不予退换。 | | | | |

1. **处方判定**　该处方属于不规范处方中的临床诊断书写不全。

2. **处方分析**　月经不调包括月经周期异常以及出血量的异常。大黄䗪虫丸能够活血破瘀、通经消癥，用于瘀血内停所致的癥瘕、闭经。处方中的临床诊断为月经不调，不够准确，且大黄䗪虫丸中含有毒性饮片土鳖虫、水蛭、蛀虫、蛴螬、干漆，使用时应明确中医病证分型，处方中无中医辨证分型，因此点评为不规范处方中的临床诊断书写不全。

3. **药师建议**　建议处方中先明确疾病及辨证分型，再论治。如果患者为闭经，建议服用大黄䗪虫丸，起始剂量为一次1~2丸/次，1~2次/日；若患者气血两虚、腰膝酸软、月经不调，建议服用乌鸡白凤丸。

### （五）处方案例点评2

处方2：××××医院医疗保险处方　医保内处方

| 定点医疗机构编码：×××× | | | | |
|---|---|---|---|---|
| 科室名称：内科 | 日期：×××× | 药物金额：×× | | |
| 姓名：×× | 性别：男 | 年龄：55岁 | | 病历号：×× |

| 临床诊断： | R：药品名称和规格 | 单次用量 | 用法 | 频次 | 数量 |
|---|---|---|---|---|---|
| 脑血栓形成 | 大黄䗪虫丸（3克/丸） | 1丸 | 口服 | 2次/日 | 2 |
| | 脑血康胶囊（0.15克/粒） | 1粒 | 口服 | 3次/日 | 2 |
| | 医师签名：×× | | | | |

审核/调配签名：××　　　　　　　核对/发药签名：××

1. 请遵医嘱用药；2. 请在窗口点清药品；3. 处方当日有效；4. 发出药品不予退换。

1. **处方判定**　该处方属于用药不适宜处方中的重复用药和不规范处方中的临床诊断书写不全。

2. **处方分析**　两药均为治疗脑血栓形成的中成药，且大黄䗪虫丸包含脑血康胶囊的成分水蛭，可点评为用药不适宜处方中的重复用药。另外，大黄䗪虫丸中含有毒性饮片土鳖虫、水蛭、虻虫、蛴螬、干漆，使用时应明确患者的中医病证分型，本处方案例缺少中医辨证，可判定为临床诊断书写不全。

3. **药师建议**　建议处方中先明确中医病证分型。如果用于治疗脑血栓形成，建议服用脑血康胶囊，起始剂量为1粒/次，3次/日；如果患者兼有潮热，建议服用大黄䗪虫丸治疗，起始剂量为1~2丸/次，1~2次/日。

### （六）合理用药提示

大黄䗪虫丸不仅仅含有䗪虫（土鳖虫），还包括水蛭、虻虫、蛴螬等多个动物药。为什么要选用这些动物药呢？实际上，动物药较植物药相比，行动力和穿破力更强，自然也就具有更强的破血逐瘀的作用。所以，与丹参、当归和桃仁等活血化瘀植物药组成的中成药相比，大黄䗪虫丸可以治疗那些较严重的瘀血内停和肿块。

**参考文献**

［1］国家药典委员会. 中华人民共和国药典：一部［M］. 北京：中国医药科技出版社，2015.

［2］吴沛田. 大黄䗪虫丸应用举隅［N］. 中国中医药报. 2004-11-8.

［3］陈开文，谭涌. 大黄䗪虫丸临床应用研究进展［J］. 中国药业，2006，15（20）：63-64.

# 十、复方丹参滴丸

## （一）组成特点

复方丹参滴丸的组方为丹参、三七、冰片。方中丹参活血化瘀为主药；三七活血，通脉止痛；冰片芳香通闭开窍。诸药合用共奏活血化瘀、理气止痛之效。

## （二）功效特点

复方丹参滴丸功效为活血化瘀、理气止痛。用于气滞血瘀所致的胸痹，症见胸闷、心前区刺痛。现代临床常用于冠心病、心绞痛的治疗。

## （三）使用特点

1. **规格** 27毫克/粒。

2. **用法用量** 口服或舌下含服，10粒/次，3次/日，28日为一个疗程；或遵医嘱。

3. **不良反应** 偶见胃肠道不适。

4. **注意事项** 本品含冰片，较寒凉，故受凉后胸痛等症状加重的寒凝血瘀型心绞痛患者或平素脾胃虚寒者，不宜服用。孕妇慎用。

## （四）处方案例点评1

| 处方1：××××医院医疗保险处方　医保内处方 | | | | | |
|---|---|---|---|---|---|
| 定点医疗机构编码：×××× | | | | | |
| 科室名称：内科 | | 日期：×××× | | 药物金额：×× | |
| 姓名：×× | | 性别：男 | 年龄：63岁 | | 病历号：×× |
| **临床诊断：**<br>冠心病<br>（心气虚证） | **R：药品名称和规格**<br>复方丹参滴丸（27毫克/粒） | | 单次用量<br>10粒<br>医师签名：×× | 用法<br>口服 | 频次<br>3次/日 | 数量<br>3盒 |
| 审核/调配签名：×× | | | 核对/发药签名：×× | | |
| 1. 请遵医嘱用药；2. 请在窗口点清药品；3. 处方当日有效；4. 发出药品不予退换。 | | | | | |

1. **处方判定** 该处方属于用药不适宜处方中的适应证不适宜。

2. **处方分析** 复方丹参滴丸能够活血化瘀、理气止痛，用于治疗气滞血瘀所致的胸痹心痛，不宜于处方案例中的心气虚证，故可点评为用药不适宜处方中的适应证不适宜。

3. **药师建议** 63岁男性患者因冠心病（心气虚证）使用复方丹参滴丸治疗，药不对证。建议改用通心络胶囊，起始剂量为 2 ~ 4 粒 / 次，3 次 / 日。

## （五）处方案例点评 2

| 处方 2：×××× 医院医疗保险处方　医保内处方 | | | | |
|---|---|---|---|---|
| 定点医疗机构编码：×××× | | | | |
| 科室名称：内科 | 日期：×××× | | 药物金额：×× | |
| 姓名：×× | 性别：男 | | 年龄：43 岁 | 病历号：×× |
| **临床诊断：** | **R：药品名称和规格** | 单次用量 | 用法 | 频次 | 数量 |
| 冠心病心绞痛 | 复方丹参滴丸（27 毫克 / 粒） | 10 粒 | 舌下含服 | 3 次 / 日 | 5 盒 |
| | 丹七片（0.3 克 / 片） | 5 片 | 口服 | 3 次 / 日 | 2 盒 |
| | 医师签名：×× | | | | |
| 审核 / 调配签名：×× | | 核对 / 发药签名：×× | | | |
| 1. 请遵医嘱用药；2. 请在窗口点清药品；3. 处方当日有效；4. 发出药品不予退换。 | | | | | |

1. **处方判定**　该处方属于用药不适宜处方中的重复用药。

2. **处方分析**　复方丹参滴丸和丹七片均能活血化瘀、行气止痛，用于治疗气滞血瘀所致的胸痹，且复方丹参滴丸包含丹七片中的成分三七、丹参，故二者同用可点评为用药不适宜处方中的重复用药。

3. **药师建议**　建议单用复方丹参滴丸或丹七片进行治疗。如果服用复方丹参滴丸，建议起始剂量为 10 粒 / 次，3 次 / 日；若服用丹七片，建议起始剂量为 3 ~ 5 片 / 次，3 次 / 日。

**参考文献**

[1] 黄文强，黄雄亮. 复方丹参滴丸治疗稳定型心绞痛临床疗效观察 [J]. 中西医结合心脑血管病杂志，2007（1）：9-10.

[2] 李少春，马丽娜，郝新梅，等. 复方丹参滴丸不良反应分析 [J]. 中药药理与临床，2016（1）：171-174.

# 十一、稳心颗粒

## （一）组成特点

稳心颗粒的组方为党参、黄精、三七、琥珀、甘松。方中党参补中益气，健脾益胃，为君药。黄精补脾益肺，养阴生津，为臣药。三七活血化瘀，通络止痛；琥珀镇惊安神，定惊。二者共为佐药。甘松理气止痛，开郁醒脾，为使药。诸药合用则益气养阴、活血化瘀。

## （二）功效特点

稳心颗粒功效为益气养阴、活血化瘀，用于气阴两虚与心脉瘀阻所致的心悸不宁、气短乏力、胸闷胸痛，以及西医之室性期前收缩、房性期前收缩、心房颤动、窦性心动过速见上述证候者。

## （三）使用特点

1. **规格** 5克/袋。

2. **用法用量** 开水冲服，5克/次，3次/日，或遵医嘱。

3. **不良反应** 偶见轻度头晕，恶心，一般不影响用药。

4. **注意事项** 用前请将药液充分搅匀，勿将杯底药粉丢弃。孕妇慎用。

## （四）处方案例点评1

| 处方1：××××医院医疗保险处方　医保内处方 | | | | | |
|---|---|---|---|---|---|
| 定点医疗机构编码：×××× | | | | | |
| 科室名称：内科 | | 日期：×××× | | 药物金额：×× | |
| 姓名：×× | | 性别：男 | | 年龄：67岁 | 病历号：×× |
| **临床诊断：** | **R：药品名称和规格** | 单次用量 | 用法 | 频次 | 数量 |
| 冠心病心绞痛 | 稳心颗粒（5克/袋） | 1袋 | 口服 | 3次/日 | 5盒 |
| | 医师签名：×× | | | | |
| 审核/调配签名：×× | | 核对/发药签名：×× | | | |
| 1. 请遵医嘱用药；2. 请在窗口点清药品；3. 处方当日有效；4. 发出药品不予退换。 | | | | | |

1. **处方判定** 该处方属于用药不适宜处方中的适应证不适宜和不规范处方中的临床诊断书写不全。

2. **处方分析** 稳心颗粒用于气阴两虚与心脉瘀阻所致的心悸不宁、气短乏力、胸闷胸痛，以及西医之室性期前收缩、房性期前收缩等见上述证候者。处方中临床诊断为冠心病、心绞痛，没有心律失常的诊断，故可点评为用药不适宜处方中的适应证不适宜。处方中缺少中医证型诊断，故可点评为临床诊断书写不全。

3. **药师建议** 建议先补充中医证型。如果患者仅表现为心绞痛，建议服用复方丹参滴丸，起始剂量为 10 丸 / 次，3 次 / 日；若患者出现期前收缩，建议服用稳心颗粒，起始剂量为 1 袋 / 次，3 次 / 日。

## （五）处方案例点评 2

| 处方 2：××××医院医疗保险处方　医保内处方 | | | | | |
|---|---|---|---|---|---|
| 定点医疗机构编码：×××× | | | | | |
| 科室名称：内科 | 日期：×××× | | 药物金额：×× | | |
| 姓名：×× | 性别：女 | | 年龄：59 岁 | | 病历号：×× |
| 临床诊断：<br>心律失常 | R：药品名称和规格 | 单次用量 | 用法 | 频次 | 数量 |
| | 稳心颗粒（5 克 / 袋） | 1 袋 | 口服 | 3 次 / 日 | 5 盒 |
| | 益心舒胶囊（0.4 克 / 粒） | 3 粒 | 口服 | 3 次 / 日 | 7 盒 |
| | 心脑欣丸（1 克 / 袋） | 1 袋 | 口服 | 2 次 / 日 | 6 盒 |
| | 医师签名：×× | | | | |
| 审核 / 调配签名：×× | 核对 / 发药签名：×× | | | | |
| 1. 请遵医嘱用药；2. 请在窗口点清药品；3. 处方当日有效；4. 发出药品不予退换。 | | | | | |

1. **处方判定**　该处方为用药不适宜处方中的重复用药。

2. **处方分析**　稳心颗粒益气养阴、活血化瘀，用于气阴两虚与心脉瘀阻所致的心悸不宁、气短乏力、胸闷胸痛。益心舒胶囊益气复脉、活血化瘀、养阴生津，用于气阴两虚所致的心悸、脉结代、胸闷不舒、胸痛。心脑欣丸益气养阴、活血化痰，用于气阴不足与瘀血阻滞所引起的头晕、头痛、心悸气喘、乏力。三药均能益气养阴，活血化瘀，用于治疗气阴两虚与心脉瘀阻所致的心悸气短、胸闷不舒等症，适应证和功效定位相同，故判定该处方为用药不适宜处方中的重复用药。

3. **药师建议**　如果患者仅为心律失常，建议服用稳心颗粒进行治疗，起始剂量为 5 克 / 次，3 次 / 日；若患者兼有缺氧引起的红细胞增多症，建议服用心脑欣丸，起始剂量为 1 克 / 次，2 次 / 日；若患者冠心病心绞痛症状明显，建议服用益心舒胶囊，起始剂量为 3 粒 / 次，3 次 / 日。

参考文献

[1] 唐卡毅，唐良福. 稳心颗粒的临床应用研究进展 [J]. 重庆医学，2009，38（20）：2636-2639.

[2] 沈梅. 不同剂量稳心颗粒治疗室性早搏的疗效观察 [J]. 中西医结合心血管病电子杂志，2015（6）：55.

# 第十三节　理气剂

## 一、加味逍遥丸

### （一）组成特点

加味逍遥丸由柴胡、当归、白芍、白术（麸炒）、茯苓、甘草、牡丹皮、栀子（姜炙）、薄荷组成，辅料为生姜。本品含甘草，不宜与含甘遂、大戟、海藻、芫花的中成药联用。

### （二）功效特点

加味逍遥丸疏肝清热、健脾养血，用于肝郁血虚及肝脾不和所致两胁胀痛、头晕目眩、倦怠食少、月经不调、脐腹胀痛。

### （三）使用特点

1. **规格**　6 克 /100 粒。

2. **用法用量**　口服，6 克 / 次，2 次 / 日。

3. **注意事项**　有高血压、心脏病、肝病、糖尿病、肾病等慢性病且病情较严重者应在医师指导下服用。平素月经正常，突然经量过多，经期延长，或月经过少、错后，阴道不规则出血者应及时去医院就诊。

### （四）处方案例点评 1

| 处方 1：××××医院医疗保险处方　医保内处方 | | | | | |
|---|---|---|---|---|---|
| 定点医疗机构编码：×××× | | | | | |
| 科室名称：内科 | 日期：×××× | | 药物金额：×× | | |
| 姓名：×× | 性别：女 | | 年龄：42 岁 | | 病历号：×× |
| **临床诊断：** | **R：药品名称和规格** | 单次用量 | 用法 | 频次 | 数量 |
| 月经不调 | 加味逍遥丸（6 克 /100 粒） | 100 粒 | 口服 | 2 次 / 日 | 2 盒 |
| （肝郁脾虚证） | 四君子丸（60 克 / 瓶） | 2 克 | 口服 | 2 次 / 日 | 2 盒 |
| | 医师签名：×× | | | | |
| 审核 / 调配签名：×× | 核对 / 发药签名：×× | | | | |
| 1. 请遵医嘱用药；2. 请在窗口点清药品；3. 处方当日有效；4. 发出药品不予退换。 | | | | | |

1．**处方判定**　该处方属于合理处方。

2．**处方分析**　加味逍遥丸为治疗肝郁脾虚证的代表方，方中白术、茯苓、甘草补气健脾；四君子丸由党参、白术、茯苓和甘草组成，与加味逍遥丸有 3 味重复的中药。四君子丸的君药为党参，而加味逍遥丸中没有党参，表明君药不重复。从联合用药的角度，可采用四君子丸增强加味逍遥丸补脾的作用。同时，处方中四君子丸采用减量给药的方式，也避免了过度的重复用药，因此，本处方为合理处方。

3．**药师建议**　患者女性，因肝郁脾虚型月经不调服用加味逍遥丸合四君子丸，加味逍遥丸足量，四君子丸减量，通过以党参为君药的四君子丸增强加味逍遥丸补气健脾的作用，适用于肝郁伴有较严重脾虚的患者。

### （五）处方案例点评 2

处方 2：××××医院医疗保险处方　医保内处方

定点医疗机构编码：××××

| 科室名称：内科 | 日期：×××× | 药物金额：×× | | | |
|---|---|---|---|---|---|
| 姓名：×× | 性别：女 | 年龄：38 岁 | | | 病历号：×× |

| 临床诊断： | **R:** 药品名称和规格 | 单次用量 | 用法 | 频次 | 数量 |
|---|---|---|---|---|---|
| 头晕 | 加味逍遥丸（6 克/100 粒） | 100 粒 | 口服 | 2 次/日 | 1 盒 |
| （肾虚肝郁证） | 六味地黄丸（360 粒/瓶） | 30 粒 | 口服 | 2 次/日 | 1 盒 |
| | 医师签名：×× | | | | |

审核/调配签名：××　　　　　　　核对/发药签名：××

1．请遵医嘱用药；2．请在窗口点清药品；3．处方当日有效；4．发出药品不予退换。

1．**处方判定**　该处方属于合理处方。

2．**处方分析**　加味逍遥丸由柴胡、当归、白芍、白术、茯苓、栀子等中药组成，主要用于肝郁脾虚兼有郁火的患者，功效为理气疏肝健脾。六味地黄丸由熟地黄、山药、茯苓、牡丹皮、山萸肉、泽泻组成，功效为补肾阴泻虚火。从成分上看，二者只有茯苓 1 味药相同；从涉及脏腑看，前者侧重于肝胃，后者侧重于肾脾，两者并不矛盾；从文献报道来看，临床存在不少肾虚伴有肝郁生内火的患者，也存在二药联用的临床报道。因此，加味逍遥丸与六味地黄丸的联用，属于合理处方。

3．**药师建议**　患者明确诊断为肾虚肝郁型头晕，采用补肾、疏肝理气、降内火的方法，将加味逍遥丸与六味地黄丸联用，符合治疗思路。服用时需注意，因熟地黄滋腻碍脾，故当出现脾胃不适时应减少六味地黄丸的用量。

## （六）处方案例点评3

| 处方3：××××医院医疗保险处方　医保内处方 | | | | | |
|---|---|---|---|---|---|
| 定点医疗机构编码：×××× | | | | | |
| 科室名称：妇科 | 日期：×××× | | 药物金额：×× | | |
| 姓名：×× | 性别：女 | | 年龄：37岁 | | 病历号：×× |
| 临床诊断：<br>月经不调<br>（血虚证） | R：药品名称和规格 | 单次用量 | 用法 | 频次 | 数量 |
| | 加味逍遥丸（6克/100粒） | 100粒 | 口服 | 2次/日 | 2盒 |
| | 妇宁颗粒（2克/袋） | 1袋 | 口服 | 2次/日 | 2盒 |
| | 医师签名：×× | | | | |
| 审核/调配签名：×× | 核对/发药签名：×× | | | | |
| 1.请遵医嘱用药；2.请在窗口点清药品；3.处方当日有效；4.发出药品不予退换。 | | | | | |

1. **处方判定**　该处方属于用药不适宜处方中的重复用药。

2. **处方分析**　加味逍遥丸和妇宁颗粒均能疏肝养血，含有相同成分当归、白芍、白术，同用于治疗肝郁血虚之月经不调、倦怠乏力等，故二者足量联用可点评为用药不适宜处方中的重复用药。

3. **药师建议**　如果患者月经不调、两胁胀痛、头晕目眩，建议服用加味逍遥丸，起始剂量为6克/次，2次/日；若患者月经不调、腰腹疼痛、赤白带下，建议服用妇宁颗粒，起始剂量为2克/次，2次/日。

**参考文献**

［1］王冬梅. 加味逍遥丸新用［J］. 河南中医，2013，33（8）：1343.

［2］赖玉琴，秦红鸣，方国璋. 四物颗粒和四物合剂治疗血虚证月经过少60例［J］. 临床药学，2002，11（10）：67-68.

［3］陈锐. 泻青丸临床新用［J］. 中国社区医师，2012（17）：13.

# 二、舒肝丸

## （一）组成特点

舒肝丸由川楝子、醋延胡索、酒炒白芍、片姜黄、木香、沉香、豆蔻仁、砂仁、姜厚朴、陈皮、炒枳壳、茯苓、朱砂组成。

## （二）功效特点

舒肝丸可疏肝和胃、理气止痛，用于肝郁气滞所致胸胁胀满、胃脘疼痛、嘈杂呕吐、嗳气泛酸。

## （三）使用特点

1. **规格**　6克/丸。
2. **用法用量**　口服，1丸/次，2~3次/日。
3. **注意事项**　方中含有毒性成分朱砂，不宜长期服用，并应避免与含汞制剂同时服用，连续服用不宜超过2周；因特殊情况需长期服用者，应定期检查血、尿中汞离子浓度和肝肾功能，超过规定限度立即停用。肝肾功能不全者慎用。

## （四）处方案例点评1

| 处方1：××××医院医疗保险处方　医保内处方 | | | | | |
|---|---|---|---|---|---|
| 定点医疗机构编码：×××× | | | | | |
| 科室名称：内科 | | 日期：×××× | 药物金额：×× | | |
| 姓名：×× | | 性别：男 | 年龄：50岁 | | 病历号：×× |
| **临床诊断：** | **R：药品名称和规格** | | 单次用量 | 用法 | 频次 | 数量 |
| 胁痛 | 舒肝丸（6克/丸） | | 1丸 | 口服 | 3次/日 | 1盒 |
| （肝郁气滞证） | 护肝宁片（0.27克/片） | | 4片 | 口服 | 3次/日 | 2盒 |
| 肝功能损害 | 医师签名：×× | | | | | |
| 审核/调配签名：×× | | 核对/发药签名：×× | | | |
| 1. 请遵医嘱用药；2. 请在窗口点清药品；3. 处方当日有效；4. 发出药品不予退换。 | | | | | |

1. **处方判定**　该处方属于用药不适宜处方中的遴选的药品不适宜。
2. **处方分析**　舒肝丸含有川楝子、朱砂、延胡索，可能影响肝功能；其说明书中注意事项也明确提出肝肾功能不全者慎用。可点评为用药不适宜处方中的遴选的药品不适宜（特殊人群用药）。
3. **药师建议**　建议将舒肝丸改为逍遥丸，6~9克/次，1~2次/日。

## （五）处方案例点评2

| 处方2：××××医院医疗保险处方　医保内处方 | | | | | |
|---|---|---|---|---|---|
| 定点医疗机构编码：×××× | | | | | |
| 科室名称：内科 | | 日期：×××× | 药物金额：×× | | |
| 姓名：×× | | 性别：男 | 年龄：56岁 | | 病历号：×× |
| **临床诊断：** | **R：药品名称和规格** | | 单次用量 | 用法 | 频次 | 数量 |
| 消化不良 | 舒肝丸（6克/丸） | | 1丸 | 口服 | 3次/日 | 1盒 |
| | 医师签名：×× | | | | | |
| 审核/调配签名：×× | | 核对/发药签名：×× | | | |
| 1. 请遵医嘱用药；2. 请在窗口点清药品；3. 处方当日有效；4. 发出药品不予退换。 | | | | | |

1. **处方判定** 该处方属于不规范处方中的临床诊断书写不全。

2. **处方分析** 舒肝丸中含有毒性饮片朱砂，使用时应明确患者的中医病证分型，处方中缺少中医辨证分型，故判定为不规范处方中的临床诊断书写不全。

3. **药师建议** 建议先补充中医辨证分型，再论治。若患者疾病为肝郁气滞所致，则用舒肝丸或联用助消化的中成药；如果患者为单纯消化不良，建议服用健胃消食片，或大山楂丸。健胃消食片用法用量为口服（或咀嚼），3片/次，3次/日，小儿酌减；大山楂丸用法用量为口服，1~2丸/次，1~3次/日，小儿酌减。

## （六）合理用药提示

从名称上看，舒肝丸是一个治疗肝病的中成药，其实这并不准确。从中医学角度看，舒肝丸主要治疗肝气郁滞所致的胸胁胀满和肝木克土导致的反酸，只有这一类的肝病才是其适应证。同时，由于含有川楝子和朱砂，所以存在肝功能损伤的患者，是不建议用舒肝丸的。这其中的区别和联系一定要明确。

**参考文献**

[1] 邢建峰，侯家玉，封卫毅. 舒肝丸对胃肠功能的影响及镇痛作用 [J]. 中国医院药学杂志，2003，23（11）：660-662.

[2] 丁通，骆骄阳，韩旭，等. 朱砂毒性的研究进展及配伍必要性分析 [J]. 中国中药杂志，2016，41（24）：4533-4540.

[3] 王春来. 朱砂临床应用要点 [J]. 河南中医，2013，33（12）：2228-2229.

[4] 中国社区医师编辑部. 附子理中丸临床应用解析 [J]. 中国社区医师，2009，25（22）：11.

[5] 张颖，姜首彦. 附子理中丸临床用药方案研究 [J]. 中医中药首都医药，2007，11：53.

# 三、舒肝解郁胶囊

## （一）组成特点

舒肝解郁胶囊由贯叶金丝桃、刺五加组成。

## （二）功效特点

舒肝解郁胶囊可疏肝解郁、健脾安神。适用于肝郁脾虚证，症见情绪低落、兴趣下降、迟滞、入睡困难、早醒、多梦、紧张不安、急躁易怒、食少纳呆、胸闷、疲乏无力、多汗、疼痛、舌苔白或腻、脉弦或细。现代临床多用于抑郁、焦虑、失眠等的治疗。

## （三）使用特点

1. **规格**　0.36 克 / 粒。
2. **用法用量**　口服，2 粒 / 次，2 次 / 日，早晚各一次。6 周为一疗程。

## （四）处方案例点评 1

<table>
<tr><td colspan="6" align="center">处方 1：××××医院医疗保险处方　医保内处方</td></tr>
<tr><td colspan="6">定点医疗机构编码：××××</td></tr>
<tr><td colspan="2">科室名称：内科</td><td colspan="2">日期：××××</td><td colspan="2">药物金额：××</td></tr>
<tr><td colspan="2">姓名：××</td><td colspan="2">性别：男</td><td>年龄：72 岁</td><td>病历号：××</td></tr>
<tr><td>**临床诊断：**</td><td>**R：药品名称和规格**</td><td>单次用量</td><td>用法</td><td>频次</td><td>数量</td></tr>
<tr><td>失眠</td><td>舒肝解郁胶囊（0.36 克 / 粒）</td><td>2 粒</td><td>口服</td><td>2 次 / 日</td><td>2 盒</td></tr>
<tr><td>焦虑</td><td>刺五加片（0.25 克 / 片，薄膜衣片）</td><td>2 片</td><td>口服</td><td>2 次 / 日</td><td>2 盒</td></tr>
<tr><td></td><td colspan="5" align="center">医师签名：××</td></tr>
<tr><td colspan="6">审核 / 调配签名：××　　　　　　核对 / 发药签名：××</td></tr>
<tr><td colspan="6">1. 请遵医嘱用药；2. 请在窗口点清药品；3. 处方当日有效；4. 发出药品不予退换。</td></tr>
</table>

1. **处方判定**　该处方属于用药不适宜处方中的重复用药。
2. **处方分析**　刺五加片成分为刺五加浸膏，辅料为玉米淀粉、硬脂酸镁、蔗糖、糊精，与舒肝解郁胶囊均含有刺五加，均可以健脾安神治疗失眠多梦、焦虑、食欲不振，故可点评为重复用药。
3. **药师建议**　建议将刺五加片改为乌灵胶囊。舒肝解郁胶囊偏于健脾安神，适用于轻至中度单相抑郁症、多梦、食少纳呆；乌灵胶囊可补肾健脑、养心安神，适用于心肾不交的失眠多梦，对各种轻至中度抑郁焦虑患者均有疗效。

## （五）处方案例点评 2

<table>
<tr><td colspan="6" align="center">处方 2：××××医院医疗保险处方　医保内处方</td></tr>
<tr><td colspan="6">定点医疗机构编码：××××</td></tr>
<tr><td colspan="2">科室名称：内科</td><td colspan="2">日期：××××</td><td colspan="2">药物金额：××</td></tr>
<tr><td colspan="2">姓名：××</td><td colspan="2">性别：女</td><td>年龄：68 岁</td><td>病历号：××</td></tr>
<tr><td>**临床诊断：**</td><td>**R：药品名称和规格**</td><td>单次用量</td><td>用法</td><td>频次</td><td>数量</td></tr>
<tr><td>失眠</td><td>舒肝解郁胶囊（0.36 克 / 粒）</td><td>4 粒</td><td>口服</td><td>3 次 / 日</td><td>3 盒</td></tr>
<tr><td>焦虑</td><td>阿托伐他汀（20 毫克 / 片）</td><td>1 片</td><td>口服</td><td>1 次 / 日</td><td>2 盒</td></tr>
<tr><td>高脂血症</td><td></td><td></td><td></td><td></td><td></td></tr>
<tr><td>脂肪肝</td><td colspan="5" align="center">医师签名：××</td></tr>
<tr><td colspan="6">审核 / 调配签名：××　　　　　　核对 / 发药签名：××</td></tr>
<tr><td colspan="6">1. 请遵医嘱用药；2. 请在窗口点清药品；3. 处方当日有效；4. 发出药品不予退换。</td></tr>
</table>

1. **处方判定** 该处方属于用药不适宜处方中的用法用量不适宜和联合用药不适宜。

2. **处方分析** 舒肝解郁胶囊说明书用法用量为 2 粒 / 次，2 次 / 日；该处方用量为 4 粒 / 次，3 次 / 日，超过说明书日最大剂量。可点评为用药不适宜处方中的用法用量不适宜。舒肝解郁胶囊的主要成分为贯叶金丝桃，即贯叶连翘（圣约翰草）。研究报道，阿托伐他汀通过细胞色素 P450 酶代谢，而圣约翰草中的成分是细胞色素 P450 酶的诱导剂，联合使用可能会出现影响药效的相互作用，故属于用药不适宜处方中的联合用药不适宜。

3. **药师建议** 建议调整舒肝解郁胶囊的用量，并更换他汀类药物，且密切监测其有效性和安全性。

**参考文献**

［1］曾健，周东卫. 乌灵胶囊治疗心肾不交失眠症［J］. 中国卫生标准管理，2017，8（27）：109–111.

［2］郑文权，王淑梅. 乌灵胶囊治疗癫痫伴有焦虑抑郁的疗效研究［C］// 第七届 CAAE 国际癫痫论坛论文汇编，2017：273.

［3］吕阳，李文婷，秦劭晨，等. 舒肝解郁胶囊治疗抑郁的临床研究概况［J］. 山西中医学院学报，2018，19（5）：74–77.

［4］蔺振林，王都. 舒肝解郁胶囊治疗精神分裂症后抑郁患者的疗效与安全性分析［J］. 中国民康医学，2018，30（16）：60–61.

［5］刘志敏，陆明军，李明，等. 舒肝解郁胶囊治疗伴有抑郁症状功能性消化不良患者近期疗效观察［J］. 临床消化病杂志，2018，30（3）：139–143.

# 四、木香顺气丸

## （一）组成特点

木香顺气丸由木香、砂仁、醋香附、槟榔、甘草、陈皮、厚朴、炒枳壳、炒苍术、炒青皮、生姜组成。其中槟榔有小毒。

## （二）功效特点

木香顺气丸可行气化湿、健脾和胃，用于湿浊中阻与脾胃不和所致的胸膈痞闷、脘腹胀痛、呕吐恶心、嗳气纳呆。现代临床常用于治疗消化不良、胃痛。

## （三）使用特点

1. **规格** 6 克 / 袋。

2. **用法用量**　口服，6~9克/次，2~3次/日。

## （四）处方案例点评1

| 处方1：××××医院医疗保险处方　医保内处方 |||||||
|---|---|---|---|---|---|---|
| 定点医疗机构编码：×××× |||||||
| 科室名称：内科 || 日期：×××× || 药物金额：×× |||
| 姓名：×× || 性别：女 || 年龄：52岁 || 病历号：×× |
| **临床诊断：** | **R：药品名称和规格** | | 单次用量 | 用法 | 频次 | 数量 |
| 胁痛 | 木香顺气丸（6克/袋） | | 1袋 | 口服 | 3次/日 | 2盒 |
| 消化不良 | 良附丸（6克/袋） | | 1袋 | 口服 | 2次/日 | 2盒 |
| 胃痛 | 医师签名：×× |||||||
| 审核/调配签名：×× || 核对/发药签名：×× ||||| |
| 1. 请遵医嘱用药；2. 请在窗口点清药品；3. 处方当日有效；4. 发出药品不予退换。 |||||||

1. **处方判定**　该处方属于用药不适宜处方中的重复用药。

2. **处方分析**　良附丸由醋制香附和高良姜两味药组成，用于寒凝气滞所致的腹痛、腹胀。木香顺气丸中含有醋制香附，虽然不含有高良姜，但含有生姜，两者药用基原相似、功效相似，均以温中散寒止呕为主。故认为，木香顺气丸的组方完全包含良附丸，足量联用属于重复用药。

3. **药师建议**　52岁女性患者因胁痛、胃痛和消化不良服用木香顺气丸和良附丸，药证相符，但两种中成药成分重复，木香顺气丸包含良附丸的组方，不建议足量联用。如果单纯以气滞寒凝为主，可以选用良附丸；如果合并湿邪困脾，建议选用木香顺气丸。

## （五）处方案例点评2

| 处方2：××××医院医疗保险处方　医保内处方 |||||||
|---|---|---|---|---|---|---|
| 定点医疗机构编码：×××× |||||||
| 科室名称：内科 || 日期：×××× || 药物金额：×× |||
| 姓名：×× || 性别：男 || 年龄：38岁 || 病历号：×× |
| **临床诊断：** | **R：药品名称和规格** | | 单次用量 | 用法 | 频次 | 数量 |
| 胃炎 | 木香顺气丸（6克/袋） | | 1袋 | 口服 | 3次/日 | 1盒 |
| | 医师签名：×× |||||||
| 审核/调配签名：×× || 核对/发药签名：×× ||||| |
| 1. 请遵医嘱用药；2. 请在窗口点清药品；3. 处方当日有效；4. 发出药品不予退换。 |||||||

1. **处方判定**　该处方属于用药不适宜处方中的适应证不适宜和不规范处方中的临床诊

断书写不全。

2. **处方分析** 从中医角度看，胃炎可以分为气滞、湿阻、寒凝、脾胃虚弱等不同类型，木香顺气丸适用于湿浊阻滞气机所致的胃炎，表现为胸膈痞闷、脘腹胀痛、嗳气纳呆等，而不适用于其他类型的胃炎，尤其不宜用于脾胃虚弱所致的胃炎。故本方属于临床诊断书写不全，或者适应证不适宜。

3. **药师建议** 建议医生补充中医证型。如果患者所苦为湿阻气滞为主的胃炎，则用木香顺气丸无误；如果为脾胃虚弱为主的胃炎（表现为乏力倦怠、纳差便溏等），则建议用人参健脾丸；如果为阴虚血瘀为主的胃炎（表现为口干咽干、胃痛嘈杂等），则建议用摩罗丹。

参考文献

［1］高敏，汝明. 木香顺气丸对妇产科手术后腹胀及胃肠功能恢复的临床观察［J］. 中医临床研究，2013，5（1）：91-92.

［2］陈锐. 木香顺气丸临床应用解析［J］. 中国社区医师，2011，27（22）：14.

［3］胡留喜，李青松，秦丽丽. 木香顺气丸在中老年患者腹部手术后的应用［J］. 中国老年保健医学，2009，7（5）：50.

# 五、平肝舒络丸

## （一）组成特点

平肝舒络丸由柴胡、醋青皮、陈皮、佛手、乌药、醋香附、木香、檀香、丁香、沉香、广藿香、砂仁、豆蔻仁、姜厚朴、枳壳（去瓤麸炒）、羌活、白芷、铁丝威灵仙（酒炙）、细辛、木瓜、防风、钩藤、僵蚕（麸炒）、胆南星（酒炙）、牛膝、川芎、熟地黄、天竺黄、桑寄生、何首乌（黑豆酒炙）、醋延胡索、乳香（制）、龟甲（沙烫醋淬）、没药（制）、白及、人参、白术（麸炒）、茯苓、肉桂、黄连、冰片、朱砂粉、羚羊角粉组成。

## （二）功效特点

平肝舒络丸可平肝疏络、活血祛风。用于肝气郁结或经络不疏引起的胸胁胀痛、肩背窜痛、手足麻木、筋脉拘挛。

## （三）使用特点

1. **规格** 6克/丸。

2. **用法用量**　温黄酒或温开水送服，6克/次，2次/日。

3. **注意事项**　方中含毒性成分细辛、朱砂，不宜过量久服，肝肾功能不全者慎用；方中含肉桂，不宜与赤石脂同用。

## （四）处方案例点评1

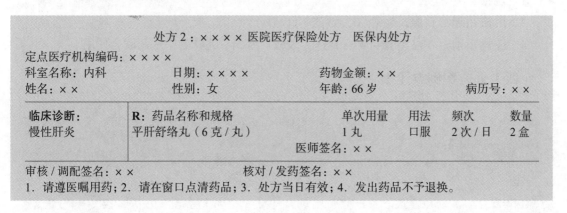

处方1：××××医院医疗保险处方　医保内处方

定点医疗机构编码：××××

| 科室名称：内科 | 日期：×××× | | 药物金额：×× | |
|---|---|---|---|---|
| 姓名：×× | 性别：女 | | 年龄：63岁 | 病历号：×× |

| 临床诊断： | R：药品名称和规格 | 单次用量 | 用法 | 频次 | 数量 |
|---|---|---|---|---|---|
| 胁痛 | 平肝舒络丸（6克/丸） | 1丸 | 口服 | 2次/日 | 2盒 |
| （肝气不疏证） | 柴胡舒肝丸（10克/丸） | 1丸 | 口服 | 2次/日 | 2盒 |
| | 医师签名：×× | | | | |

审核/调配签名：××　　　　　　　核对/发药签名：××

1. 请遵医嘱用药；2. 请在窗口点清药品；3. 处方当日有效；4. 发出药品不予退换。

1. **处方判定**　该处方属于用药不适宜处方中的重复用药。

2. **处方分析**　平肝舒络丸和柴胡舒肝丸含有相同成分柴胡、青皮、香附，均能疏肝理气，用于治疗肝气不疏、胸胁胀痛等证，故二者足量联用可点评为重复用药。

3. **药师建议**　治疗胁痛肝气不疏证，建议单用平肝舒络丸，起始剂量为6克/次，2次/日，或者单用柴胡舒肝丸，起始剂量为10克/次，2次/日。

## （五）处方案例点评2

处方2：××××医院医疗保险处方　医保内处方

定点医疗机构编码：××××

| 科室名称：内科 | 日期：×××× | | 药物金额：×× | |
|---|---|---|---|---|
| 姓名：×× | 性别：女 | | 年龄：66岁 | 病历号：×× |

| 临床诊断： | R：药品名称和规格 | 单次用量 | 用法 | 频次 | 数量 |
|---|---|---|---|---|---|
| 慢性肝炎 | 平肝舒络丸（6克/丸） | 1丸 | 口服 | 2次/日 | 2盒 |
| | 医师签名：×× | | | | |

审核/调配签名：××　　　　　　　核对/发药签名：××

1. 请遵医嘱用药；2. 请在窗口点清药品；3. 处方当日有效；4. 发出药品不予退换。

1. **处方判定**　该处方属于用药不适宜处方中的适应证不适宜和不规范处方中的临床诊断书写不全。

2. **处方分析**　平肝舒络丸中含有毒性饮片细辛、朱砂，使用时应明确患者的中医病证分型，本处方中缺少中医辨证，可判定为临床诊断书写不全。平肝舒络丸主要用于肝气郁结或经络不疏引起的胸胁胀痛、肩背窜痛、手足麻木、筋脉拘挛，并不适用于慢性肝炎，故此处方可判定为适应证不适宜。

**3. 药师建议**　建议先进行中医辨证，慢性肝炎可服用护肝片，护肝片可疏肝理气、健脾消食、降低转氨酶，可用于慢性肝炎及早期肝硬化等的治疗。

参考文献

[1] 陈锐. 平肝舒络丸临床应用解析 [J]. 中国社区医师，2011，27（20）：14.

## 六、气滞胃痛颗粒

### （一）组成特点

气滞胃痛颗粒由柴胡、醋延胡索、枳壳、醋香附、白芍、炙甘草组成，辅料为蔗糖和糊精。

### （二）功效特点

气滞胃痛颗粒可以疏肝理气、和胃止痛，用于肝郁气滞所致胸痞胀满、胃脘窜痛、手足麻木、筋脉拘挛。临床上用于胃痛、消化不良。

### （三）使用特点

1. **规格**　5克/袋。
2. **用法用量**　口服，5克/次，3次/日。
3. **注意事项**　本品不宜与含有甘遂、大戟、海藻、芫花的中成药联合使用。

### （四）处方案例点评1

| 处方1：××××医院医疗保险处方　医保内处方 | | | | | |
|---|---|---|---|---|---|
| 定点医疗机构编码：×××× | | | | | |
| 科室名称：内科 | 日期：×××× | | 药物金额：×× | | |
| 姓名：×× | 性别：女 | | 年龄：35岁 | | 病历号：×× |
| **临床诊断：** | **R：药品名称和规格** | 单次用量 | 用法 | 频次 | 数量 |
| 急性胃肠炎 | 气滞胃痛颗粒（5克/袋） | 1袋 | 口服 | 3次/日 | 2盒 |
| 胃痛 | 医师签名：×× | | | | |
| 审核/调配签名：×× | | 核对/发药签名：×× | | | |
| 1. 请遵医嘱用药；2. 请在窗口点清药品；3. 处方当日有效；4. 发出药品不予退换。 | | | | | |

1. **处方判定**　该处方属于不规范处方中的临床诊断书写不全和用药不适宜处方中的适应证不适宜。

2. **处方分析**　本处方只有西医"急性胃肠炎"的诊断，缺少中医证型诊断，故判定为不规范处方的临床诊断书写不全。气滞胃痛颗粒可以疏肝理气、和胃止痛，主要用于肝郁气滞型胃痛。从流行病学角度看，急性胃肠炎多为胃肠湿热或食滞胃肠所致，治疗应以清胃肠湿热或消食导滞为主，如此则气滞胃痛颗粒不宜。

3. **药师建议**　建议先补充中医证型诊断。如果属于胃肠湿热证，建议服用藿香正气水（或胶囊），起始剂量为 5 毫升 / 次，2 次 / 日，或服用枫蓼肠胃康胶囊，2 粒 / 次，3 次 / 日。如果确属急性胃肠炎患者出现肝郁气滞证，应在诊断中标明。

## （五）处方案例点评 2

<table>
<tr><td colspan="6" align="center">处方 2：××××医院医疗保险处方　医保内处方</td></tr>
<tr><td colspan="6">定点医疗机构编码：××××</td></tr>
<tr><td colspan="2">科室名称：内科</td><td colspan="2">日期：××××</td><td colspan="2">药物金额：××</td></tr>
<tr><td colspan="2">姓名：××</td><td colspan="2">性别：女</td><td>年龄：46 岁</td><td>病历号：××</td></tr>
<tr><td>临床诊断：</td><td>R：药品名称和规格</td><td>单次用量</td><td>用法</td><td>频次</td><td>数量</td></tr>
<tr><td>胃痛</td><td>气滞胃痛颗粒（5 克 / 袋）</td><td>1 袋</td><td>口服</td><td>3 次 / 日</td><td>2 盒</td></tr>
<tr><td>胁痛</td><td>舒肝和胃丸（6 克 / 丸）</td><td>2 丸</td><td>口服</td><td>2 次 / 日</td><td>2 盒</td></tr>
<tr><td colspan="6" align="center">医师签名：××</td></tr>
<tr><td colspan="3">审核 / 调配签名：××</td><td colspan="3">核对 / 发药签名：××</td></tr>
<tr><td colspan="6">1. 请遵医嘱用药；2. 请在窗口点清药品；3. 处方当日有效；4. 发出药品不予退换。</td></tr>
</table>

1. **处方判定**　该处方属于用药不适宜处方中的重复用药。

2. **处方分析**　舒肝和胃丸与气滞胃痛颗粒含有相同成分柴胡、醋香附、白芍、炙甘草，均能疏肝理气，用于治疗肝郁气滞之胃脘疼痛，故可点评为用药不适宜处方中的重复用药。

3. **药师建议**　女性患者 46 岁，因胃痛、胁肋胀痛服用气滞胃痛颗粒和舒肝和胃丸，用药对证，但是用药重复，增加了发生不良反应的风险。如果患者因慢性胃炎导致胃痛及功能性消化不良，建议单用气滞胃痛颗粒，起始剂量为 5 克 / 次，3 次 / 日；如果患者因为肝郁导致两胁胀满、肝胃不和、食欲不振，可以单用舒肝和胃丸，建议起始剂量为 12 克 / 次，2 次 / 日。

**参考文献**

[1] 杨丰文，张俊华. 气滞胃痛制剂治疗功能性消化不良疗效与安全性的系统评价 [J]. 天津中医药大学学报，2016，35（1）：11-14.

# 七、胃苏颗粒

## （一）组成特点

胃苏颗粒由紫苏梗、香附、陈皮、香橼、佛手、枳壳、槟榔、炒鸡内金组成，辅料为糊精、甜菊苷、羧甲淀粉钠。方中槟榔有小毒。

## （二）功效特点

胃苏颗粒理气消胀、和胃止痛，主治气滞型胃脘痛，症见胃脘胀痛、窜及两胁、得嗳气或矢气则舒、情绪郁怒则加重，胸闷食少，排便不畅。临床亦用于西医之慢性胃炎、消化不良见上述表现者。

## （三）使用特点

1. **规格**　5克/袋，无蔗糖。

2. **用法用量**　适量开水冲服，搅拌至全溶，5克/次，3次/日。若放置时间长有少量沉淀，摇匀即可。

3. **注意事项**　服药期间要保持情绪稳定，切勿恼怒。

## （四）处方案例点评1

| 处方1：××××医院医疗保险处方　医保内处方 | | | | | |
|---|---|---|---|---|---|
| 定点医疗机构编码：×××× | | | | | |
| 科室名称：内科 | | 日期：×××× | | 药物金额：×× | |
| 姓名：×× | | 性别：男 | 年龄：10岁 | | 病历号：×× |
| **临床诊断：** | **R：药品名称和规格** | | 单次用量 | 用法　频次 | 数量 |
| 胃炎 | 胃苏颗粒（5克/袋，无蔗糖） | | 1袋 | 口服　3次/日 | 2盒 |
| 消化不良 | 四磨汤口服液（10毫升/支） | | 2支 | 口服　3次/日 | 2盒 |
| | | 医师签名：×× | | | |
| 审核/调配签名：×× | | 核对/发药签名：×× | | | |
| 1. 请遵医嘱用药；2. 请在窗口点清药品；3. 处方当日有效；4. 发出药品不予退换。 | | | | | |

1. **处方判定**　该处方属于用药不适宜处方中的重复用药。

2. **处方分析**　四磨汤口服液和胃苏颗粒含有相同成分槟榔、枳壳，均能理气消积，用于治疗气滞食积证，故可点评为用药不适宜处方中的重复用药。

3. **药师建议**　患者为 10 岁儿童，故建议单用四磨汤口服液，以确保安全。四磨汤口服液建议用量：起始剂量为成人 20 毫升 / 次，3 次 / 日，1 周为一个疗程；新生儿 3 ~ 5 毫升 / 次，3 次 / 日，2 日为一个疗程；幼儿 10 毫升 / 次，3 次 / 日，3 ~ 5 日为一个疗程。

## （五）处方案例点评 2

| 处方 2：×××× 医院医疗保险处方　医保内处方 | | | | | |
|---|---|---|---|---|---|
| 定点医疗机构编码：×××× | | | | | |
| 科室名称：内科 | 日期：×××× | | 药物金额：×× | | 病历号：×× |
| 姓名：×× | 性别：男 | | 年龄：55 岁 | | |
| **临床诊断：**<br>消化不良<br>便秘<br>（气机阻滞证） | **R：药品名称和规格**<br>胃苏颗粒（5 克 / 袋，无蔗糖） | 单次用量<br>1 袋 | 用法<br>口服 | 频次<br>3 次 / 日 | 数量<br>2 盒 |
| | 医师签名：×× | | | | |
| 审核 / 调配签名：×× | 核对 / 发药签名：×× | | | | |
| 1. 请遵医嘱用药；2. 请在窗口点清药品；3. 处方当日有效；4. 发出药品不予退换。 | | | | | |

1. **处方判定**　该处方属于合理处方。

2. **处方分析**　胃苏颗粒能够理气消胀、和胃止痛，主治气滞型胃脘痛，症见胃脘胀痛、窜及两胁、得嗳气或矢气则舒、情绪郁怒则加重，胸闷食少，排便不畅，以及西医之慢性胃炎见上述证候者。

3. **药师建议**　55 岁男性患者因消化不良、便秘服用胃苏颗粒，适应证准确。胃苏颗粒的成分大多具有行气消积的功效，能够通过行气的方式促进肠道蠕动，治疗便秘，广泛应用于临床。建议起始剂量为 1 袋 / 次，3 次 / 日，15 日为一个疗程。

**参考文献**

［1］叶嘉凌，赵敏华，李成坤. 胃苏颗粒治疗慢性胃炎的疗效分析［J］. 黑龙江医药，2018，31（5）：1014-1016.

［2］张志雄，温世光. 胃苏颗粒治疗慢性胃炎的疗效分析［J］. 深圳中西医结合杂志，2018，28（1）：42-43.

［3］严丽萍. 胃苏颗粒（无糖型）治疗肝胃不和型胃脘痛临床观察［J］. 大家健康（学术版），2014，8（24）：164.

［4］陈宙，郝林端，钟土先. 胃苏颗粒联合黛力新治疗肠易激综合征的临床观察［J］. 广东医学院学报，

2014，32（5）：657-658.

[5] 刘晓玲. 胃苏颗粒联合莫沙必利治疗糖尿病胃轻瘫15例 [J]. 江西中医学院学报，2013，25（5）：34-35.

# 八、摩罗丹

## （一）组成特点

摩罗丹由百合、茯苓、玄参、乌药、泽泻、麦冬、当归、茵陈、延胡索、白芍、石斛、九节菖蒲、川芎、鸡内金、三七、白术、地榆、蒲黄组成。

## （二）功效特点

摩罗丹可和胃降逆、健脾消胀、通络定痛，用于胃痛、胀满、痞满、纳呆、嗳气等，以及西医之慢性萎缩性胃炎见上述表现者。

## （三）使用特点

1. **规格**　1.84克/8丸。

2. **用法用量**　口服，16丸/次，3次/日，或遵医嘱。

3. **禁忌证**　忌食刺激性食物及饮料。

4. **注意事项**　孕妇慎用。

## （四）处方案例点评

| 处方：××××医院医疗保险处方　医保内处方 | | | | | |
|---|---|---|---|---|---|
| 定点医疗机构编码：×××× | | | | | |
| 科室名称：内科 | | 日期：×××× | | 药物金额：×× | |
| 姓名：×× | | 性别：女 | 年龄：68岁 | | 病历号：×× |
| **临床诊断：** | **R：**药品名称和规格 | | 单次用量 | 用法 | 频次 | 数量 |
| 胃痛 | 摩罗丹（1.84克/8丸） | | 16丸 | 口服 | 3次/日 | 2盒 |
| 十二指肠溃疡 | | 医师签名：×× | | | |
| 审核/调配签名：×× | | 核对/发药签名：×× | | | |
| 1. 请遵医嘱用药；2. 请在窗口点清药品；3. 处方当日有效；4. 发出药品不予退换。 | | | | | |

1. **处方判定** 该处方属于用药不适宜处方中的适应证不适宜。

2. **处方分析** 摩罗丹和胃降逆、健脾消胀、通络定痛，以养胃阴、活血止痛、顺气降逆为主，适用于慢性胃炎、慢性浅表性胃炎、慢性萎缩性胃炎等多种胃部疾病。十二指肠溃疡活动期可能有急性出血表现，不建议使用摩罗丹。

3. **药师建议** 如果患者十二指肠溃疡为气虚型或阳虚型，建议用小建中颗粒和雷贝拉唑钠肠溶胶囊联合治疗。

### （五）合理用药提示

摩罗丹，一个和胃降逆止痛的中成药，它的名字值得说说。第一，摩罗是方中君药百合的别名，故而得此名。第二，在《中国药典》里，百合归心、肺经，并没有归胃经，但它却在治胃病的摩罗丹中作为君药。所以，"执经络而用药，其失也泥"，记住徐大椿的这句话。

参考文献

［1］丁紫薇. 摩罗丹治疗慢性胃炎的安全性分析［J］. 中国药学经济学，2017，11：15-18.
［2］傅念生. 中药摩罗丹治疗慢性萎缩性胃炎的疗效分析［J］. 中西医结合心血管病杂志，2015，3（7）：5-6.

# 九、枳术宽中胶囊

## （一）组成特点

枳术宽中胶囊由白术（炒）、枳实、柴胡、山楂组成。方中白术为君药，益气健脾，燥湿利水；枳实为臣药，破气除痞消胀，下气消积导滞；柴胡、山楂为佐药，疏肝解郁，调畅气机，消食化滞。

## （二）功效特点

枳实宽中胶囊可健脾和胃、理气消痞，用于胃痞（脾虚气滞证），症见呕吐、反胃、纳呆、反酸等。临床上用于反流性食管炎、消化不良，亦可治疗功能性消化不良合并抑郁，能够从多方面改善消化不良及抑郁症状。

## （三）使用特点

1. **规格** 0.43 克 / 粒。

2. **用法用量** 口服，3 粒 / 次，3 次 / 日。

## （四）处方案例点评

处方：××××医院医疗保险处方　医保内处方

定点医疗机构编码：××××

| 科室名称：内科 | | 日期：×××× | | 药物金额：×× | | |
| --- | --- | --- | --- | --- | --- | --- |
| 姓名：×× | | 性别：女 | | 年龄：63 岁 | | 病历号：×× |

| 临床诊断： | **R**：药品名称和规格 | 单次用量 | 用法 | 频次 | 数量 |
| --- | --- | --- | --- | --- | --- |
| 消化不良 | 枳术宽中胶囊（0.43 克 / 粒） | 3 粒 | 口服 | 3 次 / 日 | 2 盒 |
| 反流性食管炎 | 加味保和丸（6 克 / 袋） | 1 袋 | 口服 | 2 次 / 日 | 2 盒 |
| | 医师签名：×× | | | | |

审核 / 调配签名：××　　　　　　　　核对 / 发药签名：××

1. 请遵医嘱用药；2. 请在窗口点清药品；3. 处方当日有效；4. 发出药品不予退换。

1. **处方判定** 该处方属于用药不适宜处方中的重复用药。

2. **处方分析** 加味保和丸由白术（麸炒）、茯苓、陈皮、厚朴（姜炙）、枳实、枳壳（麸炒）、香附（醋炙）、山楂（炒）、六神曲（麸炒）、麦芽（炒）、法半夏组成，与枳术宽中胶囊均含有白术、枳实、山楂，均可健脾和胃消食，故二者足量联用可点评为重复用药。

3. **药师建议** 山楂摄入过多容易加重患者胃部的反酸症状；枳实破气消积，重复使用易造成患者气虚。建议将加味保和丸改为西药质子泵抑制剂（PPI），如奥美拉唑、兰索拉唑、泮托拉唑、雷贝拉唑、埃索美拉唑等。

**参考文献**

[1] 秦波，张俊. 枳术宽中胶囊对功能性消化不良并抑郁患者的影响 [J]. 中国实验方剂学杂志，2015，21（8）：186-189.

[2] 沈建冲，郭淦华，叶淑云. 枳术宽中胶囊为主治疗肠易激综合征疗效观察 [J]. 浙江中医杂志，2012，47（2）：99.

[3] 雷静静，周力，曹贤. 枳术宽中胶囊治疗功能性消化不良 – 上腹痛综合征疗效观察 [J]. 贵阳医学院学报，2012，37（4）：448-450.

# 十、元胡止痛滴丸

## （一）组成特点

元胡止痛滴丸由延胡索（醋制）、白芷组成。方中延胡索为君药，有活血、理气、止痛之功效；白芷可散风除湿、通窍止痛、消肿排脓。

## （二）功效特点

元胡止痛滴丸可理气、活血、止痛，用于行经腹痛、胃痛、胁痛、头痛。

## （三）使用特点

1. **规格**　0.5 克 /10 丸。

2. **用法用量**　口服，20 ~ 30 丸 / 次，3 次 / 日。

## （四）处方案例点评 1

| 处方 1：×××× 医院医疗保险处方　医保内处方 | | | | | |
|---|---|---|---|---|---|
| 定点医疗机构编码：×××× | | | | | |
| 科室名称：内科 | 日期：×××× | | 药物金额：×× | | |
| 姓名：×× | 性别：女 | | 年龄：38 岁 | | 病历号：×× |
| **临床诊断：** | **R：药品名称和规格** | 单次用量 | 用法 | 频次 | 数量 |
| 偏头痛 | 元胡止痛滴丸（0.5 克 /10 丸） | 40 丸 | 口服 | 3 次 / 日 | 2 盒 |
| | 医师签名：×× | | | | |
| 审核 / 调配签名：×× | | 核对 / 发药签名：×× | | | |
| 1. 请遵医嘱用药；2. 请在窗口点清药品；3. 处方当日有效；4. 发出药品不予退换。 | | | | | |

1. **处方判定**　该处方属于用药不适宜处方中的用法用量不适宜。

2. **处方分析**　元胡止痛滴丸中四氢帕马丁（延胡索乙素）的镇痛作用最强，并且具有明显的催眠作用；白芷的主要有效成分为挥发油及香豆素类化合物，挥发油镇痛、镇静作用明确，香豆素类化合物具有兴奋交感神经、抗炎镇痛等作用。二药配伍共同发挥止痛良效。本品说明书用法用量为口服，20 ~ 30 丸 / 次，3 次 / 日；该处方用量为 40 丸 / 次，3 次 / 日，超出说明书日最大剂量。可点评为用药不适宜处方中的用法用量不适宜。

3. **药师建议**　38 岁女性患者因偏头痛服用元胡止痛滴丸，用药对证，但用量超出说明书剂量，建议起始剂量为 20 丸 / 次，3 次 / 日。

### （五）处方案例点评 2

| 处方 2：×××× 医院医疗保险处方　医保内处方 | | | | | |
|---|---|---|---|---|---|
| 定点医疗机构编码：×××× | | | | | |
| 科室名称：妇科 | | 日期：×××× | | 药物金额：×× | |
| 姓名：×× | | 性别：女 | 年龄：39 岁 | | 病历号：×× |
| **临床诊断：**<br>颈椎病<br>（气滞血瘀证） | **R：药品名称和规格**<br>元胡止痛滴丸（0.5 克 /10 丸）<br>颈痛片（0.67 克 / 片） | 单次用量<br>20 丸<br>4 片 | 用法<br>口服<br>口服 | 频次<br>3 次 / 日<br>3 次 / 日 | 数量<br>2 盒<br>2 盒 |
| | 医师签名：×× | | | | |
| 审核 / 调配签名：×× | | 核对 / 发药签名：×× | | | |
| 1. 请遵医嘱用药；2. 请在窗口点清药品；3. 处方当日有效；4. 发出药品不予退换。 | | | | | |

1. **处方判定**　该处方属于用药不适宜处方中的重复用药。

2. **处方分析**　元胡止痛滴丸与颈痛片均含有延胡索，且延胡索为元胡止痛滴丸之君药，两方均可活血化瘀、行气止痛，治疗气滞血瘀型疼痛，故此处方可点评为用药不适宜处方中的重复用药。

3. **药师建议**　39 岁女性患者因气滞血瘀型颈椎病服用颈痛片和元胡止痛滴丸，药证相符，但用药重复。治疗颈椎病引起的颈肩及上肢疼痛，建议单用颈痛片，起始剂量 4 片 / 次，3 次 / 日。如果患者疼痛明显，建议单用元胡止痛滴丸治疗，起始剂量为 20～30 丸 / 次，3 次 / 日。

**参考文献**

[1] 王瑞亮. 元胡止痛滴丸治疗急性痛风性关节炎 55 例 [J]. 中国中医药科技，2015，22（6）：716.

[2] 高明，茅静雅. 西药联合元胡止痛滴丸治疗带状疱疹效果观察 [J]. 中国乡村医药，2015，22（20）：46-47.

[3] 张德恩，魏英田，张家燕. 元胡止痛滴丸治疗头痛、胃痛及胁痛 65 例分析 [J]. 医学理论与实践，2003（10）：1151-1152.

# 第十四节 消导剂

## 一、加味保和丸

### （一）组成特点

加味保和丸由山楂（炒）、六神曲（麸炒）、麦芽（炒）、白术（麸炒）、茯苓、陈皮、法半夏、厚朴（姜炙）、枳实、枳壳（麸炒）、香附（醋炙）组成。其中，山楂、六神曲、麦芽消食化积，为君药。白术、茯苓健脾益气，化湿行水；半夏降气和胃，化滞止呕，助脾胃运化。三者共为臣药。厚朴、枳实、枳壳、陈皮、香附为理气药，有行气和胃、下气除满、消积化滞的功效，共为佐药。诸药共奏理气和中、开胃消食之功。

### （二）功效特点

加味保和丸能够理气和中、开胃消食，可用治痰食内阻或胃虚气滞所致的痞满、食积，症见胸膈满闷、饮食不下、嗳气呕恶。现代临床多用于消化不良、急慢性胃肠炎等的治疗。

### （三）使用特点

1. **规格** 6克/丸。

2. **用法用量** 口服，6克/次，2次/日。

3. **禁忌证** 服药期间忌食生冷、油腻等不易消化的食物。

4. **注意事项** 湿热中阻者不宜使用。方中枳壳、香附、法半夏有行气导滞功效，因此孕妇慎用。本品中炒麦芽有回奶功效，哺乳期妇女慎用。

## （四）处方案例点评 1

处方 1：××××医院医疗保险处方　医保内处方

定点医疗机构编码：××××

| 科室名称：内科 | 日期：×××× | 药物金额：×× | |
|---|---|---|---|
| 姓名：×× | 性别：男 | 年龄：61 岁 | 病历号：×× |

| 临床诊断： | R：药品名称和规格 | 单次用量 | 用法 | 频次 | 数量 |
|---|---|---|---|---|---|
| 胃痛 | 加味保和丸（6 克/丸） | 1 丸 | 口服 | 2 次/日 | 2 盒 |
| 腹泻 | | 医师签名：×× | | | |

审核/调配签名：××　　　　　　核对/发药签名：××

1. 请遵医嘱用药；2. 请在窗口点清药品；3. 处方当日有效；4. 发出药品不予退换。

1. **处方判定**　该处方属于用药不适宜处方中的适应证不适宜和不规范处方中的临床诊断书写不全。

2. **处方分析**　中成药处方需要有中医证型的诊断，有时候不同的证型可表现相似的症状，但治疗上则有根本性的区别。加味保和丸主要用于食积导致的胸膈满闷、饮食不下、嗳气呕恶，同时有泻下的功效。该患者诊断为"胃痛、腹泻"，是否为食积所致需要进一步判断。另外，对于腹泻患者，服用加味保和丸有加重腹泻的可能。

3. **药师建议**　建议明确患者证型，依据具体证型选择适宜的健胃消食类药物。

## （五）处方案例点评 2

处方 2：××××医院医疗保险处方　医保内处方

定点医疗机构编码：××××

| 科室名称：内科 | 日期：×××× | 药物金额：×× | |
|---|---|---|---|
| 姓名：×× | 性别：女 | 年龄：45 岁 | 病历号：×× |

| 临床诊断： | R：药品名称和规格 | 单次用量 | 用法 | 频次 | 数量 |
|---|---|---|---|---|---|
| 食积 | 大山楂丸（9 克/丸） | 1~2 丸 | 口服 | （1~3）次/日 | 1 盒 |
| 消化不良 | 加味保和丸（6 克/丸） | 1 丸 | 口服 | 2 次/日 | 2 盒 |
| | 医师签名：×× | | | | |

审核/调配签名：××　　　　　　核对/发药签名：××

1. 请遵医嘱用药；2. 请在窗口点清药品；3. 处方当日有效；4. 发出药品不予退换。

1. **处方判定**　该处方属于用药不适宜处方中的重复用药。

2. **处方分析**　大山楂丸由山楂、炒麦芽、六神曲（麸炒）组成，主治食积导致的食欲不振、脘腹胀闷；加味保和丸以山楂、炒麦芽、六神曲（麸炒）为君药，臣以健脾益气、化湿行水的白术、茯苓，以及降气和胃的半夏，佐以其他药，用于食积或胃虚气滞导致的痞满、饮食不下、嗳气等。二者君药完全相同，作用重叠，足量联用属于重复用药。

3. **药师建议**　鉴于加味保和丸在消食化积的同时，还具有降气和胃、下气除满的功效，建议单用加味保和丸即可。

## （六）合理用药提示

加味保和丸其实是一个很好的中成药，以消导为主、健脾为辅。从目前人们的饮食习惯看，不少人都存在食积气滞的情况，都需要定期地消积健脾。当然，食积会加重脾虚，脾虚会导致食积，治疗时需要攻补兼施。加味保和丸可作为攻剂，四君子丸可作为补剂。

### 参考文献

[1] 国家药典委员会. 中华人民共和国药典临床用药须知：中药成方制剂卷 [M]. 中国医药科技出版社，2011：348.

[2] 顾海鸥，闫晓东，高玉刚，等. 加味保和冲剂药效学实验研究 [J]. 首都医药，1998，5（10）：33.

## 二、四磨汤口服液

## （一）组成特点

四磨汤口服液由木香、枳壳、乌药、槟榔组成。

## （二）功效特点

四磨汤口服液可顺气降逆、消积止痛。用于婴幼儿乳食内滞证，症见腹胀、腹痛、啼哭不安、厌食纳差、腹泻或便秘；中老年气滞食积证，症见脘腹胀满、腹痛、便秘；亦可用于腹部手术后以促进肠胃功能的恢复。有文献报道，该药对糖尿病胃轻瘫也有一定疗效。

## （三）使用特点

1. **规格**　10毫升/支。

2. **用法用量**　口服。成人20毫升/次，3次/日，1周为一个疗程；新生儿3~5毫升/次，3次/日，2日为一个疗程；幼儿10毫升/次，3次/日，3~5天为一个疗程。一般手术患者在手术后12小时第1次服药，间隔6小时第2次服药，以后常法服用或遵医嘱。冬季服用时，可将药瓶放置温水中加温 5~8 分钟后服用。药液如有微量沉淀，属正常情况，可摇匀后服用，以保证疗效。

3. **禁忌证** 孕妇、肠梗阻、肠道肿瘤、消化道术后禁用。

## （四）处方案例点评 1

| 处方 1：×××× 医院医疗保险处方　医保内处方 | | | | | |
|---|---|---|---|---|---|
| 定点医疗机构编码：×××× | | | | | |
| 科室名称：内科 | 日期：×××× | | 药物金额：×× | | |
| 姓名：×× | 性别：男 | | 年龄：32 岁 | | 病历号：×× |
| **临床诊断：** | **R：药品名称和规格** | 单次用量 | 用法 | 频次 | 数量 |
| 便秘 | 开塞露（20 毫升 / 支） | 1 支 | 入肛 | 必要时 | 2 支 |
| 肠梗阻？ | 四磨汤口服液（10 毫升 / 支） | 2 支 | 口服 | 2 次 / 日 | 1 盒 |
| | 医师签名：×× | | | | |
| 审核 / 调配签名：×× | 核对 / 发药签名：×× | | | | |
| 1. 请遵医嘱用药；2. 请在窗口点清药品；3. 处方当日有效；4. 发出药品不予退换。 | | | | | |

1. **处方判定** 该处方属于用药不适宜处方中的适应证不适宜及用法用量不适宜。

2. **处方分析** 该处方诊断为"便秘，肠梗阻？"，医师判断该患者便秘不排除肠梗阻可能，但是，四磨汤口服液因有行气的功效，禁用于肠梗阻患者。应在明确诊断后选择是否使用四磨汤口服液进行治疗。四磨汤口服液的成人用法用量为 20 毫升 / 次，3 次 / 日，连用 1 周，医师给予 2 次 / 日的给药频次，不符合说明书要求。

3. **药师建议** 建议明确诊断并完善中医证型诊断，明确是否为肠梗阻导致便秘，排除肠梗阻后方可选择四磨汤口服液治疗，用法用量为口服，20 毫升 / 次，3 次 / 日。

## （五）处方案例点评 2

| 处方 2：×××× 医院医疗保险处方　医保内处方 | | | | | |
|---|---|---|---|---|---|
| 定点医疗机构编码：×××× | | | | | |
| 科室名称：内科 | 日期：×××× | | 药物金额：×× | | |
| 姓名：×× | 性别：女 | | 年龄：12 个月 | | 病历号：×× |
| **临床诊断：** | **R：药品名称和规格** | 单次用量 | 用法 | 频次 | 数量 |
| 便秘 | 四磨汤口服液（10 毫升 / 支） | 2 支 | 口服 | 3 次 / 日 | 1 盒 |
| | 医师签名：×× | | | | |
| 审核 / 调配签名：×× | 核对 / 发药签名：×× | | | | |
| 1. 请遵医嘱用药；2. 请在窗口点清药品；3. 处方当日有效；4. 发出药品不予退换。 | | | | | |

1. **处方判定**　该处方属于用药不适宜处方中的用法用量不适宜。

2. **处方分析**　患者 12 个月龄，属幼儿，本品说明书规定幼儿的给药剂量为 10 毫升 / 次，3 次 / 日。处方中的用量为 20 毫升 / 次，用量过大。

3. **药师建议**　建议调整每次用量为 10 毫升。

**参考文献**

[1] 丘伟中，刘和强. 四磨汤口服液治疗糖尿病胃轻瘫疗效观察 [J]. 现代医院，2005，5（1）：35-36.

## 三、木香顺气丸

### （一）组成特点

木香顺气丸由木香、醋香附、厚朴、青皮（炒）、枳壳（炒）、槟榔、陈皮、砂仁、苍术（炒）、甘草、生姜组成。方中木香、香附疏肝理气，和胃止痛，共为君药。厚朴、青皮行气燥湿，散结消积；枳壳、槟榔行气导滞宽中。四者合为臣药。陈皮、砂仁理气化湿和中，苍术燥湿健脾，合为佐药。甘草调和诸药，生姜和中降逆，共为使药。全方配伍，共奏行气化湿、健脾和胃之功。因木香、香附、厚朴、青皮、枳壳、槟榔、陈皮、砂仁均有行气导滞功效，因此孕妇禁用。

### （二）功效特点

木香顺气丸可行气化湿、健脾和胃，用于湿浊中阻及脾胃不和所致的痞满、胃痛、胸膈痞闷、脘腹胀痛、呕吐恶心、嗳气纳呆，亦用于西医之胃炎、功能性消化不良见上述表现者。本品对气机郁滞、肝气犯胃的胃痛窜走者效果好，不适用于其他证型的胃痛。

### （三）使用特点

1. **规格**　6 克 / 丸。

2. **用法用量**　空腹温开水送服，6～9 克 / 次，2～3 次 / 日。

3. **不良反应**　有文献报道木香顺气丸可导致"阿托品样"症状，患者口服木香顺气丸 30 分钟后出现面色潮红、口干、视物模糊、心悸、烦躁不安，喝水后症状缓解，10 小时后症状消失，3 日后继续服用本品又出现同样症状。

4. **禁忌证**　服药期间忌生冷油腻食物。

5. **注意事项**　本品为香燥之品，口舌干燥、手足心有发热感的阴液亏损者慎用。

## （四）处方案例点评 1

处方 1：××××医院医疗保险处方 医保内处方

定点医疗机构编码：××××
科室名称：内科　　　　日期：××××　　　　药物金额：××
姓名：××　　　　性别：男　　　　年龄：36 岁　　　　病历号：××

| 临床诊断：<br>胃痛 | R：药品名称和规格 | 单次用量 | 用法 | 频次 | 数量 |
|---|---|---|---|---|---|
| | 木香分气丸（6 克 / 丸） | 1 丸 | 口服 | 2 次 / 日 | 1 盒 |
| | 木香顺气丸（6 克 / 丸） | 1 丸 | 口服 | 2 次 / 日 | 1 盒 |
| | 医师签名：×× | | | | |

审核 / 调配签名：××　　　　　　　　核对 / 发药签名：××
1. 请遵医嘱用药；2. 请在窗口点清药品；3. 处方当日有效；4. 发出药品不予退换。

1. **处方判定**　该处方属于用药不适宜处方中的重复用药。

2. **处方分析**　木香分气丸由木香、砂仁、丁香、檀香、香附（醋炙）、广藿香、陈皮、厚朴（姜炙）、枳实、豆蔻、莪术（醋炙）、山楂（炒）、白术（麸炒）、甘松、槟榔、甘草组成，与木香顺气丸有 7 味重复中药，约占木香顺气丸全部药味的 64%，且两药均通过疏肝理气、健脾和胃来治疗胃痛，因此足量联用属于用药不适宜处方中的重复用药。

3. **药师建议**　两药功效和组成十分相似，建议单用一种即可。

## （五）处方案例点评 2

处方 2：××××医院医疗保险处方 医保内处方

定点医疗机构编码：××××
科室名称：内科　　　　日期：××××　　　　药物金额：××
姓名：××　　　　性别：女　　　　年龄：26 岁　　　　病历号：××

| 临床诊断：<br>胃痛<br>（脾胃不和证）<br>孕 13 周 | R：药品名称和规格 | 单次用量 | 用法 | 频次 | 数量 |
|---|---|---|---|---|---|
| | 木香顺气丸（6 克 / 丸） | 1 丸 | 口服 | 2 次 / 日 | 1 盒 |
| | 医师签名：×× | | | | |

审核 / 调配签名：××　　　　　　　　核对 / 发药签名：××
1. 请遵医嘱用药；2. 请在窗口点清药品；3. 处方当日有效；4. 发出药品不予退换。

1. **处方判定**　该处方属于用药不适宜处方中的遴选的药品不适宜。

2. **处方分析**　木香顺气丸含木香、香附、厚朴、青皮、枳壳、槟榔、陈皮、砂仁，均有行气导滞功效，因此孕妇禁用。患者孕 13 周，禁用此药。

3. **药师建议**　建议停服该药，换用符合证型并且孕妇可用的中成药或中药饮片复方。

参考文献

[1] 国家药典委员会. 中华人民共和国药典临床用药须知：中药成方制剂卷 [M]. 中国医药科技出版社，2011：391.

[2] 李娜，于福文. 木香顺气丸致"阿托品样"症状3例 [J]. 中国临床药学杂志，2001，10（1）：51.

[3] 鲍梦周，胡香杰，刘红，等. 木香顺气冲剂对消化功能影响的实验研究 [J]. 中药药理与临床，1994（4）：28.

# 四、木香槟榔丸

## （一）组成特点

木香槟榔丸由木香、槟榔、牵牛子（炒）、大黄、枳壳（炒）、黄连、黄柏（酒炒）、陈皮、青皮（醋炒）、香附（醋制）、三棱（醋炙）、莪术（醋炙）、芒硝组成。方中木香辛苦而温，行气消食止痛；槟榔辛苦，化滞消积，降气除满。二者合为君药。牵牛子、大黄攻积导滞，泻热通便；枳壳宽肠下气；黄连、黄柏清热燥湿，和中止痢。五者共为臣药。青皮、陈皮、香附疏肝和胃，理气宽中；三棱、莪术消积破血化瘀；芒硝泻热导下。以上共为佐使药。诸药合用，共奏行气导滞、泻热通便之功。

## （二）功效特点

木香槟榔丸行气导滞、泻热通便，用于湿热内停之赤白痢疾、里急后重、胃肠积滞、脘腹胀痛、大便不通，亦用于西医之细菌性痢疾、急性胃肠炎、习惯性便秘、消化不良等见上述表现者。有论文论证，木香槟榔丸加减对脑出血患者急性期的疗效确切，能够缩小血肿体积，并且对促进患者神经功能恢复具有重要作用。

## （三）使用特点

1. **规格**　6克/100丸。

2. **用法用量**　口服，3~6克/次，2~3次/日。

3. **禁忌证**　服药期间忌食辛辣、油腻、酸性及不易消化食物。因本药以行气导滞、攻积泻热为主，故孕妇禁用。

4. **注意事项**　寒湿内蕴胃痛、痢疾及冷积便秘者慎用。年老体弱及脾胃虚弱者慎用。

### （四）处方案例点评 1

| 处方 1：×××× 医院医疗保险处方　医保内处方 | | | | | |
|---|---|---|---|---|---|
| 定点医疗机构编码：×××× | | | | | |
| 科室名称：中医科 | 日期：×××× | | 药物金额：×× | | |
| 姓名：×× | 性别：男 | | 年龄：70 岁 | | 病历号：×× |
| **临床诊断：**<br>便秘 | **R：**药品名称和规格<br>木香槟榔丸（6 克 /100 丸） | 单次用量<br>100 丸 | 用法<br>口服 | 频次<br>2 次 / 日 | 数量<br>1 盒 |
| | 医师签名：×× | | | | |
| 审核 / 调配签名：×× 　　　　核对 / 发药签名：×× | | | | | |
| 1. 请遵医嘱用药；2. 请在窗口点清药品；3. 处方当日有效；4. 发出药品不予退换。 | | | | | |

1. **处方判定**　该处方属于用药不适宜处方中的遴选的药品不适宜和不规范处方中的临床诊断书写不全。

2. **处方分析**　患者为 70 岁老人，老年人便秘多为阳气不足、气血两亏导致。气虚则大便传送无力，血虚则津枯不能滋润大肠，致大便秘结，用药应以养通为主。木香槟榔丸行气导滞、泻热通便，在没有中医证型诊断的情况下，不宜用于 65 岁以上老年人。

3. **药师建议**　应先补充中医证型诊断。若确为气滞型便秘，则可使用木香槟榔丸，但应注意用药剂量，中病即止，以免泻下太过，损伤正气；若不是气滞型便秘，则改用适宜老年人的苁蓉通便口服液。

### （五）处方案例点评 2

| 处方 2：×××× 医院医疗保险处方　医保内处方 | | | | | |
|---|---|---|---|---|---|
| 定点医疗机构编码：×××× | | | | | |
| 科室名称：内科 | 日期：×××× | | 药物金额：×× | | |
| 姓名：×× | 性别：女 | | 年龄：26 岁 | | 病历号：×× |
| **临床诊断：**<br>腹痛<br>便秘 | **R：**药品名称和规格<br>木香槟榔丸（6 克 /100 丸）<br>颠茄片（10 毫克 / 片） | 单次用量<br>100 丸<br>2 片 | 用法<br>口服<br>口服 | 频次<br>2 次 / 日<br>3 次 / 日 | 数量<br>1 盒<br>10 片 |
| | 医师签名：×× | | | | |
| 审核 / 调配签名：×× 　　　　核对 / 发药签名：×× | | | | | |
| 1. 请遵医嘱用药；2. 请在窗口点清药品；3. 处方当日有效；4. 发出药品不予退换。 | | | | | |

1. **处方判定** 该处方属于用药不适宜处方中的联合用药不适宜。

2. **处方分析** 木香槟榔丸行气导滞通便，颠茄片的有效成分为莨菪碱，可阻断M胆碱受体，属于解痉类药物，可通过解除平滑肌痉挛缓解胃痛症状，但会加重便秘。两药作用相拮抗，一个行气导滞，一个控制胃部平滑肌蠕动，不宜联合使用。

3. **药师建议** 建议单用木香槟榔丸。

## （六）处方案例点评3

处方3：××××医院医疗保险处方　医保内处方

定点医疗机构编码：××××

科室名称：内科　　　　　　日期：××××　　　　　药物金额：××

姓名：××　　　　　　　　　性别：女　　　　　　　年龄：26岁　　　　　　　　病历号：××

| 临床诊断： | R：药品名称和规格 | 单次用量 | 用法 | 频次 | 数量 |
|---|---|---|---|---|---|
| 腹痛 | 木香槟榔丸（6克/100丸） | 100丸 | 口服 | 2次/日 | 1盒 |
| 便秘 | 四磨汤口服液（10毫升/支） | 2支 | 口服 | 3次/日 | 1盒 |
|  | 医师签名：×× | | | | |

审核/调配签名：××　　　　　　　核对/发药签名：××

1. 请遵医嘱用药；2. 请在窗口点清药品；3. 处方当日有效；4. 发出药品不予退换。

1. **处方判定** 该处方属于用药不适宜处方中的重复用药。

2. **处方分析** 四磨汤口服液的成分为木香、枳壳、槟榔、乌药，其中三味药与木香槟榔丸重合，且两药的功效相似，因此判定为用药不适宜处方中的重复用药。

3. **药师建议** 只选用其中一种即可。

**参考文献**

［1］国家药典委员会. 中华人民共和国药典临床用药须知：中药成方制剂卷［M］. 中国医药科技出版社，2011：345.

［2］岳娇娇，李华华. 木香槟榔丸加减治疗脑出血患者急性期的临床分析［J］. 中西医结合心血管病电子杂志，2015（14）：122-123.

# 第十五节 治风剂

## 一、川芎茶调丸

### （一）组成特点

川芎茶调丸由川芎、羌活、白芷、荆芥、防风、细辛、甘草、薄荷组成。方中川芎辛温走散，归肝、胆经，有行气活血、祛风止痛之功效，为诸经头痛之要药，尤善治少阳、厥阴经头痛，为君药。羌活辛苦温，归膀胱、肾经，散风邪，除寒湿，可治太阳经头项强痛；白芷辛温，归肺、肾经，辛香上行，祛风止痛，芳香通窍，主治阳明经头痛。二者共为臣药。荆芥味辛微温，祛风止痛；防风辛甘微温，归膀胱、肝、肾经，能祛风解表，胜湿止痛；薄荷辛散上行，疏散上部风邪；细辛辛温，归肺、肾、心经，辛窜力雄，可通窍止痛。四药与川芎、羌活、白芷配伍，可治各部位头痛，更以清茶调服，既可苦寒清疏于上，又可防各药之温燥、升散，顺气降火于下，共为佐药。甘草调和诸药，为使药。全方配合，共收疏风止痛之效。

### （二）功效特点

川芎茶调丸可疏风止痛（镇痛），用于外感风邪所致的头痛，或伴恶寒、发热、鼻塞者。

### （三）使用特点

1. **规格** 3 克 / 8 丸。
2. **用法用量** 饭后清茶送服，3～6 克 / 次，2 次 / 日。
3. **禁忌证** 服药期间忌烟、酒及辛辣食物。因川芎有行气活血之功效，故孕妇禁用。
4. **注意事项** 久病气虚、血虚、肝肾不足、肝阳上亢头痛者慎用。

## （四）处方案例点评 1

处方 1：××××医院医疗保险处方 医保内处方

定点医疗机构编码：××××

| 科室名称：内科 | 日期：×××× | 药物金额：×× | |
|---|---|---|---|
| 姓名：×× | 性别：男 | 年龄：42 岁 | 病历号：×× |

| 临床诊断： | R：药品名称和规格 | 单次用量 | 用法 | 频次 | 数量 |
|---|---|---|---|---|---|
| 关节炎 | 川芎茶调丸（3 克 / 8 丸） | 16 丸 | 口服 | 2 次 / 日 | 1 盒 |
| 疼痛 | 医师签名：×× | | | | |

审核 / 调配签名：×× 核对 / 发药签名：××

1. 请遵医嘱用药；2. 请在窗口点清药品；3. 处方当日有效；4. 发出药品不予退换。

1. **处方判定** 该处方属于不规范处方中的临床诊断书写不全和用药不适宜处方中的适应证不适宜。

2. **处方分析** 川芎茶调丸有疏风止痛之功效，但主要用于头部疼痛，对于关节炎所致疼痛效果不确定。

3. **药师建议** 建议先补充中医辨证，再根据辨证选用其他镇痛药物治疗。

## （五）处方案例点评 2

处方 2：××××医院医疗保险处方 医保内处方

定点医疗机构编码：××××

| 科室名称：内科 | 日期：×××× | 药物金额：×× | |
|---|---|---|---|
| 姓名：×× | 性别：女 | 年龄：26 岁 | 病历号：×× |

| 临床诊断： | R：药品名称和规格 | 单次用量 | 用法 | 频次 | 数量 |
|---|---|---|---|---|---|
| 偏头痛 | 川芎茶调丸（3 克 / 8 丸） | 16 丸 | 口服 | 2 次 / 日 | 1 盒 |
| （风邪头痛） | 盐酸氟桂利嗪胶囊（5 毫克 / 粒） | 2 粒 | 口服 | 1 次 / 日 | 1 盒 |
| | 医师签名：×× | | | | |

审核 / 调配签名：×× 核对 / 发药签名：××

1. 请遵医嘱用药；2. 请在窗口点清药品；3. 处方当日有效；4. 发出药品不予退换。

1. **处方判定** 该处方属于合理处方。

2. **处方分析** 川芎茶调丸疏风止痛，尤擅治疗头部疼痛；盐酸氟桂利嗪胶囊为新型钙通道拮抗剂，对缺氧引起的血管收缩有明显的抑制作用，可抑制内皮细胞受损引起的脑水肿，故可保护脑细胞并防止反应性颅内外血管扩张引起的头痛发作。有研究显示，两药联用治疗偏头痛效果明显。

3. **药师建议** 由于在使用盐酸氟桂利嗪胶囊过程中，患者可能发生嗜睡的不良反应，特别是在疗程开始的时候，所以应提醒患者，在进行如驾驶或者操作危险性机器的活动时应谨慎。

## （六）合理用药提示

川芎茶调丸，一个经典的治疗风邪所致头痛的中成药，组方中除了甘草，全部都是辛味药，例如川芎、白芷、羌活、细辛、薄荷等。《汤液经法图》说："肝德在散，以辛补之，酸泻之。"由此可知，风邪头痛和感冒头痛的治则治法就是补肝，辛味补肝，酸味泻肝，应该多用辛味药，少用或不用酸味药。

**参考文献**

[1] 国家药典委员会. 中华人民共和国药典临床用药须知：中药成方制剂卷 [M]. 中国医药科技出版社，2011：137-138.

[2] 王位杰. 川芎茶调丸联合西比灵治疗偏头痛疗效 [J]. 工企医刊，2008，21（1）：8-9.

# 二、都梁软胶囊

## （一）组成特点

都梁软胶囊由白芷（黄酒浸蒸）、川芎组成。方中白芷辛温，善走阳明经，芳香走窜，祛风散寒，升达清气，通窍止痛，为君药；川芎活血行气，上行巅顶，散风止痛，为臣药。二药合用，共奏祛风散寒、活血通络之功。

## （二）功效特点

都梁软胶囊可祛风散寒、活血通络，用于头痛属风寒瘀血阻滞脉络者，症见头胀痛或刺痛、痛有定处、反复发作、遇风寒诱发或加重，亦可用于感受风寒所致发热恶寒、鼻塞流涕、头项不适，以及西医之上呼吸道感染见上述证候者。

## （三）使用特点

1. **规格**　0.54克/粒。

2. **用法用量**　口服，3粒/次，3次/日。

3. **不良反应**　个别患者用药后出现上腹不适、恶心。

4. **禁忌证**　服药期间忌食辛辣、油腻食物。方中白芷有芳香、通窍的作用，且用黄酒浸蒸，故哺乳期妇女禁用；川芎有活血行气的作用，故孕妇禁用。

5．**注意事项**　阴虚阳亢或肝火上扰所致头痛、头晕者慎用。

## （四）处方案例点评 1

| 处方 1：×××× 医院医疗保险处方　医保内处方 | | | | | |
|---|---|---|---|---|---|
| 定点医疗机构编码：×××× | | | | | |
| 科室名称：中医科 | 日期：×××× | | 药物金额：×× | | |
| 姓名：×× | 性别：男 | | 年龄：42 岁 | | 病历号：×× |
| **临床诊断：**<br>风热感冒 | **R：药品名称和规格**<br>都梁软胶囊（0.54 克 / 粒） | 单次用量<br>3 粒 | 用法<br>口服 | 频次<br>3 次 / 日 | 数量<br>1 盒 |
| | 医师签名：×× | | | | |
| 审核 / 调配签名：×× | | 核对 / 发药签名：×× | | | |
| 1. 请遵医嘱用药；2. 请在窗口点清药品；3. 处方当日有效；4. 发出药品不予退换。 | | | | | |

1．**处方判定**　该处方属于用药不适宜处方的适应证不适宜。

2．**处方分析**　都梁软胶囊用于感受风寒所致发热恶寒、鼻塞流涕、头项不适，而处方案例之风热感冒并不适用，因此判定为适应证不适宜。

3．**药师建议**　建议换用针对风热感冒的药物治疗，如银黄颗粒、银翘解毒丸。

## （五）处方案例点评 2

| 处方 2：×××× 医院医疗保险处方　医保内处方 | | | | | |
|---|---|---|---|---|---|
| 定点医疗机构编码：×××× | | | | | |
| 科室名称：内科 | 日期：×××× | | 药物金额：×× | | |
| 姓名：×× | 性别：女 | | 年龄：26 岁 | | 病历号：×× |
| **临床诊断：**<br>头痛<br>风寒感冒 | **R：药品名称和规格**<br>都梁软胶囊（0.54 克 / 粒）<br>九味羌活丸（6 克 / 袋） | 单次用量<br>3 粒<br>1/2 袋 | 用法<br>口服<br>口服 | 频次<br>3 次 / 日<br>2 次 / 日 | 数量<br>1 盒<br>1 盒 |
| | 医师签名：×× | | | | |
| 审核 / 调配签名：×× | | 核对 / 发药签名：×× | | | |
| 1. 请遵医嘱用药；2. 请在窗口点清药品；3. 处方当日有效；4. 发出药品不予退换。 | | | | | |

1．**处方判定**　该处方属于用药不适宜处方中的重复用药。

2．**处方分析**　九味羌活丸成分为羌活、防风、苍术、细辛、川芎、白芷、黄芩、甘草、地黄，组方药味完全包含都梁软胶囊（川芎、白芷），且两者均用于外感风寒挟湿导致的头痛、肢体酸痛，可判定为重复用药。

3. **药师建议** 建议只选用一种中成药即可。

参考文献

[1] 国家药典委员会. 中华人民共和国药典临床用药须知：中药成方制剂卷 [M]. 中国医药科技出版社，2011：51-52.

# 三、通天口服液

## （一）组成特点

通天口服液由川芎、天麻、羌活、白芷、赤芍、菊花、薄荷、防风、细辛、茶叶、甘草组成。方中川芎既能行气活血，又能祛风止痛，上行头目，为血中之气药，为君药。天麻通脉络而止疼痛，息肝风而定眩晕；羌活解表散寒，祛风胜湿，止痛；白芷解表祛风，止痛。三药组合，既能平息肝阳所化之风，又能祛散外风，行气止痛，共为臣药。赤芍活血和血，通络止痛。菊花、薄荷辛凉疏风，清肝解郁，清利头目；防风、细辛祛风散寒，通窍止痛，共为佐药。茶叶清利头目，载诸药上行，苦泻风热，甘草调和诸药，合为使药。诸药合用，共奏活血化瘀、祛风止痛之功。

## （二）功效特点

通天口服液可活血化瘀、祛风止痛。本方用于瘀血阻滞与风邪上扰所致的头部胀痛或刺痛，痛有定处，反复发作，头晕目眩，或恶心呕吐，恶风等；亦用于西医之紧张性头痛、偏头痛等见上述表现者。

## （三）使用特点

1. **规格** 10毫升/支。

2. **用法用量** 口服。第1日，即刻或服药1小时后、2小时后、4小时后各服10毫升，以后每6小时服10毫升；第2日、第3日，10毫升/次，3次/日。3日为一疗程，或遵医嘱。

3. **禁忌证** 服药期间忌食辛辣、油腻食物。本品以行气活血为主，故孕妇禁用。川芎、赤芍有活血的功效，因此出血性脑血管病患者禁用。

## （四）处方案例点评 1

处方 1：××××医院医疗保险处方　医保内处方

定点医疗机构编码：××××

科室名称：中医科　　　　日期：××××　　　　药物金额：××

姓名：××　　　　性别：男　　　　年龄：24 岁　　　　病历号：××

| 临床诊断： | R：药品名称和规格 | 单次用量 | 用法 | 频次 | 数量 |
|---|---|---|---|---|---|
| 偏头痛 | 通天口服液（10 毫升 / 支） | 1 支 | 口服 | 3 次 / 日 | 1 盒 |
| （风邪头痛） | 川芎茶调颗粒（6 克 / 袋） | 1 袋 | 口服 | 2 次 / 日 | 1 盒 |
| | 医师签名：×× | | | | |

审核 / 调配签名：××　　　　　　　核对 / 发药签名：××

1. 请遵医嘱用药；2. 请在窗口点清药品；3. 处方当日有效；4. 发出药品不予退换。

1. **处方判定**　该处方属于用药不适宜处方中的重复用药。

2. **处方分析**　川芎茶调颗粒成分为川芎、白芷、羌活、细辛、防风、荆芥、薄荷、甘草，其中 7 味药与通天口服液相同。两种药品成分重合率高达 90%，足量联用可判定为重复用药。

3. **药师建议**　选用其中一种药品即可。

## （五）处方案例点评 2

处方 2：××××医院医疗保险处方　医保内处方

定点医疗机构编码：××××

科室名称：内科　　　　日期：××××　　　　药物金额：××

姓名：××　　　　性别：女　　　　年龄：36 岁　　　　病历号：××

| 临床诊断： | R：药品名称和规格 | 单次用量 | 用法 | 频次 | 数量 |
|---|---|---|---|---|---|
| 脑梗死恢复期 | 通天口服液（10 毫升 / 支） | 1 支 | 口服 | 3 次 / 日 | 1 盒 |
| 眩晕 | 医师签名：×× | | | | |

审核 / 调配签名：××　　　　　　　核对 / 发药签名：××

1. 请遵医嘱用药；2. 请在窗口点清药品；3. 处方当日有效；4. 发出药品不予退换。

1. **处方判定**　该处方属于合理处方。

2. **处方分析**　脑梗死恢复期头晕、头痛的病因及发病机制复杂，一般认为，与脑血管动脉粥样硬化导致的血管狭窄、脑血管供血不足、相关供血区域脑组织缺血缺氧等因素有关。通天口服液具有保护脑血管、抑制血小板聚集及抑制血栓形成的作用，此外，还具有明显的镇痛效应。有文献报道，通天口服液能有效改善脑梗死恢复期患者的头晕、头痛症状。

**3. 药师建议** 建议增加中医证型诊断，并嘱患者遵医嘱用药。

参考文献

［1］国家药典委员会. 中华人民共和国药典临床用药须知：中药成方制剂卷［M］. 中国医药科技出版社，
   2011：139.

［2］王永生，王欣彤，曾献雯. 通天口服液治疗脑梗死恢复期伴头晕头痛疗效观察［J］. 现代医药卫生，
   2017，33（19）：2992-2994.

# 四、牛黄降压丸

## （一）组成特点

牛黄降压丸由人工牛黄、川羚羊角、珍珠、冰片、水牛角浓缩粉、黄芩提取物、黄芪、党参、白芍、郁金、川芎、决明子、薄荷、甘松组成，辅料为蜂蜜。方中人工牛黄清热解毒，清心除烦，豁痰定惊；羚羊角性寒味咸，具有清热解毒、平肝息风、定眩止痛之功。二者共为君药。珍珠味甘咸，性寒，潜阳安神，清热平息肝风；冰片清心开窍，疏散郁火，清利咽喉，聪耳明目，以清上焦热邪，透发火郁；水牛角、黄芩凉血清心开窍，潜降苦泄肝经火邪。几药共为臣药。佐以黄芪、党参健脾益气；白芍平抑肝阳，敛阴养血；郁金活血，疏肝解郁，行气中之血；川芎行气活血，理血中之气；决明子清肝定眩；薄荷疏肝解郁；甘松疏肝理气。诸药合用，共奏清心化痰、平肝安神之功。

## （二）功效特点

牛黄降压丸可清心化痰、平肝安神，用于心肝火旺或痰热壅盛所致的头晕目眩（眩晕）、头痛失眠、烦躁不安，以及西医之高血压见上述证候者。

## （三）使用特点

1. **规格** 1.6 克／丸。
2. **用法用量** 口服，大蜜丸 1～2 丸／次，1 次／日。
3. **禁忌证** 服药期间忌食辛辣、油腻食物。方中有多味性寒和行气之药，孕妇禁用。
4. **注意事项** 气血不足所致的眩晕、失眠患者慎用。体弱、便溏者慎用。

## （四）处方案例点评1

| | | | | | |
|---|---|---|---|---|---|
| 处方1：××××医院医疗保险处方 医保内处方 | | | | | |
| 定点医疗机构编码：×××× | | | | | |
| 科室名称：心内科 | 日期：×××× | | 药物金额：×× | | |
| 姓名：×× | 性别：男 | | 年龄：56岁 | | 病历号：×× |
| **临床诊断：** | **R：药品名称和规格** | 单次用量 | 用法 | 频次 | 数量 |
| 高血压 | 牛黄降压丸（1.6克/丸） | 1丸 | 口服 | 1次/日 | 1盒 |
| 失眠 | 柏子养心丸（9克/丸） | 1丸 | 口服 | 2次/日 | 1盒 |
| | 医师签名：×× | | | | |
| 审核/调配签名：×× | 核对/发药签名：×× | | | | |
| 1.请遵医嘱用药；2.请在窗口点清药品；3.处方当日有效；4.发出药品不予退换。 | | | | | |

1. **处方判定** 该处方属于用药不适宜处方的联合用药不适宜及不规范处方的临床诊断书写不全。

2. **处方分析** 牛黄降压丸清心化痰、平肝安神，用于心肝火旺或痰热壅盛所致的头晕目眩、头痛失眠、烦躁不安，气血不足者慎用。柏子养心丸补气、养血、安神，可用于心气耗伤或阴血不足、心神失养所致失眠。二者适应证范围不同，作用不协同，不宜联用。由于处方缺少高血压和失眠的中医证型，所以无法判断哪一种药品更适合患者。

3. **药师建议** 建议明确患者的证型，选择正确的药品。

## （五）处方案例点评2

| | | | | | |
|---|---|---|---|---|---|
| 处方2：××××医院医疗保险处方 医保内处方 | | | | | |
| 定点医疗机构编码：×××× | | | | | |
| 科室名称：内科 | 日期：×××× | | 药物金额：×× | | |
| 姓名：×× | 性别：女 | | 年龄：36岁 | | 病历号：×× |
| **临床诊断：** | **R：药品名称和规格** | 单次用量 | 用法 | 频次 | 数量 |
| 妊娠高血压 | 牛黄降压丸（1.6克/丸） | 1丸 | 口服 | 1次/日 | 1盒 |
| | 医师签名：×× | | | | |
| 审核/调配签名：×× | 核对/发药签名：×× | | | | |
| 1.请遵医嘱用药；2.请在窗口点清药品；3.处方当日有效；4.发出药品不予退换。 | | | | | |

1. **处方判定** 该处方属于用药不适宜处方中的遴选的药品不适宜。

2. **处方分析** 牛黄降压丸用于心肝火旺或痰热壅盛所致的头晕目眩、头痛失眠、烦躁不安以及西医之高血压见上述证候者。方中含多种性寒、活血、行气之药，因此孕妇禁用。

妊娠期高血压患者也属禁用范畴。

3. **药师建议** 建议停用牛黄降压丸，改用其他降压药。

## （六）合理用药提示

牛黄降压丸，并不适用于所有高血压患者，而是与其他牛黄类中成药类似，适用于具有热象和燥象表现的高血压患者，即痰火上扰、肝阳上亢的高血压患者，主要症状表现为头痛烦躁、面红目赤、头晕发热等。如果是食欲不佳、精神不振、畏寒肢冷的高血压患者，不适合使用。

参考文献

[1] 国家药典委员会. 中华人民共和国药典临床用药须知：中药成方制剂卷［M］. 中国医药科技出版社，2011：147-148.

# 五、全天麻胶囊

## （一）组成特点

全天麻胶囊由天麻组成。天麻味甘性平，归肝经，甘平质润，既息肝风，又平肝阳，为治肝阳上亢或肝阳上扰所致的眩晕、头痛之要药。全天麻胶囊既息内风，又散外风，广泛用于肝风内动引起的中风偏瘫、痫病抽搐及外感风湿引起的关节痹痛。

## （二）功效特点

全天麻胶囊可平肝息风，用于肝风上扰所致的眩晕、头痛、肢体麻木等，亦用于西医之癫痫、风湿性关节痛。有文献报道其用于糖尿病周围神经病变。

## （三）使用特点

1. **规格** 0.5 克/粒。

2. **用法用量** 口服，2~6 粒/次，3 次/日。

3. **禁忌证** 服药期间忌生冷及油腻难消化的食物。

4. **注意事项** 用于癫痫、中风时宜配合其他药物治疗。服药期间保持情绪乐观，切勿生气恼怒。

## （四）处方案例点评1

| 处方1：××××医院医疗保险处方　医保内处方 |
|---|

定点医疗机构编码：××××

| 科室名称：心内科 | 日期：×××× | 药物金额：×× | | | 病历号：×× |
|---|---|---|---|---|---|
| 姓名：×× | 性别：男 | 年龄：47岁 | | | |

| 临床诊断： | R：药品名称和规格 | 单次用量 | 用法 | 频次 | 数量 |
|---|---|---|---|---|---|
| 头痛 | 全天麻胶囊（0.5克/粒） | 10粒 | 口服 | 3次/日 | 1盒 |
| （肝风上扰证） | 医师签名：×× | | | | |

审核/调配签名：××　　　　　　　　核对/发药签名：××
1. 请遵医嘱用药；2. 请在窗口点清药品；3. 处方当日有效；4. 发出药品不予退换。

1. **处方判定**　该处方属于用药不适宜处方中的用法用量不适宜。

2. **处方分析**　全天麻胶囊的说明书规定用量为2~6粒/次，3次/日；该处方用量为10粒/次，3次/日，超过说明书日最大用量。

3. **药师建议**　建议医师将用量改为2~6粒/次，3次/日。

## （五）处方案例点评2

| 处方2：××××医院医疗保险处方　医保内处方 |
|---|

定点医疗机构编码：××××

| 科室名称：内科 | 日期：×××× | 药物金额：×× | | | 病历号：×× |
|---|---|---|---|---|---|
| 姓名：×× | 性别：男 | 年龄：45岁 | | | |

| 临床诊断： | R：药品名称和规格 | 单次用量 | 用法 | 频次 | 数量 |
|---|---|---|---|---|---|
| 中风后遗症 | 全天麻胶囊（0.5克/粒） | 6粒 | 口服 | 3次/日 | 1盒 |
| 肢体麻木 | 强力天麻杜仲胶囊（0.25克/丸） | 2粒 | 口服 | 2次/日 | 1盒 |
| | 医师签名：×× | | | | |

审核/调配签名：××　　　　　　　　核对/发药签名：××
1. 请遵医嘱用药；2. 请在窗口点清药品；3. 处方当日有效；4. 发出药品不予退换。

1. **处方判定**　该处方属于用药不适宜处方中的重复用药和不规范处方的临床诊断不全。

2. **处方分析**　强力天麻杜仲胶囊由天麻、杜仲（盐制）、制草乌、附子（制）、独活、藁本、玄参、当归、地黄、川牛膝、槲寄生、羌活组成，其中君药为天麻，与全天麻胶囊均可散风止痛，用于中风引起的肢体麻木，故联合使用属于重复用药。

3. **药师建议**　建议补充中医证型，根据病情选择一种即可。需要注意的是，强力天麻杜仲胶囊含有毒性成分制草乌和附子，药性更为峻烈。

### （六）处方案例点评3

<table>
<tr><td colspan="6" align="center">处方3：××××医院医疗保险处方 医保内处方</td></tr>
<tr><td colspan="6">定点医疗机构编码：××××</td></tr>
<tr><td colspan="2">科室名称：内科</td><td>日期：××××</td><td colspan="3">药物金额：××</td></tr>
<tr><td colspan="2">姓名：××</td><td>性别：女</td><td>年龄：34 岁</td><td colspan="2">病历号：××</td></tr>
<tr><td>临床诊断：</td><td>R：药品名称和规格</td><td>单次用量</td><td>用法</td><td>频次</td><td>数量</td></tr>
<tr><td>高血压</td><td>全天麻胶囊（0.5 克/粒）</td><td>5 粒</td><td>口服</td><td>3 次/日</td><td>1 盒</td></tr>
<tr><td>（肝风内动证）</td><td>硝苯地平缓释片（10 毫克/片）</td><td>1 片</td><td>口服</td><td>2 次/日</td><td>1 盒</td></tr>
<tr><td></td><td colspan="5" align="right">医师签名：××</td></tr>
<tr><td colspan="2">审核/调配签名：××</td><td colspan="4">核对/发药签名：××</td></tr>
<tr><td colspan="6">1. 请遵医嘱用药；2. 请在窗口点清药品；3. 处方当日有效；4. 发出药品不予退换。</td></tr>
</table>

1. **处方判定** 该处方属于合理处方。

2. **处方分析** 有文献报道，全天麻胶囊有改善脑部血流量的作用。天麻对心血管的作用是减慢心率但不影响心脏收缩幅度，增加心肌营养性血流量，改善心脏功能，保护心肌细胞；对脑的保护则是通过选择性增加椎动脉血流量和提高脑部抗缺氧能力来实现的。因此，全天麻胶囊与硝苯地平缓释片有协同降压的作用。

3. **药师建议** 建议密切关注血压波动，及时调整用药剂量。

参考文献

［1］国家药典委员会. 中华人民共和国药典临床用药须知：中药成方制剂卷［M］. 中国医药科技出版社，2011：150-151.

［2］陈江、朱黎明. 全天麻胶囊联合硝苯地平缓释片对原发性高血压患者血液流变学及终点事件的影响［J］. 光明中医，2011（10）：2090-2091.

# 六、松龄血脉康胶囊

## （一）组成特点

松龄血脉康胶囊由鲜松叶、葛根、珍珠层粉组成。方中鲜松叶平肝潜阳，镇心安神，为君药。葛根活血利脉，通络止痛；珍珠层粉镇心安神。两药共为臣药。诸药合用，共奏平肝潜阳、镇心安神之功效。

## （二）功效特点

松龄血脉康胶囊可平肝潜阳、镇心安神，用于肝阳上亢所致的头痛、眩晕、急躁易怒、心悸、失眠，以及高血压病及原发性高脂血症见上述证候者。

## （三）使用特点

1. **规格**　0.5 克 / 粒。

2. **用法用量**　口服，3 粒 / 次，3 次 / 日。

3. **不良反应**　个别患者服药后可出现轻度腹泻、胃脘胀满等，饭后服用有助于减轻或改善这些症状。

4. **禁忌证**　服药期间忌食辛辣、油腻食物，戒烟酒。

5. **注意事项**　气血不足证者慎用。

## （四）处方案例点评 1

| 处方 1：×××× 医院医疗保险处方　医保内处方 | | | | | |
|---|---|---|---|---|---|
| 定点医疗机构编码：×××× | | | | | |
| 科室名称：内分泌科 | 日期：×××× | | 药物金额：×× | | |
| 姓名：×× | 性别：男 | 年龄：57 岁 | | | 病历号：×× |
| **临床诊断：**<br>眩晕<br>（气血不足证） | **R：药品名称和规格**<br>松龄血脉康胶囊（0.5 克 / 粒）<br>医师签名：×× | 单次用量<br>3 粒 | 用法<br>口服 | 频次<br>3次 / 日 | 数量<br>1 盒 |
| 审核 / 调配签名：×× | 核对 / 发药签名：×× | | | | |
| 1. 请遵医嘱用药；2. 请在窗口点清药品；3. 处方当日有效；4. 发出药品不予退换。 | | | | | |

1. **处方判定**　该处方属于用药不适宜处方中的适应证不适宜。

2. **处方分析**　松龄血脉康胶囊用于肝阳上亢所致的头痛、眩晕，患者为气血不足所致的眩晕，药不对证，且松龄血脉康胶囊说明书中明确气血不足者应慎用，可判定为适应证不适宜。

3. **药师建议**　建议停用该药，改用其他药品。

## （五）处方案例点评 2

| 处方 2：××××医院医疗保险处方　医保内处方 | | | | | |
|---|---|---|---|---|---|
| 定点医疗机构编码：×××× | | | | | |
| 科室名称：心内科 | 日期：×××× | | 药物金额：×× | | |
| 姓名：×× | 性别：女 | | 年龄：74 岁 | | 病历号：×× |
| 临床诊断：<br>高脂血症<br>脑梗死<br>（肝阳上亢证） | **R**：药品名称和规格<br>松龄血脉康胶囊（0.5 克/粒） | 单次用量<br>3 粒 | 用法<br>口服 | 频次<br>3 次/日 | 数量<br>1 盒 |
| | 医师签名：×× | | | | |
| 审核/调配签名：×× | | 核对/发药签名：×× | | | |
| 1. 请遵医嘱用药；2. 请在窗口点清药品；3. 处方当日有效；4. 发出药品不予退换。 | | | | | |

1. **处方判定**　该处方属于合理处方。

2. **处方分析**　松龄血脉康胶囊具有养血息风、活血化瘀、平肝潜阳、镇心安神的功效。药物实验显示，其富含前花青素、葛根素等多种活性成分，具有抗氧化、调节血脂、降低血液黏度、抗血小板聚集、改善血管内皮功能等多种作用。临床应用观察发现，松龄血脉康胶囊能够稳定血压、调节血脂、改善微循环、改善血液流变等，对心脑血管疾病的治疗及症状改善均有满意的临床效果。

3. **药师建议**　建议密切观察患者情况，联合其他降脂及改善脑梗死后遗症的药品进行治疗。

## （六）合理用药提示

松龄血脉康胶囊用于肝阳上亢型高血压、原发性高脂血症的治疗，适应证很大众，但组方比较独特。它的君药为鲜松叶，即松叶的鲜品。松叶本身是一个祛风除湿、活血安神的中药，主要用于头痛、身痛和湿疮，也能用于高血压，加上疏肝生津的葛根和清肝定惊的珍珠粉，就构成了这个作用于肝的高血压用药。

### 参考文献

［1］国家药典委员会. 中华人民共和国药典临床用药须知：中药成方制剂卷［M］. 中国医药科技出版社，2011：153-154.

［2］董正妮. 松龄血脉康胶囊在心脑血管疾病中的临床应用［J］. 中西医结合心脑血管病杂志，2015，13（7）：896-898.

# 七、复方罗布麻片

## （一）组成特点

复方罗布麻片为中西结合的复方制剂，其组成成分为每1000片含：罗布麻叶218.5克，野菊花171克，防己184.2克，三硅酸镁15克，硫酸双肼屈嗪1.6克，氢氯噻嗪1.6克，盐酸异丙嗪1.05克，维生素 $B_1$ 0.5克，维生素 $B_6$ 0.5克，泛酸钙0.25克。其中硫酸双肼屈嗪和氢氯噻嗪为治疗高血压的西药成分，故中西药联用时应当注意其不良反应。

## （二）功效特点

复方罗布麻片为中西复方制剂，是高血压的治疗药物。临床上也经常联合复方罗布麻片治疗冠心病室性心律失常，为心血管内科药。

## （三）使用特点

1. **规格** 100片/瓶。
2. **用法用量** 口服。常用量为2片/次，3次/日；血压降下后维持量为2片/日。
3. **不良反应** 高糖血症和高尿酸血症。
4. **注意事项** 盐酸异丙嗪为抗组胺药，具有明显的镇静作用和中枢抑制作用，需大剂量服用本品时，驾驶车辆及高空作业者应慎用。伴有糖尿病和痛风的高血压患者慎用。

## （四）处方案例点评1

| 处方1：××××医院医疗保险处方　医保内处方 | | | | |
|---|---|---|---|---|
| 定点医疗机构编码：×××× | | | | |
| 科室名称：内科 | 日期：×××× | | 药物金额：×× | |
| 姓名：×× | 性别：女 | | 年龄：68岁 | 病历号：×× |
| **临床诊断：**<br>高血压 | R：药品名称和规格<br>复方罗布麻片（100片/瓶）<br>氯沙坦钾氢氯噻嗪片（每片含氯沙坦钾50毫克、氢氯噻嗪12.5毫克） | 单次用量<br>2片<br>1片 | 用法<br>口服<br>口服 | 频次<br>3次/日<br>1次/日 | 数量<br>2盒<br>4盒 |
| | 医师签名：×× | | | |
| 审核/调配签名：×× | | 核对/发药签名：×× | | |
| 1. 请遵医嘱用药；2. 请在窗口点清药品；3. 处方当日有效；4. 发出药品不予退换。 | | | | |

1. **处方判定** 该处方属于用药不适宜处方中的重复用药。
2. **处方分析** 复方罗布麻片为中西复方制剂，与氯沙坦钾氢氯噻嗪片存在相同的成分

氢氯噻嗪。故点评为用药不适宜处方中的重复用药。

**3. 药师建议** 65岁女性患者因高血压服用复方罗布麻片和氯沙坦钾氢氯噻嗪片治疗，用药对证，但因二者均含有氢氯噻嗪成分，同时服用会增加高糖血症和高尿酸血症的不良反应风险，故建议调整治疗方案。由于复方罗布麻片偶尔会出现胃肠道不良反应，建议选择饭后服用。氯沙坦钾片是不受食物影响的降压药物，建议最好清晨空腹口服。

参考文献

［1］兰红斌，袁惠平. 复方罗布麻片治疗高血压病的疗效观察［J］. 中国医院用药评价与分析，2016，16（3）：292-293.

［2］李清艳，乔湜，刘国如，等. 复方罗布麻片Ⅰ中7种成分的UPLC-MS/MS分段离子切换法测定［J］. 中国医药工业杂志，2016，47（11）：1450-1453.

［3］李小兵，俞杨. 复方罗布麻片联合胺碘酮治疗冠心病室性心律失常的疗效观察［J］. 中西医结合心血管病杂志，2015，3（27）：15-18.

［4］《中国高血压基层管理指南》修订委员会. 中国高血压基层管理指南（2014年修订版）［J］. 中华高血压杂志，2015，23（1）：24-43.

# 八、养血清脑颗粒

## （一）组成特点

养血清脑颗粒由当归、川芎、白芍、熟地黄、钩藤、鸡血藤、夏枯草、决明子、珍珠母、延胡索、细辛组成，辅料为糊精、甜菊素。组方中的当归具有补血、活血、调经止痛、润燥滑肠之功，川芎可活血行气、祛风止痛，二者共为君药。白芍为臣药，具有养血调经、敛阴止汗、柔肝止痛、平抑肝阳之功效。此外，方中含细辛成分，不宜与含藜芦的中成药联合使用。

## （二）功效特点

养血清脑颗粒能够养血平肝、活血通络，用于血虚肝亢所致的头痛、眩晕眼花、心烦易怒、失眠多梦。临床上常用于治疗偏头痛、慢性脑供血不足、原发性高血压及血管性痴呆症等。

## （三）使用特点

**1. 规格** 4克/袋。

2. **用法用量**　口服，4克/次，3次/日。

3. **不良反应**　偶见恶心、呕吐，罕见皮疹，停药后即可消失。

4. **禁忌证**　对本品过敏者禁用。服药期间应忌烟酒及辛辣、油腻食物。

5. **注意事项**　低血压者慎服。过敏性体质者慎用。本品不宜长期服用，若服药3天症状无缓解，应去医院就诊。

## （四）处方案例点评1

| 处方1：××××医院医疗保险处方　医保内处方 |||||||
|---|---|---|---|---|---|---|
| 定点医疗机构编码：×××× |||||||
| 科室名称：内科 || 日期：×××× || 药物金额：×× |||
| 姓名：×× || 性别：男 || 年龄：69岁 || 病历号：×× |
| **临床诊断：** | **R：药品名称和规格** || 单次用量 | 用法 | 频次 | 数量 |
| 慢性脑供血不足 | 养血清脑颗粒（4克/袋） || 2袋 | 口服 | 3次/日 | 4盒 |
| | 医师签名：×× ||||||
| 审核/调配签名：××　　　　　　核对/发药签名：×× |||||||
| 1. 请遵医嘱用药；2. 请在窗口点清药品；3. 处方当日有效；4. 发出药品不予退换。 |||||||

1. **处方判定**　该处方属于用药不适宜处方中的用法用量不适宜。

2. **处方分析**　养血清脑颗粒说明书常规用量为4克/次，3次/日；该处方用量为8克/次，3次/日，超过说明书日最大剂量。可点评为用药不适宜处方中的用法用量不适宜。

3. **药师建议**　处方中养血清脑颗粒单次用量偏大。老年体弱者应在说明书用法用量范围内和医师正确指导下服用，建议起始剂量为4克/次，3次/日。

## （五）处方案例点评2

| 处方2：××××医院医疗保险处方　医保内处方 |||||||
|---|---|---|---|---|---|---|
| 定点医疗机构编码：×××× |||||||
| 科室名称：内科 || 日期：×××× || 药物金额：×× |||
| 姓名：×× || 性别：女 || 年龄：60岁 || 病历号：×× |
| **临床诊断：** | **R：药品名称和规格** || 单次用量 | 用法 | 频次 | 数量 |
| 眩晕 | 养血清脑颗粒（4克/袋） || 1袋 | 口服 | 3次/日 | 3盒 |
| | 同仁牛黄清心丸（3克/丸） || 1丸 | 口服 | 2次/日 | 5盒 |
| | 眩晕宁片（0.38克/片） || 3片 | 口服 | 3次/日 | 5盒 |
| | 医师签名：×× ||||||
| 审核/调配签名：××　　　　　　核对/发药签名：×× |||||||
| 1. 请遵医嘱用药；2. 请在窗口点清药品；3. 处方当日有效；4. 发出药品不予退换。 |||||||

1. **处方判定**　该处方属于用药不适宜处方中的适应证不适宜和不规范处方中的临床诊断书写不全。

2. **处方分析**　处方中选用的 3 种药均可治疗眩晕，但养血清脑颗粒用于血虚肝亢所致的头痛、眩晕；同仁牛黄清心丸用于气血不足、痰热上扰引起的头目眩晕；眩晕宁片用于痰湿中阻、肝肾不足引起的头昏头晕。处方未明确中医证型，却开具了 3 种治疗不同证型眩晕的中成药，故可点评为用药不适宜处方中的适应证不适宜，和不规范处方中的临床诊断书写不全。

3. **药师建议**　建议先明确中医证型，再处方用药。患者若为血虚肝旺所致头痛、眩晕眼花、心烦易怒、失眠多梦，应服用养血清脑颗粒；若为气血不足及痰热上扰而致胸中郁热、惊悸虚烦、头目眩晕、中风不语、口眼歪斜、半身不遂、言语不清、神志昏迷、痰涎壅盛，应服用同仁牛黄清心丸；若为痰湿中阻、肝肾不足引起的头昏头晕，应服用眩晕宁片。

参考文献

［1］黄海量，吕征，韩涛，等．养血清脑颗粒治疗慢性脑供血不足的系统评价［J］．中国实验方剂学杂志，2015，12（15）：193-196．

［2］陈富超，穆玉琴，彭林，等．养血清脑颗粒联合盐酸氟桂利嗪治疗偏头痛的 Meta 分析［J］．现代中西医结合杂志，2013，22（2）：146-148．

［3］赵锋辉，马彬，移康，等．养血清脑颗粒治疗偏头痛的系统评价［J］．中国循证医学杂志，2008，8（10）：887-891．

［4］解君，徐文娟，李运伦，等．养血清脑颗粒治疗原发性高血压的系统评价［J］．山东中医药大学学报，2013，37（5）：385-388．

［5］李伟，韩建平，高钧，等．液相色谱 - 电喷雾质谱联用测定细辛及养血清脑颗粒中马兜铃酸 A［J］．分析化学（FENXIHUAXUE）研究简报，2007，35（12）：1798-1800．

［6］谭昌锐，邹立华，李惠，等．不同中成药辅助治疗紧张型头痛的有效性及安全性评价［J］．中国实用神经疾病杂志，2015，18（21）：38-40．

# 九、小活络丸

## （一）组成特点

小活络丸由胆南星、制川乌、制草乌、地龙、乳香（制）、没药（制）组成。方中草乌、川乌辛温燥烈，专于祛风除湿，散寒止痛，为君药；胆南星燥湿化痰，以除经络中痰湿，亦有止痛之效；配乳香、没药、地龙行气活血，通络止痛。诸药共用，共奏祛风除湿、活络通痹之效。方中含有毒性饮片制川乌、制草乌，不宜与含有半夏、瓜蒌、贝母、白蔹、白及的中成药联合使用。

### （二）功效特点

小活络丸能够祛风散寒、化痰除湿、活血止痛，用于风寒湿邪闭阻、痰瘀阻络所致的痹病，症见肢体关节疼痛，或冷痛，或刺痛，或疼痛夜甚，关节屈伸不利，麻木拘挛。临床常用于西医之类风湿关节炎、颈椎病、骨质增生、大骨节病等的治疗。

### （三）使用特点

1. **规格**　3克/丸。

2. **用法用量**　小活络丸含有毒性成分乌头碱，所以在使用时应严格遵循说明书要求：黄酒或温开水送服，3克/次，2次/日。

3. **禁忌证**　孕妇禁用。

4. **注意事项**　使用不当有中毒风险，中毒表现为口唇发麻、头晕头痛、心慌呕吐等，如果服药期间出现上述症状，应立即就医。

### （四）处方案例点评1

| 处方1：××××医院医疗保险处方　医保内处方 | | | | | |
|---|---|---|---|---|---|
| 定点医疗机构编码：×××× | | | | | |
| 科室名称：内科 | 日期：×××× | | 药物金额：×× | | |
| 姓名：×× | 性别：男 | | 年龄：61岁 | | 病历号：×× |
| **临床诊断：**<br>颈椎病 | **R：药品名称和规格** | 单次用量 | 用法 | 频次 | 数量 |
| | 小活络丸（3克/丸） | 1丸 | 口服 | 2次/日 | 2盒 |
| | 如意珍宝丸（0.25克/丸） | 8丸 | 口服 | 2次/日 | 2盒 |
| | 医师签名：×× | | | | |
| 审核/调配签名：×× 　　　　　　核对/发药签名：×× | | | | | |
| 1.请遵医嘱用药；2.请在窗口点清药品；3.处方当日有效；4.发出药品不予退换。 | | | | | |

1. **处方判定**　该处方属于用药不适宜处方中的联合用药不适宜和不规范处方中的临床诊断书写不全。

2. **处方分析**　小活络丸为有毒中成药，能够祛风散寒、化痰除湿、活血止痛；如意珍宝丸可清热解毒、醒脑开窍、舒筋通络。前者为热性药，后者为寒性药，存在寒热冲突的风险。而处方中缺少中医证型的诊断，无法判断哪一种中成药更适合患者，故可点评为用药不适宜处方中的联合用药不适宜和不规范处方中的临床诊断书写不全。

3. **药师建议**　建议先补充中医证型，后选择适宜药品。如属风湿热痹者，则宜选用如意珍宝丸；如属风寒湿痹者，则宜选用小活络丸。

### （五）处方案例点评 2

| 处方 2：××××医院医疗保险处方　医保内处方 | | | | | |
|---|---|---|---|---|---|
| 定点医疗机构编码：×××× | | | | | |
| 科室名称：内科 | 日期：×××× | | 药物金额：×× | | |
| 姓名：×× | 性别：女 | | 年龄：67 岁 | | 病历号：×× |
| **临床诊断：**风湿性关节炎 | **R**：药品名称和规格 | 单次用量 | 用法 | 频次 | 数量 |
| | 小活络丸（3 克 / 丸） | 1 丸 | 口服 | 2 次 / 日 | 2 盒 |
| | 盘龙七片（0.3 克 / 片） | 3 片 | 口服 | 3 次 / 日 | 3 盒 |
| | 医师签名：×× | | | | |
| 审核 / 调配签名：×× | | 核对 / 发药签名：×× | | | |
| 1. 请遵医嘱用药；2. 请在窗口点清药品；3. 处方当日有效；4. 发出药品不予退换。 | | | | | |

1. **处方判定**　该处方属于用药不适宜处方中的重复用药和不规范处方中的临床诊断书写不全。

2. **处方分析**　处方中小活络丸和盘龙七片均可治疗风湿性关节炎，均含有毒性饮片制草乌、制川乌，使用时应明确患者的中医病证分型，两药合用可点评为用药不适宜处方中的重复用药和临床诊断书写不全。制草乌与制川乌中含有乌头碱，过量摄入可使迷走神经兴奋，周围神经受损。其中毒症状以神经系统和循环系统症状为主。临床主要表现为口舌、四肢麻木，全身紧束感等。此外，乌头碱还可通过兴奋迷走神经而降低窦房结的自律性，造成易位起搏点的自律性增高而引起各类心律失常。

3. **药师建议**　小活络丸和盘龙七片同用存在较高的乌头碱中毒风险。如果患者为风寒湿邪闭阻、痰瘀阻络所致的风湿性关节炎，建议单用小活络丸，起始剂量为 3 克 / 次，2 次 / 日，黄酒或者温开水送服；如果患者为寒湿阻络的风湿性关节炎，建议单用盘龙七片，起始剂量为 3 片 / 次，3 次 / 日。

### （六）合理用药提示

小活络丸的成分，同时含有制草乌和制川乌，这就提示我们，即使是毒性饮片也可以斟酌使用，增强疗效。所以，对于成分不同而功效相同的中成药的联用，也不应完全禁止。当然，含毒中成药严格用法用量管理，从小量开始，注重安全性监测，总是有益的。

**参考文献**

［1］李雅菁，石森林，吴素香，等. 有毒中药丸剂小活络丸物质组释放动力学特征研究［J］. 中华中医药杂志，2014，29（11）：3614-3618.

［2］蒋爱品，王庆军. 小活络丸药理及临床应用研究新进展［J］. 北京中医药，2009，28（2）：148-150.

［3］刘京渤，张永敬，陈几香. 小活络丸主要药效学研究［J］. 中国药业，2007，16（18）：26-27.

［4］高婷，潘家昕. 毒性中药材及其制剂的药动学研究概况［J］. 海峡药学，2006，18（15）：101-102.

［5］欧守珍，何平，陈月金，等. 小活络丸镇痛作用及急性毒性的时间药理学研究［J］. 中国热带医学，2006，6（12）：2241-2242.

［6］乔家治，刘明亮，任占屹，等. 乌头碱类中毒致严重心律失常28例临床分析［J］. 中国医刊，1999，34（5）：52.

［7］曹小刚，吕晓亚，徐刚，等. 3种药物治疗大骨节病的临床疗效观察［J］. 中国地方病学杂志，2004，23（6）：591-592.

［8］雪冲，师芳琴，吉海旺. 盘龙七片治疗类风湿关节炎60例［J］. 现代中医药，2011，31（6）：41-42.

# 十、同仁大活络丸

## （一）组成特点

同仁大活络丸由蕲蛇（酒制）、草乌（炙）、豹骨（制）、人工牛黄、乌梢蛇（酒制）、天麻、熟大黄、人工麝香、血竭、熟地黄、天南星（制）、水牛角浓缩粉等50味中药组成。组方中包含祛风湿药、补气药、养阴药、活血药、助阳药、芳香化湿药、温化寒痰药和芳香开窍药等18类药物，具有益气活血、祛风通络、息风化痰的功效，重在舒筋活络，祛风湿寒邪不伤正气，扶正气而不滞邪。方中含有毒性饮片炙草乌，不宜与含有半夏、瓜蒌、贝母、白蔹、白及的中成药联合使用。

## （二）功效特点

同仁大活络丸能够舒筋活络、祛风除湿，用于风寒湿痹引起的肢体疼痛、手足麻木、筋脉拘挛、中风瘫痪、口眼歪斜、半身不遂、言语不清。临床常用于急性脑梗死所致偏瘫等病的治疗。

## （三）使用特点

1. **规格**　3.6克/丸。

**2. 用法用量** 同仁大活络丸含有毒性成分乌头碱，在使用时应严格遵循说明书要求：温黄酒或温开水送服，1~2 丸 / 次，2 次 / 日。服用前应除去蜡皮、塑料球壳及玻璃纸。可嚼服，也可分份吞服。

**3. 禁忌证** 孕妇忌服。

**4. 注意事项** 使用不当有中毒风险，中毒表现为口唇发麻、头晕头痛、心慌呕吐等，如果服药期间出现上述症状，应立即就医。

### （四）处方案例点评 1

| 处方 1：×××× 医院医疗保险处方 医保内处方 | | | | | |
|---|---|---|---|---|---|
| 定点医疗机构编码：×××× | | | | | |
| 科室名称：内科 | 日期：×××× | | 药物金额：×× | | |
| 姓名：×× | 性别：男 | | 年龄：76 岁 | | 病历号：×× |
| **临床诊断：**<br>中风偏瘫 | **R**：药品名称和规格<br>同仁大活络丸（3.6 克 / 丸）<br>同仁牛黄清心丸（3 克 / 丸） | 单次用量<br>2 丸<br>1 丸 | 用法<br>口服<br>口服 | 频次<br>3 次 / 日<br>2 次 / 日 | 数量<br>6 盒<br>5 盒 |
| | 医师签名：×× | | | | |
| 审核 / 调配签名：×× | 核对 / 发药签名：×× | | | | |
| 1. 请遵医嘱用药；2. 请在窗口点清药品；3. 处方当日有效；4. 发出药品不予退换。 | | | | | |

**1. 处方判定** 该处方属于用药不适宜处方中的用法用量不适宜和联合用药不适宜，以及不规范处方中的临床诊断书写不全。

**2. 处方分析** 同仁大活络丸属于含毒中成药，使用时应明确患者的中医病证分型。其说明书规定用量为 1~2 丸 / 次，2 次 / 日，而该处方用量为 2 丸 / 次，3 次 / 日，超过说明书日最大剂量，可点评为用药不适宜处方中的用法用量不适宜。同仁大活络丸可用于风寒湿痹引起的肢体疼痛，手足麻木，筋脉拘挛，中风瘫痪，口眼歪斜，半身不遂，言语不清；同仁牛黄清心丸可用于气血不足、痰热上扰引起的胸中郁热，惊悸虚烦，头目眩晕，中风不语，口眼歪斜，半身不遂，言语不清，神志昏迷，痰涎壅盛。两药适用的中医证型完全不同，可判定为联合用药不适宜。

**3. 药师建议** 建议先明确中医证型，选择一种药品服用即可。处方中同仁大活络丸单次用量偏大，存在较高的乌头碱中毒风险，建议起始剂量为 1~2 次 / 次，2 次 / 日。

## （五）处方案例点评 2

<table>
<tr><td colspan="6">处方 2：××××医院医疗保险处方　医保内处方</td></tr>
<tr><td colspan="6">定点医疗机构编码：××××</td></tr>
<tr><td colspan="3">科室名称：内科　　　　　日期：××××</td><td colspan="3">药物金额：××</td></tr>
<tr><td colspan="3">姓名：××　　　　　　　性别：女</td><td colspan="2">年龄：72 岁</td><td>病历号：××</td></tr>
<tr><td rowspan="4">临床诊断：<br>痹证</td><td>R：药品名称和规格</td><td>单次用量</td><td>用法</td><td>频次</td><td>数量</td></tr>
<tr><td>同仁大活络丸（3.6 克 / 丸）</td><td>2 丸</td><td>口服</td><td>2 次 / 日</td><td>5 盒</td></tr>
<tr><td>木瓜丸（1.8 克 /10 丸）</td><td>30 丸</td><td>口服</td><td>2 次 / 日</td><td>5 盒</td></tr>
<tr><td colspan="5">医师签名：××</td></tr>
<tr><td colspan="6">审核 / 调配签名：××　　　　　　　　核对 / 发药签名：××</td></tr>
<tr><td colspan="6">1. 请遵医嘱用药；2. 请在窗口点清药品；3. 处方当日有效；4. 发出药品不予退换。</td></tr>
</table>

1. **处方判定**　该处方属于用药不适宜处方中的重复用药和不规范处方中的临床诊断书写不全。

2. **处方分析**　处方中同仁大活络丸和木瓜丸均可治疗身体痹证，两药均含制川乌、制草乌，合用有较高的中毒风险，且使用含有毒性饮片的中成药时应明确患者的中医病证分型，故点评为用药不适宜处方中的重复用药和不规范处方中的临床诊断书写不全。

3. **药师建议**　建议先明确患者的中医病证分型。如果患者为风寒湿痹，又兼为脑血管病后遗症恢复期，建议服用同仁大活络丸，起始剂量为 1 ~ 2 丸 / 次，2 次 / 日，温黄酒或温开水送服；如果为受寒邪较重且体质较弱者，建议服用治疗风寒湿闭阻所致痹病的木瓜丸，起始剂量为口服，30 丸 / 次，2 次 / 日。

**参考文献**

［1］刘洋，刘明，董世芬，等. 同仁大活络丸对脑缺血再灌注损伤大鼠恢复早期的神经保护作用［J］. 世界科学技术：中医药现代化，2012，14（3）：1642-1647.

［2］胡青，钟吉强，毛秀红，等. 液质联用法检测大活络丸和同仁大活络丸中贵毒药味和添加化合物［J］. 药物分析杂志，2010，30（8）：1593-1597.

［3］陈锐. 木瓜丸临床应用解析［J］. 中国社区医师，2012（35）：13.

# 十一、安宫降压丸

## （一）组成特点

安宫降压丸由郁金、黄连、栀子、黄芩、天麻、珍珠母、黄芪、白芍、党参、麦冬、五味子、川芎、人工牛黄、水牛角浓缩粉、冰片组成。方中牛黄、水牛角具有平肝息风、活血行气的功效，为主药；辅以天麻、珍珠母、郁金平肝息风；黄连、栀子、黄芩清热凉血；白芍、川芎养血敛阴，柔肝活血；黄芪、麦冬、党参、五味子益气生津；冰片凉肝行气，开窍醒神。诸药合用共奏平肝降压、清热镇惊之功效。

### （二）功效特点

安宫降压丸能够清热镇惊、平肝降压，用于胸中郁热或肝阳上亢引起的头目眩晕、项强脑胀、心悸多梦、烦躁气急等。临床常用于西医之初发难治性高血压。

### （三）使用特点

1. **规格**　3克/丸。

2. **用法用量**　口服，3～6克/次，2次/日。服用前应除去蜡皮、塑料球壳；本品可嚼服，也可分份吞服。

3. **注意事项**　无高血压症状时应停服或遵医嘱服用。

### （四）处方案例点评1

处方1：××××医院医疗保险处方　医保内处方

定点医疗机构编码：××××

| 科室名称：内科 | 日期：×××× | | 药物金额：×× | | | |
|---|---|---|---|---|---|---|
| 姓名：×× | 性别：女 | | 年龄：70岁 | | 病历号：×× | |
| **临床诊断：** | **R：药品名称和规格** | 单次用量 | 用法 | 频次 | 数量 | |
| 高血压 | 安宫降压丸（3克/丸） | 2丸 | 口服 | 2次/日 | 6盒 | |
| 骨关节炎 | 虎力散片（0.5克/片） | 1片 | 口服 | 2次/日 | 2盒 | |
| | 医师签名：×× | | | | | |

审核/调配签名：××　　　　　　核对/发药签名：××

1. 请遵医嘱用药；2. 请在窗口点清药品；3. 处方当日有效；4. 发出药品不予退换。

1. **处方判定**　该处方属于用药不适宜处方中的遴选的药品不适宜。

2. **处方分析**　安宫降压丸为治疗高血压的中成药，而治疗骨关节炎的虎力散片说明书中提示高血压患者忌服，故可点评为用药不适宜处方中的遴选的药品不适宜。

3. **药师建议**　建议将虎力散片换为用于治疗骨关节炎的祛风止痛胶囊。祛风止痛胶囊可以用于高血压患者，用法用量为口服，6粒/次，2次/日。

## （五）处方案例点评 2

处方 2：××××医院医疗保险处方 医保内处方

定点医疗机构编码：××××

| 科室名称：内科 | 日期：×××× | 药物金额：×× | |
|---|---|---|---|
| 姓名：×× | 性别：男 | 年龄：58 岁 | 病历号：×× |

| 临床诊断： | R：药品名称和规格 | 单次用量 | 用法 | 频次 | 数量 |
|---|---|---|---|---|---|
| 高血压 | 安宫降压丸（3 克/丸） | 2 丸 | 口服 | 2 次/日 | 6 盒 |
| | 安脑片（0.5 克/片） | 4 片 | 口服 | 1 次/日 | 6 盒 |
| | 医师签名：×× | | | | |

审核/调配签名：×× 核对/发药签名：××

1. 请遵医嘱用药；2. 请在窗口点清药品；3. 处方当日有效；4. 发出药品不予退换。

**1. 处方判定** 该处方属于用药不适宜处方中的重复用药，以及不规范处方中的临床诊断书写不全。

**2. 处方分析** 安宫降压丸和安脑片均为治疗高血压的药物，且组方中含有大量相同成分，故可点评为用药不适宜处方中的重复用药。高血压可分为肝阳上亢、痰湿内阻、阴虚阳亢、阴阳两虚等证型，安宫降压丸仅适用于高血压属肝阳上亢者，不适用于其他类型的高血压。处方中缺少中医辨证，故点评为不规范处方中的临床诊断书写不全。

**3. 药师建议** 明确中医证型，选择一种药物即可。

### 参考文献

［1］张瑞军，李国樑，冯艳，等. 联合应用安宫降压丸治疗初发难治性高血压的临床疗效评价［J］. 中国全科医学，2013，16（8C）：2890-2892.

［2］马晓丽. 安宫降压丸治疗初发难治性高血压临床疗效分析［J］. 中国医学工程，2017，25（10）：52-54.

# 十二、正天丸

## （一）组成特点

正天丸由钩藤、白芍、川芎、当归、生地黄、白芷、防风、羌活、桃仁、红花、细辛、独活、麻黄、黑顺片、鸡血藤组成，辅料为药用炭、淀粉、单糖浆、虫白蜡。方中钩藤具有清热平肝、息风定惊之功效，为治疗头痛眩晕之品；川芎活血行气，祛风止痛，主治风冷头痛眩晕。二者共为君药，可通治虚实之头痛眩晕。麻黄、细辛、黑顺片能加强祛风散寒止痛之力；白芍平肝止痛，养血调经；羌活搜风发表，祛湿止痛；独活散寒止痛，祛风通络；防风祛风化湿。以上诸药合为臣药，以加强君药之祛风散寒、胜湿通络之力。生地黄清热凉血，养阴生津；当归养血活血；鸡血藤补血活血；桃仁与红花活血化瘀。以上五味共为佐药，以助川芎活血化瘀，祛风止痛。白芷为祛风止痛之品，为本方之佐使药。诸药合用，标本兼顾，温而不燥，通而不伤其正，共奏祛风、化瘀、除湿、缓虚之功效，适用于头痛诸证。本品组成成分中的黑顺片为附子的炮制品种之一，不宜与含有半夏、瓜蒌、贝母、白蔹、白及的中成药联合使用。

## （二）功效特点

正天丸能够疏风活血、养血平肝、通络止痛，用于外感风邪、瘀血阻络、血虚失养、肝阳上亢之证，以及西医之偏头痛、紧张性头痛、颈椎病型头痛。临床上也常用于三叉神经痛的治疗。

## （三）使用特点

1. **规格**　6克/袋。

2. **用法用量**　本品应严格按照说明书用法用量服用：饭后服用，6克/次，2～3次/日，15日为一个疗程。

3. **不良反应**　个别病例服药后谷丙转氨酶轻度升高；偶有口干、口苦、腹痛及腹泻等症状发生。

4. **禁忌证**　对本品过敏者禁用。孕妇忌用。服用本品时应忌烟、酒及辛辣、油腻食物。

5. **注意事项**　初发头痛服药3日症状无缓解者，经常性头痛服药15日症状无缓解者，应及时就医。高血压头痛及不明原因的头痛，应去医院就诊。过敏性体质者慎用；高血压、心脏病患者及运动员慎用。

## （四）处方案例点评1

处方1：××××医院医疗保险处方　医保内处方

定点医疗机构编码：××××

| 科室名称：内科 | | 日期：×××× | | 药物金额：×× | | |
|---|---|---|---|---|---|---|
| 姓名：×× | | 性别：男 | | 年龄：58岁 | | 病历号：×× |
| **临床诊断：** | **R：药品名称和规格** | | 单次用量 | 用法 | 频次 | 数量 |
| 神经性头痛 | 正天丸（6克/袋） | | 1袋 | 口服 | 2次/日 | 1盒 |
| 慢性肾功能不全 | 百令胶囊（0.5克/粒） | | 4粒 | 口服 | 3次/日 | 2盒 |
| | 医师签名：×× | | | | | |

审核/调配签名：××　　　　　　核对/发药签名：××

1. 请遵医嘱用药；2. 请在窗口点清药品；3. 处方当日有效；4. 发出药品不予退换。

1. **处方判定**　该处方属于用药不适宜处方中的遴选的药品不适宜和不规范处方中的临床诊断书写不全。

2. **处方分析**　正天丸的组成中含有毒性饮片黑顺片，使用时应明确患者的中医病证分型。方中还含有马兜铃科植物细辛，细辛中含马兜铃酸。患者患有慢性肾功能不全，不适于使用含有细辛的中成药。

3. **药师建议**　建议明确患者的中医证型，改用无潜在肾毒性的中成药。

## （五）处方案例点评 2

处方2：××××医院医疗保险处方　医保内处方

定点医疗机构编码：××××

| 科室名称：内科 | 日期：×××× | | 药物金额：×× | | |
| 姓名：×× | 性别：女 | | 年龄：60 岁 | | 病历号：×× |

| 临床诊断： | R：药品名称和规格 | 单次用量 | 用法 | 频次 | 数量 |
| --- | --- | --- | --- | --- | --- |
| 颈椎病 | 正天丸（6 克 / 袋） | 1 袋 | 口服 | 2 次 / 日 | 1 盒 |
| 头痛 | 复方小活络丸（10 克 /100 粒） | 60 粒 | 口服 | 2 次 / 日 | 2 盒 |
| | 医师签名：×× | | | | |

审核 / 调配签名：××　　　　　　　　　　核对 / 发药签名：××

1. 请遵医嘱用药；2. 请在窗口点清药品；3. 处方当日有效；4. 发出药品不予退换。

1. **处方判定**　该处方属于用药不适宜处方中的重复用药和不规范处方中的临床诊断书写不全。

2. **处方分析**　复方小活络丸可治疗风寒湿痹引起的颈椎病，正天丸可治疗颈椎病及其引起的头痛，但因二者均含乌头碱成分，同服可增加乌头碱中毒风险，且使用含毒性饮片的中成药时应明确患者的中医病证分型，故可点评该处方属于用药不适宜处方中的重复用药和不规范处方中的临床诊断书写不全。

3. **药师建议**　如确属风寒湿痹证，可将复方小活络丸替换为具有同样功效的金乌骨通胶囊，饭后口服。

### 参考文献

[1] 李涛，范吉平，曹克刚. 正天丸组方配伍及功效特点解析 [J]. 中医药导报，2013，19（6）：65-66.

[2] 付昆，付文君，魏江平，等. 正天丸的镇痛作用及机制研究 [J]. 中国中医基础医学杂志，2017，23（3）：401-404.

[3] 丁蓓，谭为华，刘丽英，等. 正天丸治疗青少年颈源性头痛的疗效观察 [J]. 中医临床研究，2013，5

（16）：68-69.

[4] 黄镜根，王伟. 正天丸治疗三叉神经痛的临床研究 [J]. 临床医学工程，2009，16（11）：47-48.

[5] 于生元，董钊，李焰生，等. 盐酸氟桂利嗪预防性治疗偏头痛的疗效和安全性 [J]. 中国疼痛医学杂志，2007，13（4）：199-201.

# 十三、眩晕宁片

## （一）组成特点

眩晕宁片由泽泻、白术、茯苓、半夏（制）、女贞子、墨旱莲、菊花、牛膝、陈皮、甘草组成，辅料为淀粉、二氧化硅、微晶纤维素、硬脂酸镁、滑石粉、薄膜包衣预混剂。方中白术有健脾益气、燥湿化痰之功，为君药。茯苓健脾渗湿，和中化饮，为治痰常用药，泽泻利水渗湿，茯苓得泽泻，其利水渗湿之功倍增，泽泻得茯苓，利水而不伤脾气，两药相辅相成；半夏燥湿化痰，和胃降逆止呕；陈皮理气健脾，燥湿化痰。四药合用，以加强白术健脾益气、燥湿化痰之功，共为臣药。女贞子滋肾水、补肝阴、益精血，墨旱莲滋阴补肾，两药合用，补肝肾阴精血之不足；菊花甘寒益阴，有平肝潜阳、清热明目之功；牛膝补益肝肾，性善下行，与菊花配伍，用于肝肾不足、肝阳上亢之眩晕。以上四药合为佐药，共起滋肾平肝之功。甘草既健脾益气，燥湿化痰，又调和诸药，为佐使之药。以上各药合用，共奏健脾利湿、益肝补肾之功。

## （二）功效特点

眩晕宁片能够健脾利湿、滋肾平肝，用于痰湿中阻、肝肾不足引起的头昏头晕。临床常用于治疗梅尼埃病、位置性眩晕、晕动病等耳性眩晕；脑动脉粥样硬化引起的脑性眩晕；高血压、神经症、颈椎病等其他原因所致眩晕。

## （三）使用特点

1. **规格**　0.38 克/片。

2. **用法用量**　口服，2~3 片/次，3~4 次/日，餐后服用。

3. **禁忌证**　本品孕妇禁用，外感者禁服。另外，对本品过敏者禁服，过敏性体质者慎服。

## （四）处方案例点评 1

| 处方 1：××××医院医疗保险处方　医保内处方 | | | | |
|---|---|---|---|---|
| 定点医疗机构编码：×××× | | | | |
| 科室名称：内科　　　　日期：××××　　　　药物金额：×× | | | | |
| 姓名：××　　　　性别：女　　　　年龄 58 岁　　　　　　　　病历号：×× | | | | |
| **临床诊断：**<br>眩晕 | **R：药品名称和规格**<br>眩晕宁片（0.38 克 / 片）<br>五苓胶囊（0.45 克 / 粒） | 单次用量<br>3 片<br>3 粒 | 用法<br>口服<br>口服 | 频次<br>3 次 / 日<br>2 次 / 日 | 数量<br>4 盒<br>3 盒 |
| | 医师签名：×× | | | |
| 审核 / 调配签名：××　　　　　　　　核对 / 发药签名：×× | | | | |
| 1. 请遵医嘱用药；2. 请在窗口点清药品；3. 处方当日有效；4. 发出药品不予退换。 | | | | |

1.　**处方判定**　该处方属于用药不适宜处方中的重复用药和不规范处方中的临床诊断书写不全。

2.　**处方分析**　五苓胶囊由泽泻、茯苓、猪苓、肉桂、白术（炒）组成，其中 3 味中药与眩晕宁片相同，并且是眩晕宁片的君药与臣药；从功效上看，眩晕宁片和五苓胶囊均具有利水祛湿的作用。二者足量联用可以判定为重复用药。眩晕宁片中含有毒性饮片半夏，使用时应明确患者的中医病证分型，故可判定为临床诊断书写不全。

3.　**药师建议**　建议明确中医证型，根据治疗需要，选用一种药品即可。

## （五）处方案例点评 2

| 处方 2：××××医院医疗保险处方　医保内处方 | | | | |
|---|---|---|---|---|
| 定点医疗机构编码：×××× | | | | |
| 科室名称：内科　　　　日期：××××　　　　药物金额：×× | | | | |
| 姓名：××　　　　性别：女　　　　年龄 65 岁　　　　　　　　病历号：×× | | | | |
| **临床诊断：**<br>慢性脑供血不足<br>上呼吸道感染 | **R：药品名称和规格**<br>眩晕宁片（0.38 克 / 片）<br>感冒清热颗粒（12 克 / 袋） | 单次用量<br>3 片<br>1 袋 | 用法<br>口服<br>口服 | 频次<br>3 次 / 日<br>2 次 / 日 | 数量<br>4 盒<br>1 盒 |
| | 医师签名：×× | | | |
| 审核 / 调配签名：××　　　　　　　　核对 / 发药签名：×× | | | | |
| 1. 请遵医嘱用药；2. 请在窗口点清药品；3. 处方当日有效；4. 发出药品不予退换。 | | | | |

1.　**处方判定**　该处方属于用药不适宜处方中的联合用药不适宜和不规范处方中的临床诊断书写不全。

2.　**处方分析**　眩晕宁片能够健脾利湿、滋肾平肝，不宜与感冒药同时服用，且说明书中明确指出外感者禁服，而感冒清热颗粒属于治疗感冒的药品，故判定为联合用药不适宜。眩晕宁片中含有毒性饮片半夏，使用时应明确患者的中医病证分型，故判定为临床诊断书写不全。

**3. 药师建议** 感冒期间不宜服用眩晕宁片，应暂停服用。

**参考文献**

[1] 谷慧敏. 眩晕宁片治疗美尼尔氏综合症 72 例 [J]. 中医临床研究, 2011, 3（4）: 97-99.

[2] 常华, 何胜旭, 张陆勇, 等. 眩晕宁片的降压和抗眩晕作用研究 [J]. 中国中医基础医学杂志, 2014, 20（3）: 316-318.

[3] 常红, 娟孟, 欣陈燕. 眩晕宁片治疗后循环缺血性眩晕临床疗效观察 [J]. 中国现代药物应用, 2012, 6（18）: 18-19.

[4] 孟毅. 眩晕宁片治疗痰湿内阻型眩晕的临床观察 [J]. 实用心脑肺血管病杂志, 2009, 17（87）: 686-687.

[5] 李瑞红. 眩晕宁片治疗脑动脉硬化性眩晕的临床观察 [J]. 中国医院药学杂志, 2011, 31（10）: 852-854.

[6] 张晨霞. 眩晕宁片治疗前庭神经炎 104 例 [J]. 中国中医药现代远程教育, 2010, 4（8）: 98.

[7] 农杭霖, 袁胜山. 眩晕宁治疗慢性脑供血不足的疗效分析 [J]. 右江医学, 2010, 38（5）: 541-542.

[8] 张春, 田维君, 王建国. 眩晕宁片治疗椎 - 基底动脉供血不足性眩晕 60 例 [J]. 中国药业, 2009, 18（13）: 75.

# 十四、人参再造丸

## （一）组成特点

人参再造丸由人参、酒蕲蛇、广藿香、檀香、母丁香、玄参、细辛、醋香附、地龙、熟地黄、三七、乳香（醋制）、青皮、豆蔻、防风、制何首乌、川芎、片姜黄、黄芪、甘草、黄连、茯苓、赤芍、大黄、桑寄生、葛根、麻黄、骨碎补（炒）、全蝎、豹骨（制）、僵蚕（炒）、附子（制）、琥珀、醋龟甲、粉萆薢、白术（麸炒）、沉香、天麻、肉桂、白芷、没药（醋制）、当归、草豆蔻、威灵仙、乌药、羌活、橘红、六神曲（麸炒）、朱砂、血竭、人工麝香、冰片、牛黄、天竺黄、胆南星、水牛角浓缩粉组成，辅料为蜂蜜。方中含有毒成分制附子，不宜与含有半夏、瓜蒌、贝母、白蔹、白及的中成药联合使用。

## （二）功效特点

人参再造丸能够益气养血、祛风化痰、活血通络，用于气虚血瘀、风痰阻络所致的中风，症见口眼歪斜、半身不遂、手足麻木、疼痛、拘挛、言语不清。临床常用于西医之脑卒中后遗症、坐骨神经痛、脑出血术后恢复期的治疗。

## （三）使用特点

1. **规格**　3克/丸。

2. **用法用量**　服用本品时应严格按药品说明书的要求：口服，3克/次，2次/日。

3. **禁忌证**　孕妇忌服。

4. **注意事项**　人参再造丸含有毒成分制附子、朱砂及马兜铃科植物细辛，故不宜长期服用，应定期检查血、尿中汞离子浓度，检查肝肾功能，超过规定限度者立即停用。肝肾功能不全者、运动员慎用。

## （四）处方案例点评1

| 处方1：××××医院医疗保险处方　医保内处方 | | | | |
|---|---|---|---|---|
| 定点医疗机构编码：×××× | | | | |
| 科室名称：内科 | 日期：×××× | | 药物金额：×× | |
| 姓名：×× | 性别：男 | 年龄：75岁 | | 病历号：×× |
| **临床诊断：** | **R：药品名称和规格** | 单次用量 | 用法 | 频次 | 数量 |
| 中风后遗症 | 人参再造丸（3克/丸） | 1丸 | 口服 | 2次/日 | 2盒 |
| | 天麻丸（9克/丸） | 1丸 | 口服 | 2次/日 | 2盒 |
| | 医师签名：×× | | | | |
| 审核/调配签名：×× | | 核对/发药签名：×× | | |
| 1. 请遵医嘱用药；2. 请在窗口点清药品；3. 处方当日有效；4. 发出药品不予退换。 | | | | |

1. **处方判定**　该处方属于用药不适宜处方中的重复用药和不规范处方中的临床诊断书写不全。

2. **处方分析**　人参再造丸与天麻丸同为治风剂，均有祛风化痰、活血通络之功，存在重复用药风险。从成分上看，天麻丸由天麻、羌活、独活、杜仲（盐炒）、牛膝、粉草薢、附子（制）、当归、地黄、玄参组成，其中6味中药与人参再造丸相同，包括毒性中药制附子。且使用含有毒性成分的中成药时，应明确患者的中医病证分型。综上，该处方可点评为用药不适宜处方中的重复用药和不规范处方中的临床诊断书写不全。

3. **药师建议**  建议先补充中医证型。如果患者中风后遗症属风阳暴亢型，建议单用人参再造丸治疗，初始剂量为 3 克 / 次，2 次 / 日；如果患者中风后遗症属肝肾不足型，建议单用天麻丸治疗，初始剂量为 9 克 / 次，2～3 次 / 日。

## （五）处方案例点评 2

| 处方 2：×××× 医院医疗保险处方　医保内处方 | | | | | |
|---|---|---|---|---|---|
| 定点医疗机构编码：×××× | | | | | |
| 科室名称：内科 | | 日期：×××× | 药物金额：×× | | |
| 姓名：×× | | 性别：女 | 年龄：71 岁 | | 病历号：×× |
| **临床诊断：** | **R：药品名称和规格** | 单次用量 | 用法 | 频次 | 数量 |
| 脑出血术后恢复期 | 人参再造丸（3 克 / 丸） | 1 丸 | 口服 | 2 次 / 日 | 2 盒 |
| 慢性肾功能不全 | 百令胶囊（0.5 克 / 粒） | 4 粒 | 口服 | 3 次 / 日 | 5 盒 |
| | 医师签名：×× | | | | |
| 审核 / 调配签名：×× | | 核对 / 发药签名：×× | | | |
| 1. 请遵医嘱用药；2. 请在窗口点清药品；3. 处方当日有效；4. 发出药品不予退换。 | | | | | |

1. **处方判定**  该处方属于用药不适宜处方中的遴选的药品不适宜和不规范处方中的临床诊断书写不全。

2. **处方分析**  人参再造丸含有毒成分制附子、朱砂及马兜铃科植物细辛，故不宜长期服用，肝肾功能不全者慎用，且使用时应明确患者的中医病证分型。患者为 71 岁女性，患有肾功能不全，不建议选用人参再造丸。建议根据症状和证型，选择脑心通胶囊、同仁牛黄清心丸等不会有明显肾毒性中药的中成药。

3. **药师建议**  建议根据中医证型，将人参再造丸更换为脑心通胶囊、同仁牛黄清心丸、复方小活络丸等祛风活络类中成药，由于此类中成药往往含有毒烈性中药，应加强监测。

**参考文献**

[1] 张公奇，高宇. 人参再造丸治疗中风后遗症 98 例 [J]. 陕西中医学院学报，2007，30（4）：18.

[2] 陈锐. 人参再造丸临床应用解析 [J]. 中国社区医师，2012，18：14.

[3] 奚正平. 人参再造丸治疗坐骨神经痛 32 例 [J]. 实用中医内科杂志，2000，14（2）：32.

［4］仇学军，马晓雷，袁景. 人参再造丸在脑出血术后恢复期的应用［J］. 人参研究，2000，12（4）：26.

［5］黄志东，顾承志，黄怀宇. 人参再造丸对帕金森病患者甲襞微循环及血液流变性的影响［J］. 微循环学杂志，2002，12（3）：24-25.

# 第十六节　祛湿剂

## 一、追风透骨丸

### （一）组成特点

追风透骨丸由制川乌、白芷、制草乌、香附（制）、甘草、白术（炒）、没药（制）、麻黄、川芎、乳香（制）、秦艽、地龙、当归、茯苓、赤小豆、羌活、天麻、赤芍、细辛、防风、天南星（制）、桂枝、甘松组成。方中含有毒性饮片制草乌、制川乌和天南星（制），不宜久服，亦不宜与含有半夏、瓜蒌、贝母、白蔹、白及的中成药联合使用。

### （二）功效特点

追风透骨丸能够祛风除湿、通经活络、散寒止痛，用于风寒湿痹之肢节疼痛、肢体麻木。临床常用于治疗类风湿关节炎、颈椎病、肩周炎、痛风、坐骨神经痛等。

### （三）使用特点

1. **规格**　1 克 /10 丸。

2. **用法用量**　追风透骨丸含有毒性成分乌头碱和天南星，在使用时应严格遵循说明书要求：口服，6 克（装至瓶盖内环平面）/ 次，2 次 / 日，30 日为一疗程。

3. **禁忌证**　风热痹证及孕妇忌服。

### （四）处方案例点评 1

处方 1：××××医院医疗保险处方　医保内处方

定点医疗机构编码：××××

科室名称：内科　　　　　　日期：××××　　　　　药物金额：××

姓名：××　　　　　　　　性别：女　　　　　　　年龄：74 岁　　　　　　　病历号：××

| 临床诊断： | R：药品名称和规格 | 单次用量 | 用法 | 频次 | 数量 |
|---|---|---|---|---|---|
| 类风湿关节炎 | 追风透骨丸（1克/10丸） | 60丸 | 口服 | 2次/日 | 4盒 |
| 胃痛 | 附子理中丸（9克/1丸） | 1丸 | 口服 | 3次/日 | 2盒 |
|  | 医师签名：×× |  |  |  |  |

审核/调配签名：××　　　　　　　　核对/发药签名：××

1. 请遵医嘱用药；2. 请在窗口点清药品；3. 处方当日有效；4. 发出药品不予退换。

1. **处方判定**　该处方属于不规范处方中的临床诊断书写不全和用药不适宜处方中的联合用药不适宜。

2. **处方分析**　含毒性饮片中成药的处方诊断应体现中医病证分型，追风透骨丸中含有毒成分制川乌、制草乌和天南星（制）；附子理中丸中含有毒成分制附子，二者同用存在较高的乌头碱中毒风险。故可点评为不规范处方中的临床诊断书写不全和不适宜处方中的联合用药不适宜。

3. **药师建议**　建议补充中医证型，选择适于患者证型且无中毒风险的药品进行治疗。

### （五）处方案例点评 2

处方 2：××××医院医疗保险处方　医保内处方

定点医疗机构编码：××××

科室名称：内科　　　　　　日期：××××　　　　　药物金额：××

姓名：××　　　　　　　　性别：女　　　　　　　年龄：69 岁　　　　　　　病历号：××

| 临床诊断： | R：药品名称和规格 | 单次用量 | 用法 | 频次 | 数量 |
|---|---|---|---|---|---|
| 骨关节炎 | 追风透骨丸（1克/10丸） | 60丸 | 口服 | 2次/日 | 4盒 |
| 慢性肝功能不全 | 医师签名：×× |  |  |  |  |

审核/调配签名：××　　　　　　　　核对/发药签名：××

1. 请遵医嘱用药；2. 请在窗口点清药品；3. 处方当日有效；4. 发出药品不予退换。

1. **处方判定**　该处方属于不规范处方中的临床诊断书写不全和用药不适宜处方中的遴选的药品不适宜。

2. **处方分析**　含毒性饮片中成药的处方诊断应体现中医病证分型，追风透骨丸含有毒性饮片制川乌、制草乌和制天南星，且国家药监局在 2018 年修订追风透骨制剂的说明书时明确提示，肝肾功能不全者禁用。本处方患者有慢性肝功能不全，再使用追风透骨丸不合适。故点评为不规范处方中的临床诊断书写不全和用药不适宜处方中的遴选的药品不适宜。

**3．药师建议**　建议将追风透骨丸换成同样用于治疗骨关节炎的金乌骨通胶囊，饭后口服，同时密切监测肝功能。

参考文献

［1］陈锐．追风透骨丸临床应用解析［J］．中国社区医师，2012，28（38）：9.

［2］肖微，周俊，章文春．追风透骨丸治疗痹证的临床疗效和安全性系统评价［J］．江西中医药大学学报，2016，28（1）：42-46.

［3］潘育方，黄清松．追风透骨丸治疗痛风的实验研究［J］．宜春学院学报（自然科学），2006，28（2）：97-98.

［4］叶政，林玲英．追风透骨丸治疗痹证的临床疗效分析［J］．中成药，2000，22（10）：710-711.

［5］吴夏勃，符永驰，温建民，等．追风透骨丸的不良反应［J］．中国中医药信息杂志，2004，11（6）：544.

［6］张之澧，沈杰，刘克地．追风透骨丸治疗骨关节炎的疗效观察［J］．中成药，2000，22（10）：708-709.

［7］戴伦，林甲宜．追风透骨丸对椎动脉型颈椎病颈性眩晕的疗效观察［J］．中成药，2002，24（2）：141-142.

［8］贾忠葆，肖忠林，李桂兰，等．追风透骨丸治疗类风湿性关节炎56例临床观察［J］．中成药，2002，24（5）：400.

［9］葛拓愉，金文兵，秦保玉．追风透骨丸诱发高血压1例［J］．黑龙江医学，1992（11）：7-8.

［10］刘绍炼．追风透骨丸治疗肩周围关节炎60例临床观察［J］．医药导报，1998（1）：32.

［11］邬亚军，方琅．追风透骨丸治疗风湿寒性关节痛40例［J］．实用中医内科杂志，2003，17（2）：108.

二、金乌骨通胶囊

## （一）组成特点

金乌骨通胶囊由金毛狗脊、淫羊藿、威灵仙、乌梢蛇、土牛膝、木瓜、葛根、姜黄、补骨脂、土党参组成。方中金毛狗脊祛风湿，补肝肾，强腰膝；乌梢蛇祛风除湿，通络止痉；淫羊藿补肾壮阳，强筋骨，祛风湿；威灵仙通络止痛；补骨脂补肾壮阳，固精纳气。

以上诸药为主药。姜黄活血止痛，土党参健脾肾，土牛膝逐瘀除痹，木瓜舒筋活络，葛根发散表邪，为辅药。诸药合用，共奏温肾补阳、祛风除湿、活血通络之功。

## （二）功效特点

维象样丢象，泱安档蒙：僵是风，稿计调嘎边蒙（苗医）。

金乌骨通胶囊可滋补肝肾、祛风除湿、活血通络，用于肝肾不足及风寒湿痹引起的腰腿酸痛、肢体麻木等。临床常用于治疗西医之膝骨关节炎、强直性脊柱炎、神经根型颈椎病、慢性腰肌劳损、椎间盘源性腰痛、骨质疏松症等。

## （三）使用特点

1. **规格**　0.5 克 / 粒。

2. **用法用量**　口服，1.5 克 / 次，3 次 / 日。

3. **禁忌证**　孕妇禁用。忌寒凉及油腻食物。

4. **注意事项**　热痹者不适用。服药期间不宜同时服用其他泻火及滋补性中药。

## （四）处方案例点评 1

| 处方 1：××××医院医疗保险处方　医保内处方 | | | | | |
|---|---|---|---|---|---|
| 定点医疗机构编码：×××× | | | | | |
| 科室名称：内科 | 日期：×××× | | 药物金额：×× | | |
| 姓名：×× | 性别：男 | | 年龄：77 岁 | | 病历号：×× |
| **临床诊断：**<br>膝骨关节炎 | **R：药品名称和规格**<br>金乌骨通胶囊（0.5 克 / 粒）<br>四妙丸（1 克 /15 粒） | 单次用量<br>3 粒<br>90 粒 | 用法<br>口服<br>口服 | 频次<br>3 次 / 日<br>2 次 / 日 | 数量<br>2 盒<br>2 盒 |
| | 医师签名：×× | | | | |
| 审核 / 调配签名：×× | 核对 / 发药签名：×× | | | | |
| 1. 请遵医嘱用药；2. 请在窗口点清药品；3. 处方当日有效；4. 发出药品不予退换。 | | | | | |

1. **处方判定**　该处方属于用药不适宜处方中的适应证不适宜、联合用药不适宜，以及不规范处方中的临床诊断书写不全。

2. **处方分析**　金乌骨通胶囊可治疗风寒湿痹引起的膝骨关节炎，而四妙丸清热利湿，可治疗湿热下注引起的痹证。两药的适应证不同，且处方缺少中医证型诊断，故可点评为用药不适宜处方中的适应证不适宜，以及不规范处方中的临床诊断书写不全。同时，温阳散寒中药与清热利湿中药存在寒热冲突的风险，故可点评为不适宜处方中的联合用药不适宜。

3. **药师建议**　建议先补充中医诊断，再进行治疗。如果患者为风寒湿痹引起的膝骨关节炎，建议单用金乌骨通胶囊，1.5 克／次，3 次／日，饭后口服；如果患者为湿热下注引起的痹证，建议单用四妙丸，口服，6 克／次，2 次／日。

参考文献

［1］胡小永. 金乌骨通胶囊治疗膝关节骨性关节炎 40 例［J］. 西部中医药，2017，30（8）：98-99.

［2］尹国富，岳敏，聂建平，等. 金乌骨通胶囊治疗寒湿痹阻型强直性脊柱炎临床研究［J］. 中国中医骨伤科杂志，2008，16（1）：28-29.

［3］赵凯. 金乌骨通胶囊治疗神经根型颈椎病临床报告［J］. 中国中医骨伤科杂志，2015，23（12）：61.

［4］邹坤林. 金乌骨通胶囊治疗慢性腰肌劳损的临床观察［J］. 中外医学研究，2011，9（25）：42-43.

［5］宁显明，马骏，朱洪民. 金乌骨通胶囊治疗老年性骨质疏松性腰痛 46 例［J］. 医学信息：中旬刊，2011（2）：657-658.

# 三、雷公藤多苷片

## （一）组成特点

雷公藤多苷片的主要成分是雷公藤多苷。

## （二）功效特点

雷公藤多苷片可祛风解毒、除湿消肿、舒筋活络，有抗炎及抑制细胞免疫和体液免疫等作用，用于西医之类风湿关节炎、肾病综合征、白塞综合征、自身免疫性肝炎等。另有雷公藤多苷片联合肾炎康复片治疗慢性肾炎，从而减少尿蛋白、保护肾功能的文献报道。

## （三）使用特点

1. **规格** 10 毫克／片。

2. **用法用量** 口服，按体重每千克 1～1.5 毫克／日，分 3 次饭后服用。

3. **不良反应** 偶有胃肠道反应，可耐受；血小板减少，程度较轻，一般无须停药；可致月经不调及精子活力降低、数量减少。上述不良反应停药可恢复正常。长期使用可出现肝脏损害、粒细胞减少、肾脏损害及生殖系统损害。

4. **禁忌证** 儿童、育龄期有孕育要求者、孕妇、哺乳期妇女禁用。严重贫血、白细胞和血小板减少者禁用。心、肝、肾功能不全者禁用。胃、十二指肠溃疡活动期患者禁用。严重心律失常者禁用。

5. **注意事项** 老年患者或有严重心血管疾病者慎用。

## （四）处方案例点评

| 处方：××××医院医疗保险处方　医保内处方 | | | | | |
|---|---|---|---|---|---|
| 定点医疗机构编码：×××× | | | | | |
| 科室名称：全科 | 日期：×××× | | 药物金额：×× | | |
| 姓名：×× | 性别：男 | | 年龄：25岁 | | 病历号：×× |
| **临床诊断：**<br>湿疹 | **R：**药品名称和规格<br>雷公藤多苷片（10毫克/片）<br>医师签名：×× | 单次用量<br>6片 | 用法<br>口服 | 频次<br>3次/日 | 数量<br>1盒 |
| 审核/调配签名：×× | | 核对/发药签名：×× | | | |
| 1. 请遵医嘱用药；2. 请在窗口点清药品；3. 处方当日有效；4. 发出药品不予退换 | | | | | |

1. **处方判定**　该处方属于用药不适宜处方中的适应证不适宜。

2. **处方分析**　雷公藤多苷片适用于类风湿关节炎、肾病综合征、白塞综合征、自身免疫性肝炎等，临床使用应严格遵照适应证。湿疹的治疗用药比较多，不宜直接选用雷公藤多苷片。同时，本处方患者为25岁育龄男士，考虑到雷公藤多苷片的生殖毒性，应该在处方用药前充分询问。

3. **药师建议**　雷公藤多苷片毒副作用比较大，建议换药。

## （五）合理用药提示

雷公藤，也许是最需要注意不良反应和副作用的中药之一。一方面，常规的肝肾功能不全和心功能不全患者禁用，孕妇、儿童和哺乳期妇女禁用，溃疡活动期禁用。另一方面，雷公藤对于生殖系统有不良影响，育龄期的男性、女性都要禁用。大家一定要记住。

**参考文献**

[1] 沈庆法. 中医肾脏病学[M]. 上海：上海中医药大学出版社，2007.

# 四、四妙丸

## （一）组成特点

四妙丸由苍术、牛膝、黄柏（盐炒）、薏苡仁组成。其中黄柏为君药，可清热燥湿，泻火除蒸，善除下焦之湿热。臣以苍术燥湿健脾，祛风散寒。佐以薏苡仁利水渗湿，健脾止泻，除痹。使以牛膝引血下行，同时可引药直达下焦而祛湿热。

## （二）功效特点

四妙丸可清热利湿、通筋利痹，用于湿热下注所致痹病，症见两足麻木、筋骨酸痛等。临床常用于治疗丹毒、湿疹，以及西医之急慢性肾炎、骨髓炎、慢性渗出性膝关节炎等。

## （三）使用特点

1. **规格** 1克/15粒，水丸。

2. **用法用量** 口服，6克/次，2次/日，小儿酌减。

3. **注意事项** 服药期间忌酒及肥甘之品，孕妇慎用。

## （四）处方案例点评

| 处方：××××医院医疗保险处方　医保内处方 | | | | | |
|---|---|---|---|---|---|
| 定点医疗机构编码：×××× | | | | | |
| 科室名称：全科 | | 日期：×××× | 药物金额：×× | | |
| 姓名：×× | | 性别：男 | 年龄：61岁 | | 病历号：×× |
| **临床诊断：**<br>骨关节病 | **R：药品名称和规格**<br>四妙丸（6克/袋）<br>独活寄生合剂（100毫升/瓶） | 单次用量<br>1袋<br>15毫升 | 用法<br>口服<br>口服 | 频次<br>2次/日<br>3次/日 | 数量<br>2盒<br>2盒 |
| | 医师签名：×× | | | | |
| 审核/调配签名：×× | | 核对/发药签名：×× | | | |
| 1. 请遵医嘱用药；2. 请在窗口点清药品；3. 处方当日有效；4. 发出药品不予退换。 | | | | | |

1. **处方判定** 该处方属于用药不适宜处方中的适应证不适宜和不规范处方中的临床诊断书写不全。

2. **处方分析** 独活寄生合剂可养血舒筋，祛风除湿，补益肝肾；四妙丸可清热利湿，通筋利痹，主治湿热下注所致的足膝红肿、两足麻木、筋骨酸痛等。前者适用于肝肾本元不足又感受风寒所致痹病，后者适用于下焦湿热蕴结所致痹病，合用治疗骨关节病不适宜。两药治疗痹病所属证型不同，而本处方诊断中骨关节病缺少中医证型。

3. **药师建议** 建议先补充中医证型，再进行治疗。若辨证为肝肾两亏、气血不足证，建议以独活寄生合剂为主；若为湿热下注，则建议用四妙丸。患者在患病期间应注意忌生冷、油腻食物。

**参考文献**

[1]国家药典委员会. 中华人民共和国药典：一部［M］. 北京：中国医药科技出版社，2015.

# 五、虎力散胶囊

## （一）组成特点

虎力散胶囊由制草乌、白云参、三七、断节参组成。其中含有毒性饮片制草乌，不宜与含有半夏、瓜蒌、贝母、白蔹、白及的中成药联合使用。

## （二）功效特点

虎力散胶囊能够祛风除湿、舒筋活络、消肿定痛，可用于风湿麻木、筋骨疼痛、跌打损伤、创伤流血。临床常用于风湿痹病和跌打损伤的治疗，亦用于西医之膝骨关节炎、类风湿关节炎等见上述表现者。

## （三）使用特点

1. **规格**　0.3 克 / 粒。

2. **用法用量**　虎力散胶囊含有毒性饮片制草乌，所以在使用时应严格遵循说明书要求：口服时 1 粒 / 次，1~2 次 / 日，温开水或温酒送服，饭后服用；外用时用量可根据外伤情况和使用方法酌情增加。文献报道有 6~8 粒 / 次的用量，具体用法是，将内容物撒于伤口处或用蜂蜜、香油调匀后敷于关节处。

3. **注意事项**　使用不当有中毒风险，中毒表现为口唇发麻、头晕头痛、心慌呕吐等，如果服药期间出现上述症状，应立即就医。

## （四）处方案例点评 1

| 处方 1：××××医院医疗保险处方　医保内处方 | | | | | |
|---|---|---|---|---|---|
| 定点医疗机构编码：×××× | | | | | |
| 科室名称：外科 | 日期：×××× | | 药物金额：×× | | |
| 姓名：×× | 性别：男 | 年龄：61 岁 | | | 病历号：×× |
| **临床诊断：**<br>骨关节炎 | **R：药品名称和规格** | 单次用量 | 用法 | 频次 | 数量 |
| | 虎力散胶囊（0.3 克 / 粒） | 2 粒 | 口服 | 2 次 / 日 | 2 盒 |
| | 祛风止痛胶囊（0.3 克 / 粒） | 6 粒 | 口服 | 2 次 / 日 | 3 盒 |
| | 医师签名：×× | | | | |
| 审核 / 调配签名：×× | 核对 / 发药签名：×× | | | | |
| 1. 请遵医嘱用药；2. 请在窗口点清药品；3. 处方当日有效；4. 发出药品不予退换。 | | | | | |

1．**处方判定**　该处方属于不规范处方中的临床诊断书写不全，用药不适宜处方中的用法用量不适宜和重复用药。

2．**处方分析**　虎力散胶囊属于含毒中成药，应在处方诊断体现患者的中医证型，故可判定为临床诊断书写不全。虎力散胶囊说明书用法用量规定，口服时为 1 粒 / 次，1~2 次 / 日，该处方用量为 2 粒 / 次，2 次 / 日，超过说明书日最大剂量，可点评为用药不适宜处方中的用法用量不适宜。另外，祛风止痛胶囊与虎力散胶囊均为治疗骨关节炎的中成药，二者均含有制草乌，可点评为用药不适宜处方中的重复用药。

3．**药师建议**　建议医师补充中医辨证。如果患者风湿痹痛较为明显，建议单用虎力散胶囊治疗，起始剂量为 1 粒 / 次，1~2 次 / 日；如果患者合并有比较明显的肝肾亏虚症状，建议单用祛风止痛胶囊治疗，起始剂量为 6 粒 / 次，2 次 / 日。

## （五）处方案例点评 2

| 处方 2：×××× 医院医疗保险处方　　医保内处方 | | | | | |
|---|---|---|---|---|---|
| 定点医疗机构编码：×××× | | | | | |
| 科室名称：外科 | | 日期：×××× | | 药物金额：×× | |
| 姓名：×× | | 性别：女 | | 年龄：45 岁 | 病历号：×× |
| **临床诊断：** | **R：药品名称和规格** | 单次用量 | 用法 | 频次 | 数量 |
| 外伤肿胀 | 虎力散胶囊（0.3 克 / 粒） | 6 粒 | 口服 | 1 次 / 日 | 1 盒 |
| | 医师签名：×× | | | | |
| 审核 / 调配签名：×× | | 核对 / 发药签名：×× | | | |
| 1. 请遵医嘱用药；2. 请在窗口点清药品；3. 处方当日有效；4. 发出药品不予退换。 | | | | | |

1．**处方判定**　该处方属于用药不适宜处方中的给药途径不适宜和不规范处方中的临床诊断书写不全。

2．**处方分析**　虎力散胶囊属于含毒中成药，使用时应明确患者的中医病证分型，其说明书用法用量为：口服时 1 粒 / 次，1~2 次 / 日，外用适量。该处方用于外伤肿胀的治疗，单次剂量为 6 粒，给药途径应为外用。如果患者单次口服 6 粒虎力散胶囊，中毒风险很高。

3．**药师建议**　建议本品外用，用量可以是 6 粒 / 次，用法是直接将药粉撒于伤口处，再用无菌纱布包扎。

**参考文献**

［1］张清，白云静，纪泉，等. 虎力散胶囊外敷治疗膝骨关节炎的有效性与安全性研究［J］. 中华关节外科杂志（电子版），2015，9（5）：603-607.

［2］姜德训，白云静，安娜. 虎力散胶囊外敷治疗膝骨关节炎的临床观察［J］. 中国医药导刊，2013，15（5）：850-851.

［3］王丰. 虎力散外用治疗股骨粗隆间骨折术后手术切口肿胀疗效观察［J］. 中国中医急症，2012，21（11）：1849-1850.

［4］王永刚. 虎力散8例不良反应和4例中毒原因浅析［J］. 遵义医学院学报，2010，33（5）：480-482.

［5］任彬，杨敏. 虎力散胶囊治疗风湿寒性关节痛80例临床观察［J］. 内蒙古中医药，2009，28（8）：10.

# 六、强力天麻杜仲胶囊

## （一）组成特点

强力天麻杜仲胶囊由天麻、杜仲（盐制）、草乌（制）、附子（制）、独活、藁本、玄参、当归、生地黄、川牛膝、槲寄生、羌活组成。方中天麻息风止痉，祛风通络止痛；杜仲善于补肝肾，强筋骨；附子、草乌、藁本、羌活、独活可祛风除寒湿止痛；槲寄生祛风湿，补肝肾，强筋骨；当归养血活血，散寒止痛；川牛膝活血祛瘀，补肝肾，强筋骨；生地黄、玄参可补肝肾之阴，清热凉血。诸药合用，共奏散风活血、舒筋止痛之功。方中含有毒性饮片制草乌、制附子，不宜与含有半夏、瓜蒌、贝母、白蔹、白及的中成药联合使用。

## （二）功效特点

强力天麻杜仲胶囊可散风活血、舒筋止痛，用于中风引起的筋脉挛痛、肢体麻木、行走不便、腰腿酸痛、头痛头昏等。临床常用于脑血管疾病后遗症、风湿性关节炎、类风湿关节炎、偏头痛、眩晕等的治疗。

## （三）使用特点

1. **规格** 0.4克/粒。

2. **用法用量** 强力天麻杜仲胶囊含有毒性饮片制草乌、制附子，所以在使用时应严格遵循说明书要求：口服，2~3粒/次，2次/日。

3. **注意事项** 本品使用不当有中毒风险，中毒表现为口唇发麻、头晕头痛、心慌呕吐等，如果服药期间出现上述症状，应立即就医。孕妇慎用。

## （四）处方案例点评 1

<table>
<tr><td colspan="7" align="center">处方 1：××××医院医疗保险处方　医保内处方</td></tr>
<tr><td colspan="7">定点医疗机构编码：××××</td></tr>
<tr><td colspan="3">科室名称：中医科</td><td colspan="2">日期：××××</td><td colspan="2">药物金额：××</td></tr>
<tr><td colspan="2">姓名：××</td><td colspan="2">性别：女</td><td colspan="2">年龄：65 岁</td><td>病历号：××</td></tr>
<tr><td rowspan="3">临床诊断：<br>高血压<br>中风</td><td>R：药品名称和规格</td><td>单次用量</td><td>用法</td><td>频次</td><td colspan="2">数量</td></tr>
<tr><td>强力天麻杜仲胶囊（0.4 克 / 粒）</td><td>4 粒</td><td>口服</td><td>3 次 / 日</td><td colspan="2">5 盒</td></tr>
<tr><td colspan="5">医师签名：××</td></tr>
<tr><td colspan="7">审核 / 调配签名：××　　　　　　　核对 / 发药签名：××</td></tr>
<tr><td colspan="7">1. 请遵医嘱用药；2. 请在窗口点清药品；3. 处方当日有效；4. 发出药品不予退换。</td></tr>
</table>

1. **处方判定**　该处方属于用药不适宜处方中的用法用量不适宜和不规范处方中的临床诊断书写不全。

2. **处方分析**　强力天麻杜仲胶囊属于含毒性中成药，其说明书规定用量为 2～3 粒 / 次，2 次 / 日，该处方用量为 4 粒 / 次，3 次 / 日，超过说明书日最大剂量，可点评为用药不适宜处方中的用法用量不适宜。另外，中医科在处方诊断中未写明中医证型，可点评为不规范处方中的临床诊断书写不全。

3. **药师建议**　强力天麻杜仲胶囊含有附子、草乌，处方单次剂量偏大，不良反应的发生率会增高，建议改用同样适用于高血压合并脑血管病变的强力定眩片，起始剂量为 4 片 / 次，3 次 / 日。如果中医科通过中医辨证确定使用强力天麻杜仲胶囊，则应按说明书的用法用量服用。

## （五）处方案例点评 2

<table>
<tr><td colspan="7" align="center">处方 2：××××医院医疗保险处方　医保内处方</td></tr>
<tr><td colspan="7">定点医疗机构编码：××××</td></tr>
<tr><td colspan="3">科室名称：内科</td><td colspan="2">日期：××××</td><td colspan="2">药物金额：××</td></tr>
<tr><td colspan="2">姓名：××</td><td colspan="2">性别：女</td><td colspan="2">年龄：50 岁</td><td>病历号：××</td></tr>
<tr><td rowspan="5">临床诊断：<br>脑梗死后遗症</td><td>R：药品名称和规格</td><td>单次用量</td><td>用法</td><td>频次</td><td colspan="2">数量</td></tr>
<tr><td>强力天麻杜仲胶囊（0.4 克 / 粒）</td><td>2 粒</td><td>口服</td><td>2 次 / 日</td><td colspan="2">4 盒</td></tr>
<tr><td>牛黄清心丸（局方）（3 克 / 丸）</td><td>1 丸</td><td>口服</td><td>2 次 / 日</td><td colspan="2">3 盒</td></tr>
<tr><td>银杏叶片（每片含总黄酮醇苷<br>19.2 毫克、萜类内酯 4.8 毫克）</td><td>1 片</td><td>口服</td><td>2 次 / 日</td><td colspan="2">3 盒</td></tr>
<tr><td colspan="5">医师签名：××</td></tr>
<tr><td colspan="7">审核 / 调配签名：××　　　　　　　核对 / 发药签名：××</td></tr>
<tr><td colspan="7">1. 请遵医嘱用药；2. 请在窗口点清药品；3. 处方当日有效；4. 发出药品不予退。</td></tr>
</table>

1. **处方判定** 该处方属于不规范处方中的临床诊断书写不全和用药不适宜处方中的联合用药不适宜。

2. **处方分析** 从西医疾病角度来看，处方中三种中成药均可用于脑梗死的治疗；但从中医证型角度来分析，三者的适应证不同。强力天麻杜仲胶囊侧重于舒筋活络，牛黄清心丸（局方）适用于气血两虚兼痰火者，而银杏叶片适用于单纯的血瘀证。在缺少中医证型的前提下，直接联合使用适用于3种不同证型的中成药，属于联合用药不适宜。同时，强力天麻杜仲胶囊含有毒性中药制附子和制草乌，牛黄清心丸（局方）含有毒性中药雄黄和朱砂，合用可能增高不良反应发生率。

3. **药师建议** 根据患者脑梗死后遗症的主要表现和证型，选用合适的1种中成药即可，不建议联合用药。如果选择强力天麻杜仲胶囊或牛黄清心丸（局方），而患者血瘀证明显，可在成分不重复的前提下联用银杏叶片。

### （六）合理用药提示

中成药名称中带有"强力"二字的，往往都含有毒性成分，强力枇杷露含有的是罂粟壳，强力天麻杜仲胶囊含有的是附子和草乌。强力天麻杜仲胶囊治疗的头痛头晕和肢体麻木，不是肝阳痰火引起的，而是风寒湿邪引起的，类似于大活络丸和小活络丸的主治证。

**参考文献**

[1] 国家药典委员会. 中华人民共和药典：一部［M］. 北京：中国医药科技出版社，2015.

# 七、迈之灵片

## （一）组成特点

迈之灵片的主要成分为马栗提取物。

## （二）功效特点

迈之灵片可用于各种原因所致的慢性静脉功能不全、静脉曲张、深静脉血栓形成及血栓性静脉炎后综合征，症见下肢肿胀、痉挛、瘙痒、灼热、麻木、疼痛、疲劳沉重感、皮肤色素沉着、瘀血性皮炎、溃疡及精索静脉曲张引起的肿痛等。迈之灵片亦可用于各种原因所致的软组织肿胀、静脉性水肿，如各类外伤、创伤、烧烫伤，各种手术后以及肿瘤等所致的肢体水肿和组织肿胀。还可用于痔静脉曲张引起的内、外痔急性发作症状，如肛门潮湿、瘙痒、便血、疼痛等。在临床研究中，迈之灵片对改善痔核脱出症状有明显疗效。

本品还可作为男性不育伴精索静脉曲张患者的治疗选择。

### （三）使用特点

1. **规格**　马栗提取物 150 毫克 / 片。

2. **用法用量**　饭后口服，成人 1~2 片 / 次，2 次 / 日，早、晚各一次。病情较重或治疗初期，2 片 / 次，2 次 / 日，或遵医嘱服用。20 日为一疗程。适合长期服用。

3. **不良反应**　少数病例可能出现皮肤发痒、恶心或轻微胃肠道不适，此时并不需要停止治疗。

4. **注意事项**　胃溃疡患者慎用。药片应完整服下，建议与饭同食。

### （四）处方案例点评

处方：××××医院医疗保险处方　医保内处方

定点医疗机构编码：××××

| 科室名称：内科 | 日期：×××× | | 药物金额：×× | | |
| 姓名：×× | 性别：女 | | 年龄：54 岁 | | 病历号：×× |
| **临床诊断：**<br>左下肢肿胀 | **R：药品名称和规格**<br>迈之灵片（马栗提取物 150 毫克 / 片）<br>马栗种子提取物片（0.4 克 / 片） | 单次用量<br>2 片<br>4 片 | 用法<br>口服<br>口服 | 频次<br>2 次 / 日<br>2 次 / 日 | 数量<br>1 盒<br>2 盒 |
| | 医师签名：×× | | | | |

审核 / 调配签名：××　　　　　　核对 / 发药签名：××

1. 请遵医嘱用药；2. 请在窗口点清药品；3. 处方当日有效；4. 发出药品不予退换。

1. **处方判定**　该处方属于用药不适宜处方中的重复用药和用法用量不适宜。

2. **处方分析**　迈之灵片的主要成分为马栗提取物，且两药均用于缓解肿胀，因此，该处方属于用药不适宜处方中的重复用药。马栗种子提取物片说明书规定用量为 1~2 片 / 次，2 次 / 日，该处方用量为 4 片 / 次，2 次 / 日，超过说明书日最大剂量，可点评为用药不适宜中的用法用量不适宜（超说明书用药）。

3. **药师建议**　建议只选用迈之灵片，起始剂量 2 片 / 次，2 次 / 日。

## 八、肾康注射液

### （一）组成特点

肾康注射液由大黄、黄芪、丹参、红花组成。

## （二）功效特点

肾康注射液降逆泄浊、益气活血、通腑利湿，适用于湿浊血瘀证，症见恶心呕吐、口中黏腻、面色晦暗、身重困倦、腰痛、纳呆、腹胀、肌肤甲错、肢体麻木、舌质紫暗或有瘀点、舌苔厚腻、脉涩或细涩。现多用于西医之慢性肾功能衰竭见上述表现者。

## （三）使用特点

1. **规格**　20毫升/支。

2. **用法用量**　静脉滴注，100毫升（5支）/次，1次/日，使用时用10%葡萄糖注射液300毫升稀释，20～30滴/分钟，4周为一疗程。

3. **不良反应**　在静脉滴注过程中偶见发红、疼痛、瘙痒、皮疹等局部刺激症状和口渴现象。

4. **禁忌证**　过敏性体质者禁用；有内出血倾向者禁用；孕妇及哺乳期妇女禁用。

5. **注意事项**　急性心功能衰竭者慎用；高血钾危象者慎用。本品必须对证治疗，长期使用的患者每疗程间应有一定的时间间隔。本品为中药注射剂，必须按照药品说明书的推荐剂量、调配要求、给药速度等使用。本品禁止与其他药物在同一容器（包括输液管）内混合使用。对老人、儿童等特殊人群，应慎重使用，加强监测。对于初次使用中药注射剂或用药开始30分钟的患者，应密切观察用药反应，出现异常立即停药，积极采取救治措施。本品保存不当可能影响产品质量，出现包装变形、安瓿瓶有裂痕或砂眼等密封不严情况时禁止使用，发现药液出现沉淀、悬浮物、混浊、变色和漏气等异常现象时禁止使用。患者在用药期间，宜用低蛋白、低磷、高热量饮食。

## （四）处方案例点评1

处方1：××××医院医疗保险处方　医保内处方

定点医疗机构编码：××××

| 科室名称：内科 | 日期：×××× | 药物金额：×× | |
|---|---|---|---|
| 姓名：×× | 性别：女 | 年龄：54岁 | 病历号：×× |

| 临床诊断： | R：药品名称和规格 | 单次用量 | 用法 | 频次 | 数量 |
|---|---|---|---|---|---|
| 慢性肾功能不全伴恶心呕吐 | 0.9%氯化钠注射液 | 250毫升 | 静脉滴注 | 1次/日 | 1袋 |
| | 肾康注射液（20毫升/支） | 100毫升 | 静脉滴注 | 1次/日 | 5支 |
| | 盐酸昂丹司琼注射液（4毫升：8毫克/支） | 8毫克 | 小壶滴入 | 1次/日 | 1支 |
| | 医师签名：×× | | | | |

审核/调配签名：××　　　　　　　核对/发药签名：××

1. 请遵医嘱用药；2. 请在窗口点清药品；3. 处方当日有效；4. 发出药品不予退换。

1. **处方判定** 该处方属于用药不适宜处方中的联合用药不适宜和不规范处方中的诊断不全。

2. **处方分析** 中药注射剂成分复杂，与其他注射液混合输注时，有可能出现物理化学反应，从而带来严重的安全风险。卫医政发〔2008〕71号文件中《中药注射剂临床使用基本原则》第4条明确规定："中药注射剂应单独使用，禁忌与其他药品混合配伍。"肾康注射液由大黄、黄芪、丹参和红花的提取物组成，含有黄酮、生物碱等多种化学成分群，与盐酸昂丹司琼注射液混合输注时，有文献报道，在输液管内出现深棕色浑浊絮状物，故应杜绝联合输注。同时，在选用中药注射剂之前，应该先确认患者的中医证型。

3. **药师建议** 应增加慢性肾功能不全患者的中医证型诊断。肾康注射液不应与其他中西药注射液混合输注。建议联合使用以上2种药物治疗时应在两者之间输入0.9%氯化钠注射液冲洗输液管道，避免2种药物直接接触而产生浑浊。同时在患者用药过程中，应当密切观察病情变化，保证临床用药安全，预防不良反应的发生。

## （五）处方案例点评2

| 处方2：××××医院医疗保险处方　医保内处方 | | | | | |
|---|---|---|---|---|---|
| 定点医疗机构编码：×××× | | | | | |
| 科室名称：内科 | | 日期：×××× | | 药物金额：×× | |
| 姓名：×× | | 性别：男 | 年龄：42岁 | | 病历号：×× |
| **临床诊断：**<br>慢性肾功能不全<br>高血糖 | **R：**药品名称和规格<br>5%葡萄糖注射液<br>肾康注射液（20毫升/支）<br>胰岛素注射液<br>（10毫升∶400单位） | 单次用量<br>250毫升<br>100毫升<br>2单位 | 用法<br>静脉滴注<br>静脉滴注<br>静脉滴注 | 频次<br>1次/日<br>1次/日<br>1次/日 | 数量<br>1袋<br>5支<br>1支 |
| | | 医师签名：×× | | | |
| 审核/调配签名：×× | | 核对/发药签名：×× | | | |
| 1. 请遵医嘱用药；2. 请在窗口点清药品；3. 处方当日有效；4. 发出药品不予退换。 | | | | | |

1. **处方判定** 该处方属于用药不适宜处方中的配伍禁忌。

2. **处方分析** 这是一个来源于文献报道的真实案例。患者静脉滴注肾康注射液100毫升＋5%葡萄糖注射液250毫升＋普通胰岛素注射液2单位，滴速60滴/分钟，滴入量约100毫升，10分钟后，患者出现全身皮肤瘙痒，斑片状风疹，略高于皮肤表面，双上肢、头及颈部较严重，无呼吸困难。立即停药，更换输液器，给予盐酸异丙嗪＋葡萄糖酸钙治疗，20分钟后症状改善，次日皮肤斑片状风疹颜色变暗。其余药品继续使用，未再发生类似反应。

3. **药师建议**　中药注射剂应单独使用，禁止与其他药品混合配伍输注。使用过程中控制滴速，肾康注射液说明书要求滴速 20 ~ 30 滴 / 分钟，应遵守说明书要求。

参考文献

[1] 国家药典委员会. 中华人民共和药典：一部 [M]. 北京：中国医药科技出版社，2015.

[2] 周比舞. 输液反应的原因分析及对策 [J]. 现代医药卫生，2008，24（22）：3392.

[3] 夏晴，夏静，张静. 肾康注射液致热源反应 1 例 [J]. 西北国防医学杂志，2009，30（6）：416.

# 九、尿毒清颗粒

## （一）组成特点

尿毒清颗粒由大黄、黄芪、桑白皮、苦参、白术、茯苓、制何首乌、白芍、丹参、车前草组成。

## （二）功效特点

尿毒清颗粒可通腑降浊、健脾利湿、活血化瘀，用于中医辨证属脾虚湿浊证和脾虚血瘀证者，以及西医之慢性肾功能衰竭氮质血症期和尿毒症早期。尿毒清颗粒亦可降低肌酐、尿素氮，稳定肾功能，延缓透析时间，对改善肾性贫血以及提高血钙水平、降低血磷水平也有一定作用。

## （三）使用特点

1. **规格**　5 克 / 袋。

2. **用法用量**　温开水冲服，4 次 / 日，6 时、12 时、18 时各服 5 克，22 时服 10 克，每日最大服用量为 40 克，也可另定服药时间，但两次服药间隔勿超过 8 小时。应在医师指导下按主治证候用药，按时按量服用。

3. **禁忌证**　忌与氧化淀粉等化学吸附剂合用。忌豆类食品。

4. **注意事项**　按肾功能衰竭程度采用相应的饮食。服药后大便呈半糊状为正常现象，如呈水样需减量使用。本品可与对肾功能无损害的抗生素以及降压药、利尿药、抗酸药、降尿酸药并用。

## （四）处方案例点评 1

处方 1：×××× 医院医疗保险处方　医保内处方

定点医疗机构编码：××××

科室名称：内科　　　　　　日期：××××　　　　　药物金额：××

姓名：××　　　　　　　性别：女　　　　　　年龄：45 岁　　　　　　　　病历号：××

| **临床诊断：**<br>慢性肾功能衰竭 | **R**：药品名称和规格 | 单次用量 | 用法 | 频次 | 数量 |
|---|---|---|---|---|---|
| | 尿毒清颗粒（5 克 / 袋） | 1 袋 | 口服 | 4 次 / 日 | 5 盒 |
| | 氯化钠注射液（100 毫升 / 袋） | 100 毫升 | 静脉滴注 | 1 次 / 日 | 1 袋 |
| | 肾康注射液（20 毫升 / 支） | 100 毫升 | 静脉滴注 | 1 次 / 日 | 5 支 |
| | 医师签名：×× | | | | |

审核 / 调配签名：××　　　　　　　　核对 / 发药签名：××

1. 请遵医嘱用药；2. 请在窗口点清药品；3. 处方当日有效；4. 发出药品不予退换。

1.　**处方判定**　该处方属于用药不适宜处方中的用法用量不适宜和重复用药，以及不规范处方中的临床诊断书写不全。

2.　**处方分析**　肾康注射液说明书用法为"使用时用 10% 葡萄糖注射液 300 毫升稀释，20～30 滴 / 分钟"，本处方用氯化钠注射液 100 毫升稀释，不符合说明书要求，溶媒选择和溶媒用量不适宜，属于用药不适宜处方中的用法用量不适宜。从成分上看，肾康注射液与尿毒清颗粒均含有大黄、丹参和黄芪，两者功效也十分相近，均可用于湿浊血瘀证，因此判定为重复用药。处方中缺少中医证型诊断，故判定为不规范处方中的临床诊断书写不全。

3.　**药师建议**　建议先补充中医证型诊断，若确为湿浊血瘀证，再选用两药中的一种即可。如果使用肾康注射液，不建议选择氯化钠注射液作为溶媒，应该选择 10% 葡萄糖注射液 300 毫升作为溶媒。

## （五）处方案例点评 2

处方 2：×××× 医院医疗保险处方　医保内处方

定点医疗机构编码：××××

科室名称：中医科　　　　　　日期：××××　　　　　药物金额：××

姓名：××　　　　　　　性别：男　　　　　　年龄：35 岁　　　　　　　　病历号：××

| **临床诊断：**<br>慢性肾功能不全<br>慢性肝功能不全 | **R**：药品名称和规格 | 单次用量 | 用法 | 频次 | 数量 |
|---|---|---|---|---|---|
| | 尿毒清颗粒（5 克 / 袋） | 1 袋 | 口服 | 4 次 / 日 | 2 盒 |
| | 黄葵胶囊（0.5 克 / 粒） | 5 粒 | 口服 | 3 次 / 日 | 3 盒 |
| | 五酯胶囊（每粒含五味子甲素<br>11.25 毫克） | 2 粒 | 口服 | 3 次 / 日 | 2 盒 |
| | 医师签名：×× | | | | |

审核 / 调配签名：××　　　　　　　　核对 / 发药签名：××

1. 请遵医嘱用药；2. 请在窗口点清药品；3. 处方当日有效；4. 发出药品不予退换。

1. **处方判定** 该处方属于用药不适宜处方中的遴选的药品不适宜。

2. **处方分析** 尿毒清颗粒由大黄、黄芪、桑白皮、苦参、白术、茯苓、制何首乌、白芍、丹参、车前草组成，能够通腑降浊、健脾利湿、活血化瘀，用于西医之慢性肾功能衰竭氮质血症期和尿毒症早期，以及中医之脾虚湿浊证和脾虚血瘀证。黄葵胶囊组成成分即黄蜀葵花，能够清利湿热、解毒消肿，用于西医之慢性肾炎及中医之湿热证。两药成分不重复，从功效上看，黄蜀葵花清湿热，可以协同增强尿毒清颗粒利湿的作用，因此，在不超量的情况下，两者可以联用。尿毒清颗粒含有大黄和何首乌，具有潜在的肝损害作用，不适用于慢性肝功能不全患者。

3. **药师建议** 35 岁男性患者因肾功能不全使用尿毒清颗粒和黄葵胶囊，联用合理，但尿毒清胶囊可能对肝功能有影响。该患者本因慢性肝功能不全服用五酯胶囊，建议密切监测肝功能，在疗效稳定的前提下，可以停用尿毒清颗粒或将其更换为其他药品。

**参考文献**

[1] 中华人民共和国卫生部药典委员会. 中华人民共和国卫生部药品标准中药成方制剂第八册 [M]. [出版地不详]：[出版者不详]，1993.

# 十、前列安通片

## （一）组成特点

前列安通片由关黄柏、赤芍、桃仁、泽兰、乌药、丹参、白芷、王不留行组成。

## （二）功效特点

前列安通片可清热利湿、活血化瘀，用于湿热瘀阻证，症见尿频、尿急、排尿不畅、小腹胀痛等。现代临床主要用于治疗前列腺炎，前列腺增生，淋菌、非淋菌性尿道炎，以及尖锐湿疣、病毒性疱疹等引起的急慢性尿道炎等泌尿系统疾病。

## （三）使用特点

1. **规格** 0.38 克/片。
2. **用法用量** 口服，4～6 片/次，3 次/日。

## （四）处方案例点评 1

| 处方1：××××医院医疗保险处方　医保内处方 | | | | | |
|---|---|---|---|---|---|
| 定点医疗机构编码：×××× | | | | | |
| 科室名称：内科 | 日期：×××× | | 药物金额：×× | | |
| 姓名：×× | 性别：男 | | 年龄：78岁 | 病历号：×× | |
| **临床诊断：** | **R：药品名称和规格** | 单次用量 | 用法 | 频次 | 数量 |
| 慢性前列腺炎 | 前列安通片（0.38克/片） | 8片 | 口服 | 3次/日 | 3盒 |
| | 前列通瘀胶囊（0.4克/粒） | 5粒 | 口服 | 3次/日 | 2盒 |
| | 医师签名：×× | | | | |
| 审核/调配签名：×× | 核对/发药签名：×× | | | | |
| 1. 请遵医嘱用药；2. 请在窗口点清药品；3. 处方当日有效；4. 发出药品不予退换。 | | | | | |

1. **处方判定**　该处方属于用药不适宜处方中的重复用药和用法用量不适宜，以及不规范处方中的临床诊断书写不全。

2. **处方分析**　前列安通片与前列通瘀胶囊均为治疗慢性前列腺炎的中成药，功效相似，含有重复成分赤芍、桃仁、白芷，可点评为用药不适宜处方中的重复用药。前列安通片说明书规定用量为4~6片/次，3次/日，该处方用量为8片/次，3次/日，超过说明书日最大剂量，可点评为用法用量不适宜。处方中缺少中医证型诊断，故判定为不规范处方中的临床诊断书写不全。

3. **药师建议**　建议先补充中医证型诊断。如果瘀血阻滞明显，建议单用前列通瘀胶囊治疗，起始剂量为5粒/次，3次/日；如果患者湿热阻滞重，建议单用前列安通片治疗，起始剂量为6片/次，3次/日。

## （五）处方案例点评 2

| 处方2：××××医院医疗保险处方　医保内处方 | | | | | |
|---|---|---|---|---|---|
| 定点医疗机构编码：×××× | | | | | |
| 科室名称：中医科 | 日期：×××× | | 药物金额：×× | | |
| 姓名：×× | 性别：男 | | 年龄：58岁 | 病历号：×× | |
| **临床诊断：** | **R：药品名称和规格** | 单次用量 | 用法 | 频次 | 数量 |
| 前列腺增生 | 前列安通片（0.38克/片） | 6片 | 口服 | 3次/日 | 3盒 |
| | 金匮肾气丸（6克/丸） | 1丸 | 口服 | 2次/日 | 3盒 |
| | 医师签名：×× | | | | |
| 审核/调配签名：×× | 核对/发药签名：×× | | | | |
| 1. 请遵医嘱用药；2. 请在窗口点清药品；3. 处方当日有效；4. 发出药品不予退换。 | | | | | |

1. **处方判定**　该处方属于用药不适宜处方中的联合用药不适宜和不规范处方中的临床诊断书写不全。

2. **处方分析**　前列安通片和金匮肾气丸均可以治疗前列腺增生，但前列安通片适用于湿热瘀阻引起的尿频、尿急、排尿不畅、小腹胀痛；金匮肾气丸适用于肾阳不足引起的小便频数、夜间尤甚、尿线变细、余淋不尽。虽然二者都可治疗小便频数、点滴不通，但一清热一温阳，存在寒热冲突的风险，可点评为联合用药不适宜。处方诊断中缺少中医证型诊断，故判定为不规范处方中的临床诊断书写不全。

3. **药师建议**　建议先补充中医病名及辨证分型，再论治。如果患者湿热下注较为明显，建议单用前列安通片治疗，起始剂量6片/次，3次/日；如果患者伴有小便频数、夜间尤甚及畏寒肢冷的症状，建议选用金匮肾气丸，起始剂量为1丸/次，2次/日。

## （六）合理用药提示

有些人说，前列安通片是治疗前列腺疾病的中成药，女性不能用。这说法其实不对，原因在于中药从来都是不分男女的，组成前列安通片的黄柏、赤芍和桃仁等，女性患者都能用。所以，只要是湿热瘀阻引起的病证（例如妇科病、女性尿路感染等），女性患者对证使用，是没问题的。

**参考文献**

[1] 国家药典委员会. 中华人民共和国药典：一部 [M]. 北京：中国医药科技出版社，2015.

# 十一、前列舒乐胶囊

## （一）组成特点

前列舒乐胶囊由淫羊藿、黄芪、蒲黄、车前草、川牛膝组成。

## （二）功效特点

前列舒乐胶囊可补肾益气、化瘀通淋，用于肾脾双虚及气滞血瘀之面色㿠白，神疲乏力，腰膝疲软无力，小腹坠胀，小便不爽、点滴不出，或尿频、尿急、尿道涩痛。现代临床多用于西医之前列腺增生、慢性前列腺炎等的治疗。

## （三）使用特点

1. **规格**　0.3克/粒。
2. **用法用量**　口服，4粒/次，3次/日。

### （四）处方案例点评 1

处方 1：××××医院医疗保险处方 医保内处方

定点医疗机构编码：××××

| 科室名称：中医科 | 日期：×××× | 药物金额：×× | |
|---|---|---|---|
| 姓名：×× | 性别：男 | 年龄：45 岁 | 病历号：×× |

| 临床诊断： | R：药品名称和规格 | 单次用量 | 用法 | 频次 | 数量 |
|---|---|---|---|---|---|
| 慢性前列腺炎急性发作 | 前列舒乐胶囊（0.3 克/粒） | 6 粒 | 口服 | 3 次/日 | 6 盒 |
| | 医师签名：×× | | | | |

审核/调配签名：×× 　　　　核对/发药签名：××

1. 请遵医嘱用药；2. 请在窗口点清药品；3. 处方当日有效；4. 发出药品不予退换。

1. **处方判定** 该处方属于用药不适宜处方中的适应证不适宜和用法用量不适宜，以及不规范处方中的临床诊断书写不全。

2. **处方分析** 前列舒乐胶囊说明书规定用量为 4 粒/次，3 次/日，该处方用量为 6 粒/次，3 次/日，超过说明书日最大剂量，可点评为用药不适宜处方中的用法用量不适宜。处方缺少中医证型诊断，可点评为临床诊断书写不全。前列舒乐胶囊适用于肾脾双虚、气滞血瘀之证，不适用于急性前列腺炎，处方诊断为慢性前列腺炎急性发作，单纯采用前列舒乐胶囊治疗不合理。

3. **药师建议** 45 岁男性患者慢性前列腺炎急性发作，常规治疗应该以清热利湿为主，建议先补充中医证型，再选用与之相应的中成药。补肾活血为主的前列舒乐胶囊适用于治疗慢性前列腺炎稳定期。

### （五）处方案例点评 2

处方 2：××××医院医疗保险处方 医保内处方

定点医疗机构编码：××××

| 科室名称：内科 | 日期：×××× | 药物金额：×× | |
|---|---|---|---|
| 姓名：×× | 性别：男 | 年龄：83 岁 | 病历号：×× |

| 临床诊断： | R：药品名称和规格 | 单次用量 | 用法 | 频次 | 数量 |
|---|---|---|---|---|---|
| 前列腺增生 | 前列舒乐胶囊（0.5 克/粒） | 2 粒 | 口服 | 3 次/日 | 2 盒 |
| （脾肾阳虚证） | 金匮肾气丸（6 克/丸） | 1 丸 | 口服 | 2 次/日 | 2 盒 |
| | 医师签名：×× | | | | |

审核/调配签名：×× 　　　　核对/发药签名：××

1. 请遵医嘱用药；2. 请在窗口点清药品；3. 处方当日有效；4. 发出药品不予退换。

1. **处方判定** 该处方为合理处方。

2. **处方分析** 前列舒乐胶囊由淫羊藿、黄芪、蒲黄、车前草、川牛膝组成，药性偏于温补，能够补肾益气活血，治疗慢性前列腺炎；金匮肾气丸由熟地黄、山药、山茱萸、茯苓、牡丹皮、泽泻、桂枝、制附子、牛膝、车前子组成，属于传统补肾利水的中成药，两者有相同成分车前子（草）和牛膝。从整体功效上看，金匮肾气丸属于六味地黄丸的加减方，补肾作用更强，可补充和增强前列舒乐胶囊的补肾气作用，属于合理用药。处方中前列舒乐胶囊有所减量，符合联合用药的一般规则。

3. **药师建议** 男性78岁患者因脾肾阳虚型前列腺增生服用前列舒乐胶囊和金匮肾气丸治疗，药证相符，且前列舒乐胶囊有所减量，符合联合用药的一般规则。其中，金匮肾气丸更加侧重于补肾阳利水，成分与前列舒乐胶囊相异，可以作为治疗配伍协同增效。

参考文献

[1] 国家药典委员会. 中华人民共和药典：一部 [M]. 北京：中国医药科技出版社，2015.

# 十二、三金片

## （一）组成特点

三金片由金樱根、菝葜、羊开口、金沙藤、积雪草组成。方中菝葜祛风湿、利小便、消肿痛，羊开口清热利尿，二药共为君药。积雪草、金沙藤清热利湿，为臣药。金樱根固精涩肠为佐使药。全方配伍，共奏利尿通淋、清热解毒之效。

## （二）功效特点

三金片清热解毒、利湿，可用于下焦湿热所致的热淋、小便短赤、淋沥涩痛、尿急频数，以及西医之急慢性肾盂肾炎、膀胱炎、尿路感染、慢性非细菌性前列腺炎见上述证候者。

## （三）使用特点

1. **规格** 0.29 克 / 片。

2. **用法用量** 慢性非细菌性前列腺炎患者，3 片 / 次，3 次 / 日，4 周为一疗程；其他患者，3 片 / 次，3~4 次 / 日。

3. **不良反应** 偶见谷丙转氨酶（ALT）、谷草转氨酶（AST）轻度升高，血尿素氮（BUN）轻度升高，血白细胞（WBC）轻度降低。

4. **禁忌证** 孕妇禁用。服药期间忌烟、酒及辛辣食物。

5. **注意事项** 不宜在服药期间同时服用滋补性中药。高血压、心脏病、糖尿病、肝病、肾病等慢性病病情严重者应在医师指导下服用。

## （四）处方案例点评1

处方1：××××医院医疗保险处方　医保内处方

定点医疗机构编码：××××

| 科室名称：妇科 | 日期：×××× | 药物金额：×× | |
| 姓名：×× | 性别：女 | 年龄：67岁 | 病历号：×× |

| 临床诊断： | R：药品名称和规格 | 单次用量 | 用法 | 频次 | 数量 |
| --- | --- | --- | --- | --- | --- |
| 尿路感染 | 三金片（0.29克/片） | 4片 | 口服 | 4次/日 | 2盒 |
| （下焦湿热证） | 尿感宁颗粒（15克/袋） | 1袋 | 口服 | 3次/日 | 3盒 |
| | 甲磺酸左氧氟沙星（0.1克/片） | 3片 | 口服 | 1次/日 | 1盒 |
| | 医师签名：×× | | | | |

审核/调配签名：××　　　　　　　核对/发药签名：××

1. 请遵医嘱用药；2. 请在窗口点清药品；3. 处方当日有效；4. 发出药品不予退换。

1. **处方判定**　该处方属于用药不适宜处方中的重复用药和用法用量不适宜。

2. **处方分析**　三金片和尿感宁颗粒都有清热解毒、通淋利湿的功效，二者均含有金沙藤，且三金片存在超过说明书日最大剂量使用的情况，因此判定为不适宜处方中的重复用药和用法用量不适宜。

3. **药师建议**　建议减去尿感宁颗粒。

## （五）处方案例点评2

处方2：××××医院医疗保险处方　医保内处方

定点医疗机构编码：××××

| 科室名称：内科 | 日期：×××× | 药物金额：×× | |
| 姓名：×× | 性别：女 | 年龄：65岁 | 病历号：×× |

| 临床诊断： | R：药品名称和规格 | 单次用量 | 用法 | 频次 | 数量 |
| --- | --- | --- | --- | --- | --- |
| 尿路感染 | 三金片（0.29克/片） | 3片 | 口服 | 3次/日 | 2盒 |
| 贫血 | 人参归脾丸（9克/丸） | 1丸 | 口服 | 2次/日 | 1盒 |
| | 医师签名：×× | | | | |

审核/调配签名：××　　　　　　　核对/发药签名：××

1. 请遵医嘱用药；2. 请在窗口点清药品；3. 处方当日有效；4. 发出药品不予退换。

1. **处方判定**　该处方属于用药不适宜处方中的联合用药不适宜以及不规范处方中的临床诊断书写不全。

2. **处方分析**　三金片药性偏于寒凉，适用于下焦湿热所致的热淋、小便短赤、淋沥涩痛、尿急频数；人参归脾丸药性偏于温热，适用于气血不足所致心悸失眠、食少乏力、月经量少等。两者联用存在寒热冲突，且湿热证患者不适合使用温热性的中药，因此，判定为用药不适宜处方中的联合用药不适宜。该处方缺少中医证型诊断，可判定为临床诊断书写不全。

3. **药师建议** 建议先补充中医辨证分型。如果患者的尿路感染确属下焦湿热引起，应考虑该患者的贫血是否为气阴两虚兼内热型，若是的话，则服用益气养阴清热的中成药更好。

**参考文献**

[1] 中华人民共和国卫生部药典委员会. 中华人民共和国卫生部药品标准中药成方制剂第八册 [M]. [出版地不详]:[出版者不详], 1993.

# 十三、尪痹颗粒

## （一）组成特点

尪痹颗粒由生地黄、熟地黄、续断、附片（黑顺片）、独活、骨碎补、桂枝、淫羊藿、防风、威灵仙、皂角刺、羊骨、白芍、狗脊（制）、知母、伸筋草、红花组成。方中生地黄、熟地黄补肝肾，益精髓，逐血痹，为君药。续断、淫羊藿、骨碎补、制狗脊、羊骨益肝肾，强筋骨，祛风湿；附片（黑顺片）、独活、桂枝、防风、伸筋草、威灵仙合用，祛风散湿，通经活络止痛。以上共为臣药。红花、皂角刺、知母、白芍合用，活血通络，养血舒筋，其中知母、白芍滋阴润燥，养血荣筋，并兼制诸药温燥之性，四药为佐使药。方中含有毒性饮片附片，不宜与含有半夏、瓜蒌、贝母、白蔹、白及的中成药联合使用；含有白芍，不宜与含有藜芦的中成药联合使用。

## （二）功效特点

尪痹颗粒能够补肝肾、强筋骨、祛风湿、通经络，用于肝肾不足、风湿阻络所致的尪痹，症见肌肉、关节疼痛，局部肿大，僵硬畸形，屈伸不利，腰膝酸软，畏寒乏力。临床常用于西医之类风湿关节炎、骨关节炎、强直性脊柱炎、慢性痛风性关节炎、结核性关节炎、大骨节病、氟骨病和骨质疏松等病的治疗。

## （三）使用特点

1. **规格** 6克/袋。
2. **用法用量** 尪痹颗粒含有毒性成分乌头碱，所以在使用时应严格遵循说明书要求：开水冲服，6克/次，3次/日。
3. **禁忌证** 服药期间，忌食生冷食物。孕妇禁用。
4. **注意事项** 使用不当有中毒风险，中毒表现为唇、舌、颜面、四肢麻木，流涎，烦躁呕吐，心率缓慢等，如果服药期间出现上述症状，应立即停药并就医。湿热实证者慎用。

## （四）处方案例点评1

<table>
<tr><td colspan="6" align="center">处方1：××××医院医疗保险处方　医保内处方</td></tr>
<tr><td colspan="6">定点医疗机构编码：××××</td></tr>
<tr><td colspan="2">科室名称：内科</td><td colspan="2">日期：××××</td><td colspan="2">药物金额：××</td></tr>
<tr><td colspan="2">姓名：××</td><td colspan="2">性别：男</td><td>年龄：60岁</td><td>病历号：××</td></tr>
<tr><td>临床诊断：</td><td>R：药品名称和规格</td><td>单次用量</td><td>用法</td><td>频次</td><td>数量</td></tr>
<tr><td rowspan="3">骨关节炎</td><td>尪痹颗粒（6克/袋）</td><td>1袋</td><td>口服</td><td>3次/日</td><td>2盒</td></tr>
<tr><td>仙灵骨葆胶囊（0.5克/粒）</td><td>3粒</td><td>口服</td><td>2次/日</td><td>1盒</td></tr>
<tr><td colspan="5">医师签名：××</td></tr>
<tr><td colspan="3">审核/调配签名：××</td><td colspan="3">核对/发药签名：××</td></tr>
<tr><td colspan="6">1. 请遵医嘱用药；2. 请在窗口点清药品；3. 处方当日有效；4. 发出药品不予退换。</td></tr>
</table>

**1. 处方判定**　该处方属于用药不适宜处方中的重复用药和不规范处方中的临床诊断书写不全。

**2. 处方分析**　仙灵骨葆胶囊属于补肾壮骨剂，尪痹颗粒属于扶正祛湿剂，虽然两药功效类别不同，但均可治疗骨关节炎，均有补肝肾、强筋骨的作用，且二者成分中均含有淫羊藿、续断、知母、地黄，可点评为用药不适宜处方中的重复用药。尪痹颗粒中含有毒性成分附片，使用时应明确患者的中医病证分型，该处方缺少中医证型诊断，可判定为临床诊断书写不全。

**3. 药师建议**　两药所含相同成分较多，作用相似，如果均按照常规剂量服用，会增加不良反应的风险，建议单独使用。

## （五）处方案例点评2

<table>
<tr><td colspan="6" align="center">处方2：××××医院医疗保险处方　医保内处方</td></tr>
<tr><td colspan="6">定点医疗机构编码：××××</td></tr>
<tr><td colspan="2">科室名称：内科</td><td colspan="2">日期：××××</td><td colspan="2">药物金额：××</td></tr>
<tr><td colspan="2">姓名：××</td><td colspan="2">性别：女</td><td>年龄：54岁</td><td>病历号：××</td></tr>
<tr><td>临床诊断：</td><td>R：药品名称和规格</td><td>单次用量</td><td>用法</td><td>频次</td><td>数量</td></tr>
<tr><td>骨痹病</td><td>尪痹颗粒（6克/袋）</td><td>2袋</td><td>口服</td><td>3次/日</td><td>2盒</td></tr>
<tr><td>（风寒湿阻证）</td><td>香砂养胃丸（9克/袋）</td><td>1袋</td><td>口服</td><td>2次/日</td><td>1盒</td></tr>
<tr><td>胃痛</td><td colspan="5">医师签名：××</td></tr>
<tr><td colspan="3">审核/调配签名：××</td><td colspan="3">核对/发药签名：××</td></tr>
<tr><td colspan="6">1. 请遵医嘱用药；2. 请在窗口点清药品；3. 处方当日有效；4. 发出药品不予退换。</td></tr>
</table>

1. **处方判定**　该处方属于用药不适宜处方中的用法用量不适宜以及有配伍禁忌或者不良相互作用。

2. **处方分析**　尪痹颗粒属于含毒中成药，含有毒性成分附片（黑顺片），其说明书用法用量为，口服时6克/次，3次/日，该处方用法用量为12克/次，3次/日，单次给药剂量过大，患者服用后中毒风险很高，属于用法用量不适宜。另外，尪痹颗粒含有毒性饮片附子，与香砂和胃丸中的半夏属于"十八反"配伍禁忌。

3. **药师建议**　尪痹颗粒属于含毒中成药，单次剂量不宜超过说明剂量，建议使用时6克/次，并密切监测不良反应。

### （六）处方案例点评3

处方3：××××医院医疗保险处方　医保内处方

定点医疗机构编码：××××

| 科室名称：内科 | | 日期：×××× | | 药物金额：×× | |
| 姓名：×× | | 性别：女 | | 年龄：76岁 | 病历号：×× |

| 临床诊断： | R：药品名称和规格 | 单次用量 | 用法 | 频次 | 数量 |
| --- | --- | --- | --- | --- | --- |
| 风湿热郁证 | 尪痹颗粒（6克/袋） | 1袋 | 口服 | 3次/日 | 3盒 |
| | 医师签名：×× | | | | |

审核/调配签名：××　　　　　　　核对/发药签名：××

1. 请遵医嘱用药；2. 请在窗口点清药品；3. 处方当日有效；4. 发出药品不予退换。

1. **处方判定**　该处方属于用药不适宜处方中的适应证不适宜。

2. **处方分析**　尪痹颗粒能够补肝肾、强筋骨、祛风湿、通经络，用于肝肾不足、风湿阻络所致的尪痹。该药主要用于治疗风寒湿痹证，不适合用于治疗风湿热郁证。本处方诊断明确提示患者属于风湿热郁证，故可点评为适应证不适宜。

3. **药师建议**　76岁女性患者因风湿热郁证服用尪痹颗粒治疗，药不对证，建议停用。

### 参考文献

［1］韩文朝，丁敬佩，王献印，等. 尪痹颗粒治疗肝肾两虚型风湿病的临床观察［J］. 中华中医药杂志，2002，17（12）：734-737.

［2］卢文玉，任鸿雁，刘士勇. 尪痹颗粒（片）治疗骨质疏松症临床体会［J］. 中国现代药物应用，2009，3（22）：118-119.

［3］李艳霞，银秋菊，王常林，等. 尪痹颗粒对类风湿性关节炎所致系膜增生性肾炎大鼠肾功能的影响［J］. 江西中医药大学学报，2008，20（1）：66-67.

［4］陈锐. 尪痹颗粒临床应用解析［J］. 中国社区医师，2012，28（36）：15.

# 十四、痹祺胶囊

## （一）组成特点

痹祺胶囊由马钱子粉、地龙、党参、茯苓、白术、川芎、丹参、三七、牛膝、甘草组成。方中含有大毒饮片马钱子粉，其味苦性温，功能散寒消肿，通络止痛，为君药。党参、白术、茯苓健脾补气，丹参养血和血，四药益气养血，扶助正气，共为臣药。三七、川芎、牛膝、地龙活血化瘀，通络止痛，共为佐药。甘草调和诸药，为使药。

## （二）功效特点

痹祺胶囊能够益气养血、祛风除湿、活血止痛，用于气血不足及风湿瘀阻之肌肉关节酸痛，关节肿大、僵硬变形或肌肉萎缩，气短乏力。临床亦常用于西医之风湿性关节炎、类风湿关节炎、强直性脊柱炎、膝骨关节炎、腰椎间盘突出症、肩周炎、颈椎病、血栓性静脉炎、急性腰扭伤等病见上述表现者。

## （三）使用特点

1. **规格**　0.3 克 / 粒。

2. **用法用量**　痹祺胶囊含有毒性成分番木鳖碱（士的宁）和马钱子碱，所以在使用时应严格遵循说明书要求：口服，4 粒 / 次，2～3 次 / 日，不可过量、久服。

3. **禁忌证**　孕妇禁用；因含有马钱子粉，高血压、冠心病、肝肾功能不全、癫痫、破伤风、甲亢患者禁用。

4. **注意事项**　风湿热痹证慎用、运动员慎用。本品使用不当有中毒风险，中毒表现为头痛、头晕、舌麻、口唇发紫、烦躁、呼吸加快、血压升高等，如果服药期间出现上述症状，应立即停药并就医，采取相应急救措施。

## （四）处方案例点评 1

| 处方 1：××××医院医疗保险处方　医保内处方 | | | | | |
|---|---|---|---|---|---|
| 定点医疗机构编码：×××× | | | | | |
| 科室名称：内科 | | 日期：×××× | | 药物金额：×× | |
| 姓名：×× | | 性别：男 | 年龄：63 岁 | | 病历号：×× |
| **临床诊断：** | R：药品名称和规格 | | 单次用量 | 用法 | 频次 | 数量 |
| 腰痛 | 痹祺胶囊（0.3 克 / 粒） | | 4 粒 | 口服 | 3 次 / 日 | 2 盒 |
| （风湿瘀阻证） | 疏风活络片（0.3 克 / 片） | | 3 片 | 口服 | 2 次 / 日 | 2 盒 |
| | 医师签名：×× | | | | |
| 审核 / 调配签名：×× | | 核对 / 发药签名：×× | | | |
| 1. 请遵医嘱用药；2. 请在窗口点清药品；3. 处方当日有效；4. 发出药品不予退换。 | | | | | |

1. **处方判定**　该处方属于用药不适宜处方中的重复用药。

2. **处方分析**　痹祺胶囊和疏风活络片均属于有毒中成药，成分中均含有马钱子，且两药均为治疗风寒湿阻证的中成药。两者足量联用可点评为用药不适宜处方中的重复用药。

3. **药师建议**　如果患者腰痛合并有比较明显的气虚血瘀情况，建议单用痹祺胶囊治疗；如果患者腰痛同时畏恶风寒症状明显，建议单用疏风活络片治疗。

### （五）处方案例点评 2

处方 2：×××× 医院医疗保险处方　医保内处方

定点医疗机构编码：××××

| 科室名称：内科 | 日期：×××× | 药物金额：×× | |
|---|---|---|---|
| 姓名：×× | 性别：女 | 年龄：50 岁 | 病历号：×× |

| 临床诊断： | R：药品名称和规格 | 单次用量 | 用法 | 频次 | 数量 |
|---|---|---|---|---|---|
| 类风湿关节炎 | 痹祺胶囊（0.3 克/粒） | 4 粒 | 口服 | 3 次/日 | 2 盒 |
| 高血压 | 松龄血脉康胶囊（0.5 克/粒） | 6 粒 | 口服 | 3 次/日 | 4 盒 |
| （肝阳上亢证） | 医师签名：×× | | | | |

审核/调配签名：××　　　　　　　　核对/发药签名：××

1. 请遵医嘱用药；2. 请在窗口点清药品；3. 处方当日有效；4. 发出药品不予退换。

1. **处方判定**　该处方属于用药不适宜处方中的遴选的药品不适宜。

2. **处方分析**　痹祺胶囊成分中含有马钱子粉，不适用于高血压属肝阳上亢证的患者，可点评为遴选的药品不适宜。

3. **药师建议**　痹祺胶囊中含有毒性成分马钱子，高血压肝阳上亢证患者服用后有较高的发生不良反应的风险，说明书也提示高血压患者忌服，建议换用其他药物。

### （六）合理用药提示

痹祺胶囊的特点在于，它虽然是治疗风湿痹痛的中成药，却没有使用常用的祛风寒湿毒性药附子或乌头，而是使用了马钱子。其实，马钱子的毒性绝不亚于附子，只是从功效上看，附子祛风寒湿，马钱子通络止痛。所以，痹祺胶囊对于血瘀兼有气虚的关节疼痛最为合适。

**参考文献**

［1］过振华，刘永芹，马红梅，等. 痹祺胶囊的药理学研究及其临床应用［J］. 黑龙江医药,2008,21（1）: 68-70.

［2］高晶，曾勇，于飞，等. 痹祺胶囊全方及拆方抗炎镇痛作用研究［J］. 中草药，2009，40（1）：93-96.

［3］过振华，马红梅，张伯礼. 痹祺胶囊药理毒理回顾及安全性研究展望［J］. 中国药物警戒，2008，5（1）：45-48.

［4］王平. 痹祺胶囊治疗肩周炎的临床观察［J］. 天津中医药，2004，21（5）：380-381.

［5］贾建云，黄传兵，杨秀丽，等. 痹祺胶囊治疗类风湿关节炎、骨关节炎、强直性脊柱炎临床研究的Meta分析［J］. 中医药临床杂志，2015，27（8）：1153-1156.

［6］刘维，张磊，徐照. 痹祺胶囊治疗类风湿关节炎临床观察［J］. 中国中西医结合杂志，2006，26（2）：157-159.

［7］王洪彬，高建华，常广，等. 虎力散片与痹祺胶囊治疗骨膝关节炎效果比较［J］. 临床合理用药杂志，2017，10（25）：86-87.

［8］方达飞，计建军，张慧. 探析痹祺胶囊安全性及用药安全管理对策［J］. 中国高等医学教育，2017（2）：133-134.

［9］刘玉璇，刘文伟，赵宇，等. 近三年痹祺胶囊临床及药理研究进展［J］. 中华中医药杂志，2011，26（11）：2651-2653.

［10］白人骁. 痹祺胶囊治疗腰椎间盘突出症75例的临床观察［J］. 天津中医药，2005，22（1）：25-26.

# 十五、天麻壮骨丸

## （一）组成特点

天麻壮骨丸由天麻、独活、豹骨、人参、细辛、鹿茸、杜仲（盐炙）、五加皮、秦艽、豨莶草、防风、当归、川芎、防己、桑枝、白芷、藁本、羌活、老鹳草、常春藤组成。方中含人参，不宜与藜芦、五灵脂同用；含细辛，不宜与藜芦同用。

## （二）功效特点

天麻壮骨丸能够祛风除湿、活血通络、补肝肾、强腰膝，用于风湿阻络之偏正头痛、头晕、风湿痹痛、腰膝酸软、四肢麻木。临床常用于西医之偏正头风、神经衰弱以及椎动脉型颈椎病的治疗。

## （三）使用特点

1. **规格**　1.7克/10丸。

2. **用法用量**　口服，4丸/次，3次/日。

3. **禁忌证**　孕妇忌用。

**4. 注意事项**　因本品含有马兜铃科植物细辛，应在医师指导下服用；服用期间定期复查肾功能。

## （四）处方案例点评

| 处方2：××××医院医疗保险处方　医保内处方 | | | | | |
|---|---|---|---|---|---|
| 定点医疗机构编码：×××× | | | | | |
| 科室名称：内科 | | 日期：×××× | | 药物金额：×× | |
| 姓名：×× | | 性别：男 | | 年龄：67岁 | 病历号：×× |
| **临床诊断：**<br>风湿骨痛<br>（风湿阻络证）<br>感冒<br>（风寒湿邪证） | **R：药品名称和规格**<br>天麻壮骨丸（0.3克/粒）<br>九味羌活颗粒（15克/袋） | 单次用量<br>6粒<br>1袋 | 用法<br>口服<br>口服 | 频次<br>3次/日<br>3次/日 | 数量<br>2盒<br>2盒 |
| | 医师签名：×× | | | | |
| 审核/调配签名：×× | | 核对/发药签名：×× | | | |
| 1. 请遵医嘱用药；2. 请在窗口点清药品；3. 处方当日有效；4. 发出药品不予退换。 | | | | | |

**1. 处方判定**　该处方属于用药不适宜处方中的重复用药和联合用药不适宜。

**2. 处方分析**　天麻壮骨丸和九味羌活颗粒成分中均含有细辛、羌活、防风、白芷，其中细辛属国家药监局公布的含马兜铃酸的中药，摄入过量时发生不良反应的风险较高；且两药均有治疗风湿痹病的功效。故可点评为用药不适宜处方中的重复用药。另外，天麻壮骨丸具有补肝肾、强腰膝的功效，成分中含人参、鹿茸等滋补成分，故感冒发热患者不宜使用，且九味羌活颗粒说明书中明确指出不宜同时服用滋补性中药，故可点评为联合用药不适宜。

**3. 药师建议**　感冒期间单用九味羌活颗粒治疗，既能解表祛风，又能缓解风寒湿痹造成的骨关节痛。

**参考文献**

［1］王宇童. 天麻壮骨丸［J］. 开卷有益：求医问药，2015（10）：51.

［2］吴颖颖. 氟桂利嗪胶囊与天麻壮骨丸治疗椎动脉型颈椎病疗效观察［J］. 基层医学论坛，2014（2）：261-262.

［3］胡志祥，王永红，彭崇胜，等. 近5年细辛及其制剂中马兜铃酸的研究进展［J］. 中草药，2010，41（2）：318-320.

# 十六、复方雪莲胶囊

## （一）组成特点

复方雪莲胶囊由天山雪莲、延胡索（醋制）、羌活、川乌（制）、独活、草乌（制）、木瓜、香加皮组成。方中天山雪莲祛风散寒，除湿止痛，为君药。制川乌、制草乌祛风散寒，温经止痛；羌活、独活祛风湿，止痹痛。四者共为臣药。延胡索、木瓜、香加皮祛风湿，强筋骨，止疼痛，共为佐药。方中含有毒性饮片制川乌、制草乌，不宜与含有半夏、瓜蒌、贝母、白蔹、白及的中成药联合使用；含有毒性饮片香加皮，不宜过量服用。

## （二）功效特点

复方雪莲胶囊能够温经散寒、祛风逐湿、化瘀消肿、舒筋活络，用于风寒湿邪痹阻经络之证及西医之类风湿关节炎、风湿性关节炎、强直性脊柱炎和各类退行性骨关节病。

## （三）使用特点

1. **规格**　0.3克/粒。
2. **用法用量**　复方雪莲胶囊含有毒性成分乌头碱，所以在使用时应严格遵循说明书要求：口服，0.6克/次，2次/日。
3. **禁忌证**　本品孕妇禁用。服药期间忌食生冷食物。
4. **注意事项**　风湿热痹者慎用。本药含乌头碱，不可过量、久服；本药还含有香加皮，具有强心作用，缺血性心脏病患者慎用。小儿、年老体弱及肝肾功能不良者均慎用本品。使用不当有中毒风险，中毒表现为口唇发麻、头痛头昏、腹痛腹泻、心烦欲吐、呼吸困难等症，如果服药期间出现上述症状，应立即停药并立即就医。

## （四）处方案例点评 1

<table>
<tr><td colspan="6" align="center">处方 1：××××医院医疗保险处方　医保内处方</td></tr>
<tr><td colspan="6">定点医疗机构编码：××××</td></tr>
<tr><td colspan="2">科室名称：内科</td><td colspan="2">日期：××××</td><td colspan="2">药物金额：××</td></tr>
<tr><td colspan="3">姓名：××</td><td colspan="2">性别：男</td><td>年龄：75 岁</td><td>病历号：××</td></tr>
<tr><td>临床诊断：</td><td>R：药品名称和规格</td><td>单次用量</td><td>用法</td><td>频次</td><td>数量</td></tr>
<tr><td rowspan="2">关节肿痛<br>心肌缺血</td><td>复方雪莲胶囊（0.3 克/粒）</td><td>2 粒</td><td>口服</td><td>2 次/日</td><td>2 盒</td></tr>
<tr><td>医师签名：××</td><td></td><td></td><td></td><td></td></tr>
<tr><td colspan="6">审核/调配签名：××　　　　　　　核对/发药签名：××</td></tr>
<tr><td colspan="6">1. 请遵医嘱用药；2. 请在窗口点清药品；3. 处方当日有效；4. 发出药品不予退换。</td></tr>
</table>

1. **处方判定** 该处方属于不规范处方中的临床诊断书写不全和遴选的药品不适宜。

2. **处方分析** 该处方没有明确诊断患者关节肿痛的中医病名和证型，故点评为临床诊断书写不全。同时，本品含有制川乌、制草乌等毒性中药，可能会影响心脏功能，心肌缺血患者应谨慎使用。

3. **药师建议** 关节肿痛可由多种病因导致，应根据病因、证型选药应用。如果患者的关节肿痛因风寒湿邪痹阻经络引起，可选用该药，且诊断处应书写完整的中医诊断病名和证型，如骨痹病、风寒湿痹证或骨关节炎等。如果患者的关节肿痛属湿热下注，下肢足膝关节肿痛显著或血尿酸水平高，建议使用治疗风湿热痹或痛风病的中成药治疗，如四妙丸。另外，在选用该药治疗的同时，还应考虑患者的肝肾功能是否正常。该药所含毒性成分较多，高龄患者应谨慎使用。

### （五）处方案例点评2

| 处方2：××××医院医疗保险处方　医保内处方 | | | | | |
|---|---|---|---|---|---|
| 定点医疗机构编码：×××× | | | | | |
| 科室名称：内科 | | 日期：×××× | 药物金额：×× | | |
| 姓名：×× | | 性别：女 | 年龄：59岁 | | 病历号：×× |
| **临床诊断：** | **R：**药品名称和规格 | 单次用量 | 用法 | 频次 | 数量 |
| 风湿痹病 | 复方雪莲胶囊（0.3克/粒） | 2粒 | 口服 | 3次/日 | 3盒 |
| （寒湿阻络证） | 风湿骨痛胶囊（0.3克/粒） | 4粒 | 口服 | 2次/日 | 2盒 |
| | | 医师签名：×× | | | |
| 审核/调配签名：×× | | 核对/发药签名：×× | | | |
| 1. 请遵医嘱用药；2. 请在窗口点清药品；3. 处方当日有效；4. 发出药品不予退换。 | | | | | |

1. **处方判定** 该处方属于用药不适宜处方中的重复用药和用法用量不适宜。

2. **处方分析** 复方雪莲胶囊和风湿骨痛胶囊均为散寒祛湿剂，用于治疗风寒湿痹证，且两药均含有制川乌、制草乌、木瓜，故可点评为重复用药。另外，复方雪莲胶囊说明书规定用量为2粒/次，2次/日，如果患者服药频率达到3次/日，加之联合使用风湿骨痛胶囊，中毒风险很高，可点评为用法用量不适宜。

3. **药师建议** 59岁女性患者因风寒湿痹使用复方雪莲胶囊和风湿骨痛胶囊治疗，药证相符，但复方雪莲胶囊的用量偏大，二者又同时含有制草乌和制川乌，如过量服用，存在较高的乌头碱中毒风险。如果患者因风寒湿阻引起的风湿病症状较重，建议单用复方雪莲胶囊治疗，起始剂量为0.6克/次，2次/日；如果患者因寒湿痹阻引起的风湿病较轻，建议单用风湿骨痛胶囊治疗。

## （六）处方案例点评 3

处方 3：××××医院医疗保险处方　医保内处方

定点医疗机构编码：××××

科室名称：内科　　　　　日期：××××　　　　　药物金额：××

姓名：××　　　　　　性别：男　　　　　　年龄：63 岁　　　　　病历号：××

| 临床诊断： | R：药品名称和规格 | 单次用量 | 用法 | 频次 | 数量 |
|---|---|---|---|---|---|
| 类风湿关节炎 | 复方雪莲胶囊（0.3 克 / 粒） | 2 粒 | 口服 | 2 次 / 日 | 2 盒 |
| （风寒湿痹证） | 护肝片（0.35 克 / 片） | 4 片 | 口服 | 3 次 / 日 | 2 瓶 |
| 慢性肝炎 | 医师签名：×× | | | | |

审核 / 调配签名：××　　　　　　核对 / 发药签名：××

1. 请遵医嘱用药；2. 请在窗口点清药品；3. 处方当日有效；4. 发出药品不予退换。

1. **处方判定**　该处方属于用药不适宜处方中遴选的药品不适宜。

2. **处方分析**　复方雪莲胶囊属于含毒中成药，所含毒性成分较多，肝功能异常的患者应慎用，该患者患有慢性肝炎，选用复方雪莲胶囊治疗关节痛，发生不良反应的风险较高，可点评为遴选的药品不适宜。

3. **药师建议**　复方雪莲胶囊所含毒性成分较多，患者又患有慢性肝炎，故建议停用。如果患者风湿痹痛明显，建议选用其他较安全的、对肝肾损伤小的中成药治疗。

### 参考文献

［1］马红，王林林，刘燕，等. 复方雪莲胶囊对Ⅱ型胶原诱导大鼠关节炎的治疗作用［J］. 中国实验方剂学杂志，2013，19（22）：186-190.

［2］马红，黄华，王林林，等. 复方雪莲胶囊抗炎镇痛作用的再评价［J］. 时珍国医国药，2013，24（10）：2378-2380.

［3］倪爽爽，陈英，姜泉. 复方雪莲胶囊和葡立胶囊治疗膝骨关节炎（寒湿痹阻证）的临床对比研究［J］. 新疆中医药，2016，34（4）：6-8.

［4］冯琳，蒋宇利，李军，等. 复方雪莲胶囊致急性重症肝损害［J］. 药物不良反应杂志，2005（3）：211-212.

［5］韩春辉，孙利. 复方雪莲胶囊治疗类风湿关节炎58例临床观察［J］. 时珍国医国药，2005，16（3）：229.

［6］陈英，倪爽爽，姜泉. 复方雪莲胶囊治疗类风湿性关节炎（寒湿痹阻证）随机、双盲、阳性药平行对照、多中心临床研究［J］. 内蒙古中医药，2016，35（14）：94.

［7］黄霞萍，朱荣光. 复方雪莲胶囊治疗痹证 102 例临床观察［J］. 江苏中医，2000，21（11）：26-27.

［8］倪爽爽，陈英，姜泉. 复方雪莲胶囊和柳氮磺胺吡啶肠溶片治疗强直性脊柱炎（寒湿痹阻证）的临床对比研究［J］. 世界最新医学信息文摘，2016，16（64）：9-11.

［9］陈东波，邹燕. 复方雪莲胶囊的药效学研究［J］. 湘南学院学报，2005，7（2）：30-31.

［10］云琦，冯崴，马小华，等. 复方雪莲软胶囊抗炎镇痛作用的实验研究［J］. 中国民族民间医药，2008（9）：1-4.

# 十七、五苓胶囊

## （一）组成特点

五苓胶囊由泽泻、茯苓、猪苓、肉桂、白术（炒）组成。方中泽泻甘淡渗湿，入肾、膀胱经，功善利水渗湿消肿，重用为君药。茯苓、猪苓甘淡渗湿，健脾利湿，通利小便，增强君药利水渗湿之效，共为臣药。白术味苦性温，补气健脾，燥湿利水；肉桂味辛性热，补火助阳，温阳化气，以助膀胱气化。二者共为佐药。方中含肉桂，不宜与含赤石脂的中成药联合使用。

## （二）功效特点

五苓胶囊能够温阳化气、利湿行水，用于阳不化气、水湿内停引起的水肿，症见小便不利、水肿腹胀、呕逆泄泻、渴不思饮。临床还可用于慢性肾炎、尿潴留、慢性肠炎、头晕、头痛、肾性高血压、糖尿病肾病、充血性心力衰竭、高血脂、脑积水等病的治疗。

## （三）使用特点

1. **规格**　0.45 克 / 粒。

2. **用法用量**　口服，3 粒 / 次，2 次 / 日。

3. **注意事项**　湿热下注、气滞水停所致的水肿者慎用。因痰热犯肺、湿热下注或阴虚津少所致之喘咳、泄泻、小便不利不宜使用。服药期间不宜进食辛辣、油腻和煎炸类食物。孕妇慎用。

## （四）处方案例点评 1

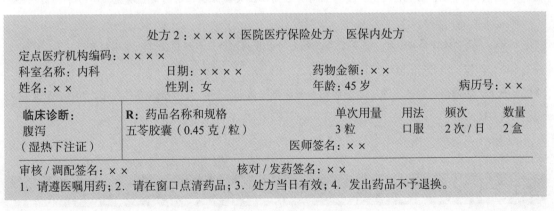

处方 1：××××医院医疗保险处方　医保内处方

定点医疗机构编码：××××

| 科室名称：内科 | 日期：×××× | 药物金额：×× | |
| 姓名：×× | 性别：男 | 年龄：53 岁 | 病历号：×× |

| 临床诊断： | R：药品名称和规格 | 单次用量 | 用法 | 频次 | 数量 |
| --- | --- | --- | --- | --- | --- |
| 下肢水肿 | 五苓胶囊（0.45 克/粒） | 3 粒 | 口服 | 2 次/日 | 2 盒 |
| （水湿内停证） | 济生肾气丸（6 克/丸） | 1 丸 | 口服 | 2 次/日 | 2 盒 |
| | 医师签名：×× | | | | |

审核/调配签名：××　　　　核对/发药签名：××

1. 请遵医嘱用药；2. 请在窗口点清药品；3. 处方当日有效；4. 发出药品不予退换。

1. **处方判定**　该处方属于用药不适宜处方中的重复用药。

2. **处方分析**　五苓胶囊和济生肾气丸均可用于治疗下肢水肿，均有利水消肿的功效，且两药均含有茯苓、泽泻、肉桂，足量联用可点评为用药不适宜处方中的重复用药。

3. **药师建议**　建议单用其中一种药物治疗。如果患者下肢水肿属肾阳不足，且有腰膝酸重症状，可单服济生肾气丸治疗；如果患者下肢水肿伴有呕恶、渴不思饮症状，可单服五苓胶囊治疗。

## （五）处方案例点评 2

处方 2：××××医院医疗保险处方　医保内处方

定点医疗机构编码：××××

| 科室名称：内科 | 日期：×××× | 药物金额：×× | |
| 姓名：×× | 性别：女 | 年龄：45 岁 | 病历号：×× |

| 临床诊断： | R：药品名称和规格 | 单次用量 | 用法 | 频次 | 数量 |
| --- | --- | --- | --- | --- | --- |
| 腹泻 | 五苓胶囊（0.45 克/粒） | 3 粒 | 口服 | 2 次/日 | 2 盒 |
| （湿热下注证） | 医师签名：×× | | | | |

审核/调配签名：××　　　　核对/发药签名：××

1. 请遵医嘱用药；2. 请在窗口点清药品；3. 处方当日有效；4. 发出药品不予退换。

1. **处方判定**　该处方属于用药不适宜处方中的适应证不适宜。

2. **处方分析**　五苓胶囊能够温阳化气、利湿行水，用于阳不化气、水湿内停引起的腹泻，而本处方诊断为腹泻湿热下注证，药不对证。且五苓胶囊注意事项中提示湿热下注所致的泄泻应慎用。可点评为适应证不适宜。

**3. 药师建议** 45岁女性患者因湿热下注所致的腹泻使用五苓胶囊治疗，药证不符，建议停用五苓胶囊治疗，可选用清利胃肠湿热的中成药，如葛根芩连片。

## （六）合理用药提示

五苓胶囊的底方是五苓散，是一首仲景经方，用于阳虚伴有水湿的治疗。关于五苓散中的"五"，一般认为是5种药组方的含义，但坊间也有观点认为，"五"代表五味子，桂枝与五味子相配，辛酸化甘泻肾，增强化湿行气的作用。从五味子敛阴生津止渴的作用来看，其适应证也符合五苓散口渴不思饮的主治证。

### 参考文献

[1]陈祖鹏，张昕，黄李法，等.五苓散联合常规西药治疗特发性正常颅压脑积水的随机、双盲、安慰剂对照试验[J].上海中医药杂志，2016，50（4）：44-47.

[2]李玉爽，孙国梁.五苓散治疗高血压的临床疗效研究[J].临床合理用药杂志，2016，9（18）：57-58.

[3]刘占国.五苓散治疗慢性功能性腹泻的临床观察[J].内蒙古中医药，2017，36（7）：5-6.

[4]谭正玉，刘文武，马小兵.五苓散治疗肾性水肿30例临床观察[J].实用中医内科杂志，2014，28（7）：34-36.

[5]梁爱武.加用苏子降气汤、五苓散治疗慢性阻塞性肺疾病急性加重期临床观察[J].广西中医药，2003（2）：12-14.

[6]韩宇萍，王宁生，宓穗卿，等.五苓散对肾性高血压大鼠降压作用的实验研究[J].中西医结合学报，2003（4）：285-288.

[7]金汝真，余仁欢，高辉，等.五苓散与五苓汤治疗肾病综合征水湿内停证的临床对照研究[J].中医杂志，2012，53（7）：572-573，577.

[8]余海龙，向雨欣，杨庆，等.五苓散肾系病证应用简况[J].实用中医内科杂志，2016，30（11）：114-116.

# 十八、银花泌炎灵片

## （一）组成特点

银花泌炎灵片由金银花、半枝莲、萹蓄、瞿麦、石韦、川木通、车前子、淡竹叶、桑寄生、灯心草组成。方中金银花具有广谱抗菌的功效，可清热解毒，凉散风热，消肿止痛；半枝莲解毒散结，并可利尿，化瘀止痛，与金银花共为君药。萹蓄、瞿麦清利膀胱湿热而利水通淋，多用于湿热下注所致小便短赤、淋沥涩痛之证，尤以热淋、血淋为宜，可增强君药之清热利湿作用，此二药合为治疗淋证之专药；石韦、车前子苦寒泄降，导热下行，可达清利湿热、利水通淋之功，车前子除利水通淋外，还可清热除湿，对湿盛者效果尤佳。四药共为臣药。佐以灯心草、淡竹叶清热泄火，导湿热下行，生津利尿。使以桑寄生祛邪毒、补肝肾，兼可通利，故可留守正气，使湿邪排出体外；川木通利水通淋，使湿热下行。

## （二）功效特点

银花泌炎灵片能够清热解毒、利湿通淋，用于下焦湿热证，症见发热恶寒、尿频急、尿道刺痛或尿血、腰痛等。临床还常用于急性尿路感染（包括老年、小儿尿路感染）、慢性前列腺炎、急性肾盂肾炎、急性膀胱炎的治疗。

## （三）使用特点

1. **规格**　0.5 克 / 片。
2. **用法用量**　口服，2 克 / 次，4 次 / 日。2 周为一个疗程，可连服 3 个疗程，或遵医嘱。
3. **禁忌证**　本品孕妇禁用，哺乳期妇女慎用。

## （四）处方案例点评 1

| 处方 1：×××× 医院医疗保险处方　医保内处方 | | | | | |
|---|---|---|---|---|---|
| 定点医疗机构编码：×××× | | | | | |
| 科室名称：内科 | | 日期：×××× | | 药物金额：×× | |
| 姓名：×× | | 性别：男 | 年龄：68 岁 | | 病历号：×× |
| **临床诊断：**<br>尿路感染<br>（下焦湿热证） | **R：药品名称和规格** | 单次用量 | 用法 | 频次 | 数量 |
| | 银花泌炎灵片（0.5 克 / 片） | 4 片 | 口服 | 4 次 / 日 | 4 盒 |
| | 八正胶囊（0.3 克 / 粒） | 4 粒 | 口服 | 3 次 / 日 | 4 盒 |
| | 左氧氟沙星片（0.1 克 / 片） | 1 片 | 口服 | 3 次 / 日 | 2 盒 |
| | 医师签名：×× | | | | |
| 审核 / 调配签名：×× | | 核对 / 发药签名：×× | | | |
| 1. 请遵医嘱用药；2. 请在窗口点清药品；3. 处方当日有效；4. 发出药品不予退换。 | | | | | |

1. **处方判定**　该处方属于用药不适宜处方中的重复用药。
2. **处方分析**　银花泌炎灵片和八正胶囊均为清热通淋剂，用于治疗下焦湿热证，均有清热、利尿、通淋的作用，且二者组成成分中均有车前子、瞿麦、萹蓄、川木通、灯心草，足量联用时可点评为用药不适宜处方中的重复用药。
3. **药师建议**　68 岁男性患者因尿路感染服用银花泌炎灵片、八正胶囊、左氧氟沙星，用药对证，但银花泌炎灵片和八正胶囊所含相同成分较多，且两药功效类别和适应证均相同，不宜联合使用。有文献报道两药分别可与抗菌药物联用而发挥更好的抗菌疗效，故分别可同时服用左氧氟沙星片联合治疗尿路感染。如果患者尿路感染属正气不足，免疫力低下，或有反复发作、久治难愈的情况，可选用中成药银花泌炎灵片；如果患者湿热证明显，可用八正胶囊。

## （五）处方案例点评2

处方2：××××医院医疗保险处方　医保内处方

定点医疗机构编码：××××

| 科室名称：内科 | 日期：×××× | | 药物金额：×× | | |
| --- | --- | --- | --- | --- | --- |
| 姓名：×× | 性别：女 | | 年龄：28 岁 | | 病历号：×× |
| **临床诊断：**<br>妊娠期尿路感染 | **R：**药品名称和规格<br>银花泌炎灵片（0.5 克/粒）<br><br>医师签名：×× | 单次用量<br>2 克 | 用法<br>口服 | 频次<br>1 次/日 | 数量<br>3 盒 |
| 审核/调配签名：×× | 核对/发药签名：×× | | | | |

1. 请遵医嘱用药；2. 请在窗口点清药品；3. 处方当日有效；4. 发出药品不予退换。

1. **处方判定**　该处方属于用药不适宜处方中遴选的药品不适宜。

2. **处方分析**　银花泌炎灵片说明书明确说明孕妇禁用，该处方诊断为妊娠期尿路感染，患者为孕妇，属于特殊人群，故可点评为遴选的药品不适宜。

3. **药师建议**　患者服用银花泌炎灵片，存在影响胎儿生长发育的不良反应风险，建议停用，并根据临床检查结果慎重选择适宜的、不影响胎儿发育的药物进行治疗。

### 参考文献

［1］李新伟，王永军，张绍辉. 银花泌炎灵片对慢性前列腺炎属湿热下注型的患者疗效分析［J］. 中国现代药物应用，2016，10（17）：174-175.

［2］李刚. 银花泌炎灵片治疗慢性前列腺炎疗效评价与分析［J］. 临床医药文献电子杂志，2015（31）：6407-6408.

［3］赵宏来，高雪. 银花泌炎灵片治疗急性泌尿系感染的临床疗效观察［J］. 中国医药导刊，2015，17（5）：475-476.

［4］吕言，吕文韬，贾娜，等. 银花泌炎灵片辅治老年尿路感染40例疗效观察［J］. 临床合理用药杂志，2014（25）：30-31.

［5］黄燕，崔俊，陆建勋，等. 银花泌炎灵治疗急性膀胱炎 60 例临床分析［J］. 中国医药科学,2013（4）：
　　85.

［6］阎慧，张威廉，李薇. 银花泌炎灵片治疗急性尿路感染 30 例［J］. 中国中医药现代远程教育，2012，
　　10（11）：113.

［7］秦曼，苑天彤，迟继铭. 银花泌炎灵片治疗小儿尿路感染 33 例［J］. 内蒙古中医药，2008（8）：
　　19-20.

# 第十七节　化浊降脂剂

## 一、血脂康胶囊

### （一）组成特点

　　血脂康胶囊的成分为红曲，红曲味甘，性温，归肝、脾、大肠经，《本草衍义补遗》称能 "活血消食，健脾暖胃"，故本品有活血化瘀、健脾消食之功。现代研究发现，红曲制剂降脂的有效成分为洛伐他汀、他汀类同系物及其他成分。

### （二）功效特点

　　血脂康胶囊能够化浊降脂、活血化瘀、健脾消食，用于痰阻血瘀所致的气短、乏力、头晕、头痛、胸闷、腹胀、食少纳呆；也可用于西医之高脂血症及动脉粥样硬化所致的其他心脑血管疾病的辅助治疗。有文献报道血脂康胶囊临床还可用于冠心病、脑梗死、糖尿病、高血压、高尿酸血症合并高脂血症的预防和治疗。

### （三）使用特点

　　1. **规格**　0.3 克 / 粒。

　　2. **用法用量**　口服，0.6 克 / 次，2 次 / 日，早晚饭后服用；轻至中度患者 2 粒 / 日，晚饭后服用，或遵医嘱。

**3．不良反应** 一般患者对本品耐受性良好，大部分副作用轻微而短暂。本品常见不良反应为胃肠道不适，如胃痛、腹胀、胃部灼热等；偶可引起血清氨基转移酶和肌酸磷酸激酶可逆性升高；罕见乏力、口干、头晕、头痛、肌痛、皮疹、胆囊疼痛、浮肿、结膜充血和泌尿道刺激症状。有文献报道患者在服用血脂康胶囊后出现肝炎、胆囊疼痛、尿频、结膜出血等不良反应，在停药并采取相应治疗后症状消失。

**4．禁忌证** 对本品过敏者禁用。活动性肝炎或无法解释的血清氨基转移酶升高者禁用。

**5．注意事项** 用药期间应定期检查血脂、血清氨基转移酶和肌酸磷酸激酶；有肝病史者尤其要注意肝功能的监测。在治疗过程中，如发生血清氨基转移酶增高达到正常高限3倍，或血清肌酸磷酸激酶显著增高时，应停用。孕妇及哺乳期妇女慎用。服药期间饮食宜清淡。儿童用药的安全性和有效性尚未确定。

### （四）处方案例点评1

| 处方1：××××医院医疗保险处方　医保内处方 | | | | | |
|---|---|---|---|---|---|
| 定点医疗机构编码：×××× | | | | | |
| 科室名称：内科 | | 日期：×××× | | 药物金额：×× | |
| 姓名：×× | | 性别：男 | | 年龄：63岁 | 病历号：×× |
| **临床诊断：**<br>高脂血症<br>（脾虚、<br>痰瘀阻滞证） | **R：药品名称和规格** | | 单次用量 | 用法 | 频次 | 数量 |
| | 血脂康胶囊（0.3克/粒） | | 2粒 | 口服 | 2次/日 | 5盒 |
| | 脂必妥片（0.35克/片） | | 3片 | 口服 | 2次/日 | 6盒 |
| | 医师签名：×× | | | | |
| 审核/调配签名：×× | | 核对/发药签名：×× | | | |
| 1.请遵医嘱用药；2.请在窗口点清药品；3.处方当日有效；4.发出药品不予退换。 | | | | | |

**1．处方判定** 该处方属于用药不适宜处方中的重复用药。

**2．处方分析** 血脂康胶囊和脂必妥片均为治疗高脂血症的中成药，均有化浊降脂、活血化瘀、健脾消食的作用，且成分均含红曲。可点评为用药不适宜处方中的重复用药。

**3．药师建议** 63岁男性患者因高脂血症服用血脂康胶囊和脂必妥片，用药对证，但两种中成药均属于同一功效类别的中成药，成分和适应证均相同，如果联合使用，存在发生不良反应的风险。建议停用其中的一种，如患者有肝病史或肝生化指标异常，应定期检查血脂及肝生化指标。

## （五）处方案例点评 2

| 处方 2：×××× 医院医疗保险处方　医保内处方 | | | | | |
|---|---|---|---|---|---|
| 定点医疗机构编码：×××× | | | | | |
| 科室名称：内科 | | 日期：×××× | 药物金额：×× | | |
| 姓名：×× | | 性别：女 | 年龄：73 岁 | | 病历号：×× |
| **临床诊断：** | **R：药品名称和规格** | 单次用量 | 用法 | 频次 | 数量 |
| 冠心病 | 富马酸比索洛尔片（5 毫克 / 片） | 1 片 | 口服 | 1 次 / 日 | 3 盒 |
| 高脂血症 | 阿托伐他汀钙片（20 毫克 / 片） | 1 片 | 口服 | 1 次 / 日 | 4 盒 |
| 腰痛 | 血脂康胶囊（0.3 克 / 粒） | 2 粒 | 口服 | 2 次 / 日 | 5 盒 |
| | 活血止痛膏（7 厘米 ×10 厘米 / 片） | 2 片 | 外用 | 1 次 / 日 | 2 盒 |
| | 医师签名：×× | | | | |
| 审核 / 调配签名：×× | | 核对 / 发药签名：×× | | | |
| 1. 请遵医嘱用药；2. 请在窗口点清药品；3. 处方当日有效；4. 发出药品不予退换。 | | | | | |

1. **处方判定**　该处方属于用药不适宜处方中的重复用药。

2. **处方分析**　血脂康胶囊降脂的有效成分为洛伐他汀及他汀类同系物等，与阿托伐他汀同属他汀类降脂药，联合使用存在超量的安全风险，故点评为重复用药。同时，患者存在身体痛（腰痛）的症状表现，应及时排查血脂康胶囊是否存在潜在的肌毒性。

3. **药师建议**　73 岁女性冠心病、高脂血症患者，需要降脂治疗，但联合选用阿托伐他汀和血脂康（洛伐他汀及同系物）存在安全风险，建议根据降脂需要选择其中一种。同时，密切监测肝功能和肌功能的异常情况。

## （六）合理用药提示

血脂康胶囊的主要成分红曲，是曲类中药里比较独特的品种，独特之处在于，它除了健脾消食之外还能活血化瘀，即能够治疗痰瘀。从现代药学角度看，红曲里存在天然的他汀类成分洛伐他汀及其同系物，能够用于治疗轻中度的高脂血症。其实，痰瘀内阻的确是高脂血症的常见病因病机。从这一点看，红曲用于治疗饮食过度引起的高脂血症或脂肪肝，真的挺合适。

**参考文献**

[1] 黄朝霞. 血脂康胶囊治疗高脂血症 100 例临床观察 [J]. 中国社区医师，2017，33（22）：96-97.

[2] 李慧卿. 血脂康胶囊治疗糖尿病性脂肪肝的疗效分析 [J]. 糖尿病新世界，2017，20（8）：103-104.

[3] 牛杰，黎敬锋，王超，等. 血脂康胶囊对急性冠脉综合征患者经皮冠状动脉介入治疗术后血脂及主要

不良心血管事件的影响 [J]. 实用心脑肺血管病杂志, 2016, 24（12）: 70-73.

［4］葛晓春, 王英南, 刘晓燕, 等. 血脂康胶囊治疗绝经后女性 2 型糖尿病合并非酒精性脂肪肝的临床观察 [J]. 中国药房, 2016, 27（33）: 4641-4643.

［5］孙长学. 血脂康胶囊治疗高脂血症的临床疗效观察 [J]. 中国医药指南, 2016, 14（7）: 227.

［6］郭锦军, 于洪伟. 血脂康胶囊治疗左室射血分数保留心力衰竭的临床效果 [J]. 中国医药导报, 2016, 13（14）: 133-137.

［7］王晓君, 王健. 血脂康胶囊与阿托伐他汀钙片治疗老年腔隙性脑梗死伴高脂血症、高血压前期患者临床疗效的对比研究 [J]. 实用心脑肺血管病杂志, 2016, 24（6）: 67-71.

［8］郭柏华, 明光福, 张昭, 等. 血脂康胶囊治疗原发性高血压左室肥厚合并高脂血症的效果观察 [J]. 中国当代医药, 2016, 23（1）: 38-41.

［9］沙树伟, 梁萍, 曹壮. 血脂康胶囊治疗高脂血症的研究分析 [J]. 中医临床研究, 2015, 7（33）: 74-75.

［10］曲环. 血脂康胶囊治疗冠心病合并血脂异常的临床评价 [J]. 现代诊断与治疗, 2015, 26（22）: 5081-5083.

［11］韩宏程. 血脂康胶囊治疗冠心病心绞痛的临床疗效分析 [J]. 实用心脑肺血管病杂志, 2015, 23（5）: 113-115.

［12］王卫霞, 陈可冀. 血脂康胶囊治疗高脂血症有效性和安全性的系统评价 [J]. 中国循证医学杂志, 2006（5）: 352-360.

［13］雷婕. 血脂康胶囊治疗高脂血症有效性和安全性分析 [J]. 中国医学创新, 2012, 9（23）: 39-40.

［14］陈弼沧, 吴秋英, 周艺, 等. 血脂康胶囊治疗高尿酸血症疗效和安全性的随机双盲临床试验 [J]. 中国中医药信息杂志, 2006（8）: 6-8.

［15］陈建辉, 连美玲, 吕丽丽, 等. 大剂量血脂康胶囊治疗高脂血症疗效和安全性 [J]. 徐州医学院学报, 2003（2）: 149-151.

［16］王慧力, 唐长华, 王芳. 血脂康不良反应 [J]. 中国误诊学杂志, 2010, 10（6）: 1496.

［17］郑伟民, 周有华, 赵汉儒, 等. 血脂康联合阿托伐他汀治疗老年高血压合并冠心病疗效观察 [J]. 海南医学, 2013, 24（22）: 3306-3307.

［18］周进超, 韩冰, 郭月琴. 应用血脂康联合阿托伐他汀治疗老年高血压冠心病的疗效研究 [J]. 当代医药论丛, 2015, 13（6）: 162-163.

# 二、绞股蓝总苷胶囊

## （一）组成特点

绞股蓝总苷胶囊的成分为绞股蓝总苷，辅料为淀粉、蔗糖、羟丙纤维素、硬脂酸镁、纯化水。方中绞股蓝甘、苦，微寒，归脾、肺经，能益气健脾、化痰止咳、清热解毒、化浊降脂。

## （二）功效特点

绞股蓝总苷胶囊能够养心健脾、益气和血、除痰化瘀、降血脂，用于心悸气短、胸闷肢麻、眩晕头痛、健忘耳鸣、自汗乏力或脘腹胀满等属心脾气虚、痰阻血瘀者，以及西医之高脂血症。临床还可用于治疗寻常型银屑病、老年脑血管性痴呆等病。

## （三）使用特点

1. **规格**　绞股蓝总苷 60 毫克 / 粒。

2. **用法用量**　口服，1 粒 / 次，3 次 / 日。

3. **禁忌证**　对本品过敏者禁用。本品性状发生改变时禁止使用。

4. **注意事项**　有其他严重的慢性病，或在治疗期间又患有其他疾病，应去医院就诊，在医师指导下服药。应按照用法用量服用，若长期服用，应向医师咨询。过敏性体质者慎用。

## （四）处方案例点评 1

| 处方 1：××××医院医疗保险处方　医保内处方 | | | | | |
|---|---|---|---|---|---|
| 定点医疗机构编码：×××× | | | | | |
| 科室名称：内科 | | 日期：×××× | | 药物金额：×× | |
| 姓名：×× | | 性别：男 | 年龄：48 岁 | | 病历号：×× |
| **临床诊断：** | **R：药品名称和规格** | 单次用量 | 用法 | 频次 | 数量 |
| 高脂血症 | 绞股蓝总苷胶囊（绞股蓝总苷 | 2 粒 | 口服 | 3 次 / 日 | 3 盒 |
| （心脾气虚、 | 60 毫克 / 粒） | | | | |
| 痰阻血瘀证） | | 医师签名：×× | | | |
| 审核 / 调配签名：×× | | 核对 / 发药签名：×× | | | |
| 1. 请遵医嘱用药；2. 请在窗口点清药品；3. 处方当日有效；4. 发出药品不予退换。 | | | | | |

1. **处方判定**　该处方属于用药不适宜处方中的用法用量不适宜。

2. **处方分析**　绞股蓝总苷胶囊说明书规定用量为1粒/次，3次/日，该处方用量为2粒/次，3次/日，单次给药剂量过多，超过说明书日最大剂量，可点评为用药不适宜处方中的用法用量不适宜。

3. **药师建议**　绞股蓝总苷胶囊单次用量偏大，有发生不良反应的风险，应按说明书用法用量服用，建议1粒/次，3次/日。

### （五）处方案例点评2

| 处方2：××××医院医疗保险处方　医保内处方 | | | | | |
|---|---|---|---|---|---|
| 定点医疗机构编码：×××× | | | | | |
| 科室名称：内科 | | 日期：×××× | | 药物金额：×× | |
| 姓名：×× | | 性别：女 | 年龄：54岁 | | 病历号：×× |
| **临床诊断：**<br>便秘<br>高脂血症<br>（胃肠实热证） | **R：**药品名称和规格<br>绞股蓝总苷胶囊（绞股蓝总苷60毫克/粒）<br><br>医师签名：×× | | 单次用量<br>1粒 | 用法<br>口服 | 频次<br>3次/日 | 数量<br>2盒 |
| 审核/调配签名：×× | | 核对/发药签名：×× | | | |
| 1. 请遵医嘱用药；2. 请在窗口点清药品；3. 处方当日有效；4. 发出药品不予退换。 | | | | | |

1. **处方判定**　该处方属于用药不适宜处方中的适应证不适宜。

2. **处方分析**　绞股蓝总苷胶囊主要用于心脾气虚、痰阻血瘀证引起的高脂血症，而该患者的诊断为高脂血症胃肠实热证，可点评为适应证不适宜。

3. **药师建议**　54岁的胃肠实热型的高脂血症伴有便秘的女性患者，不适宜选用以补气健脾活血为主的绞股蓝总苷，而适合选用降脂通便胶囊。

**参考文献**

[1] 李水刚. 绞股蓝总苷胶囊治疗高血脂48例 [J]. 河南中医, 2015, 35（7）：1688-1689.

[2] 李金青，杨洪军. 绞股蓝的药理作用研究进展 [J]. 中国现代药物应用, 2009, 3（7）：189-190.

[3] 余昌东，陈宗良，梅全喜. 绞股蓝的药理作用研究概况 [J]. 时珍国医国药, 2008（9）：2296-2298.

[4] 朱金英. 72例中药不良反应报告分析 [J]. 辽宁中医药大学学报, 2011, 13（11）：198-200.

[5] 马百芳，宋执敬，曹兰芝. 绞股蓝总甙胶囊治疗寻常型银屑病120例 [J]. 皮肤病与性病，1995（1）：
　　20-22.

[6] 王秀英，张道东. 绞股蓝总甙胶囊治疗老年脑血管性痴呆30例 [J]. 中医研究，1998（5）：32-33.

# 三、荷丹片

## （一）组成特点

荷丹片由荷叶、丹参、山楂、番泻叶、盐补骨脂组成。方中荷叶升阳利湿，化痰降浊，为君药。丹参、山楂活血化瘀，消积降脂，合为臣药。番泻叶泻下导滞，使痰浊由大便而解；盐补骨脂补肾暖脾，固护脾肾，缓解番泻叶之苦寒泻下之性。两药合为佐药。

## （二）功效特点

荷丹片能够化痰降浊、活血化瘀，用于痰浊挟瘀证者。临床常用于高脂血症、冠心病、脂肪肝、颈动脉粥样硬化性脑梗死、糖尿病和不稳定型心绞痛等疾病的治疗。

## （三）使用特点

1. **规格**　0.73 克 / 片。
2. **用法用量**　口服，2 片 / 次，3 次 / 日，饭前服用，8 周为一疗程，或遵医嘱。
3. **禁忌证**　因其药性较为寒凉，故脾胃虚寒、便溏者忌服；孕妇禁用。
4. **不良反应**　偶见腹泻、恶心、口干、呕吐。
5. **注意事项**　服药期间注意饮食宜清淡。

## （四）处方案例点评 1

| 处方1：××××医院医疗保险处方　医保内处方 | | | | | |
|---|---|---|---|---|---|
| 定点医疗机构编码：×××× | | | | | |
| 科室名称：内科 | | 日期：×××× | | 药物金额：×× | |
| 姓名：×× | | 性别：女 | | 年龄：62 岁 | 病历号：×× |
| **临床诊断：** | **R：药品名称和规格** | | 单次用量 | 用法 | 频次 | 数量 |
| 高脂血症 | 荷丹片（0.73 克 / 片） | | 2 片 | 口服 | 3 次 / 日 | 4 盒 |
| 胃痛 | 虚寒胃痛颗粒（5 克 / 袋） | | 1 袋 | 口服 | 3 次 / 日 | 2 盒 |
| （脾胃虚弱证） | 医师签名：×× | | | | | |
| 审核 / 调配签名：×× | | 核对 / 发药签名：×× | | | |
| 1. 请遵医嘱用药；2. 请在窗口点清药品；3. 处方当日有效；4. 发出药品不予退换。 | | | | | |

1. **处方判定**　该处方属于用药不适宜处方中的遴选的药品不适宜。

2. **处方分析**　荷丹片功可化痰降浊、活血化瘀，用于痰浊挟瘀证者。该药含番泻叶、荷叶等寒凉、泻下之品，可引起恶心、呕吐、腹泻等不良反应，故脾胃虚寒者忌服，而处方患者有胃痛脾胃虚弱证，可点评为用药不适宜处方中的遴选的药品不适宜。

3. **药师建议**　建议停用荷丹片或更换其他治疗高脂血症的药品，如脂必妥片，用量为3片/次，2次/日。

### （五）处方案例点评 2

| 处方 2：×××× 医院医疗保险处方　医保内处方 | | | | |
|---|---|---|---|---|
| 定点医疗机构编码：×××× | | | | |
| 科室名称：内科 | 日期：×××× | | 药物金额：×× | |
| 姓名：×× | 性别：女 | 年龄：50 岁 | | 病历号：×× |
| **临床诊断：**<br>高脂血症<br>（痰瘀阻滞证） | **R**：药品名称和规格<br>荷丹片（0.73 克/片） | 单次用量<br>4 片 | 用法<br>口服 | 频次<br>3 次/日 | 数量<br>8 盒 |
| | 医师签名：×× | | | |
| 审核/调配签名：×× | | 核对/发药签名：×× | | |
| 1. 请遵医嘱用药；2. 请在窗口点清药品；3. 处方当日有效；4. 发出药品不予退换。 | | | | |

1. **处方判定**　该处方属于用药不适宜处方中的用法用量不适宜。

2. **处方分析**　荷丹片药品说明书中的规定用量为2片/次，3次/日，而该处方用量为4片/次，3次/日，单次给药剂量过大。因该药中含有荷叶、番泻叶等清热利下之品，药性较为寒凉，有可能发生损伤脾胃功能的不良反应，故不宜长时间超剂量服用，可点评为用法用量不适宜。

3. **药师建议**　50岁女性患者因高脂血症使用荷丹片，用药对证，但该药单次用量过大，且药性寒凉，易伤脾胃，建议严格按照说明书用法用量给药：口服，2片/次，3次/日。

**参考文献**

［1］齐有莉. 荷丹片致重症腹泻［J］. 药物不良反应杂志，2006，8（6）：462.

［2］邱宝玉，张碧玉，黄南龙. 可引起肝脏不良反应的常用中药［J］. 亚太传统医药，2011，7（8）：188-189.

［3］圣洪平，许敏芳，徐俊良. 荷丹片治疗高脂血症疗效观察与中医辨证分型研究［J］. 中国社区医师，2016，32（35）：125-126.

［4］孙龙飞，徐凤燕，葛振嵘，等. 荷丹片对动脉粥样硬化 ApoE（-/-）小鼠血清 IL-1β 和 TNF-α 表达的

影响［J］. 中国中医急症，2017，26（7）：1137-1140.

［5］陶志敏，王丹萍，张素贞，等. 荷丹片对冠心病合并 2 型糖尿病患者血脂、炎症因子及氧化应激水平

的影响［J］. 中国药房，2017，28（23）：3244-3247.

［6］魏家军. 荷丹片治疗高脂血症的临床疗效［J］. 天津药学，2016，28（3）：41-78.

［7］赵晰，王耀光，张志奎. 荷丹片治疗肾病综合征高脂血症的临床疗效观察［J］. 中西医结合心脑血管

病杂志，2016，14（20）：2456-2457.

［8］史菲，朱丹，王春燕，等. 中药强化调脂用于老年缺血性脑卒中二级预防临床研究［J］. 中国药业，

2017，26（17）：40-42.

［9］冯丹，鲁启洪. 荷丹片对老年冠心病伴高脂血症患者血脂及炎性因子的影响［J］. 中西医结合心脑血

管病杂志，2015，13（7）：926-927.

［10］赵锦绣. 荷丹片治疗 2 型糖尿病伴高脂血症的临床研究［J］. 天津药学，2015，27（4）：40-42.

［11］范英丽. 荷丹片治疗痰瘀型非酒精性脂肪性肝病的临床观察［C］// 第二十四次全国中西医结合肝病

学术会议论文汇编，2015.

［12］胡媛媛. 荷丹片痰瘀同治的临床应用［J］. 中西医结合心脑血管病杂志，2014，12（6）：767-768.

［13］田麒，顾淑英，刘玉伏. 荷丹片对肥胖合并高脂血症人群的干预［J］. 中西医结合心脑血管病杂志，

2013，11（11）：1290-1291.

［14］董琼芬，朱润吉，文光芬. 荷丹片对痰浊挟瘀证合并高甘油三酯血症的临床观察［J］. 云南中医中药

杂志，2013，34（7）：41-42.

［15］刘亭，张耕，何伟，等. 荷丹片致严重肝损害个案报道［J］. 中成药，2013，35（7）：1585-1586.

［16］胡媛媛. 荷丹片治疗不同危险分层血脂异常患者的疗效及安全性评价［J］. 中西医结合心脑血管病

杂志，2013，11（9）：1135-1136.

［17］薛心东. 荷丹片治疗老年高脂血症疗效及安全性观察［J］. 中外医学研究，2013，11（26）：34-35.

［18］李飞跃. 荷丹片治疗脂肪肝 59 例疗效观察［J］. 中国伤残医学，2012，20（10）：24-25.

［19］李跃林，刘艳. 荷丹片治疗老年中高危血脂异常疗效观察［J］. 现代中西医结合杂志，2012，21（10）：

1086.

［20］林宪华，张丽娟，马艳波，等. 荷丹片治疗高脂血症 76 例临床观察［J］. 河北中医，2012，34（6）：

891-892.

［21］李景扬. 荷丹片治疗高脂血症 39 例的疗效及安全性评价［J］. 中西医结合心脑血管病杂志，2012，

10（1）：109-110.

四、血滞通胶囊

## （一）组成特点

血滞通胶囊的组成成分为薤白。薤白辛、苦，温，归心、肺、胃、大肠经，能通阳散结，行气导滞。

## （二）功效特点

血滞通胶囊能够通阳散结、行气导滞，用于血瘀痰阻所致的胸闷、乏力、腹胀等，以及西医之高脂血症。临床还可用于心绞痛、脑梗死、脂肪肝、缺血性心脏病等的治疗。

## （三）使用特点

1. **规格** 0.45克/粒。

2. **用法用量** 口服，2粒/次，3次/日，4周为一疗程或遵医嘱。

3. **不良反应** 文献报道有1例女性患者因高脂血症服用血滞通胶囊4周后，$\gamma$-谷氨酰转移酶（$\gamma$-GT）明显升高而导致肝损害，所以在使用本品时应定期监测肝生化指标。

## （四）处方案例点评1

处方1：××××医院医疗保险处方　医保内处方

定点医疗机构编码：××××

| 科室名称：内科 | 日期：×××× | 药物金额：×× | |
|---|---|---|---|
| 姓名：×× | 性别：女 | 年龄：59岁 | 病历号：×× |

| 临床诊断：<br>高血压 | R：药品名称和规格 | 单次用量 | 用法 | 频次 | 数量 |
|---|---|---|---|---|---|
| | 血滞通胶囊（0.45克/粒） | 2粒 | 口服 | 3次/日 | 5盒 |
| | 松龄血脉康胶囊（0.5克/粒） | 3粒 | 口服 | 3次/日 | 5盒 |
| | 医师签名：×× | | | | |

审核/调配签名：×× 　　　　　核对/发药签名：××
1. 请遵医嘱用药；2. 请在窗口点清药品；3. 处方当日有效；4. 发出药品不予退换。

1. **处方判定** 该处方属于用药不适宜处方中的适应证不适宜和不规范处方中的临床诊断书写不全。

2. **处方分析** 血滞通胶囊功效为通阳散结、行气导滞，用于高脂血症血瘀痰阻证。

松龄血脉康胶囊功效为平肝潜阳、镇心安神，可用于高血压及高脂血症属肝阳上亢者。处方只有高血压而无高脂血症的诊断，选用血滞通胶囊，适应证不准确，可点评为适应证不适宜或临床诊断书写不全。另外，高血压的诊断缺少中医证型，可点评为临床诊断书写不全。

3. **药师建议** 如果患者还患有高脂血症，诊断处应加入高脂血症及其中医诊断，如高脂血症（血瘀痰阻证）。另外，高血压的诊断亦应补充中医证型。

### （五）处方案例点评 2

| 处方 2：××××医院医疗保险处方　医保内处方 |||||||
|---|---|---|---|---|---|---|
| 定点医疗机构编码：×××× |||||||
| 科室名称：内科 | | 日期：×××× | | 药物金额：×× | | |
| 姓名：×× | | 性别：男 | | 年龄：59 岁 | | 病历号：×× |
| **临床诊断：** | **R：药品名称和规格** | | **单次用量** | **用法** | **频次** | **数量** |
| 高脂血症 | 血滞通胶囊（0.45 克/粒） | | 2 粒 | 口服 | 3 次/日 | 5 盒 |
| （气滞血瘀证） | 血脂康胶囊（0.3 克/粒） | | 2 粒 | 口服 | 2 次/日 | 5 盒 |
| | 医师签名：×× | | | | | |
| 审核/调配签名：×× | | | 核对/发药签名：×× | | | |
| 1. 请遵医嘱用药；2. 请在窗口点清药品；3. 处方当日有效；4. 发出药品不予退换。 |||||||

1. **处方判定** 该处方属于合理处方。

2. **处方分析** 血滞通胶囊和血脂康胶囊均为化浊降脂剂，均可用于血瘀痰阻所致的高脂血症，二药成分完全不同，血滞通胶囊为薤白，血脂康胶囊为红曲，可以不点评为重复用药。

3. **药师建议** 59 岁男性患者因高脂血症使用血滞通胶囊和血脂康胶囊治疗，用药对证且用法用量准确，属于合理处方。

### （六）合理用药提示

血滞通胶囊的成分薤白，可能很多人不熟悉。实际上，这是一个药食同源的药材，与大蒜很像，味辛辣，能够行气导滞散结，缓解心绞痛。实际上，在很早的"五菜"概念里就有薤，标识为味苦。仲景瓜蒌薤白白酒汤用于治疗胸痹心痛，其中薤白与瓜蒌相配，苦甘化咸，辛咸除滞，是为正解。

**参考文献**

[1]尚菊菊,赵东利,刘红旭. 血滞通胶囊治疗慢性稳定型心绞痛痰瘀互阻证临床观察[J]. 世界中西医结合杂志,2010,501:59-61.

[2]李站立. 血滞通胶囊的临床应用评价[J]. 中国医院用药评价与分析,2013,13(2):108-109.

[3]章群飞,孙菲,陈丽丽,等. 血滞通胶囊辅助治疗脑血栓患者的疗效随机对照研究及护理[J]. 新中医,2016,4806:225-227.

[4]杨一文. 血滞通胶囊治疗高脂血症临床观察[J]. 中国医药导刊,2016,18(9):922-923.

[5]肖运庆. 血滞通胶囊治疗脂肪肝患者的临床效果分析[J]. 海峡药学,2017,29(7):146-147.

[6]周正学,肖跃进. 血滞通胶囊对缺血性心脏病患者血管内皮功能的影响[J]. 贵州医药,2010,34(8):741-742.

[7]段丹丹,祁小乐,张雅君. 血滞通胶囊致肝损害[J]. 药物不良反应杂志,2013,15(3):175-176.

# 第二章　外科中成药

## 第一节　清热剂

### 一、康复新液

#### （一）组成特点

康复新液的成分为美洲大蠊干燥虫体的乙醇提取物。

#### （二）功效特点

康复新液能够通利血脉、养阴生肌，用于瘀血阻滞、金创外伤等。临床内服时常用于胃痛出血，胃、十二指肠溃疡，口腔溃疡以及肺结核的辅助治疗；外用时多用于金疮、外伤、溃疡、瘘管、烧烫伤、压疮的治疗。

#### （三）使用特点

1. **规格**　100毫升/瓶。

2. **用法用量**　口服，10毫升/次，3次/日，用于消化道溃疡，宜饭前服用；外用，用医用纱布浸透药液后敷患处，或先清创后再用药液冲洗，并用浸透药液的纱布填塞或敷用，每日或隔日换药一次。

3. **不良反应**　主要不良反应表现为皮疹、眼睑肿胀、创口分泌物增多等，如果用药期间出现上述症状，应立即就医。

## （四）处方案例点评 1

处方 1：××××医院医疗保险处方 医保内处方

定点医疗机构编码：××××

科室名称：内科　　　　　日期：××××　　　　　药物金额：××

姓名：××　　　　　性别：男　　　　　年龄：39 岁　　　　　病历号：××

| 临床诊断： | R：药品名称和规格 | 单次用量 | 用法 | 频次 | 数量 |
|---|---|---|---|---|---|
| 腹胀 | 康复新液（100 毫升/瓶） | 20 毫升 | 口服 | 3 次/日 | 4 瓶 |
| （中焦湿热证） | 枫蓼肠胃康分散片（0.5 克/片） | 5 片 | 口服 | 3 次/日 | 2 盒 |
| | 医师签名：×× | | | | |

审核/调配签名：×× 　　　　　核对/发药签名：××

1. 请遵医嘱用药；2. 请在窗口点清药品；3. 处方当日有效；4. 发出药品不予退换。

1. **处方判定**　该处方属于用药不适宜处方中的适应证不适宜。

2. **处方分析**　康复新液主要功效为通利血脉、养阴生肌，内服时一般适用于瘀血阻滞而病在血分之疾患，而处方中患者为腹胀中焦湿热证，显然邪在气分，故而使用康复新液属适应证不适宜。

3. **药师建议**　建议单独使用枫蓼肠胃康分散片即可。

## （五）处方案例点评 2

处方 2：××××医院医疗保险处方 医保内处方

定点医疗机构编码：××××

科室名称：口腔科　　　　　日期：××××　　　　　药物金额：××

姓名：××　　　　　性别：男　　　　　年龄：65 岁　　　　　病历号：××

| 临床诊断： | R：药品名称和规格 | 单次用量 | 用法 | 频次 | 数量 |
|---|---|---|---|---|---|
| 口腔溃疡 | 康复新液（100 毫升/瓶） | 100 毫升 | 口服 | 3 次/日 | 2 瓶 |
| | 医师签名：×× | | | | |

审核/调配签名：×× 　　　　　核对/发药签名：××

1. 请遵医嘱用药；2. 请在窗口点清药品；3. 处方当日有效；4. 发出药品不予退换。

1. **处方判定**　该处方属于用药不适宜处方中的给药途径不适宜和用法用量不适宜。

2. **处方分析**　根据康复新液说明书，该药既可口服又能外用，本处方用于口腔溃疡的治疗，给药途径应该为含漱，如此才能有祛腐生肌的作用。同时康复新液单次用量 100 毫升不合理，建议每次 10 毫升。

3. **药师建议**　康复新液用法用量应为每次 10 毫升，含漱 2~3 分钟后咽下，每日

3次。注意，在含漱后的20分钟内需要禁食、禁水，以免影响疗效。

参考文献

［1］魏强，凌梅嫚. 康复新液过敏1例医学信息［J］. 2011，24（6）：3934.

［2］童卫杭，徐士春. 康复新液外用致过敏反应［J］. 药物不良反应杂志，2002（1）：50.

［3］刘阿秋. 口腔炎喷雾剂和康复新液治疗口腔溃疡的效果对比［J］. 中国现代药物应用，2016，10（5）：175-176.

［4］李勇，吴洪文，董向军. 康复新液治疗胃溃疡的作用机制［J］. 中国药物与临床，2008，8（6）：495-496.

## 二、胆宁片

### （一）组成特点

胆宁片由大黄、虎杖、青皮、白茅根、陈皮、郁金、山楂组成。方中大黄清热泻下，导滞消胀；虎杖清热解毒祛斑；白茅根清热凉血；陈皮、青皮健脾和胃；郁金疏肝利胆；山楂消积祛瘀。诸药配伍，共奏疏肝利胆、清热通下之功。方中含有郁金，不宜与含有丁香的中成药联合使用。

### （二）功效特点

胆宁片能够疏肝利胆、清热通下，用于肝郁气滞及湿热未清所致的右上腹隐隐作痛、食入作胀、胃纳不香、嗳气、便秘，以及西医之慢性胆囊炎见上述证候者。临床常用于慢性胆囊炎、胆囊结石、慢性胆管炎、胆总管结石、术后胆结石等属湿热未清者。此外，便秘、非酒精性脂肪肝、手术后肠粘连、不完全肠梗阻等亦可应用。

### （三）使用特点

1. **规格** 0.36克/片。

2. **用法用量** 5片/次，3次/日，宜饭后服。

3. **不良反应** 本药品的主要不良反应是腹泻、水样便，可通过降低药量控制。另外有文献报道服用胆宁片后出现转氨酶升高、皮疹、恶心呕吐等表现。

4. **注意事项** 由于大黄中含有蒽醌，长期使用本药品有可能导致结肠黑变，故不宜长期服用。孕妇慎用。

## （四）处方案例点评

| 处方：××××医院医疗保险处方　医保内处方 | | | | | |
|---|---|---|---|---|---|
| 定点医疗机构编码：×××× | | | | | |
| 科室名称：内科 | 日期：×××× | | 药物金额：×× | | |
| 姓名：×× | 性别：男 | 年龄：58 岁 | | | 病历号：×× |

| 临床诊断： | **R**：药品名称和规格 | 单次用量 | 用法 | 频次 | 数量 |
|---|---|---|---|---|---|
| 胆囊炎 | 胆宁片（0.36 克／片） | 6 片 | 口服 | 3 次／日 | 3 盒 |
| 便秘 | 当归龙荟片（0.5 克／片） | 4 片 | 口服 | 2 次／日 | 1 盒 |
| （肝郁气滞证） | 医师签名：×× | | | | |

审核／调配签名：××　　　　　　　核对／发药签名：××
1. 请遵医嘱用药；2. 请在窗口点清药品；3. 处方当日有效；4. 发出药品不予退换。

1. **处方判定**　该处方属于用药不适宜处方中的用法用量不适宜和重复用药。

2. **处方分析**　根据胆宁片的说明书，其用量为 5 片／次，3 次／日；该处方用量为 6 片／次，3 次／日，超过说明书的日最大剂量。可判定为用法用量不适宜。胆宁片与当归龙荟片相比较：在成分上，均含中药大黄，大黄作用较为峻猛，可认为是特殊组分，在二方中均为清热泻下作用，治疗目的相同；在功效上，二药均可清肝泻热，均用于治疗胆囊炎肝郁气滞证和便秘。可判定为重复用药。综上，该处方属于用药不适宜处方中的用法用量不适宜和重复用药。

3. **药师建议**　58 岁男性患者因肝郁气滞型胆囊炎、便秘服用胆宁片和当归龙荟片治疗，用药对证，但胆宁片单次用量偏大，且存在重复用药现象。建议仅选用胆宁片治疗，用量为 5 片／次，3 次／日。

**参考文献**

[1] 施俊. 胆宁片临床新用［J］. 南京中医药大学学报，2003，19（5）：309-310.

[2] 季光，范建高，陈建杰，等. 胆宁片治疗非酒精性脂肪性肝病的多中心随机对照临床研究［J］. 中西医结合学报，2008（2）：128-133.

[3] 范建高，徐正婕，姜海琼，等. 胆宁片治疗习惯性便秘57例临床观察［J］. 现代医药卫生，2003，19（4）：396-397.

[4] 张晓东，高春献. 胆宁片治疗慢性顽固性便秘48例疗效分析［J］. 中国社区医师，2012，14（26）：190.

[5] 冯艳. 胆宁片治疗高血压便秘的疗效观察［J］. 中国现代医药杂志，2012，14（10）：83-84.

# 三、地榆槐角丸

## （一）组成特点

地榆槐角丸由地榆炭、蜜槐角、炒槐花、大黄、黄芩、生地黄、当归、赤芍、红花、防风、荆芥穗、麸炒枳壳组成。方中地榆、槐角、槐花清热解毒，凉血止血，为君药。黄芩清热燥湿解毒；大黄泻火凉血，祛瘀生新，导滞通便，增君药凉血之功。二者共为臣药。当归、红花养血活血，生地黄清热养阴，赤芍凉血祛瘀，共助君臣之药祛邪而不伤正；防风、荆芥穗祛风止血，枳壳破气消积。七药合为佐药。全方共奏疏风凉血、泻热润燥之功效。方中含有大黄、当归、红花，孕妇及脾虚便溏者慎用。方中含有赤芍，不宜与含有藜芦的中成药联合使用。

## （二）功效特点

地榆槐角丸能够疏风凉血、泻热润燥，用于脏腑实热或大肠火盛所致的肠风便血、痔疮肛瘘、湿热便秘、肛门肿痛。临床常用于治疗内痔、炎性外痔、血栓外痔、肛瘘、直肠肛管周围炎见上述证候者。凡虚寒性便血、下痢、崩漏及出血有瘀者慎用。

## （三）使用特点

1. **规格** 9克/丸。
2. **用法用量** 温开水送服，9克/次，2次/日。
3. **不良反应** 如果服药期间出现便溏的情况，停药即可好转。
4. **注意事项** 地榆槐角丸是以地榆炭为主要成分的中成药，而地榆炭含有鞣质，当地榆槐角丸与西药的酶类制剂和四环素类、钙剂、铁剂、生物碱等联用时，可形成鞣酸盐沉淀，不易吸收，从而降低生物利用度和药效，所以在药物联用时要多加注意。

## （四）处方案例点评1

| 处方1：××××医院医疗保险处方　医保内处方 | | | | | |
|---|---|---|---|---|---|
| 定点医疗机构编码：×××× | | | | | |
| 科室名称：外科 | 日期：×××× | | 药物金额：×× | | |
| 姓名：×× | 性别：女 | | 年龄：78岁 | | 病历号：×× |
| **临床诊断：** | **R：药品名称和规格** | 单次用量 | 用法 | 频次 | 数量 |
| 痔疮 | 地榆槐角丸（9克/丸） | 2丸 | 口服 | 3次/日 | 5盒 |
| 便血 | 迈之灵片（马栗提取物150毫克/片） | 2片 | 口服 | 2次/日 | 2盒 |
| | 医师签名：×× | | | | |
| 审核/调配签名：×× | | 核对/发药签名：×× | | | |
| 1. 请遵医嘱用药；2. 请在窗口点清药品；3. 处方当日有效；4. 发出药品不予退换。 | | | | | |

1. **处方判定**　该处方属于用药不适宜处方中的用法用量不适宜。

2. **处方分析**　地榆槐角丸说明书用量为 9 克 / 次，2 次 / 日，该处方用量为 18 克 / 次，3 次 / 日，超过说明书的日最大剂量，可点评为用药不适宜处方中的用法用量不适宜。地榆槐角丸适用于脏腑实热、大肠火盛证，而患者为年迈老人，不宜过量服用。

3. **药师建议**　建议单用迈之灵片治疗，起始剂量为 2 片 / 次，2 次 / 日。如果患者合并有大便秘结的情况，建议单用地榆槐角丸治疗，起始剂量为 9 克 / 次，2 次 / 日。

### （五）处方案例点评 2

处方 2：××××医院医疗保险处方　医保内处方

定点医疗机构编码：××××

| 科室名称：外科 | 日期：×××× | | 药物金额：×× | | |
| 姓名：×× | 性别：女 | | 年龄：45 岁 | | 病历号：×× |

| 临床诊断： | R：药品名称和规格 | 单次用量 | 用法 | 频次 | 数量 |
| --- | --- | --- | --- | --- | --- |
| 便秘 | 地榆槐角丸（9 克 / 丸） | 1 丸 | 口服 | 2 次 / 日 | 2 盒 |
| 痔疮出血 | 牛黄上清片（0.3 克 / 片） | 2 片 | 口服 | 2 次 / 日 | 2 盒 |
| | 医师签名：×× | | | | |

审核 / 调配签名：××　　　　　　　核对 / 发药签名：××

1. 请遵医嘱用药；2. 请在窗口点清药品；3. 处方当日有效；4. 发出药品不予退换。

1. **处方判定**　该处方属于合理处方。

2. **处方分析**　地榆槐角丸可疏风凉血、泻热润燥，用于脏腑实热或大肠火盛所致的内痔少量便血、便秘、肛门肿痛；牛黄上清片可清热泻火、散风止痛，适用于头痛眩晕、目赤耳鸣、咽喉肿痛、口舌生疮、牙龈肿痛、大便燥结。在该处方中，地榆槐角丸主要用于痔疮、便秘的治疗，侧重于活血凉血、清血分热，牛黄上清片主要针对便秘症状，侧重清上焦火热。二药虽功效相近，但作用之侧重点不同，同时根据牛黄上清片说明书，其用量已适当减少，因此认为该处方属于合理处方。

3. **药师建议**　45 岁女性患者因便秘、痔疮出血服用地榆槐角丸和牛黄上清片治疗，适应证准确，用法用量适当，该处方属于合理处方。

#### 参考文献

［1］曹俊岭，李国辉. 中成药与西药临床合理联用［M］. 北京：北京科学技术出版社，2016.

［2］毛万宝. 地榆槐角丸加减配合马应龙麝香痔疮栓治疗混合痔 98 例［J］. 四川中医，2011，29（10）：98-99.

# 四、马应龙麝香痔疮膏

## （一）组成特点

马应龙麝香痔疮膏由人工麝香、人工牛黄、珍珠、煅炉甘石粉、硼砂、冰片、琥珀组成。方中含有人工麝香，孕妇慎用。方中麝香芳香走窜，通络消肿，散结止痛，为君药。牛黄清热解毒，消肿止痛，为臣药。珍珠、炉甘石、硼砂、琥珀解毒生肌，活血散结，收敛止痛；冰片清热解毒，生肌止痛。五者共为佐药。全方合用，共奏清热燥湿、活血消肿、祛腐生肌之功。

## （二）功效特点

马应龙麝香痔疮膏能够清热燥湿、活血消肿、祛腐生肌，用于湿热瘀阻所致的痔疮、肛裂，亦用于肛周湿疹。临床常用于痔疮、湿疹、带状疱疹、轻度烧烫伤、压疮、冻伤、输液性静脉炎等的治疗。

## （三）使用特点

1. **规格** 20 克 / 支。

2. **用法用量** 马应龙麝香痔疮膏含有人工麝香，所以在使用时应严格遵循说明书要求，孕妇慎用。

3. **不良反应** 文献报道马应龙麝香痔疮膏外用时引起腹泻 1 例、皮肤溃烂 1 例。

## （四）处方案例点评

| 处方：××××医院医疗保险处方　医保内处方 | | | | | |
|---|---|---|---|---|---|
| 定点医疗机构编码：×××× | | | | | |
| 科室名称：外科 | 日期：×××× | | 药物金额：×× | | |
| 姓名：×× | 性别：男 | | 年龄：46 岁 | | 病历号：×× |
| **临床诊断：** | **R：药品名称和规格** | 单次用量 | 用法 | 频次 | 数量 |
| 痔疮 | 马应龙麝香痔疮膏（20 克 / 支） | 适量 | 外用 | 2 次 / 日 | 2 支 |
| （湿热瘀阻证） | 肛泰栓（1 克 / 粒） | 1 粒 | 外用 | 2 次 / 日 | 2 盒 |
| | 医师签名：×× | | | | |
| 审核 / 调配签名：×× | 核对 / 发药签名：×× | | | | |
| 1. 请遵医嘱用药；2. 请在窗口点清药品；3. 处方当日有效；4. 发出药品不予退换。 | | | | | |

1. **处方判定** 该处方属于用药不适宜处方中的重复用药。

**2．处方分析** 马应龙麝香痔疮膏由人工麝香、人工牛黄、珍珠、煅炉甘石粉、硼砂、冰片、琥珀组成，可清热燥湿、活血消肿、祛腐生肌，适用于湿热瘀阻所致的痔疮、肛裂等；肛泰栓由地榆炭、五倍子、冰片、盐酸小檗碱、盐酸罂粟碱组成，可凉血止血、清热解毒、燥湿敛疮、消肿止痛，适用于湿热下注所致的内痔或混合痔的内痔部分Ⅰ、Ⅱ期出现的便血、肿胀、疼痛，以及炎性外痔出现的肛门坠胀疼痛、水肿、局部不适。二者相比较：在组成上，均含有冰片，属特殊组分；在功效上，均有清热燥湿、活血、生肌的作用，适用于湿热瘀阻、痔疮，治疗目的相同。因此，二者同时使用属于用药不适宜处方中的重复用药。

**3．药师建议** 46岁男性患者因痔疮使用马应龙麝香痔疮膏和肛泰栓治疗，药证相符，但用药重复。若患者湿热症状重，伴肛周湿痒、疼痛、肛裂等，建议选用马应龙麝香痔疮膏治疗；若患者痔疮合并有少量便血、肿胀及疼痛，湿热症状不明显，建议选用肛泰栓。

参考文献

［1］王书杰，崔文考，史玉翔. 马应龙麝香痔疮膏引起皮肤溃烂1例［J］. 人民军医药学专刊，1998，14
　　（4）：248.

［2］张保平，陈清平. 马应龙麝香痔疮膏致腹泻1例［J］. 中国现代医师，2007，45（16）：143.

# 五、连翘败毒丸

## （一）组成特点

连翘败毒丸由连翘、金银花、苦地丁、天花粉、黄芩、黄连、黄柏、大黄、苦参、荆芥穗、防风、白芷、羌活、麻黄、薄荷、柴胡、当归、赤芍、甘草组成。方中金银花、连翘、苦地丁清热解毒，消肿散结止痛。大黄、黄芩、黄连、黄柏、苦参清热泻火，燥湿解毒，直折火热邪毒，且大黄又可泄热通便，使火热之邪随二便而解。所用防风、白芷、荆芥穗、羌活、麻黄、薄荷、柴胡之属，其性疏散，可使邪热透表而除。另入天花粉、赤芍、当归以凉血消肿，活血散结。甘草清热解毒，调和诸药。诸药合用，共奏清热解毒、消肿止痛之功。方中含有天花粉，可致流产，所以孕妇禁用。方中含有麻黄，其主要成分麻黄碱有收缩血管的作用，所以高血压患者慎用。本方不宜与含有附子、甘遂、大戟、海藻、芫花和藜芦的中成药联合使用。

## （二）功效特点

连翘败毒丸能够清热解毒、散风消肿，用于脏腑积热或风热湿毒所致的疮疡初起而见红肿疼痛、憎寒发热、风湿疙瘩、遍身刺痒、大便秘结者。临床常用于外科的痈、五官科的外耳道感染和鼻疖的治疗。

## （三）使用特点

1. **规格**　6克/袋。

2. **用法用量**　连翘败毒丸含有天花粉和麻黄，所以在使用时应严格遵循说明书的要求：口服，6克/次，2次/日，饭后服用。

## （四）处方案例点评

| 处方：××××医院医疗保险处方　医保内处方 | | | | | |
|---|---|---|---|---|---|
| 定点医疗机构编码：×××× | | | | | |
| 科室名称：外科 | | 日期：×××× | 药物金额：×× | | |
| 姓名：×× | | 性别：男 | 年龄：31岁 | | 病历号：×× |
| **临床诊断：** | **R：药品名称和规格** | 单次用量 | 用法 | 频次 | 数量 |
| 疮疡 | 连翘败毒丸（6克/袋） | 1袋 | 口服 | 2次/日 | 2盒 |
| （热毒蕴结证） | 牛黄上清丸（10克/100粒） | 40粒 | 口服 | 2次/日 | 1盒 |
| | 医师签名：×× | | | | |
| 审核/调配签名：×× | | 核对/发药签名：×× | | | |
| 1. 请遵医嘱用药；2. 请在窗口点清药品；3. 处方当日有效；4. 发出药品不予退换。 | | | | | |

1. **处方判定**　该处方属于用药不适宜处方中的重复用药。

2. **处方分析**　二药相比较：在组成上，均含连翘、黄芩、黄连、黄柏、大黄、荆芥穗、白芷、薄荷、当归、赤芍、甘草，共11味药重复，占连翘败毒丸、牛黄上清丸全部组成的58%，超过30%，二药均含有大黄这一特殊组分，合用可能增加不良反应的风险；在功效上，二药均具有清热、解毒、散风功效，均可用于热毒炽盛所致的病证。综上，该处方属于用药不适宜处方中的重复用药。

3. **药师建议**　31岁男性患者因热毒蕴结的疮疡服用连翘败毒丸和牛黄上清丸治疗，药证相符，但用药重复，建议仅选用连翘败毒丸治疗，用量为6克/次，2次/日。

### 参考文献

[1] 曹俊岭，李国辉. 中成药与西药临床合理联用 [M]. 北京：北京科学技术出版社，2016.

# 第三章　肿瘤科中成药

## 第一节　抗肿瘤药

### 一、艾迪注射液

#### （一）组成特点

艾迪注射液由斑蝥、人参、黄芪、刺五加组成，其中含有毒性药物斑蝥，孕妇禁用，不宜与含有五灵脂的中成药联合使用。方中人参、黄芪、刺五加可鼓舞正气，斑蝥破血逐瘀、攻毒散结，诸药合用具有清热解毒、消瘀散结之功效。

#### （二）功效特点

艾迪注射液可清热解毒、消瘀散结，用于原发性肝癌、肺癌、直肠癌、恶性淋巴瘤、妇科恶性肿瘤等。研究表明，艾迪注射液除抗肿瘤作用外，部分成分可通过对免疫细胞、细胞因子和补体系统的共同作用增强机体免疫功能，对化疗和放疗也有增效和减毒的作用。

#### （三）使用特点

1. **规格**　10毫升/支。

2. **用法用量**　艾迪注射液含有毒性成分斑蝥，且不良反应发生率相对较高，所以在使用时应严格遵循说明书要求：静脉滴注，50～100毫升/次，以0.9%氯化钠或5%～10%葡萄糖注射液400～450毫升稀释后使用，1次/日，30日为一疗程。

3. **不良反应**　部分患者使用后出现面红、荨麻疹、发热等症状，极个别患者出现心悸、胸闷、恶心等症状，如用药期间出现上述症状，应立即停药并立即处理。

## （四）处方案例点评

| 处方：××××医院医疗保险处方　医保内处方 | | | | |
|---|---|---|---|---|
| 定点医疗机构编码：×××× | | | | |
| 科室名称：内科 | 日期：×××× | | 药物金额：×× | |
| 姓名：×× | 性别：男 | 年龄：81岁 | | 病历号：×× |
| **临床诊断：**<br>肺癌<br>（瘀毒证） | **R：药品名称和规格**<br>艾迪注射液（10毫升/支）<br> | 单次用量<br>5支<br> | 用法<br>静脉滴注<br>医师签名：×× | 频次<br>2次/日 | 数量<br>4盒 |
| 审核/调配签名：×× | | 核对/发药签名：×× | | |
| 1. 请遵医嘱用药；2. 请在窗口点清药品；3. 处方当日有效；4. 发出药品不予退换。 | | | | |

1. **处方判定**　该处方属于用药不适宜处方中的用法用量不适宜。

2. **处方分析**　艾迪注射液属于含毒中成药注射液，其说明书规定的用法用量为50～100毫升/次，以0.9%氯化钠或5%～10%葡萄糖注射液400～450毫升稀释后使用，1次/日；该处方用量为50毫升/次，2次/日，虽然日剂量符合说明书，但给药频次过多，且未稀释，可点评为用药不适宜处方中的用法用量不适宜。

3. **药师建议**　患者81岁，年老体弱，不宜使用过大剂量的艾迪注射液，建议选用0.9%氯化钠或5%～10%葡萄糖注射液400～450毫升稀释后使用，并将使用次数改为1次/日。

### 参考文献

[1] 王小燕，林若飞，宋敏，等. 我院125例艾迪注射液用药点评［J］. 中国药房，2016，27（27）：3794-3796.

[2] 赵晓娟. 艾迪注射液不良反应的文献分析［J］. 西北药学杂志，2015，30（3）：315-317.

[3] 徐洁，居文政，谈恒山. 艾迪注射液药理作用及临床应用研究概况［J］. 药学与临床研究，2012，20（1）：48-52.

# 二、康莱特注射液

## （一）组成特点

康莱特注射液由注射用薏苡仁油、注射用大豆磷脂、注射用甘油组成。

## （二）功效特点

康莱特注射液具有益气养阴、消癥散结之功效。适用于不宜手术的气阴两虚、脾虚湿困型原发性非小细胞肺癌及原发性肝癌，配合放疗、化疗有一定的增效作用，对中晚期肿瘤患者具有一定的抗恶病质和止痛作用。研究发现康莱特注射液既能直接抑杀癌细胞，又能整体提高机体免疫功能，无论是单独使用还是联合放疗、化疗及手术使用，对肺癌、肝癌等多种恶性肿瘤均有较佳疗效，同时兼有明显的止痛效果。

## （三）使用特点

1. **规格**　100毫升∶10克/瓶。

2. **用法用量**　缓慢静脉滴注，200毫升/次，1次/日，21日为一疗程，间隔3~5日可进行下一疗程。联合放疗、化疗时，可酌减剂量。首次使用，滴注速度应缓慢，开始10分钟滴速应为20滴/分，20分钟后可持续增加，维持在40~60滴/分。

3. **不良反应**　本品可能引起血脂增高，应密切观察血脂变化。本品使用后临床偶见脂过敏现象，如寒颤、发热、轻度恶心及转氨酶可逆性升高，但3~5天后大多可自然消失；亦偶见轻度静脉炎。

4. **禁忌证**　脂肪代谢严重失调时（急性休克、急性胰腺炎、病理性高脂血症、脂性肾病等）禁用。孕妇禁用。肝功能严重异常者慎用。

## （四）处方案例点评

| 处方：××××医院医疗保险处方　医保内处方 | | | | | |
|---|---|---|---|---|---|
| 定点医疗机构编码：×××× | | | | | |
| 科室名称：内科 | 日期：×××× | | 药物金额：×× | | |
| 姓名：×× | 性别：男 | | 年龄：71岁 | | 病历号：×× |
| **临床诊断：**<br>乳腺癌<br>（气阴两虚证） | **R**：药品名称和规格<br>康莱特注射液<br>（100毫升∶10克/瓶） | 单次用量<br>200毫升 | 用法<br>静脉滴注 | 频次<br>1次/日 | 数量<br>14盒 |
| | 医师签名：×× | | | | |
| 审核/调配签名：×× | | 核对/发药签名：×× | | | |
| 1. 请遵医嘱用药；2. 请在窗口点清药品；3. 处方当日有效；4. 发出药品不予退换。 | | | | | |

1. **处方判定**　该处方属于合理处方。

2. **处方分析**　康莱特注射液的说明书中虽没有提及可用于乳腺癌的治疗，但目前临床研究表明，康莱特注射液用于治疗乳腺癌时，有较好的有效性和安全性，还可降低化疗的不良反应。结合证型诊断——气阴两虚证，认为该处方属于合理处方。

3. **药师建议**　从药学评价角度看，该处方为合理处方。超说明书用药需要经过医院药事管理与药物治疗学委员会备案。

参考文献

[1] 金火星，雷招宝. 康莱特注射液的不良反应与合理用药建议 [J]. 中成药，2010，32（3）：486-488.

[2] 孙茂，付希婧，高鹏，等. 康莱特注射液有效性、安全性及经济性评价研究 [J]. 中国药物评价，2013，30（5）：313-320.

[3] 陈华敏，吴煌福. 康莱特联合化疗对乳腺癌骨髓抑制、免疫功能及肿瘤标记物水平的影响 [J]. 中华中医药学刊，2018，36（8）：1912-1916.

[4] 王丰莲，楚爱景. 康莱特注射液联合化疗治疗乳腺癌患者的疗效与安全性观察 [J]. 内科，2018，13（1）：90-92.

[5] 蒋雪梅，贾新建，易瑛，等. 中药康莱特联合化疗对乳腺癌患者T细胞亚群及肿瘤标志物的影响研究 [J]. 中国卫生检验杂志，2017，27（17）：2527-2529.

# 三、安替可胶囊

## （一）组成特点

安替可胶囊由蟾皮、当归组成。蟾皮具有软坚散结、清热解毒之功效，当归活血补血，二者合用可起到散瘀结、清热毒之功效。《中华本草》载：蟾皮味苦，性凉，有毒，其特殊成分与蟾酥相似，具有类似洋地黄的强心作用，过量、连续久服可致心慌，故心脏病患者慎用。

## （二）功效特点

安替可胶囊能够软坚散结、解毒定痛、养血活血，用于食管癌、原发性肝癌、中晚期胃癌属瘀毒证者的辅助治疗。心脏病患者慎用，服药期间应定期观察血常规，勿超剂量服用。安替可胶囊具有抑制肿瘤增长、增强免疫功能和改善生活质量的作用。

## （三）使用特点

1. **规格**　0.22克/粒。
2. **用法用量**　安替可胶囊含有毒性成分蟾皮，适用人群为癌症患者，癌症患者多有正气不足，故在使用安替可胶囊时应严格遵循说明书用法用量：口服，2粒/次，3次/日。

3. **不良反应** 研究表明，安替可胶囊可导致白细胞减少、转氨酶升高、恶心呕吐等不良反应，如出现上述症状，应及时停药就医。

4. **禁忌证** 孕妇忌服。

5. **注意事项** 年老体弱、正气不足者慎用。

### （四）处方案例点评1

| 处方1：××××医院医疗保险处方　医保内处方 | | | | | |
|---|---|---|---|---|---|
| 定点医疗机构编码：×××× | | | | | |
| 科室名称：内科 | | 日期：×××× | 药物金额：×× | | |
| 姓名：×× | | 性别：男 | 年龄：44岁 | | 病历号：×× |
| **临床诊断：** | **R：药品名称和规格** | 单次用量 | 用法 | 频次 | 数量 |
| 食管癌 | 安替可胶囊（0.22克/粒） | 4粒 | 口服 | 3次/日 | 2盒 |
| （瘀毒证） | 医师签名：×× | | | | |
| 审核/调配签名：×× | 核对/发药签名：×× | | | | |
| 1. 请遵医嘱用药；2. 请在窗口点清药品；3. 处方当日有效；4. 发出药品不予退换。 | | | | | |

1. **处方判定** 该处方属于用药不适宜处方中的用法用量不适宜。

2. **处方分析** 安替可胶囊属于含毒中成药，其说明书用法用量为2粒/次，3次/日，该处方用量为4粒/次，3次/日，超过说明书日最大剂量，可点评为用药不适宜处方中的用法用量不适宜。

3. **药师建议** 44岁男性患者因食道癌服用安替可胶囊治疗，用药对证，但安替可胶囊单次用量偏大，不良反应发生风险较高，建议改为2粒/次，3次/日。

### （五）处方案例点评2

| 处方2：××××医院医疗保险处方　医保内处方 | | | | | |
|---|---|---|---|---|---|
| 定点医疗机构编码：×××× | | | | | |
| 科室名称：内科 | | 日期：×××× | 药物金额：×× | | |
| 姓名：×× | | 性别：男 | 年龄：64岁 | | 病历号：×× |
| **临床诊断：** | **R：药品名称和规格** | 单次用量 | 用法 | 频次 | 数量 |
| 胃癌 | 安替可胶囊（0.22克/粒） | 2粒 | 口服 | 3次/日 | 2盒 |
| （瘀毒、 | 八珍颗粒（9克/袋） | 1袋 | 口服 | 3次/日 | 2盒 |
| 气血不足证） | 医师签名：×× | | | | |
| 审核/调配签名：×× | 核对/发药签名：×× | | | | |
| 1. 请遵医嘱用药；2. 请在窗口点清药品；3. 处方当日有效；4. 发出药品不予退换。 | | | | | |

1. **处方判定**　该处方属于合理处方。

2. **处方分析**　安替可胶囊具有软坚散结、解毒定痛、养血活血之功效，八珍颗粒具有气血双补之功效，两者联用，在补益气血的基础上又攻邪散毒，起到了扶正祛邪的作用。故本处方为合理处方。

3. **药师建议**　64岁男性患者因胃癌使用安替可胶囊与八珍颗粒联合治疗，用药准确，用法用量适宜，为合理处方。

参考文献

［1］娄彦妮，贾立群. 安替可胶囊治疗消化系统肿瘤的文献分析［J］. 中国医院用药评价与分析，2013，13（9）：807-809.

［2］王敏，杨勇，李冲，等. 安替可胶囊联合卡培他滨和奥沙利铂治疗晚期结直肠癌的临床研究［J］. 现代药物与临床，2016，31（7）：1036-1039.

# 四、复方斑蝥胶囊

## （一）组成特点

复方斑蝥胶囊由斑蝥、人参、黄芪、刺五加、三棱、半枝莲、莪术、山茱萸、女贞子、熊胆粉、甘草组成。方中斑蝥、三棱、莪术、半枝莲、熊胆等破血散结，祛瘀解毒；人参、刺五加、黄芪、山茱萸、甘草益气养阴，扶正祛邪。全方具有破血散结、祛瘀解毒、益气养阴、扶正祛邪之功效。方中含有毒性药材斑蝥及具有破气作用的三棱、莪术，孕妇禁用；含有人参，不宜与含有藜芦、莱菔子的中成药联合使用。

## （二）功效特点

复方斑蝥胶囊可破血消瘀、攻毒蚀疮，用于原发性肝癌、肺癌、直肠癌、恶性淋巴瘤、妇科恶性肿瘤等多种恶性肿瘤的辅助治疗。本品攻伐之力较强，正气不足、脾胃虚弱的患者慎用。糖尿病患者及糖代谢紊乱者慎用。

## （三）使用特点

1. **规格**　0.25克/粒。

2. **用法用量**　复方斑蝥胶囊含有毒性成分斑蝥，以及攻伐作用较强的三棱、莪术，所以在使用时应遵循药品说明书要求：口服，3粒/次，2次/日。过量服用有中毒风险。

3. **不良反应** 最常见的不良反应为泌尿系统及消化系统症状，如消化道出血、黑便、少尿、无尿等，如果服药期间出现上述症状，应立即就医。

## （四）处方案例点评

处方：××××医院医疗保险处方　医保内处方

定点医疗机构编码：××××

| 科室名称：内科 | | 日期：×××× | | 药物金额：×× | | |
| 姓名：×× | | 性别：男 | | 年龄：46岁 | | 病历号：×× |
| **临床诊断：**<br>肺癌 | **R：药品名称和规格**<br>复方斑蝥胶囊（0.25克/粒） | **单次用量**<br>5粒 | **用法**<br>口服 | **频次**<br>2次/日 | **数量**<br>2盒 |
| | 医师签名：×× | | | | |

审核/调配签名：××　　　　　　　核对/发药签名：××

1. 请遵医嘱用药；2. 请在窗口点清药品；3. 处方当日有效；4. 发出药品不予退换。

1. **处方判定** 该处方属于用药不适宜处方中的用法用量不适宜和不规范处方中的临床诊断书写不全。

2. **处方分析** 复方斑蝥胶囊含有毒性药材斑蝥，属于含毒中成药，处方诊断中应体现患者的中医病证分型。有文献报道斑蝥的主要有效成分斑蝥素可导致肝细胞损伤、坏死，降低肾脏滤过功能，且呈现剂量相关性。复方斑蝥胶囊的说明书用法用量为3粒/次，2次/日，该处方用量为5粒/次，2次/日，超过说明书日最大剂量，可点评为用药不适宜处方中的用法用量不适宜。

3. **药师建议** 复方斑蝥胶囊单次用量偏大，存在较高的中毒风险，建议剂量为3粒/次，2次/日。

**参考文献**

［1］杜立平，王东升. 2015年版《中国药典》（一部）毒性药材及饮片的归纳分析［J］. 中国药房，2017，28（28）：4023-4026.

［2］范潇婷，于睿鹏，董瑞娟，等. 斑蝥素及去甲斑蝥素对小鼠毒性靶器官的影响［J］. 中国实验方剂学杂志，2017，23（15）：118-123.

［3］袁礼，钟思雨，夏新华. 斑蝥素的研究现状［J］. 中医药导报，2017，23（3）：79-82.

［4］时琳，薛颖. 含毒性成分中成药的应用探讨［J］. 中成药，2015，37（7）：1626-1629.

# 第二节　肿瘤辅助用药

## 一、养血饮口服液

### （一）组成特点

养血饮口服液由当归、黄芪、鹿角胶、阿胶、大枣等组成。方中当归补血活血，黄芪补气固血，二者合用有益气补血之功效；鹿角胶补肾生精，补益先天之本；阿胶补血止血；大枣补脾胃生血，强健后天之本。诸药合用，共奏补气养血、脾肾双补之功效。

### （二）功效特点

养血饮口服液能够补气养血、益肾助脾，用于气血两亏、体虚羸弱。临床常用于血小板减少、贫血、放疗和化疗后引起的白细胞减少症的治疗。研究表明，养血饮口服液可通过提高促红细胞生成素表达而促进红细胞生成。

### （三）使用特点

1. **规格**　10 毫升 / 支。
2. **用法用量**　口服，10 毫升 / 次，2 次 / 日。本品宜饭前服用。
3. **注意事项**　养血饮口服液组方较为温热，外感期间及实热体质者不宜使用。

### （四）处方案例点评 1

| 处方 1：××××医院医疗保险处方　医保内处方 | | | | | |
|---|---|---|---|---|---|
| 定点医疗机构编码：×××× | | | | | |
| 科室名称：内科 | | 日期：×××× | | 药物金额：×× | |
| 姓名：×× | | 性别：男 | 年龄：41 岁 | | 病历号：×× |
| **临床诊断：** | **R：药品名称和规格** | | 单次用量 | 用法 | 频次 | 数量 |
| 贫血 | 养血饮口服液（10 毫升 / 支） | | 1 支 | 口服 | 2 次 / 日 | 2 盒 |
| 白细胞减少症 | 当归补血丸（9 克 / 袋） | | 1 袋 | 口服 | 2 次 / 日 | 2 盒 |
| （气血两亏证） | | 医师签名：×× | | | | |
| 审核 / 调配签名：×× | | 核对 / 发药签名：×× | | | | |
| 1. 请遵医嘱用药；2. 请在窗口点清药品；3. 处方当日有效；4. 发出药品不予退换。 | | | | | | |

1. **处方判定** 该处方属于用药不适宜处方中的重复用药。

2. **处方分析** 养血饮口服液组成中含有黄芪、当归，当归补血丸的成分为当归、黄芪，故养血饮口服液完全包含当归补血丸的成分，二者合用可点评为用药不适宜处方中的重复用药。

3. **药师建议** 41岁男性患者因贫血、白细胞减少症服用养血饮口服液及当归补血丸治疗，药证相符，但养血饮口服液包含当归补血丸组方的所有成分，属用药重复，建议单独使用养血饮口服液进行治疗。

## （五）处方案例点评2

<table>
<tr><td colspan="5">处方2：×××× 医院医疗保险处方　医保内处方</td></tr>
<tr><td colspan="5">定点医疗机构编码：××××</td></tr>
<tr><td colspan="2">科室名称：内科</td><td>日期：××××</td><td colspan="2">药物金额：××</td></tr>
<tr><td colspan="2">姓名：××</td><td>性别：女</td><td>年龄：49岁</td><td>病历号：××</td></tr>
<tr><td>**临床诊断：**<br>崩漏<br>（血虚证）</td><td>**R：药品名称和规格**<br>养血饮口服液（10毫升/支）<br><br>医师签名：××</td><td>**单次用量**<br>1支</td><td>**用法**<br>口服</td><td>**频次**　**数量**<br>2次/日　2盒</td></tr>
<tr><td colspan="2">审核/调配签名：××</td><td colspan="3">核对/发药签名：××</td></tr>
<tr><td colspan="5">1. 请遵医嘱用药；2. 请在窗口点清药品；3. 处方当日有效；4. 发出药品不予退换。</td></tr>
</table>

1. **处方判定** 该处方属于合理处方。

2. **处方分析** 养血饮口服液具有补气养血、益肾助脾的功效，可用于治疗气血两亏型崩漏下血。患者之崩漏血虚证，使用养血饮口服液合理。

3. **药师建议** 从中医证型角度，血虚患者可以使用养血饮口服液。

### 参考文献

［1］赵庆峰，张大方，刘同彦，等. 养血饮口服液对失血性贫血小鼠的影响［J］. 通化师范学院学报，2016，37（4）：44-45.

［2］张桂玲，卢青军，李永申，等. 养血饮口服液与硫酸亚铁对照治疗小儿缺铁性贫血100例［J］. 中国新药杂志，2002（3）：232-234.

［3］万铭，胡传美. 养血饮治疗血虚证40例［J］. 吉林中医药，1995（1）：20.

# 二、贞芪扶正颗粒

## （一）组成特点

贞芪扶正颗粒由黄芪、女贞子组成。方中黄芪可利尿排毒，补气固本；女贞子可明目养阴，清虚热，同时补益肝肾。两药并用可益气健脾，滋补肝肾，强身健体，有助于提高机体免疫力。

## （二）功效特点

贞芪扶正颗粒能够提高人体免疫功能，保护骨髓和肾上腺皮质功能；用于各种疾病引起的虚损；可配合手术治疗以及放疗、化疗，以促进正常功能的恢复。

## （三）使用特点

1. **规格**　15克/袋。
2. **用法用量**　口服，15克/次，2次/日。
3. **不良反应**　有患者在使用贞芪扶正颗粒后出现药疹、腹泻等不良反应。

## （四）处方案例点评1

<table>
<tr><td colspan="6" align="center">处方1：××××医院医疗保险处方　医保内处方</td></tr>
<tr><td colspan="6">定点医疗机构编码：××××</td></tr>
<tr><td colspan="2">科室名称：内科</td><td colspan="2">日期：××××</td><td colspan="2">药物金额：××</td></tr>
<tr><td colspan="2">姓名：××</td><td colspan="2">性别：女</td><td>年龄：56岁</td><td>病历号：××</td></tr>
<tr><td>临床诊断：</td><td>R：药品名称和规格</td><td>单次用量</td><td>用法</td><td>频次</td><td>数量</td></tr>
<tr><td>肺癌化疗后免疫力</td><td>贞芪扶正颗粒（15克/袋）</td><td>1袋</td><td>口服</td><td>2次/日</td><td>2盒</td></tr>
<tr><td>低下</td><td>四物颗粒（9克/袋）</td><td>1袋</td><td>口服</td><td>2次/日</td><td>2盒</td></tr>
<tr><td>（气血亏虚证）</td><td colspan="5">医师签名：××</td></tr>
<tr><td colspan="3">审核/调配签名：××</td><td colspan="3">核对/发药签名：××</td></tr>
<tr><td colspan="6">1. 请遵医嘱用药；2. 请在窗口点清药品；3. 处方当日有效；4. 发出药品不予退换。</td></tr>
</table>

1. **处方判定**　该处方属于合理处方。
2. **处方分析**　贞芪扶正颗粒由黄芪、女贞子组成，在补气固表的同时又滋补肝肾，具有较好的增强免疫的作用，可促进机体正常功能的恢复，一般用于放疗、化疗后；四物颗粒由当归、川芎、白芍、熟地黄组成，具有调经养血的功效。四物颗粒与贞芪扶正颗粒合用，具有协同作用，使血足载气、气旺生血，气血双补作用更强，故为合理处方。

3. **药师建议**　56 岁患者联合使用贞芪扶正颗粒与四物颗粒，可协同增效，应注意观察是否出现"上火"或脾胃不适，如果出现这些不适症状，建议停用其中一种。

## （五）处方案例点评 2

| 处方 2：×××× 医院医疗保险处方　医保内处方 | | | | | |
|---|---|---|---|---|---|
| 定点医疗机构编码：×××× | | | | | |
| 科室名称：内科 | | 日期：×××× | | 药物金额：×× | |
| 姓名：×× | | 性别：男 | | 年龄：49 岁 | 病历号：×× |

| 临床诊断：<br>口腔溃疡 | **R：**药品名称和规格<br>贞芪扶正颗粒（15 克/袋）<br><br>医师签名：×× | 单次用量<br>15 克 | 用法<br>口服 | 频次<br>2 次/日 | 数量<br>2 盒 |
|---|---|---|---|---|---|
| 审核/调配签名：×× | | 核对/发药签名：×× | | | |
| 1. 请遵医嘱用药；2. 请在窗口点清药品；3. 处方当日有效；4. 发出药品不予退换。 | | | | | |

1. **处方判定**　该处方属于不规范处方中的临床诊断书写不全。

2. **处方分析**　贞芪扶正颗粒由女贞子、黄芪组成，说明书中未提及可用于口腔溃疡的治疗，但有文献报道贞芪扶正颗粒用于复发性口疮的治疗效果较好。根据传统医学思想，黄芪、女贞子合用可用于气阴两虚证。综上，若患者口腔溃疡为气血亏虚所致，则可以使用贞芪扶正颗粒进行治疗。本处方案例未明确患者口腔溃疡的中医证型，可判定为该处方属于不规范处方中的临床诊断书写不全。

3. **药师建议**　贞芪扶正颗粒的适应证不包括口腔溃疡，但根据文献记载及传统医学思想，贞芪扶正颗粒可用于气血亏虚引起的口腔溃疡，建议在临床诊断中补充中医证型。

**参考文献**

［1］梁艳春. 贞芪扶正颗粒致药疹 1 例［J］. 新医学，2008（1）：59.

［2］杨旭才. 贞芪扶正冲剂致腹泻二例［J］. 兰州医学院学报，1992（4）：244.

［3］张敏. 贞芪扶正颗粒治疗复发性口腔溃疡［J］. 浙江中西医结合杂志，2004（10）：47-48.

# 第四章　妇科中成药

## 第一节　理血剂

### 一、鲜益母草胶囊

#### （一）组成特点

鲜益母草胶囊为单方中成药制剂，其成分益母草药性苦辛微寒，主入血分，单方制剂，力专效宏，总以活血化瘀、调经止痛为用。文献报道鲜益母草的生物碱含量较干益母草高，与益母草流浸膏比较，具有较强的活血化瘀作用。

#### （二）功效特点

鲜益母草胶囊的功效为活血调经，用于血瘀所致的月经不调，症见经水量少、淋漓不净、有血块、行经腹痛等；产后恶露不绝，子宫复旧不全，症见出血时间过长、小腹疼痛、面色不华、倦怠神疲、脉弦涩等。临床上常用于人工流产、剖宫产以及自然流产后，以促进子宫收缩、减少阴道出血量和缩短持续出血时间。

#### （三）使用特点

1. **规格**　0.4 克 / 粒。
2. **用法用量**　口服，2~4 粒 / 次，3 次 / 日。
3. **禁忌证**　孕妇禁用。
4. **注意事项**　月经量多者慎用；气血不足、肝肾亏虚所致的月经不调不宜单用；不宜过量服用。

## （四）处方案例点评 1

处方 1：××××医院医疗保险处方　医保内处方

定点医疗机构编码：××××

| 科室名称：妇科 | | 日期：×××× | 药物金额：×× | | | |
|---|---|---|---|---|---|---|
| 姓名：×× | | 性别：女 | 年龄：36 岁 | | 病历号：×× | |
| **临床诊断：** | **R：药品名称和规格** | 单次用量 | 用法 | 频次 | 数量 | |
| 人工流产 | 鲜益母草胶囊（0.4 克 / 粒） | 4 粒 | 口服 | 3 次 / 日 | 3 盒 | |
| | 产后逐瘀胶囊（0.45 克 / 粒） | 2 粒 | 口服 | 3 次 / 日 | 3 盒 | |
| | 医师签名：×× | | | | | |

审核 / 调配签名：××　　　　　　　　　　　核对 / 发药签名：××
1. 请遵医嘱用药；2. 请在窗口点清药品；3. 处方当日有效；4. 发出药品不予退换。

1. **处方判定**　该处方属于不规范处方中的临床诊断书写不全和用药不适宜处方中的重复用药。

2. **处方分析**　处方诊断之"人工流产"，不是药物所治疗病证的明确诊断，且非中医诊断，可点评为临床诊断书写不全。鲜益母草胶囊为含有鲜益母草的单方中成药，可活血调经；产后逐瘀胶囊为复方中成药，成分包括益母草、当归、川芎、炮姜，组成成分包含鲜益母草胶囊。产后逐瘀胶囊在功效上亦包括鲜益母草之功效，其在活血调经的同时，还能祛瘀止痛。另外，处方中两药的用量均为说明书规定的最高剂量。综上，可点评为用药不适宜中的重复用药。

3. **药师建议**　鲜益母草胶囊和产后逐瘀胶囊用于人工流产或自然流产后恶露不尽，症见出血时间过长、小腹疼痛等，诊断中应进一步明确中医证型。产后逐瘀胶囊的成分除了益母草，还含有当归、川芎、炮姜，更适合存在气血亏虚的患者，建议根据患者的实际临床症状，酌情选用其中的一种即可。

## （五）处方案例点评 2

处方 2：××××医院医疗保险处方　医保内处方

定点医疗机构编码：××××

| 科室名称：妇科 | | 日期：×××× | 药物金额：×× | | | |
|---|---|---|---|---|---|---|
| 姓名：×× | | 性别：女 | 年龄：37 岁 | | 病历号：×× | |
| **临床诊断：** | **R：药品名称和规格** | 单次用量 | 用法 | 频次 | 数量 | |
| 月经不调 | 鲜益母草胶囊（0.4 克 / 粒） | 4 粒 | 口服 | 3 次 / 日 | 3 盒 | |
| 慢性胃炎 | 舒肝和胃丸（6 克 / 丸） | 12 克 | 口服 | 2 次 / 日 | 2 盒 | |
| | 医师签名：×× | | | | | |

审核 / 调配签名：××　　　　　　　　　　　核对 / 发药签名：××
1. 请遵医嘱用药；2. 请在窗口点清药品；3. 处方当日有效；4. 发出药品不予退换。

1. **处方判定**　该处方属于不规范处方中的临床诊断书写不全。

2. **处方分析**　该处方的诊断缺少中医诊断，用药的准确性不易判断。"月经不调"只是一种临床表现，临床上引起月经不调的原因多且复杂，如子宫功能失调、器质性病变等。选用中成药治疗时更应辨证分型，对准病因病机用药，如此才能取得疗效，否则有可能延误或加重病情。患者如果属于气血亏虚型月经不调，则不适合选用鲜益母草胶囊，而更适合使用当归调经颗粒。从处方的诊断分析，不能判断用药是否合理。

3. **药师建议**　中成药处方诊断应尽可能有明确的中医证型，鲜益母草胶囊只适合因瘀血内停冲任、气血运行阻隔所致的月经不调。

### 参考文献

[1] 杨明华，郭月芳，金祖汉，等. 鲜益母草胶囊和益母草流浸膏对血液系统影响的比较研究 [J]. 中国现代应用药学，2002, 19 (1): 14-16.

[2] 王倩倩，杜炜杰. 鲜益母草胶囊对人工流产术后临床效果分析及月经恢复情况观察 [J]. 中华中医药学刊，2015, 33 (1): 249-251.

[3] 王娜. 产后逐瘀胶囊治疗剖宫产术后出血的疗效及对子宫血流动力学的影响 [J]. 中国药业，2016, 25 (21): 46-48.

[4] 陈锐. 舒肝和胃丸临床应用解析 [J]. 中国社区药师，2011, 27 (24): 11.

[5] 国家药典委员会. 中华人民共和国药典临床用药须知：中药成方制剂卷 [M]. 北京：中国医药科技出版社，2017.

# 二、舒尔经颗粒

## （一）组成特点

舒尔经颗粒由柴胡、当归、白芍、赤芍、醋香附、醋延胡索、陈皮、牡丹皮、桃仁、牛膝、益母草组成。方中柴胡疏肝解郁，理气止痛，为君药。当归、白芍养血柔肝，调经止痛，共为臣药。赤芍、牡丹皮、桃仁、益母草活血化瘀，香附、延胡索、陈皮行气止痛，共为佐药。牛膝引血下行，为使药。诸药合用，共奏活血疏肝、止痛调经之功。现代研究报道，方中当归和白芍具有植物雌激素样作用。

## （二）功效特点

舒尔经颗粒具有活血疏肝、止痛调经的功效，用于气滞血瘀之痛经，症见月经前性情急躁，乳房胀痛或有结块，小腹两侧或一侧胀痛，经行不畅、色暗或有血块，月经量少、错后等。

### （三）使用特点

1. **规格** 10克/袋。

2. **用法用量** 开水冲服，10克/次，3次/日，经前3日开始至月经行后2日止。

3. **禁忌证** 孕妇禁用。

4. **注意事项** 湿热蕴结和气虚痛经者慎用。

### （四）处方案例点评1

| 处方1：××××医院医疗保险处方　医保内处方 | | | | | |
|---|---|---|---|---|---|
| 定点医疗机构编码：×××× | | | | | |
| 科室名称：妇科 | 日期：×××× | | 药物金额：×× | | |
| 姓名：×× | 性别：女 | | 年龄：38岁 | | 病历号：×× |
| **临床诊断：** 痛经 | **R：药品名称和规格** 舒尔经颗粒（10克/袋） 少腹逐瘀胶囊（0.45克/粒） | 单次用量 1袋 3粒 | 用法 口服 口服 | 频次 3次/日 3次/日 | 数量 1盒 1盒 |
| | 医师签名：×× | | | | |
| 审核/调配签名：×× | | 核对/发药签名：×× | | | |
| 1. 请遵医嘱用药；2. 请在窗口点清药品；3. 处方当日有效；4. 发出药品不予退换。 | | | | | |

1. **处方判定** 该处方属于不规范处方中的临床诊断书写不全，以及用药不适宜处方中的重复用药和联合用药不适宜。

2. **处方分析** 舒尔经颗粒和少腹逐瘀胶囊同属于妇科用药的活血调经剂，少腹逐瘀胶囊的成分包括当归、蒲黄、醋五灵脂、赤芍、小茴香（盐炒）、醋延胡索、没药（炒）、川芎、肉桂、炮姜，其中当归、赤芍、醋延胡索与舒尔经颗粒的成分重复，处方中两药均足量联用，可判定为重复用药。舒尔经颗粒和少腹逐瘀胶囊虽然同属于活血调经剂，功效相似，但是两药适用的中医证型不同：少腹逐瘀胶囊适用于寒凝血瘀型痛经，而舒尔经颗粒适用于气滞血瘀型痛经，两者不可同用。该处方诊断只显示痛经，未进行中医辨证，选用两种适用于不同证型的活血调经剂，可判定为联合用药不适宜和临床诊断书写不全。

3. **药师建议** 38岁女性患者，因痛经同时选用舒尔经颗粒和少腹逐瘀胶囊，属联合用药不适宜。建议根据中医证型辨证选药：如果是由于气滞血瘀引起的痛经，可用舒尔经颗粒；如果是由于寒凝血瘀引起的痛经，可用少腹逐瘀胶囊。

## （五）处方案例点评 2

处方 2：××××医院医疗保险处方　医保内处方

定点医疗机构编码：××××

科室名称：妇科　　　　日期：××××　　　　药物金额：××

姓名：××　　　　性别：女　　　　年龄：23 岁　　　　病历号：××

| 临床诊断： | R：药品名称和规格 | 单次用量 | 用法 | 频次 | 数量 |
|---|---|---|---|---|---|
| 月经不调 | 舒尔经颗粒（10 克 / 袋） | 1 袋 | 口服 | 3 次 / 日 | 2 盒 |
| | 坤宁口服液（10 毫升 / 支） | 2 支 | 口服 | 3 次 / 日 | 2 盒 |
| | 医师签名：×× | | | | |

审核 / 调配签名：××　　　　核对 / 发药签名：××

1. 请遵医嘱用药；2. 请在窗口点清药品；3. 处方当日有效；4. 发出药品不予退换。

1. **处方判定**　该处方属于不规范处方中的临床诊断书写不全和用药不适宜处方中的重复用药。

2. **处方分析**　处方缺少中医证型诊断，故判定为临床诊断书写不全。舒尔经颗粒可活血疏肝、止痛调经，用于气滞血瘀所致的月经不调；坤宁口服液可活血行气、止血调经，成分包含益母草、当归、赤芍、丹参、郁金、牛膝、枳壳、木香、荆芥（炒炭）、干姜（炒炭）、茜草，用于气滞血瘀所致的妇女月经过多、经期延长。两药都为行气活血类的调经药，在《医保目录》中属于同一功效亚类，适用的中医证型相同，并且含有多种相同成分（当归、赤芍、牛膝、益母草），足量联用可判定为重复用药。

3. **药师建议**　首先应明确月经不调的中医证型，如果其确为气滞血瘀所致，则可选用舒尔经颗粒或坤宁口服液，但两药功效相近，含有多种相同成分，合用为重复用药，建议选用其中一种中成药治疗。

### 参考文献

［1］沙红玉，刘永俊，赵建波. 舒尔经颗粒治疗气滞血淤型痛经疗效观察［J］. 中国医院药学杂志，2010，30（1）：60-62.

［2］马新方，袁雪莲. 少腹逐瘀颗粒治疗寒凝血瘀型原发性痛经临床观察［J］. 中医临床研究，2011，3（22）：52-53.

［3］李晋琼，蔡春仙，刘丽萍. 坤宁口服液治疗青少年气滞血瘀型痛经的临床疗效观察［J］. 转化医学电子杂志，2016，3（12）：25-26.

［4］国家药典委员会. 中华人民共和国药典临床用药须知：中药成方制剂卷［M］. 北京：中国医药科技出版社，2017.

# 三、调经促孕丸

## （一）组成特点

调经促孕丸由鹿茸（去毛）、淫羊藿（炙）、仙茅、续断、桑寄生、菟丝子、枸杞子、覆盆子、山药、莲子（去心）、茯苓、黄芪、白芍、酸枣仁（炒）、钩藤、丹参、赤芍、鸡血藤组成。方中鹿茸、淫羊藿、仙茅均入肾经，补肾阳，益精血，调冲任，共为君药。续断、桑寄生、菟丝子、枸杞子、覆盆子，归肝、肾经，可补肝肾、益精血、调血脉；山药、莲子、茯苓、黄芪益气健脾。以上共为臣药。白芍味酸微寒，酸枣仁味甘酸、性平，合用养血敛阴，宁心安神；丹参、赤芍均微寒，鸡血藤性温，合用养血活血调经；钩藤微寒质轻，平肝潜阳，与丹参、赤芍相合，兼制君药之温热。以上共为佐药。诸药配伍，共奏温肾健脾、活血调经之功。

## （二）功效特点

调经促孕丸能够温肾健脾、活血调经，用于脾肾阳虚、瘀血阻滞所致的月经不调、闭经、痛经、不孕症，症见月经错后、经水量少、有血块、行经小腹冷痛、经水日久不行、久不受孕、腰膝冷痛。文献报道，本品有促进卵泡发育及诱导排卵作用，用于排卵障碍性不孕症和对氯米芬不敏感的多囊卵巢综合征，与氯米芬有协同作用，可提高多囊卵巢综合征的排卵率和妊娠率。

## （三）使用特点

1. **规格** 5克/袋。

2. **用法用量** 口服，5克/次，2次/日，自月经周期第五天起连服20日；无周期者每月连服20日，连服3个月或遵医嘱。

3. **禁忌证** 阴虚火旺、月经量过多者不宜服用。孕妇不宜服用。外感发热患者不宜服用。

## （四）处方案例点评1

| 处方1：××××医院医疗保险处方　医保内处方 | | | | |
|---|---|---|---|---|
| 定点医疗机构编码：×××× | | | | |
| 科室名称：全科 | 日期：×××× | 药物金额：×× | | |
| 姓名：×× | 性别：女 | 年龄：33岁 | | 病历号：×× |
| **临床诊断：** | **R：**药品名称和规格 | 单次用量 | 用法 | 频次 | 数量 |
| 不孕症 | 调经促孕丸（5克/袋） | 1袋 | 口服 | 2次/日 | 4盒 |
| 上呼吸道感染 | 双黄连颗粒（5克/袋） | 2袋 | 口服 | 3次/日 | 1盒 |
| | 医师签名：×× | | | |
| 审核/调配签名：×× | 核对/发药签名：×× | | | |
| 1. 请遵医嘱用药；2. 请在窗口点清药品；3. 处方当日有效；4. 发出药品不予退换。 | | | | |

**1. 处方判定**　该处方属于不规范处方中的临床诊断书写不全和用药不适宜处方中的联合用药不适宜。

**2. 处方分析**　处方缺少中医证型诊断，全科医师经培训后，应逐步达到开具中成药时，处方诊断体现中医病证分型的要求。调经促孕丸能够温肾健脾，属于滋补类中成药，上呼吸道感染的患者不宜服用。

**3. 药师建议**　建议医师补充中医证型后，先治疗上呼吸道感染，表证解除后方可根据患者的证型选用对证的药品治疗不孕症。

### （五）处方案例点评 2

处方 2：××××医院医疗保险处方　医保内处方

定点医疗机构编码：××××

科室名称：妇科　　　　　日期：××××　　　　药物金额：××

姓名：××　　　　　　性别：女　　　　　　年龄：29 岁　　　　　　病历号：××

| 临床诊断：<br>卵巢功能减退 | R：药品名称和规格 | 单次用量 | 用法 | 频次 | 数量 |
|---|---|---|---|---|---|
| | 调经促孕丸（5 克 / 袋） | 1 袋 | 口服 | 2 次 / 日 | 4 盒 |
| | 坤泰胶囊（0.5 克 / 粒） | 4 粒 | 口服 | 3 次 / 日 | 2 盒 |
| | 医师签名：×× | | | | |

审核 / 调配签名：××　　　　　　核对 / 发药签名：××

1. 请遵医嘱用药；2. 请在窗口点清药品；3. 处方当日有效；4. 发出药品不予退换。

**1. 处方判定**　该处方属于不规范处方的临床诊断书写不全和用药不适宜处方中的联合用药不适宜。

**2. 处方分析**　调经促孕丸能够温肾健脾、活血调经，用于脾肾阳虚、瘀血阻滞所致诸证；而坤泰胶囊由黄芩、熟地黄、黄连、白芍、阿胶、茯苓组成，具有滋阴清热、安神除烦的功效，用于绝经前后诸证属阴虚火旺者，症见潮热面红、自汗盗汗、心烦不宁、失眠多梦、头晕耳鸣、腰膝酸软、手足心热。两药功效主治不同，药性相反，存在寒热冲突的风险，可判定为联合用药不适宜。该处方未明确中医诊断，属于临床诊断书写不全。

**3. 药师建议**　若诊断为脾肾阳虚、瘀血阻滞型的卵巢功能减退（如月经后期、月经过少、继发性闭经、不孕症），建议服用调经促孕丸。坤泰胶囊用于绝经前后诸证属阴虚火旺者，虽然有文献报道也可用于卵巢功能储备低下的不孕症患者，但是若无阴虚火旺的症状，建议不要使用。

**参考文献**

[ 1 ] 张伯礼. 中成药临床合理使用读本 [ M ]. 北京：中医古籍出版社，2011：545.

［2］王秀玲，贯国京. 调经促孕丸联合枸橼酸氯米芬片治疗排卵障碍性不孕症42例临床观察［J］. 河北中医，2015，37（4）：544–545.

［3］马春霞. 调经促孕丸配合克罗米芬治疗多囊卵巢综合征性不孕症的疗效观察［J］. 内蒙古中医药，2017（8）：90–91.

［4］崔娜，姜蕾，杨爱敏，等. 坤泰胶囊治疗卵巢储备功能低下不孕症患者33例临床观察［J］. 中医杂志，2018，59（2）：132–135.

［5］国家药典委员会. 中华人民共和国药典临床用药须知：中药成方制剂卷［M］. 北京：中国医药科技出版社，2017：58，799–780.

# 四、葆宫止血颗粒

## （一）组成特点

葆宫止血颗粒由煅牡蛎、白芍、地黄、侧柏炭、金樱子、仙鹤草、椿皮、大青叶、三七、醋柴胡组成。方中煅牡蛎收敛固涩，固冲止血，为君药。白芍、地黄、侧柏炭滋阴清热，补肝肾，养精血，凉血止血，共为臣药。金樱子、仙鹤草、椿皮清热燥湿，止带止泻，收敛止血；大青叶清热解毒，凉血止血；三七活血化瘀、消肿止痛；柴胡疏肝和血。以上共为佐药。诸药合用，共奏固经止血、滋阴清热之功。

## （二）功效特点

葆宫止血颗粒功效为固经止血、滋阴清热，用于冲任不固或阴虚血热所致月经过多、经期延长，症见月经量多或经期延长，经色深红、质稠，或有小血块，腰膝酸软，咽干口燥，潮热心烦，舌红少津，苔少或无苔，脉细数。临床常用于功能失调性子宫出血、上环后子宫出血及产后恶露不绝。

## （三）使用特点

1. **规格**　15克/袋。

2. **用法用量**　开水冲服，15克/次，2次/日。月经来后开始服药，14日为一个疗程，连续服用2个月经周期。

3. **注意事项**　葆宫止血颗粒用于月经过多系排卵性功能失调性子宫出血的一类，如果出现经间出血、性交后出血或经血突然增加的情况，则应慎用。不宜与藜芦同用；孕妇慎用。

## （四）处方案例点评 1

处方 1：××××医院医疗保险处方 医保内处方

定点医疗机构编码：××××

| 科室名称：妇科 | 日期：×××× | 药物金额：×× | |
|---|---|---|---|
| 姓名：×× | 性别：女 | 年龄：40 岁 | 病历号：×× |

| 临床诊断： | R：药品名称和规格 | 单次用量 | 用法 | 频次 | 数量 |
|---|---|---|---|---|---|
| 月经稀少 | 葆宫止血颗粒（15 克／袋） | 1 袋 | 口服 | 2 次／日 | 1 盒 |
| | 医师签名：×× | | | | |

审核／调配签名：××　　　　　　核对／发药签名：××
1．请遵医嘱用药；2．请在窗口点清药品；3．处方当日有效；4．发出药品不予退换。

1．**处方判定**　该处方属于用药不适宜处方中的适应证不适宜。

2．**处方分析**　从组成来看，葆宫止血颗粒所含药物多为凉血止血、收敛固摄之药，适用于冲任不固或阴虚血热所致的月经过多、经期延长等，月经稀少不适用葆宫止血颗粒，故可判定为适应证不适宜。

3．**药师建议**　建议在查明月经稀少的原因后，再根据患者的证型选用调经药。

## （五）处方案例点评 2

处方 2：××××医院医疗保险处方 医保内处方

定点医疗机构编码：××××

| 科室名称：妇科 | 日期：×××× | 药物金额：×× | |
|---|---|---|---|
| 姓名：×× | 性别：女 | 年龄：31 岁 | 病历号：×× |

| 临床诊断： | R：药品名称和规格 | 单次用量 | 用法 | 频次 | 数量 |
|---|---|---|---|---|---|
| 宫颈炎 | 葆宫止血颗粒（15 克／袋） | 1 袋 | 口服 | 3 次／日 | 1 盒 |
| 功能失调性子宫 | 致康胶囊（0.3 克／粒） | 4 粒 | 口服 | 3 次／日 | 2 盒 |
| 　出血 | 医师签名：×× | | | | |

审核／调配签名：××　　　　　　核对／发药签名：××
1．请遵医嘱用药；2．请在窗口点清药品；3．处方当日有效；4．发出药品不予退换。

1．**处方判定**　该处方属于用药不适宜处方中的用法用量不适宜和重复用药。

2．**处方分析**　葆宫止血颗粒可固经止血、滋阴清热；致康胶囊可清热凉血止血、化瘀、生肌、定痛，成分包括大黄、黄连、三七、白芷、阿胶、龙骨（煅）、白及、没药（制）、海螵蛸、茜草、龙血竭、甘草、珍珠、冰片。两药成分中都含有三七，功效亦有相似之处，葆宫止血颗粒在固经止血的同时兼有滋阴清热的功效，致康胶囊在凉血止血的同时兼有化瘀、生肌、定痛的功效。葆宫止血颗粒说明书用法用量为 15 克／次，2 次／日，该处方为 15 克 / 次，3 次 / 日，超过说明书的日最大剂量，又合用了具有相似功效的致康胶囊，因此可判定为用药不适宜处方中的用法用量不适宜和重复用药。

**3. 药师建议** 建议补充中医证型诊断，根据患者的出血情况和中医证型，选用其中一种服用即可。

**参考文献**

［1］胡克勤，刘柯彤. 葆宫止血颗粒治疗产后恶露不绝的临床观察［J］. 中国药房，2014，25（14）：4182-4184.

［2］黄仁英，刘桂荣，涂序嫣，等. 葆宫止血颗粒治疗放置 IUD 后月经异常的临床观察［J］. 中医中药，2012，10（30）：273-274.

［3］李振东，陈姚. 葆宫止血颗粒治疗功能性子宫出血的临床疗效观察［J］. 海峡药学，2016，28（2）：131-132.

［4］刘颖，周瑞兰. 致康胶囊治疗热迫血分及瘀滞胞宫型围绝经期功血的临床疗效观察［J］. 中国妇幼保健，2012（27）：4220-4222.

［5］国家药典委员会. 中华人民共和国药典临床用药须知：中药成方制剂卷［M］. 北京：中国医药科技出版社，2017.

# 五、少腹逐瘀丸

## （一）组成特点

少腹逐瘀丸由当归、蒲黄、五灵脂（醋炒）、赤芍、小茴香（盐炒）、延胡索（醋制）、没药（炒）、川芎、肉桂、炮姜组成。方中当归性甘辛温，养血活血、调经止痛；蒲黄活血化瘀、调经止痛，相须为用，共为君药。五灵脂、赤芍、延胡索、没药、川芎活血化瘀，理气止痛，增强君药之力，共为臣药。肉桂、炮姜、小茴香温经散寒，通络止痛，共为佐药。诸药合用，共奏温经活血、散寒止痛之功。其中含有五灵脂，故服药期间不宜同时服用人参或其制剂。本品含有活血化瘀的药物，孕妇禁用。

## （二）功效特点

少腹逐瘀丸能够温经活血、散寒止痛，用于寒凝血瘀所致的月经后期、痛经、产后腹痛，症见行经后错、经行小腹冷痛、经血紫暗、有血块。临床用于慢性盆腔炎、不孕症、流产属于寒凝血瘀证的治疗。少腹逐瘀丸还用于治疗精液不液化、小便后常余沥不尽、阳痿等属于寒凝血瘀证的男性疾病。

## （三）使用特点

1. **规格**　9克/丸。

2. **用法用量**　用温黄酒或温开水送服，9克/次，2~3次/日。可在经前3~5日开始服药，连服1周。

3. **禁忌证**　本品温经活血、散寒止痛，湿热患者、阴虚有热者（表现为小腹灼热疼痛、低热、口干等）忌用。外感发热患者不宜服用。

4. **注意事项**　服药期间忌服生冷食物。

## （四）处方案例点评1

| 处方1：××××医院医疗保险处方　医保内处方 | | | | | |
|---|---|---|---|---|---|
| 定点医疗机构编码：×××× | | | | | |
| 科室名称：妇科 | | 日期：×××× | | 药物金额：×× | |
| 姓名：×× | | 性别：女 | | 年龄：19岁 | 病历号：×× |
| **临床诊断：** | **R：药品名称和规格** | 单次用量 | 用法 | 频次 | 数量 |
| 月经失调 | 益气维血胶囊（0.45克/粒） | 4粒 | 口服 | 3次/日 | 2盒 |
| 阴道出血 | 少腹逐瘀丸（9克/丸） | 1丸 | 口服 | 3次/日 | 2盒 |
| | 红花逍遥胶囊（0.4克/粒） | 4粒 | 口服 | 3次/日 | 2盒 |
| | 医师签名：×× | | | | |
| 审核/调配签名：×× | | 核对/发药签名：×× | | | |
| 1.请遵医嘱用药；2.请在窗口点清药品；3.处方当日有效；4.发出药品不予退换。 | | | | | |

1. **处方判定**　该处方属于不规范处方中的临床诊断书写不全和用药不适宜处方中的联合用药不适宜。

2. **处方分析**　益气维血胶囊由黄芪、大枣、猪血提取物组成，能够补血益气，用于血虚证、气血两虚证的治疗；少腹逐瘀丸能够温经活血、散寒止痛，可治疗寒凝血瘀所致的月经不调；红花逍遥胶囊由柴胡、红花、皂角刺、当归、白芍、白术、茯苓、薄荷、甘草组成，能够疏肝、理气、活血，用于肝气不舒所致的气滞血瘀型月经不调。三药治疗不同证型的月经不调，且处方中三药单次剂量均为说明书规定的最大量，不分主次，可判定为联合用药不适宜。该处方无中医诊断，患者的证候不明，可判定为临床诊断书写不全。

3. **药师建议**　建议先补充中医辨证分型。若辨证主证为气血虚，兼有血瘀，建议以益气维血胶囊为主，少佐以活血药如红花逍遥丸；若主证为寒凝血瘀，兼有血虚，建议以活血化瘀药为主，如少腹逐瘀丸，少佐以补气血药，如益气维血胶囊；若为气滞血瘀型，则不宜用补气药，建议以疏肝理气为主，如红花逍遥胶囊。

## （五）处方案例点评 2

| 处方 2：×××× 医院医疗保险处方　医保内处方 | | | | | |
|---|---|---|---|---|---|
| 定点医疗机构编码：×××× | | | | | |
| 科室名称：内科 | | 日期：×××× | | 药物金额：×× | |
| 姓名：×× | | 性别：女 | | 年龄：20 岁 | 病历号：×× |
| **临床诊断：** | **R：药品名称和规格** | 单次用量 | 用法 | 频次 | 数量 |
| 痛经 | 少腹逐瘀丸（9 克/丸） | 1 丸 | 口服 | 2 次/日 | 1 盒 |
| （肝郁血虚证） | 清热散结片（0.25 克/片） | 6 片 | 口服 | 3 次/日 | 2 盒 |
| 上呼吸道感染 | | 医师签名：×× | | | |
| 审核/调配签名：×× | | 核对/发药签名：×× | | | |
| 1. 请遵医嘱用药；2. 请在窗口点清药品；3. 处方当日有效；4. 发出药品不予退换。 | | | | | |

1. **处方判定**　该处方属于用药不适宜处方中的适应证不适宜。
2. **处方分析**　该处方诊断为痛经肝郁血虚证，患者肝气郁滞、气血亏虚，中医治疗应以疏肝养血为原则，而少腹逐瘀丸用于寒凝血瘀所致的痛经，故可判定为适应证不适宜。
3. **药师建议**　根据该处方的诊断，建议选用红花逍遥丸。

## （六）合理用药提示

少腹逐瘀汤，从名称上看是一首治疗血瘀证的方剂。但为什么其中含有止血的蒲黄和五灵脂呢？其实，化瘀与止血并非对立，也不矛盾，化瘀除旧血，止血安新血，一举两得。《医林改错》记载少腹逐瘀汤原方可用于"经血一月见三五次，接连不断，断而又来，其色或紫，或黑，或块，或崩漏，兼少腹疼痛"，可见少腹逐瘀汤确可用于月经断续不尽的情况。关键点在于，这种断续不尽的情况，仍然是由血瘀引起的。

**参考文献**

［1］张伯礼. 中成药临床合理使用读本［M］. 北京：中医古籍出版社，2011：514.

［2］孙桂芳，王佩娟. 少腹逐瘀汤治疗原发性痛经的研究进展［J］. 现代中西医结合杂志，2012，21（11）：1251-1252.

［3］王梦娜，徐晨. 少腹逐瘀胶囊治疗慢性盆腔炎21例临床观察［J］. 中医药导报，2012，18（10）：97-98.

［4］罗金文. 少腹逐瘀汤治疗输卵管阻塞性不孕症32例［J］. 辽宁中医药大学学报，2012，12（1）：138.

［5］田玉和，田乔. 少腹逐瘀汤治疗精液不液化症的临床观察［J］. 中医中药，2010，17（2）：82.

［6］赵锡峰. 少腹逐瘀汤在男性疾病中应用［J］. 实用中医内科杂志2006，20（4）：412.

［7］鲍邢杰. 少腹逐瘀汤的现代研究进展［J］. 中医药导报，2015，21（22）：88-91.

［8］潘琳琳，李振华，周婧，等. 张志远治疗原发性痛经临床经验［J］. 山东中医药大学学报，2017，41（2）：147-149.

# 第二节　清热剂

## 一、保妇康栓

### （一）组成特点

保妇康栓由莪术油、冰片组成。方中莪术行气破血、祛瘀止痛，为君药。冰片清热止痛、祛腐生肌，为臣药。两药合用，共奏行气破瘀、生肌止痛之功。

### （二）功效特点

保妇康栓能够行气破瘀、生肌止痛，用于湿热瘀滞所致的带下病，症见带下量多、色黄、时有阴部瘙痒，以及西医之霉菌性阴道炎、老年性阴道炎、宫颈糜烂见上述证候者。文献报道，5-氨基酮戊酸光动力疗法联合保妇康栓治疗宫颈人乳头瘤病毒（HPV）感染可取得较好疗效。

### （三）使用特点

1. **规格**　1.74克/粒。

2. **用法用量**　保妇康栓的用法为阴道给药，禁止内服，每晚1粒。用药前应先用温开水清洗外阴，给药时应洗净双手或戴指套将栓剂塞入阴道深部，7~8天为一个疗程，重症患者每天用2粒。

3. **不良反应**　本品可致发热、寒战、白细胞增多、阴道出血、腰腿痛。

4. **禁忌证**　治疗期间忌房事，配偶如有感染应同时治疗。妊娠禁用。

5. **注意事项**　脾肾阳虚所致带下慎用；阴道黏膜破损时不宜使用；月经期间不宜使用；外阴白色病变、糖尿病所致的瘙痒不宜使用。

## （四）处方案例点评 1

处方 1：××××医院医疗保险处方　医保内处方

定点医疗机构编码：××××

| 科室名称：全科 | 日期：×××× | 药物金额：×× | |
|---|---|---|---|
| 姓名：×× | 性别：女 | 年龄：34 岁 | 病历号：×× |

| 临床诊断： | R：药品名称和规格 | 单次用量 | 用法 | 频次 | 数量 |
|---|---|---|---|---|---|
| 盆腔炎 | 保妇康栓（1.74 克/粒） | 1 粒 | 外用 | 1 次/日 | 1 盒 |
| 阴道炎 | 医师签名：×× | | | | |

审核/调配签名：××　　　　　核对/发药签名：××

1. 请遵医嘱用药；2. 请在窗口点清药品；3. 处方当日有效；4. 发出药品不予退换。

1. **处方判定**　该处方属于用药不适宜处方中的给药途径不适宜。

2. **处方分析**　保妇康栓为栓剂、妇科外用制剂，宜阴道给药，故可判定为给药途径不适宜。

3. **药师建议**　宜睡前清洗外阴后，将保妇康栓放入阴道深部。

## （五）处方案例点评 2

处方 2：××××医院医疗保险处方　医保内处方

定点医疗机构编码：××××

| 科室名称：全科 | 日期：×××× | 药物金额：×× | |
|---|---|---|---|
| 姓名：×× | 性别：女 | 年龄：60 岁 | 病历号：×× |

| 临床诊断： | R：药品名称和规格 | 单次用量 | 用法 | 频次 | 数量 |
|---|---|---|---|---|---|
| 阴道炎 | 保妇康栓（1.74 克/粒） | 2 粒 | 阴道给药 | 2 次/日 | 1 盒 |
| | 医师签名：×× | | | | |

审核/调配签名：××　　　　　核对/发药签名：××

1. 请遵医嘱用药；2. 请在窗口点清药品；3. 处方当日有效；4. 发出药品不予退换。

1. **处方判定**　该处方属于用药不适宜处方中的用法用量不适宜。

2. **处方分析**　保妇康栓说明书提示，在重症时本品可采取 2 粒/次、1 次/日的用法，该张处方在未提示重症的情况下，使用了 2 粒/次、2 次/日的用法，超过了重症时的日最大量，属于用法用量不适宜。

3. **药师建议**　如果为普通型患者，1 粒/次、1 次/日即可；如果为重症患者，需 2 粒/次、1 次/日。

参考文献

[1] 葛莉. 保妇康栓治疗 82 例人乳头瘤病毒感染的临床效果观察 [J]. 中医中药，2016，14（33）：166.

[2] 赵霞，陈燕，宋勤. 5-氨基酮戊酸光动力疗法联合保妇康栓治疗宫颈 HPV 病毒感染 106 例临床疗效分析 [J]. 现代实用医学，2017，29（5）：651-653.

# 二、治糜康栓

## （一）组成特点

治糜康栓是妇科常用的阴道栓剂，药味组成包括黄柏、苦参、儿茶、枯矾、冰片。方中黄柏清热解毒燥湿，为君药；苦参清热燥湿、杀虫止痒，为臣药；儿茶祛腐生肌，枯矾燥湿收敛，冰片清热止痒，共为佐药。诸药相合，共奏清热解毒、燥湿收敛生肌之功。枯矾为矿物质中药材，由净白矾经明煅法煅至松脆而成。有文献报道，治糜康栓治疗宫颈糜烂、滴虫性阴道炎、霉菌性阴道炎及非特异性阴道炎效果优于其他不含矿物质的栓剂。

## （二）功效特点

治糜康栓功效为清热解毒、燥湿收敛，用于湿热下注所致带下病，症见带下量多、色黄质稠、有臭味，或伴阴部瘙痒，胸闷心烦，口苦咽干，小便黄少，大便干燥等。临床常用于治疗细菌性阴道炎、滴虫性阴道炎、宫颈糜烂等。治糜康栓的 pH 值为 3.4 ~ 4，同阴道正常生理酸度，通过使阴道保持正常酸性环境，从而抑制病原体的生长繁殖。

## （三）使用特点

1. **规格**　3 克 / 粒。

2. **用法用量**　1 粒 / 次，隔日 1 次，睡前清洗外阴部，将栓剂推入阴道深部，10 日为一疗程。

3. **禁忌证**　孕妇禁用。

4. **注意事项**　寒湿带下者慎用；月经期前几日至经净 3 日内停用。

## （四）处方案例点评 1

<table>
<tr><td colspan="6" align="center">处方 1：××××医院医疗保险处方　医保内处方</td></tr>
<tr><td colspan="6">定点医疗机构编码：××××</td></tr>
<tr><td colspan="2">科室名称：妇科</td><td colspan="2">日期：××××</td><td colspan="2">药物金额：××</td></tr>
<tr><td colspan="2">姓名：××</td><td colspan="2">性别：女</td><td>年龄：49 岁</td><td>病历号：××</td></tr>
<tr><td>临床诊断：</td><td>R：药品名称和规格</td><td>单次用量</td><td>用法</td><td>频次</td><td>数量</td></tr>
<tr><td>阴道炎</td><td>治糜康栓（3 克/粒）</td><td>1 粒</td><td>阴道给药</td><td>1 次/日</td><td>1 盒</td></tr>
<tr><td>宫颈炎</td><td>保妇康栓（1.74 克/粒）</td><td>1 粒</td><td>阴道给药</td><td>1 次/日</td><td>1 盒</td></tr>
<tr><td></td><td colspan="5">医师签名：××</td></tr>
<tr><td colspan="3">审核/调配签名：××</td><td colspan="3">核对/发药签名：××</td></tr>
<tr><td colspan="6">1. 请遵医嘱用药；2. 请在窗口点清药品；3. 处方当日有效；4. 发出药品不予退换。</td></tr>
</table>

1. **处方判定**　该处方属于用药不适宜处方中的重复用药和用法用量不适宜。

2. **处方分析**　治糜康栓与保妇康栓均属于妇科用药的清热活血剂，在《医保目录》中属于同一功效亚类，且组方中都含有冰片；治糜康栓说明书要求用药频率为隔日 1 次，此处方为 1 次/日，超出说明书的用法用量。因此，该处方可点评为重复用药和用法用量不适宜。

3. **药师建议**　该患者处于更年期，保妇康栓对于老年女性阴道炎以及宫颈炎等在临床治疗中均取得较好效果，建议只选用保妇康栓治疗。

## （五）处方案例点评 2

<table>
<tr><td colspan="6" align="center">处方 2：××××医院医疗保险处方　医保内处方</td></tr>
<tr><td colspan="6">定点医疗机构编码：××××</td></tr>
<tr><td colspan="2">科室名称：妇科</td><td colspan="2">日期：××××</td><td colspan="2">药物金额：××</td></tr>
<tr><td colspan="2">姓名：××</td><td colspan="2">性别：女</td><td>年龄：29 岁</td><td>病历号：××</td></tr>
<tr><td>临床诊断：</td><td>R：药品名称和规格</td><td>单次用量</td><td>用法</td><td>频次</td><td>数量</td></tr>
<tr><td>阴道炎</td><td>治糜康栓（3 克/粒）</td><td>1 粒</td><td>阴道给药</td><td>1 次/日</td><td>1 盒</td></tr>
<tr><td>孕 9$^+$ 周</td><td colspan="5">医师签名：××</td></tr>
<tr><td colspan="3">审核/调配签名：××</td><td colspan="3">核对/发药签名：××</td></tr>
<tr><td colspan="6">1. 请遵医嘱用药；2. 请在窗口点清药品；3. 处方当日有效；4. 发出药品不予退换。</td></tr>
</table>

1. **处方判定**　该处方属于用药不适宜处方中的遴选的药品不适宜和用法用量不适宜。

2. **处方分析**　治糜康栓具有清热活血的功效，且直接置药于阴道，对生殖系统有较大的刺激性，孕妇禁用。治糜康栓说明书用法用量为 1 粒/次，隔日 1 次，该处方为每日 1 次，超出说明书的用法用量，更增加流产风险。综上，可判定为遴选的药品不适宜和用法用量不适宜。

3. **药师建议**　该女性患者处于怀孕初期，因阴道炎选用治糜康栓并超说明书用法用量使用，可能增加流产的风险，建议选用其他适宜孕妇用的药物或方法治疗。

参考文献

[1] 王伟，张毅雪，丁明青，等. 治糜灵栓治疗子宫颈糜烂疗效观察 [J]. 中成药，2000，22（6）：423-425.

[2] 戴良图，李光明，翁婉波. 治糜灵治疗阴道炎 40 例、宫颈炎 20 例疗效观察 [J]. 上海医药，1999，20（2）：21-22.

[3] 刘圣金，乔婷婷，林瑞超，等. 含矿物药外用制剂的临床应用研究进展 [J]. 中成药，2016，38（8）：1797-1804.

[4] 全珂. 保妇康栓治疗细菌性阴道炎和霉菌性阴道炎的疗效观察 [J]. 中国社区医师，2018，34（2）：101-102.

[5] 匡琼香. 保妇康栓治疗慢性宫颈炎的临床疗效分析 [J]. 中国现代药物应用，2017，11（2）：104-106.

[6] 国家药典委员会. 中华人民共和国药典临床用药须知：中药成方制剂卷 [M]. 北京：中国医药科技出版社，2017：813-814，818.

# 三、妇炎消胶囊

## （一）组成特点

妇炎消胶囊由酢浆草、败酱草、天花粉、大黄、牡丹皮、苍术、乌药组成。方中酢浆草、败酱草清热化湿，化瘀消肿；天花粉解毒消肿；苍术化湿健脾；牡丹皮凉血消痈；乌药行气消胀化瘀，温阳利尿；大黄通腑泄热，化瘀。全方共奏清热化湿、行气化瘀之功效。研究发现，酢浆草、败酱草均具有较强的抗菌消炎作用，对于各类型细菌均有显著抑制作用，且不会使细菌产生耐药性。

## （二）功效特点

妇炎消胶囊可清热解毒、行气化瘀、除湿止带，用于妇女生殖系统感染、痛经带下。临床上常用于治疗盆腔炎、子宫内膜炎、宫颈炎等。有报道称妇炎消胶囊可促进人工流产术后子宫功能的恢复，减少感染概率，还可辅助提高药物流产的成功率，缩短出血时间，减少并发症的发生。

## （三）使用特点

1. **规格**　0.45 克/粒。

2. **用法用量** 口服，3粒/次，3次/日。

3. **不良反应** 个别患者服药后偶有轻微腹泻，停药后可自行消失。

4. **禁忌证** 孕妇禁用。

5. **注意事项** 脾虚便溏者慎用，带下清稀者不宜选用；不宜长期服用；不宜与川乌、草乌、附子同用；月经期及哺乳期慎用。

### （四）处方案例点评1

处方1：××××医院医疗保险处方 医保内处方

定点医疗机构编码：××××

| 科室名称：妇科 | 日期：×××× | | 药物金额：×× | | |
| --- | --- | --- | --- | --- | --- |
| 姓名：×× | 性别：女 | | 年龄：36岁 | | 病历号：×× |

| 临床诊断： | R：药品名称和规格 | 单次用量 | 用法 | 频次 | 数量 |
| --- | --- | --- | --- | --- | --- |
| 腹痛 | 妇炎消胶囊（0.45克/粒） | 3粒 | 口服 | 3次/日 | 1盒 |
| 盆腔炎 | 妇乐片（0.5克/片） | 5片 | 口服 | 2次/日 | 2盒 |
| | 医师签名：×× | | | | |

审核/调配签名：×× 核对/发药签名：××

1. 请遵医嘱用药；2. 请在窗口点清药品；3. 处方当日有效；4. 发出药品不予退换。

1. **处方判定** 该处方属于用药不适宜处方中的重复用药。

2. **处方分析** 妇炎消胶囊可清热解毒、行气化瘀、除湿止带；妇乐片可清热凉血、消肿止痛，其成分有忍冬藤、大血藤、甘草、大青叶、蒲公英、牡丹皮、赤芍、川楝子、延胡索（制）、大黄（制），其中牡丹皮、大黄与妇炎消胶囊成分重复。两药都为清热解毒、凉血活血类妇科用药，在《医保目录》中属于同一功效亚类，且都含有峻烈泻下成分大黄，合用可能增加腹泻的发生概率，且处方中两药的用法用量均为说明书的最大剂量，因此可判定为重复用药。

3. **药师建议** 建议选用其中一种即可。

### （五）处方案例点评2

处方2：××××医院医疗保险处方 医保内处方

定点医疗机构编码：××××

| 科室名称：妇科 | 日期：×××× | | 药物金额：×× | | |
| --- | --- | --- | --- | --- | --- |
| 姓名：×× | 性别：女 | | 年龄：34岁 | | 病历号：×× |

| 临床诊断： | R：药品名称和规格 | 单次用量 | 用法 | 频次 | 数量 |
| --- | --- | --- | --- | --- | --- |
| 慢性盆腔炎 | 妇炎消胶囊（0.45克/粒） | 3粒 | 口服 | 3次/日 | 1盒 |
| 腹泻 | 人参健脾丸（6克/丸） | 2丸 | 口服 | 2次/日 | 1盒 |
| （脾虚证） | 医师签名：×× | | | | |

审核/调配签名：×× 核对/发药签名：××

1. 请遵医嘱用药；2. 请在窗口点清药品；3. 处方当日有效；4. 发出药品不予退换。

1. **处方判定** 该处方属于用药不适宜处方中的遴选的药品不适宜和适应证不适宜。

2. **处方分析** 妇炎消胶囊具有清热解毒凉血作用，方中大黄、败酱草、天花粉、牡丹皮均为寒凉性成分，用于女性生殖系统感染，侧重于急性发作病症，应严格控制疗程。该患者为慢性盆腔炎，有病情顽固、反复发作、迁延不愈的特点，需要较长的服药疗程，选用妇炎消胶囊不适宜。此外，妇炎消胶囊成分中含有大黄，药性苦寒，服用时可能会出现轻微腹泻，该患者有脾虚泄泻的情况，不宜服用，否则会加重腹泻的病情。

3. **药师建议** 34岁女性患者因慢性盆腔炎，同时伴有脾虚泄泻，选用寒凉性成分较多的妇炎消胶囊不适宜，可能会加重腹泻症状，可辨证选用其他具有相似功效，且适于脾虚泄泻者使用的中成药，如金刚藤胶囊、妇科千金片。

**参考文献**

[1] 童蓉，刘玉嶔，邢艳霞. 妇炎消胶囊联合西药治疗急性盆腔炎临床疗效及对患者血液流变学的影响 [J]. 世界中医药，2017，12（11）：2619-2622.

[2] 秦艺珊，石博伦，虞济森，等. 妇科千金片治疗慢性盆腔炎有效性及安全性的系统评价 [J]. 天津中医药大学学报，2018，37（5）：427-432.

[3] 汤彩红. 人工流产后妇炎消胶囊抗炎疗效观察 [J]. 中医药学报，2013，41（2）：97-99.

[4] 张哲，刘淑文. 妇炎消辅助早期妊娠药物流产264例临床观察 [J]. 中国实用医药，2010，5（27）：129-130.

[5] 钟建群，徐幼青. 妇乐片治疗慢性盆腔炎湿热瘀结证55例临床观察 [J]. 新中医，2016，48（9）：115-117.

[6] 张晓颖. 金刚藤胶囊治疗湿热瘀结型盆腔炎、附件炎的临床观察 [J]. 中国现代药物应用，2016，10（10）：159-160.

[7] 国家药典委员会. 中华人民共和国药典临床用药须知：中药成方制剂卷 [M]. 北京：中国医药科技出版社，2017.

# 四、坤复康胶囊

## （一）组成特点

坤复康胶囊由赤芍、乌药、香附、南刘寄奴、粉萆薢、萹蓄、猪苓、女贞子、苦参组成。方中赤芍味苦性微寒，可清热凉血、散瘀止痛；乌药行气止痛；香附疏肝解郁、调经止痛，与前两味药共奏理气活血止痛之功，为君药。刘寄奴味苦性温，功善散瘀滞痛、疗伤止血，可助君药活血止痛；萆薢苦平，可利湿去浊；萹蓄苦微寒，清利下焦湿热；猪苓利水渗湿消肿；苦参苦寒，可清热燥湿。上五味共为臣药，共奏清热利湿之功。女贞子滋补肝肾，救湿热久居伤阴之弊，为佐药。本品含有苦参，不宜与藜芦同用。

## （二）功效特点

坤复康胶囊能够活血化瘀、清利湿热，用于气滞血瘀、湿热蕴结之证，症见带下量多、下腹疼痛等。临床常用于西医之慢性盆腔炎见上述证候者。此外，还有该药联合氧氟沙星治疗盆腔炎性包块、腹痛、盆腔淤血综合征、盆腔痛性肿块，以及联合输卵管通液治疗输卵管阻塞性不孕的报道。亦有文献报道，该药联合奥硝唑治疗盆腔炎取得了较好的疗效。

## （三）使用特点

1. **规格**　0.38 克 / 粒。

2. **用法用量**　口服，3~4 粒 / 次，3 次 / 日。

3. **不良反应**　口服该药有皮疹，恶心，呕吐等不良反应的报道。

4. **禁忌证**　本品含有活血化瘀的药物，孕妇禁用。

5. **注意事项**　脾虚便溏者慎用；带下清稀者不宜选用。

## （四）处方案例点评 1

| 处方 1：×××× 医院医疗保险处方　医保内处方 | | | | | |
|---|---|---|---|---|---|
| 定点医疗机构编码：×××× | | | | | |
| 科室名称：妇科 | | 日期：×××× | | 药物金额：×× | |
| 姓名：×× | | 性别：女 | | 年龄：43 岁 | 病历号：×× |
| **临床诊断：**<br>盆腔炎 | **R：药品名称和规格** | 单次用量 | 用法 | 频次 | 数量 |
| | 坤复康胶囊（0.38 克 / 粒） | 4 粒 | 口服 | 3 次 / 日 | 2 盒 |
| | 妇炎康复胶囊（0.38 克 / 粒） | 4 粒 | 口服 | 3 次 / 日 | 4 盒 |
| | 医师签名：×× | | | | |
| 审核 / 调配签名：×× | | 核对 / 发药签名：×× | | | |
| 1. 请遵医嘱用药；2. 请在窗口点清药品；3. 处方当日有效；4. 发出药品不予退换。 | | | | | |

1. **处方判定**　该处方属于用药不适宜处方中的重复用药。

2. **处方分析**　坤复康胶囊由赤芍、乌药、香附、南刘寄奴、粉草薢、萹蓄、猪苓、女贞子、苦参组成，赤芍、乌药、香附为君药，具有活血化瘀，清利湿热的作用。妇炎康复胶囊由败酱草、薏苡仁、川楝子、柴胡、黄芩、赤芍、陈皮组成，败酱草与赤芍共为君药，具有清热利湿、化瘀止痛的功效。两药均以赤芍为君药，功效相同，并且处方中皆足量用药，可判定为重复用药。

3. **药师建议**　建议选用以上处方的一种中成药即可。

## （五）处方案例点评 2

处方 2：×××× 医院医疗保险处方 医保内处方

定点医疗机构编码：××××

科室名称：全科 日期：×××× 药物金额：××

姓名：×× 性别：女 年龄：44 岁 病历号：××

| 临床诊断： | R：药品名称和规格 | 单次用量 | 用法 | 频次 | 数量 |
|---|---|---|---|---|---|
| 盆腔炎 | 坤复康胶囊（0.38 克/粒） | 4 粒 | 口服 | 3 次/日 | 2 盒 |
| 腰痛 | 桂附地黄丸（6 克/30 丸） | 30 丸 | 口服 | 2 次/日 | 1 盒 |
| （肾阳虚证） | 寒痛乐熨剂（55 克/袋） | 1 袋 | 外用 | 1 次/日 | 1 盒 |
| | 医师签名：×× | | | | |

审核/调配签名：×× 核对/发药签名：××

1. 请遵医嘱用药；2. 请在窗口点清药品；3. 处方当日有效；4. 发出药品不予退换。

1. **处方判定** 该处方属于用药不适宜处方中的适应证不适宜。

2. **处方分析** 处方诊断该患者为肾阳虚证，而坤复康胶囊功效为活血化瘀、清利湿热，其中含有多种药性苦寒的成分，如赤芍、萹蓄、苦参，不适用于盆腔炎属寒证的患者，因此该处方可判定为适应证不适宜。

3. **药师建议** 该处方诊断之盆腔炎，不等同于中医的湿热证或热证，且寒证（肾阳虚证）患者不适用清热解毒或清热利湿的方剂，故建议该患者停用坤复康胶囊，可选用具有益肾止带功效的妇宝颗粒。

**参考文献**

[1] 丁霞. 坤复康胶囊联合奥硝唑治疗盆腔炎的疗效观察 [J]. 2016，14（31）：22-23.

[2] 倪春，张华. 淮南朝阳医院 431 例药品不良反应/事件报告分析 [J]. 中国医院用药评价与分析，2016，16（1）：88-91.

[3] 胡荣静，周双双，魏绍斌. 中成药治疗盆腔炎性疾病的辨证应用 [J]. 中国计划生育和妇产科，2015，7（3）：1-2，5.

[4] 金锐，王宇光，薛春苗，等. 北京地区基层医疗机构中成药处方点评共识报告（2018 版）[J]. 中国医院药学杂志，2018，38（8）：1877-1892.

# 五、杏香兔耳风软胶囊

## （一）组成特点

杏香兔耳风软胶囊由杏香兔耳风组成。杏香兔耳风又名肾炎草，功能是清热、解毒、利湿，为治疗湿热下注型带下之良药。本品治疗带下病，取其清热解毒、化瘀生新、利湿止带之功。

### （二）功效特点

杏香兔耳风软胶囊能够清热解毒、祛湿，用于湿热下注型带下病，症见白带过多、色黄稠黏，以及西医之宫颈糜烂见上述证候者。文献报道，射频消融术或微波联合杏香兔耳风软胶囊治疗慢性宫颈炎，可显著缩短患者术后出血及阴道排液的时间，提高手术的疗效。

### （三）使用特点

1. **规格**　0.65 克 / 粒。

2. **用法用量**　口服，4～6 粒 / 次，3 次 / 日，30 日为一疗程。

3. **注意事项**　孕妇慎用，脾虚寒湿带下病患者慎用。

### （四）处方案例点评 1

| 处方 1：×××× 医院医疗保险处方　医保内处方 | | | | | |
|---|---|---|---|---|---|
| 定点医疗机构编码：×××× | | | | | |
| 科室名称：妇科 | | 日期：×××× | | 药物金额：×× | |
| 姓名：×× | | 性别：女 | | 年龄：32 岁 | 病历号：×× |
| **临床诊断：** | **R：药品名称和规格** | 单次用量 | 用法 | 频次 | 数量 |
| 阴道炎 | 杏香兔耳风软胶囊（0.65 克 / 粒） | 2 粒 | 口服 | 3 次 / 日 | 3 盒 |
| 盆腔炎 | 妇炎康复胶囊（0.38 克 / 粒） | 4 粒 | 口服 | 3 次 / 日 | 4 盒 |
| | 医师签名：×× | | | | |
| 审核 / 调配签名：×× | | 核对 / 发药签名：×× | | | |
| 1. 请遵医嘱用药；2. 请在窗口点清药品；3. 处方当日有效；4. 发出药品不予退换。 | | | | | |

1. **处方判定**　该处方属于合理处方。

2. **处方分析**　杏香兔耳风软胶囊能够清热解毒、祛湿；妇炎康复胶囊由败酱草、薏苡仁、川楝子、柴胡、黄芩、赤芍、陈皮组成，能够清热利湿、化瘀止痛。两药均属于清热化湿类止带剂，虽然功效相近，但杏香兔耳风软胶囊为单方中成药，其成分杏香兔耳风与妇炎康复胶囊的成分无重复，且杏香兔耳风软胶囊未用足量，若该患者盆腔炎属于湿热兼有瘀血，可以联用，该处方可判定为合理处方。

3. **药师建议**　若辨证该患者盆腔炎以湿热为主，建议以杏香兔耳风软胶囊为主，可足量使用，以妇炎康复胶囊为辅，后者酌情减量；若该患者湿热兼有瘀血，则以妇炎康复胶囊为主，以杏香兔耳风软胶囊为辅，后者酌情减量。

## （五）处方案例点评 2

<table>
<tr><td colspan="6" align="center">处方 2：××××医院医疗保险处方　医保内处方</td></tr>
<tr><td colspan="6">定点医疗机构编码：××××</td></tr>
<tr><td colspan="2">科室名称：全科</td><td colspan="2">日期：××××</td><td colspan="2">药物金额：××</td></tr>
<tr><td colspan="2">姓名：××</td><td colspan="2">性别：女</td><td>年龄：44 岁</td><td>病历号：××</td></tr>
<tr><td rowspan="4">**临床诊断：**<br>盆腔炎</td><td>**R：药品名称和规格**</td><td>单次用量</td><td>用法</td><td>频次</td><td>数量</td></tr>
<tr><td>杏香兔耳风软胶囊（0.65 克/粒）</td><td>5 粒</td><td>口服</td><td>3 次/日</td><td>2 盒</td></tr>
<tr><td>千金止带丸（6 克/袋）</td><td>1 袋</td><td>口服</td><td>3 次/日</td><td>2 盒</td></tr>
<tr><td colspan="5">医师签名：××</td></tr>
<tr><td colspan="6">审核/调配签名：××　　　　　　核对/发药签名：××</td></tr>
<tr><td colspan="6">1. 请遵医嘱用药；2. 请在窗口点清药品；3. 处方当日有效；4. 发出药品不予退换。</td></tr>
</table>

1. **处方判定**　该处方属于用药不适宜处方中的联合用药不适宜及不规范处方中的临床诊断书写不全。

2. **处方分析**　杏香兔耳风软胶囊能够清热解毒、祛湿，用于湿热下注之带下病；千金止带丸由党参、炒白术、当归、白芍、川芎、醋香附、木香、砂仁、小茴香（盐炒）、醋延胡索、杜仲（盐炒）、续断、补骨脂（盐炒）、鸡冠花、青黛、椿皮（炒）、牡蛎（煅）组成，能够健脾补肾、调经止带，用于脾肾两虚所致的月经不调、带下病。两药治疗女性盆腔炎的证型不同，不能同时服用，因此判定为联合用药不适宜。

3. **药师建议**　建议补充中医证型，若为湿热下注型盆腔炎，则选用清热化湿的杏香兔耳风软胶囊；若诊断为脾肾两虚型盆腔炎，则选用健脾补肾的千金止带丸。

**参考文献**

［1］祖翠芬. 射频消融术联合杏香兔耳风软胶囊治疗慢性宫颈炎的疗效研究［J］. 临床医药文献杂志，2016，16（1）：88-91.

［2］陈立霞，王艳，李海荣，等. 杏香兔耳风软胶囊联合微波治疗慢性宫颈炎 110 例［J］. 中国药业，2014，23（2）：79-80.

［3］金锐，王宇光，薛春苗，等. 北京地区基层医疗机构中成药处方点评共识报告（2018 版）［J］. 中国医院药学杂志，2018，38（8）：1877-1892.

# 六、宫炎康颗粒

## （一）组成特点

宫炎康颗粒由当归、赤芍、北败酱、醋香附、炮姜、泽兰、川芎、红花、柴胡、海藻、盐车前子、延胡索组成。方中当归补血调经、活血止痛；赤芍活血祛瘀、清热凉血；香附、泽兰、川芎、红花祛瘀止痛，理气活血，通经；柴胡、海藻疏肝解郁，清热消肿；车前子利水通淋；延胡索活血行气止痛。诸药合用，共奏活血定痛、消炎散结之效。

## （二）功效特点

宫炎康颗粒功效为活血化瘀、解毒消肿，临床常用于治疗慢性盆腔炎、宫颈炎、子宫内膜炎等。有报道称将宫炎康颗粒和加味生化汤合用于人工流产术后，不再常规使用抗生素，效果较为满意。宫炎康颗粒以活血化瘀、解毒消肿为主，兼有疏肝解郁、行气止痛、利湿散结的作用。

## （三）使用特点

1. **规格** 9克/袋。

2. **用法用量** 开水冲服，9克/次，2次/日。

3. **注意事项** 组方中活血化瘀成分较多，孕妇慎用；方中有赤芍、海藻，故不宜与含藜芦、甘草的中成药同用。

## （四）处方案例点评1

| 处方1：××××医院医疗保险处方 医保内处方 | | | | | |
|---|---|---|---|---|---|
| 定点医疗机构编码：×××× | | | | | |
| 科室名称：妇科 | 日期：×××× | | 药物金额：×× | | |
| 姓名：×× | 性别：女 | | 年龄：36岁 | | 病历号：×× |
| **临床诊断：** | **R：药品名称和规格** | 单次用量 | 用法 | 频次 | 数量 |
| 慢性盆腔炎 | 宫炎康颗粒（9克/袋） | 1袋 | 口服 | 2次/日 | 2盒 |
| 慢性肝功能不全 | 丹黄祛瘀胶囊（0.4克/粒） | 4粒 | 口服 | 3次/日 | 1盒 |
| | 医师签名：×× | | | | |
| 审核/调配签名：×× | 核对/发药签名：×× | | | | |
| 1. 请遵医嘱用药；2. 请在窗口点清药品；3. 处方当日有效；4. 发出药品不予退换。 | | | | | |

1. **处方判定** 该处方属于用药不适宜处方中的遴选的药品不适宜和不规范处方中的临

床诊断书写不全。

2. **处方分析** 宫炎康颗粒主要功效为活血化瘀、解毒消肿，兼有疏肝解郁、行气止痛、利湿散结的作用；丹黄祛瘀胶囊功效为活血止痛、软坚散结，其组方成分较多，包括黄芪、丹参、党参、山药、土茯苓、当归、鸡血藤、芡实、鱼腥草、三棱、莪术、全蝎、败酱草、肉桂、白术、炮姜、土鳖虫、延胡索、川楝子、苦参，适用于气虚血瘀、痰湿凝滞引起的慢性盆腔炎等。宫炎康颗粒适合慢性盆腔炎存在肝气郁结的患者，而丹黄祛瘀胶囊适合慢性盆腔炎存在气虚血瘀的患者，处方中缺少中医证型诊断，无法判断适应证的准确性，可判定为不规范处方中的临床诊断书写不全。从处方的诊断中获知，该患者还存在慢性肝功能不全，选用的两种中成药成分中含有延胡索和川楝子，而《北京地区基层医疗机构中成药处方点评共识报告（2018版）》中明确提出，这两味药不宜用于肝功能不全患者，否则可能会引发对肝脏的进一步损害。故判定为遴选的药品不适宜。

3. **药师建议** 建议进一步明确患者证型，选择不含有肝损害成分的中成药治疗。

### （五）处方案例点评 2

处方 2：××××医院医疗保险处方 医保内处方

定点医疗机构编号：××××

| 科室名称：妇科 | 日期：×××× | 药物金额：×× | | | 病历号：×× |
|---|---|---|---|---|---|

| 临床诊断：<br>慢性盆腔炎 | R：药品名称和规格 | 单次用量 | 用法 | 频次 | 数量 |
|---|---|---|---|---|---|
| | 坤复康片（0.4 克/片） | 4 片 | 口服 | 3 次/日 | 2 盒 |
| | 宫炎康颗粒（9 克/袋） | 1 袋 | 口服 | 2 次/日 | 2 盒 |
| | 医师签名：×× | | | | |

审核/调配签名：××    核对/发药签名：××

1. 请遵医嘱用药；2. 请在窗口点清药品；3. 处方当日有效；4. 发出药品不予退换。

1. **处方判定** 该处方属于用药不适宜处方中的重复用药。

2. **处方分析** 坤复康片可活血化瘀、清利湿热，成分包括赤芍、乌药、香附、南刘寄奴、粉萆薢、萹蓄、猪苓、女贞子、苦参；宫炎康颗粒可活血化瘀、解毒消肿。两药都属于妇科用药的清热活血剂，在《医保目录》中属于同一功效亚类，所含的相同药味赤芍、香附都是两药的君药，且处方中的用法用量均为说明书的日最大剂量，合用可判定为重复用药。

3. **药师建议** 建议选用其中一种即可。

**参考文献**

[1] 陈秋红，郑灵芝. 宫炎康治疗慢性盆腔炎疗效观察及对免疫功能的影响 [J]. 新中医，2016，48（12）：120-121.

［2］丁永芬，程玲. 中药在无痛人工流产术后预防感染中的应用［J］. 世界中医药，2017，12（9）：2096-2099.

［3］王盈. 丹黄祛瘀胶囊治疗慢性盆腔炎350例临床分析［J］. 基层医学论坛，2016，20（22）：3110-3111.

［4］竺旭辉. 坤复康联合康妇消炎栓治疗慢性盆腔炎临床观察［J］. 新中医，2016，48（7）：160-161.

［5］金锐，王宇光，薛春苗，等. 中成药处方点评的标准与尺度探索（二）：重复用药［J］. 中国医院药学杂志，2015，35（7）：565-570.

［6］国家药典委员会. 中华人民共和国药典临床用药须知：中药成方制剂卷［M］. 北京：中国医药科技出版社，2017.

# 第三节　扶正剂

## 一、艾附暖宫丸

### （一）组成特点

艾附暖宫丸是由当归、地黄、白芍（酒炒）、川芎、炙黄芪、艾叶（炭）、制吴茱萸、肉桂、续断、醋香附组成。方中当归养血活血，调经止痛，为君药。地黄、白芍、川芎滋阴养血，和营调经，增强君药养血调经之力；黄芪补脾益气，可助有形之血化生。四药共为臣药。艾叶（炭）、吴茱萸、肉桂、续断温热之品可温暖胞宫，补肾固冲，散寒止痛；醋香附理气解郁，调经止痛，与前四味药合为佐药。诸药配伍，共奏养血理气、暖宫调经之功。方中吴茱萸有小毒，应严格按照说明书用法用量服用，不宜超量。

### （二）功效特点

艾附暖宫丸能够理气补血、暖宫调经，用于血虚气滞或下焦虚寒所致的月经不调、痛经，症见行经后错、经量少、有血块、小腹疼痛、经行小腹冷痛喜热、腰膝酸痛。临床上还用于不孕症伴下腹凉、痛经、月经不调。

### （三）使用特点

1. **规格**　9克/丸。

2. **用法用量**　口服，9克/次，2～3次/日。

3. **禁忌证**　热证、实证不宜服用。感冒发热患者不宜服用。孕妇禁用。

4. **注意事项**　服药期间忌食寒凉之品。

## （四）处方案例点评1

<table>
<tr><td colspan="6" align="center">处方1：××××医院医疗保险处方　医保内处方</td></tr>
<tr><td colspan="6">定点医疗机构编码：××××</td></tr>
<tr><td colspan="3">科室名称：全科　　　　　　日期：××××</td><td colspan="3">药物金额：××</td></tr>
<tr><td colspan="3">姓名：××　　　　　　　　性别：女</td><td colspan="2">年龄：34岁</td><td>病历号：××</td></tr>
<tr><td>**临床诊断：**</td><td>**R：药品名称和规格**</td><td>单次用量</td><td>用法</td><td>频次</td><td>数量</td></tr>
<tr><td>月经不调</td><td>艾附暖宫丸（9克/丸）</td><td>1丸</td><td>口服</td><td>2次/日</td><td>2盒</td></tr>
<tr><td>痛经</td><td>女金丸（9克/丸）</td><td>1丸</td><td>口服</td><td>2次/日</td><td>2盒</td></tr>
<tr><td>（寒凝气滞血虚证）</td><td colspan="5">医师签名：××</td></tr>
<tr><td colspan="6">审核/调配签名：××　　　　　　　　核对/发药签名：××</td></tr>
<tr><td colspan="6">1. 请遵医嘱用药；2. 请在窗口点清药品；3. 处方当日有效；4. 发出药品不予退换。</td></tr>
</table>

1. **处方判定**　该处方属于用药不适宜处方中的重复用药。

2. **处方分析**　艾附暖宫丸能够理气补血、暖宫调经；女金丸由当归、白芍、川芎、熟地黄、党参、炒白术、茯苓、甘草、肉桂、益母草、牡丹皮、没药（制）、醋延胡索、藁本、白芷、黄芩、白薇、醋香附、砂仁、陈皮、煅赤石脂、鹿角霜、阿胶组成，能够益气养血、理气活血、止痛。二者均含有香附、肉桂、当归、川芎、白芍、（熟）地黄，属《医保目录》同一功效亚类，相同成分占艾附暖宫丸的60%，足量联合用药可判定为重复用药。

3. **药师建议**　根据处方诊断，该患者月经不调、痛经属寒凝气滞血虚证，建议只选用艾附暖宫丸即可。

## （五）处方案例点评2

<table>
<tr><td colspan="6" align="center">处方2：××××医院医疗保险处方　医保内处方</td></tr>
<tr><td colspan="6">定点医疗机构编码：××××</td></tr>
<tr><td colspan="3">科室名称：全科　　　　　　日期：××××</td><td colspan="3">药物金额：××</td></tr>
<tr><td colspan="3">姓名：××　　　　　　　　性别：女</td><td colspan="2">年龄：55岁</td><td>病历号：××</td></tr>
<tr><td>**临床诊断：**</td><td>**R：药品名称和规格**</td><td>单次用量</td><td>用法</td><td>频次</td><td>数量</td></tr>
<tr><td>痛经</td><td>艾附暖宫丸（9克/丸）</td><td>1丸</td><td>口服</td><td>2次/日</td><td>2盒</td></tr>
<tr><td></td><td>安坤颗粒（10克/袋）</td><td>1袋</td><td>口服</td><td>2次/日</td><td>2盒</td></tr>
<tr><td></td><td colspan="5">医师签名：××</td></tr>
<tr><td colspan="6">审核/调配签名：××　　　　　　　　核对/发药签名：××</td></tr>
<tr><td colspan="6">1. 请遵医嘱用药；2. 请在窗口点清药品；3. 处方当日有效；4. 发出药品不予退换。</td></tr>
</table>

1. **处方判定** 该处方属于用药不适宜处方中的联合用药不适宜和不规范处方中的临床诊断书写不全。

2. **处方分析** 艾附暖宫丸可理气补血、暖宫调经，适用于血虚气滞、下焦虚寒所致痛经。安坤颗粒由牡丹皮、栀子、当归、白芍、茯苓、女贞子、墨旱莲、益母草组成，能够滋阴清热、健脾养血，适用于阴虚血热所致的月经不调。两药一热一寒，存在寒热冲突的风险，且处方中缺少中医证型诊断，无法判断适应证是否准确，可判定为联合用药不适宜和临床诊断书写不全。

3. **药师建议** 建议补充中医证型，若该患者为寒凝胞宫导致的痛经，宜选用艾附暖宫丸；若该患者为阴虚血热所致的月经不调、痛经，宜选用安坤颗粒。

**参考文献**

[1] 张伯礼. 中成药临床合理使用读本 [M]. 北京：中医古籍出版社，2011：511.

[2] 王海萍. 艾附暖宫丸治疗女性痛经和血瘀症的疗效观察 [J]. 中医中药，2013，11（1）：608-610.

[3] 金锐，王宇光，薛春苗，等. 中成药处方点评的标准与尺度探索（二）：重复用药 [J]. 中国医院药学杂志，2015，35（7）：565-570.

[4] 金锐，王宇光，薛春苗，等. 中成药处方点评的标准与尺度探索（九）：寒热并用 [J]. 中国医院药学杂志，2017，37（3）：201-206.

# 二、八珍益母胶囊

## （一）组成特点

八珍益母胶囊由益母草、熟地黄、当归、酒白芍、川芎、党参、炒白术、茯苓、甘草组成。方中重用益母草，活血化瘀，调经止痛，为君药。熟地黄、当归、白芍、川芎养血和血；党参、白术、茯苓、甘草益气健脾，共为臣药。诸药合用，消补兼施，益气养血，活血调经，可治疗气血不足兼有瘀滞之月经不调。

## （二）功效特点

八珍益母胶囊能够益气养血、活血调经，用于气血两虚兼有血瘀所致的月经不调，症见月经错后、行经量少、精神不振、肢体乏力。临床上还用于闭经或有大出血史的患者。

## （三）使用特点

1. **规格** 0.28克/粒。

2. **用法用量** 口服，3粒/次，3次/日。

3. **禁忌证**　孕妇、月经过多者禁用。

4. **注意事项**　湿热蕴结所致月经不调慎用。治疗气血不足所致的妇科疾病时，一般疗程为 1 个月。

## （四）处方案例点评 1

处方 1：××××医院医疗保险处方　医保内处方

定点医疗机构编码：××××

| 科室名称：全科 | 日期：×××× | 药物金额：×× | |
| 姓名：×× | 性别：女 | 年龄：29 岁 | 病历号：×× |

| 临床诊断： | R：药品名称和规格 | 单次用量 | 用法 | 频次 | 数量 |
| --- | --- | --- | --- | --- | --- |
| 腹泻 | 复方嗜酸乳杆菌片（0.5 克/片） | 2 片 | 口服 | 3 次/日 | 1 盒 |
| 胃肠功能紊乱 | 银翘解毒软胶囊（0.45 克/粒） | 2 粒 | 口服 | 3 次/日 | 1 盒 |
| 上呼吸道感染 | 八珍益母胶囊（0.28 克/粒） | 3 粒 | 口服 | 3 次/日 | 1 盒 |
| | 医师签名：×× | | | | |

审核/调配签名：××　　　　　　核对/发药签名：××

1. 请遵医嘱用药；2. 请在窗口点清药品；3. 处方当日有效；4. 发出药品不予退换。

1. **处方判定**　该处方属于不规范处方中的临床诊断书写不全和不适宜处方中的联合用药不适宜。

2. **处方分析**　八珍益母胶囊功效为益气养血、活血调经，适用于气血两虚兼有血瘀所致的月经不调，该处方无中医证型诊断，属于临床诊断书写不全。该患者上呼吸道感染，在服用银翘解毒软胶囊的同时应尽量避免服用含有滋补类成分的中成药，否则将不利于感冒的恢复，故判定为联合用药不适宜。

3. **药师建议**　建议根据患者的实际情况补充"月经不调"的具体中医证型诊断，选用适合的药品；上呼吸道感染期间暂停服用八珍益母胶囊，感冒好转后再继续服用。

## （五）处方案例点评 2

处方 2：××××医院医疗保险处方　医保内处方

定点医疗机构编码：××××

| 科室名称：中医科 | 日期：×××× | 药物金额：×× | |
| 姓名：×× | 性别：女 | 年龄：29 岁 | 病历号：×× |

| 临床诊断： | R：药品名称和规格 | 单次用量 | 用法 | 频次 | 数量 |
| --- | --- | --- | --- | --- | --- |
| 痛经 | 八珍益母胶囊（0.28 克/粒） | 3 粒 | 口服 | 3 次/日 | 2 盒 |
| （气血两虚兼脾虚证） | 六君子丸（9 克/袋） | 1 袋 | 口服 | 2 次/日 | 2 盒 |
| | 医师签名：×× | | | | |

审核/调配签名：××　　　　　　核对/发药签名：××

1. 请遵医嘱用药；2. 请在窗口点清药品；3. 处方当日有效；4. 发出药品不予退换。

**1. 处方判定**　该处方属于用药不适宜处方中的重复用药。

**2. 处方分析**　八珍益母胶囊可益气养血、活血调经；六君子丸可补脾益气、燥湿化痰，适用于脾胃虚弱之食量不多、气虚痰多、腹胀便溏等。两药虽然在《医保目录》的不同功效亚类下，但均含有四君子汤成分党参、炒白术、茯苓、甘草，相同成分约占六君子丸的67%，足量联用属于重复用药。

**3. 药师建议**　根据处方的诊断，该患者痛经属气血两虚兼脾虚证，可单用八珍益母胶囊。

参考文献

［1］张伯礼. 中成药临床合理使用读本［M］. 北京：中医古籍出版社，2011：507.

［2］王琼琳. 八珍益母胶囊治疗药物流产后阴道出血70例［J］. 中国中医药现代远程教育，2016，14（3）：60-61.

［3］顾免澜. 八珍益母胶囊治疗"月经过少"的临床疗效分析［J］. 医疗装备，2016，29（1）：143-144.

［4］闫慧英. 八珍益母胶囊治疗药物流产后阴道出血疗效观察［J］. 基层医学论坛，2015，19（8）：1094-1095.

［5］夏理丹，单佳玲. 八珍益母胶囊在药物流产后阴道出血治疗中的应用［J］. 辽宁中医杂志，2015，42（4）：778-779.

［6］魏翠平. 八珍益母胶囊治疗药物流产后阴道出血75例疗效观察［J］. 中医药导报，2013，19（7）：111-112.

# 三、乌鸡白凤丸

## （一）组成特点

乌鸡白凤丸由乌鸡（去毛爪肠）、人参、黄芪、山药、熟地黄、当归、白芍、川芎、丹参、鹿角霜、鹿角胶、鳖甲（制）、生地黄、天冬、醋香附、银柴胡、芡实（炒）、桑螵蛸、牡蛎（煅）、甘草组成。方中重用乌鸡，补阴血、滋肝肾、清虚热，为君药。人参、黄芪、山药补气健脾；熟地黄、当归、白芍、川芎、丹参养血调经；鹿角霜、鹿角胶补肝肾，益精血；鳖甲、生地黄、天冬滋补阴液，清虚热。以上为臣药。香附疏肝理气、调经止痛，银柴胡清退虚热，芡实、桑螵蛸、牡蛎收敛固涩止带，共为佐药。甘草调和诸药，为使药。诸药配伍，共奏补气养血、调经止带之功。方中含有人参，服药期间不宜饮茶和食用萝卜，不宜同时服用藜芦、五灵脂、皂荚或其制剂。

## （二）功效特点

乌鸡白凤丸能够补气养血、调经止带，用于气血两虚之身体瘦弱、腰膝酸软、月经不调、不孕症、白带量多。对于排卵障碍性不孕症，可用本品进行中药周期治疗，卵泡期服乌鸡白凤丸 12～14 日促卵泡发育。本品亦可用于排卵期出血，在月经第 5 天开始服用，排卵期后停药。

## （三）使用特点

1. **规格**　1.2 克 /10 丸。

2. **用法用量**　口服，温黄酒或温开水送服，6 克 / 次，2 次 / 日。

3. **注意事项**　患者感冒期间不宜服用；崩漏属血热实证者不宜使用；服药后出血不减，或带下量仍多者，应请医师诊治。

## （四）处方案例点评 1

| 处方 1：××××医院医疗保险处方　医保内处方 | | | | | |
|---|---|---|---|---|---|
| 定点医疗机构编码：×××× | | | | | |
| 科室名称：全科 | | 日期：×××× | 药物金额：×× | | |
| 姓名：×× | | 性别：女 | 年龄：23 岁 | | 病历号：×× |
| **临床诊断：** | **R：药品名称和规格** | 单次用量 | 用法 | 频次 | 数量 |
| 月经不调 | 乌鸡白凤丸（1.2 克 /10 丸） | 50 丸 | 口服 | 2 次 / 日 | 2 盒 |
| 痛经 | 双黄连颗粒（5 克 / 袋） | 2 袋 | 口服 | 3 次 / 日 | 1 盒 |
| （气血两虚证） | | | | | |
| 上呼吸道感染 | | 医师签名：×× | | | |
| 审核 / 调配签名：×× | | 核对 / 发药签名：×× | | | |
| 1. 请遵医嘱用药；2. 请在窗口点清药品；3. 处方当日有效；4. 发出药品不予退换。 | | | | | |

1. **处方判定**　该处方属于用药不适宜处方中的联合用药不适宜。

2. **处方分析**　该患者感冒期间服用双黄连颗粒，不宜同时服用具有补气养血作用的乌鸡白凤丸，否则将不利于感冒的恢复，可判定为联合用药不适宜。

3. **药师建议**　建议感冒期间停用乌鸡白凤丸；感冒痊愈后，于月经第 5 天再开始服用乌鸡白凤丸，至排卵期停药。

## （五）处方案例点评 2

处方 2：××××医院医疗保险处方　医保内处方

定点医疗机构编码：××××

科室名称：全科　　　　　　日期：××××　　　　　药物金额：××

姓名：××　　　　　　　　性别：女　　　　　　　年龄：55 岁　　　　　病历号：××

| 临床诊断： | R：药品名称和规格 | 单次用量 | 用法 | 频次 | 数量 |
|---|---|---|---|---|---|
| 痛经 | 乌鸡白凤丸（1.2 克 /10 丸） | 50 丸 | 口服 | 2 次 / 日 | 2 盒 |
| 月经不调 | 艾附暖宫丸（9 克 / 丸） | 1 丸 | 口服 | 2 次 / 日 | 2 盒 |
| | 医师签名：×× | | | | |

审核 / 调配签名：××　　　　　　　核对 / 发药签名：××

1. 请遵医嘱用药；2. 请在窗口点清药品；3. 处方当日有效；4. 发出药品不予退换。

1. **处方判定**　该处方属于用药不适宜处方中的重复用药和不规范处方中的临床诊断书写不全。

2. **处方分析**　乌鸡白凤丸具有补气养血、调经止带的功效；艾附暖宫丸由艾叶（炭）、醋香附、吴茱萸（制）、肉桂、当归、川芎、白芍（酒炒）、地黄、黄芪（蜜炙）、续断组成，具有理气补血、暖宫调经的作用。两药都含有当归、白芍、川芎、黄芪、地黄、香附，重复药味占艾附暖宫丸的 60%，合用可判定为重复用药。处方中缺少中医诊断，可判定为临床诊断书写不全。

3. **药师建议**　建议补充中医证型诊断，若该患者属气血两虚，建议服用乌鸡白凤丸；若为血虚气滞，下焦虚寒，建议服用艾附暖宫丸。

## （六）处方案例点评 3

处方 3：××××医院医疗保险处方　医保内处方

定点医疗机构编码：××××

科室名称：全科　　　　　　日期：××××　　　　　药物金额：××

姓名：××　　　　　　　　性别：男　　　　　　　年龄：35 岁　　　　　病历号：××

| 临床诊断： | R：药品名称和规格 | 单次用量 | 用法 | 频次 | 数量 |
|---|---|---|---|---|---|
| 脱发 | 乌鸡白凤丸（1.2 克 /10 丸） | 50 丸 | 口服 | 2 次 / 日 | 2 盒 |
| （气血两虚证） | 医师签名：×× | | | | |

审核 / 调配签名：××　　　　　　　核对 / 发药签名：××

1. 请遵医嘱用药；2. 请在窗口点清药品；3. 处方当日有效；4. 发出药品不予退换。

1. **处方判定**　该处方属于合理处方。

2．**处方分析**　乌鸡白凤丸可补气养血、调经止带。有文献报道，将乌鸡白凤丸用于治疗男女性脱发属气血两虚兼郁火者，取得很好的疗效。处方中有气血两虚证的中医诊断，可视为合理处方。

3．**药师建议**　近年来中成药超说明书用药现象不断增多，处方点评、用药合理性评价亦随之出现更多的挑战，此类疗效确切并有大量研究支持的超说明书用药，可提出申请在医院备案，作为临床合理用药的支持。

## （七）合理用药提示

从说明书上看，乌鸡白凤丸是补气养血、用于治疗气血两虚的中成药，但实际上，乌鸡白凤丸的功效在于补肾。从组方药味看，鹿角胶、鳖甲、熟地黄、桑螵蛸、芡实都是补肾药，腰膝酸软以及妇女经、孕、产、带类疾病都离不开肾。而且，以乌鸡之黑入肾水，可增强补肾强肾之功。

**参考文献**

[1] 张伯礼. 中成药临床合理使用读本 [M]. 北京：中医古籍出版社. 2011：544.

[2] 姜玲玲，刘灿坤. 乌鸡白凤丸的药效与临床应用研究 [J]. 中医临床研究，2012，4（23）：31-35.

[3] 吴春芝，谷福根，刘红在. 乌鸡白凤丸的临床应用进展 [J]. 中国药业，2010，19（22）：88-91.

[4] 刘文选. 乌鸡白凤丸治疗脱发 1 例 [J]. 中国社区医师，2003，19（1）：38.

[5] 周密，郭海彬. 乌鸡白凤丸药理作用研究与临床应用概述 [J]. 中医药临床杂志，2017，29（5）：742-745.

# 四、女珍颗粒

## （一）组成特点

女珍颗粒由女贞子、墨旱莲、地黄、紫草、炒酸枣仁、柏子仁、钩藤、珍珠粉、茯苓、莲子心组成。方中女贞子益肝补肾，墨旱莲入肾补精，二者合用取二至丸之方义滋补肝肾，共为君药。酸枣仁、柏子仁宁心安神，莲子心清心安神，茯苓健脾宁心，共为臣药。珍珠粉、钩藤安神定志，清热平肝，为佐药。地黄、紫草具清热凉血、养阴生津之效，为使药。全方共奏滋肾宁心、养阴清热之功。

## （二）功效特点

女珍颗粒可滋肾、宁心，用于更年期综合征属肝肾阴虚、心肝火旺证者，可改善烘热汗出、五心烦热、头晕耳鸣、烦躁易怒、失眠心悸等情况。

## （三）使用特点

1. **规格** 6 克 / 袋。

2. **用法用量** 开水冲服，6 克 / 次，3 次 / 日。

3. **不良反应** 个别患者服药后出现谷丙转氨酶轻度升高。

4. **禁忌证** 服药期间忌食生冷、辛辣食物。

## （四）处方案例点评 1

| 处方 1：×××× 医院医疗保险处方　医保内处方 | | | | | |
|---|---|---|---|---|---|
| 定点医疗机构编码：×××× | | | | | |
| 科室名称：妇科 | | 日期：×××× | 药物金额：×× | | |
| 姓名：×× | | 性别：女 | 年龄：48 岁 | | 病历号：×× |
| **临床诊断：**<br>更年期综合征 | **R**：药品名称和规格<br>女珍颗粒（6 克 / 袋）<br>坤宝丸（5 克 / 袋） | 单次用量<br>1 袋<br>1 袋 | 用法<br>口服<br>口服 | 频次<br>3 次 / 日<br>2 次 / 日 | 数量<br>3 盒<br>2 盒 |
| | 医师签名：×× | | | | |
| 审核 / 调配签名：×× | | 核对 / 发药签名：×× | | | |
| 1. 请遵医嘱用药；2. 请在窗口点清药品；3. 处方当日有效；4. 发出药品不予退换。 | | | | | |

1. **处方判定** 该处方属于用药不适宜处方中的重复用药。

2. **处方分析** 坤宝丸功效为滋补肝肾、镇静安神、养血通络，药味组成包括酒女贞子、覆盆子、菟丝子、枸杞子、制何首乌、龟甲、地骨皮、南沙参、麦冬、炒酸枣仁、地黄、白芍、赤芍、当归、鸡血藤、珍珠母、石斛、菊花、墨旱莲、桑叶、白薇、知母、黄芩。两药中女贞子、墨旱莲、地黄、酸枣仁、珍珠母（粉）重复，重复药味占女贞颗粒的50%，且两药的君药重复。女珍颗粒滋补肝肾、清心安神，坤宝丸在滋补肝肾、清心安神的同时，兼有活血通络调经的功效；两药都属于清心安神剂，属《医保目录》同一功效亚类，处方中足量合用，可判定为重复用药。

3. **药师建议** 根据患者的具体症状，辨证选用其中一种即可。

## （五）处方案例点评 2

处方 2：××××医院医疗保险处方　医保内处方

定点医疗机构编码：××××

科室名称：妇科　　　　　　日期：××××　　　　　药物金额：××

姓名：××　　　　　　性别：女　　　　　　年龄：44 岁　　　　　病历号：××

| 临床诊断： | R：药品名称和规格 | 单次用量 | 用法 | 频次 | 数量 |
|---|---|---|---|---|---|
| 失眠 | 女珍颗粒（6 克/袋） | 1 袋 | 口服 | 3 次/日 | 2 盒 |
| 卵巢功能减退 | 安神补脑液（10 毫升/支） | 1 支 | 口服 | 2 次/日 | 1 盒 |
| | 医师签名：×× | | | | |

审核/调配签名：××　　　　　　　核对/发药签名：××

1. 请遵医嘱用药；2. 请在窗口点清药品；3. 处方当日有效；4. 发出药品不予退换。

1. **处方判定**　该处方属于用药不适宜处方中的联合用药不适宜和不规范处方中的临床诊断书写不全。

2. **处方分析**　虽然两药都有滋补肝肾、安神的功效，但成分各异，适用的中医证型亦不相同。女珍颗粒在滋补肝肾、宁心安神的同时，兼有清热凉血的功效，适用于女性更年期肝肾阴虚、心肝火旺的患者；安神补脑液在滋补肝肾、健脑安神的同时，兼有填精益气养血的功效，适用于肝肾阳虚、气血两亏的患者。两药适用的证型不同，且药性有寒热上的冲突，加之处方中缺少中医证型诊断，故判定为联合用药不适宜和临床诊断书写不全。

3. **药师建议**　44 岁女性患者，因卵巢功能减退兼有失眠，在未辨证的情况下，同时使用两种适用于不同证型的中成药，不适宜，建议区分证型后再用药。

### 参考文献

[1] 魏桂梅，张兰芳. 坤宝丸治疗妇女更年期综合征 42 例临床追踪观察 [J]. 中医临床研究，2015，7（26）：97，99.

[2] 于玲玲，王安翠. 安神补脑液的药理研究 [J]. 黑龙江科技信息，2012（7）：50.

[3] 国家药典委员会. 中华人民共和国药典临床用药须知：中药成方制剂卷 [M]. 北京：中国医药科技出版社，2017.

# 五、滋肾育胎丸

## （一）组成特点

滋肾育胎丸由熟地黄、人参、杜仲、制何首乌、枸杞子、阿胶（炒）、鹿角霜、巴戟天、菟丝子、桑寄生、续断、党参、白术、艾叶、砂仁组成。方中熟地黄滋阴养血、补精益髓，人参大补元气、益气健脾，杜仲补肝肾、养血安胎，共为君药。何首乌、枸杞子、阿胶补益肝肾，生精补血；鹿角霜、巴戟天补肾阳，益精血；菟丝子、桑寄生、续断补益肝肾，养血安胎；党参、白术益气健脾，滋生气血，有益气安胎之效。以上共为臣药。艾叶温经散寒、止血安胎，砂仁行气安胎，共为佐药。诸药配合，共奏补肾健脾、养血安胎之功。

### （二）功效特点

滋肾育胎丸功效为补肾健脾、益气培元、养血安胎、强壮身体，用于脾肾两虚或冲任不固所致的胎漏、胎动不安、胎滑，症见妊娠期阴道少量出血，伴气短乏力、食少纳差、小便频数、大便溏或少、脉沉细滑、腰膝酸软等。临床常用于防治习惯性流产、先兆性流产以及肝肾阴虚型月经不调。有文献报道，滋肾育胎丸对卵巢功能储备低下诸症均有明显的改善作用；联合黄体酮治疗先兆流产效果显著。

### （三）使用特点

1. **规格** 5克/袋；60克/瓶。

2. **用法用量** 口服，淡盐水或蜂蜜水送服，5克/次，3次/日。肝肾阴虚患者、服药后觉口干口苦者，可改用蜂蜜水送服。服药时间长短不一，有的服2~4盒见效，有的滑胎患者需服药1~3个月，以服药后临床症状消失为原则，但滑胎者一般均服至3个月后才逐渐停药。

3. **禁忌证** 感冒发热期间不宜使用。

4. **注意事项** 血热证者慎用；服药期间饮食宜清淡；不宜与藜芦、五灵脂同用；服用本品后忌食萝卜、薏苡仁、绿豆芽等。

### （四）处方案例点评1

| 处方1：××××医院医疗保险处方 医保内处方 | | | | | |
|---|---|---|---|---|---|
| 定点医疗机构编码：×××× | | | | | |
| 科室名称：妇科 | | 日期：×××× | | 药物金额：×× | |
| 姓名：×× | | 性别：女 | | 年龄：27岁 | 病历号：×× |
| **临床诊断：** | **R：药品名称和规格** | 单次用量 | 用法 | 频次 | 数量 |
| 月经不调 | 滋肾育胎丸（5克/袋） | 1袋 | 口服 | 3次/日 | 3盒 |
| 腰膝酸冷 | 右归丸（9克/丸） | 1丸 | 口服 | 3次/日 | 2盒 |
| | 医师签名：×× | | | | |
| 审核/调配签名：×× | | 核对/发药签名：×× | | | |
| 1. 请遵医嘱用药；2. 请在窗口点清药品；3. 处方当日有效；4. 发出药品不予退换。 | | | | | |

1. **处方判定**　该处方属于用药不适宜处方中的重复用药。

2. **处方分析**　滋肾育胎丸为妇科常用的扶正剂，功效为补肾健脾、益气培元、养血安胎。右归丸为温阳剂，功效为温补肾阳、填精止遗，临床上可用于肾阳不足所致的腰膝酸冷、精神不振等；右归丸的成分包括熟地黄、附子（炮附片）、肉桂、山药、山茱萸（酒炙）、菟丝子、鹿角胶、枸杞子、当归、杜仲（盐炒），其中熟地黄、菟丝子、鹿角胶（霜）、枸杞子、杜仲与滋肾育胎丸组成药味重复，且君药熟地黄重复。虽然两药在《医保目录》中不属于同一功效亚类，但滋肾育胎丸同样也有温补肾阳的功效，且两药多种药味重复，合用可判定为重复用药。

3. **药师建议**　27 岁女性患者因月经不调、腰膝酸冷，同时选用具有多种相同药味且功效相近的滋肾育胎丸和右归丸，为重复用药，建议只服用滋肾育胎丸即可。

## （五）处方案例点评 2

处方 2：××××医院医疗保险处方　医保内处方

定点医疗机构编码：××××

| 科室名称：妇科 | 日期：×××× | | 药物金额：×× | |
|---|---|---|---|---|
| 姓名：×× | 性别：女 | | 年龄：32 岁 | 病历号：×× |

| 临床诊断： | R：药品名称和规格 | 单次用量 | 用法 | 频次 | 数量 |
|---|---|---|---|---|---|
| 先兆流产 | 孕康颗粒（8 克/袋） | 1 袋 | 口服 | 2 次/日 | 1 盒 |
| | 滋肾育胎丸（5 克/袋） | 1 袋 | 口服 | 3 次/日 | 3 盒 |
| | 医师签名：×× | | | | |

审核/调配签名：××　　　　　　　　核对/发药签名：××

1. 请遵医嘱用药；2. 请在窗口点清药品；3. 处方当日有效；4. 发出药品不予退换。

1. **处方判定**　该处方属于用药不适宜处方中的重复用药。

2. **处方分析**　滋肾育胎丸功效为补肾健脾、益气培元、养血安胎；孕康颗粒功效为健脾固肾、养血安胎，成分包括山药、续断、黄芪、当归、狗脊（去毛）、菟丝子、桑寄生、盐杜仲、补骨脂、党参、茯苓、炒白术、阿胶、地黄、山茱萸、枸杞子、乌梅、白芍、砂仁、益智、苎麻根、黄芩、艾叶。两药均属于妇科常用的扶正剂，在《医保目录》中属于同一功效亚类，且组成成分多有重复，如续断、菟丝子、桑寄生、杜仲、党参、白术、阿胶、地黄、枸杞子、砂仁、艾叶，相同药味约占滋肾育胎丸的 73%，两药合用可判定为重复用药。

3. **药师建议**　32 岁女性患者因先兆流产选用孕康颗粒、滋肾育胎丸两种功效相似且含有多种相同药味的中成药，为重复用药，建议选用其中一种即可。

参考文献

［1］闫晓彤，齐聪. 滋肾育胎丸临床应用及作用机制研究进展［J］. 上海中医药杂志，2016，50（8）：98-100.

［2］范红梅，王静. 滋肾育胎丸治疗先兆流产的临床效果观察［J］. 海峡药学，2017，29（5）：97-98.

［3］庞震苗，梁菁，钟秀驰，等. 滋肾育胎丸治疗卵巢储备功能下降300例临床研究［J］. 中国中医药现代远程教育，2017，15（24）：43-45.

［4］李周源，曹毅. 孕康口服液治疗先兆性流产和习惯性流产临床观察［J］. 中国性科学，2016，25（2）：122-124.

［5］夏丽君，刘文之，费美智. 滋肾育胎丸、黄体酮联合治疗先兆流产疗效观察［J］. 青岛医药卫生，2016，48（6）：447-449.

［6］国家药典委员会. 中华人民共和国药典临床用药须知：中药成方制剂卷［M］. 北京：中国医药科技出版社，2017.

# 第四节　消肿散结剂

## 一、桂枝茯苓丸

### （一）组成特点

桂枝茯苓丸由桂枝、茯苓、牡丹皮、赤芍、桃仁组成。方中桂枝味辛甘，性温，可温通经脉、行滞化瘀，为君药。桃仁味苦，善泄血滞、破恶血、消癥瘕；牡丹皮味微苦，性微寒，能散血行瘀、凉血清热；赤芍味苦酸，性微寒，和血养血，使瘀消而不伤正。三味共为臣药。茯苓健脾渗湿、以资化源，为佐药。诸药合用，共奏活血、化瘀、消癥之功。

### （二）功效特点

桂枝茯苓丸能够活血、化瘀、消癥，用于妇人宿有癥块或血瘀经闭、行经腹痛、产后恶露不尽，以及西医之子宫肌瘤、盆腔炎性包块、痛经、子宫内膜异位症、卵巢囊肿见上述证候者。

## （三）使用特点

1. **规格** 1.5 克 /10 丸。

2. **用法用量** 宜饭后服，9 丸 / 次，1～2 次 / 日。经期及经后 3 日停用，3 个月为一个疗程。

3. **禁忌证** 孕妇禁用。体弱、阴道出血量多者慎用。

## （四）处方案例点评 1

处方 1：××××医院医疗保险处方 医保内处方

定点医疗机构编码：××××

| 科室名称：中医科 | 日期：×××× | | 药物金额：×× | | | |
|---|---|---|---|---|---|---|
| 姓名：×× | 性别：女 | | 年龄：58 岁 | | 病历号：×× | |
| **临床诊断：** | **R：药品名称和规格** | 单次用量 | 用法 | 频次 | 数量 | |
| 盆腔炎 | 桂枝茯苓丸（1.5 克 /10 丸） | 9 丸 | 口服 | 3 次 / 日 | 2 盒 | |
| （气虚血瘀证） | 六君子丸（9 克 / 袋） | 1 袋 | 口服 | 2 次 / 日 | 2 盒 | |
| | 医师签名：×× | | | | | |

审核 / 调配签名：×× 　　　　　　核对 / 发药签名：××

1. 请遵医嘱用药；2. 请在窗口点清药品；3. 处方当日有效；4. 发出药品不予退换。

1. **处方判定** 该处方属于用药不适宜处方中的用法用量不适宜。

2. **处方分析** 桂枝茯苓丸能够活血、化瘀、消癥，六君子丸可补脾益气、燥湿化痰，二药合用治疗气虚血瘀型盆腔炎属药证相符。桂枝茯苓丸的说明书用量为 9 丸 / 次，1～2 次 / 日；该处方用量为 9 丸 / 次，3 次 / 日，属于用法用量不适宜。

3. **药师建议** 建议将桂枝茯苓丸的用量改为 9 丸 / 次，1～2 次 / 日。

## （五）处方案例点评 2

处方 2：××××医院医疗保险处方 医保内处方

定点医疗机构编码：××××

| 科室名称：中医科 | 日期：×××× | | 药物金额：×× | | | |
|---|---|---|---|---|---|---|
| 姓名：×× | 性别：男 | | 年龄：68 岁 | | 病历号：×× | |
| **临床诊断：** | **R：药品名称和规格** | 单次用量 | 用法 | 频次 | 数量 | |
| 前列腺炎 | 桂枝茯苓丸（1.5 克 /10 丸） | 9 丸 | 口服 | 2 次 / 日 | 2 盒 | |
| （肾阳虚兼血瘀证） | 金匮肾气丸（6 克 / 丸） | 1 丸 | 口服 | 2 次 / 日 | 2 盒 | |
| | 医师签名：×× | | | | | |

审核 / 调配签名：×× 　　　　　　核对 / 发药签名：××

1. 请遵医嘱用药；2. 请在窗口点清药品；3. 处方当日有效；4. 发出药品不予退换。

1. **处方判定** 该处方属于合理处方。

2. **处方分析** 桂枝茯苓丸具有活血、化瘀、消癥的功效；金匮肾气丸由地黄、山药、山茱萸（酒炙）、茯苓、牡丹皮、泽泻、桂枝、附子（炙）、牛膝（去头）、车前子（盐炙）组成，能够温补肾阳、化气行水。该处方诊断为肾阳虚兼血瘀证，二药合用能够覆盖全部病证类型，可判定为合理处方。

3. **药师建议** 桂枝茯苓丸一般用于妇科，虽然有用于前列腺增生的报道，但仍为超说明书用药，建议医师提出申请在医院备案，作为临床合理用药的支持。该方中桂枝茯苓丸联合金匮肾气丸用于老年男性患者前列腺炎肾阳虚证，可认为是合理处方。

**参考文献**

［1］张伯礼. 中成药临床合理使用读本［M］. 北京：中医古籍出版社，2011：532.

［2］李英，曹雪琴，朱荫莲. 桂枝茯苓丸治疗宫内节育器（IUD）导致子宫异常出血的临床效果［J］. 内蒙古中医药，2015，8（15）：15.

［3］戴西湖. 桂枝茯苓丸治疗前列腺增生症［J］. 中国临床医师，2014，42（3）：80-82.

［4］王成，范先枝. 桂枝茯苓丸治疗前列腺增生症62例临床报告［J］. 齐齐哈尔医学院学报，2017，30（17）：2142.

# 二、小金丸

## （一）组成特点

小金丸由制草乌、地龙、木鳖子（去壳去油）、酒当归、五灵脂（醋炒）、乳香（制）、没药（制）、枫香脂、香墨、人工麝香组成。方中制草乌温经散寒，通络祛湿，为君药。地龙活血通经，木鳖子消痰散结，当归、五灵脂、乳香、没药活血散瘀，共为臣药。枫香脂、香墨消肿解毒，人工麝香辛香走窜，可温经通络、解毒止痛，三者共为佐药。诸药合用，共奏散结消肿、化瘀止痛之功。

## （二）功效特点

小金丸能够散结消肿、化瘀止痛。用于痰气凝滞所致的瘰疬、瘿瘤（如甲状腺腺瘤、结节性甲状腺肿）、乳岩、乳癖，症见肌肤或肌肤下肿块一处或数处，推之能动；或骨及骨关节肿大，皮色不变，肿硬作痛。有文献报道，小金丸可联合雾化吸入或穴位注射治疗声带小结，以及男性阴茎硬结症、慢性附睾炎、慢性睾丸痛。小金丸亦可联合阿昔洛韦片治疗带状疱疹。

（三）使用特点

1. **规格**　0.6 克/10 丸。

2. **用法用量**　打碎后口服，1.2～3 克/次，2 次/日。小儿酌减。

3. **不良反应**　有文献报道，小金丸可引起严重皮肤过敏反应、鼻衄、腹泻、肝胆功能异常、腹痛。

4. **注意事项**　孕妇禁用，脾胃虚弱、疮疡阳证者慎用，不宜长期服用。

（四）处方案例点评 1

| 处方 1：××××医院医疗保险处方　医保内处方 | | | | | |
|---|---|---|---|---|---|
| 定点医疗机构编码：×××× | | | | | |
| 科室名称：全科 | 日期：×××× | | 药物金额：×× | | |
| 姓名：×× | 性别：女 | | 年龄：35 岁 | | 病历号：×× |
| **临床诊断：**<br>乳腺结节<br>（肝胃不和证） | **R：药品名称和规格** | 单次用量 | 用法 | 频次 | 数量 |
| | 小金丸（0.6 克/10 丸） | 40 丸 | 口服 | 2 次/日 | 2 盒 |
| | 舒肝平胃丸（0.6 克/10 丸） | 75 丸 | 口服 | 2 次/日 | 1 盒 |
| | 医师签名：×× | | | | |
| 审核/调配签名：×× | | 核对/发药签名：×× | | | |
| 1. 请遵医嘱用药；2. 请在窗口点清药品；3. 处方当日有效；4. 发出药品不予退换。 | | | | | |

1. **处方判定**　该处方属于用药不适宜处方中的联合用药不适宜。

2. **处方分析**　舒肝平胃丸由姜厚朴、陈皮、枳壳（麸炒）、法半夏、苍术、甘草（蜜炙）、焦槟榔组成，能够疏肝消滞，其中含有的法半夏，反小金丸中的制草乌，两药存在配伍禁忌，不宜合用，该处方属于联合用药不适宜，医师应注意。

3. **药师建议**　建议改用具有疏肝解郁作用的舒肝和胃丸代替舒肝平胃丸。

（五）处方案例点评 2

| 处方 2：××××医院医疗保险处方　医保内处方 | | | | | |
|---|---|---|---|---|---|
| 定点医疗机构编码：×××× | | | | | |
| 科室名称：全科 | 日期：×××× | | 药物金额：×× | | |
| 姓名：×× | 性别：男 | | 年龄：49 岁 | | 病历号：×× |
| **临床诊断：**<br>风寒湿痹证 | **R：药品名称和规格** | 单次用量 | 用法 | 频次 | 数量 |
| | 小金丸（0.6 克/10 丸） | 50 丸 | 口服 | 2 次/日 | 7 盒 |
| | 虎力散片（0.5 克/粒） | 2 粒 | 口服 | 2 次/日 | 2 盒 |
| | 医师签名：×× | | | | |
| 审核/调配签名：×× | | 核对/发药签名：×× | | | |
| 1. 请遵医嘱用药；2. 请在窗口点清药品；3. 处方当日有效；4. 发出药品不予退换。 | | | | | |

1. **处方判定** 该处方属于用药不适宜处方中的重复用药。

2. **处方分析** 小金丸由制草乌、地龙、木鳖子（去壳去油）、酒当归、醋五灵脂、制乳香、制没药等组成；虎力散胶囊由制草乌、白云参、三七、断节参组成。二者都能散结消肿、化瘀止痛，均含有毒性中药制草乌，且处方中两药的用量均为说明书的日最大剂量，存在较高的乌头碱中毒风险，合用可判定为重复用药。

3. **药师建议** 该患者诊断为寒湿痹证，建议只服用虎力散片。虎力散片中含有制草乌，不建议长期服用。

**参考文献**

［1］卢艳. 小金丸治疗男性乳房异常发育症合并乳腺炎1例［C］// 中国中药杂志编辑部中国中药杂志2015/专集：基层医疗机构从业人员科技论文写作培训会议论文集. 北京：中国中药杂志社，2016.

［2］王亚琴，任飞燕. 小金丸联合雾化吸入治疗早期声带小结48例疗效观察［J］. 湖南中医杂志，2016，32（9）：74–75.

［3］苏珊珊. 小金丸合穴位注射治疗声带小结50例疗效观察［J］. 新疆中医药，2016，34（1）：20–21.

［4］孙哲，张淑杰，常宝忠. 小金胶囊治疗慢性附睾炎24例［J］. 中国民间疗法，2010，18（5）：38.

［5］吉庆，曾庆琪，沈建平. 小金丸治疗慢性睾丸痛的效果观察［J］. 当代医药论丛，2017，15（220）：16–17.

［6］杨乃芳. 小金丸联合阿昔洛韦片治疗带状疱疹疗效观察［J］. 贵阳中医学院学报，2017，39（2）：58–60.

［7］张朝晖. 小金丸联合加巴喷丁治疗带状疱疹后遗神经痛疗效观察［J］. 中国实用神经疾病杂志，2017，3（20）：31–35.

［8］王磊，潘胡丹，白彦萍. 小金丸引起急性泛发性发疹样脓疱病1例［J］. 中国皮肤性病学杂志，2014，28（8）：870.

［9］杨志成. 小金片致腹部疼痛1例［J］. 中南药学，2017，15（11）：1663.

# 三、止痛化癥胶囊

## （一）组成特点

止痛化癥胶囊由党参、炙黄芪、当归、鸡血藤、炒白术、山药、芡实、丹参、延胡索、三棱、莪术、土鳖虫、蜈蚣、全蝎、川楝子、鱼腥草、北败酱、炮姜、肉桂组成。方中党参、黄芪补中益气，助气血生化；当归、鸡血藤活血养血，调经止痛。四者共为君药。白术、山药、芡实补脾益气；丹参、延胡索、三棱、莪术、土鳖虫、蜈蚣、全蝎活血化瘀，搜风通络，散结止痛。以上共为臣药。川楝子行气散结止痛；鱼腥草、北败酱清热解毒，消除潜在邪毒；炮姜与肉桂为伍，温通经脉，鼓舞气血运行。以上并为佐药。诸药合用，共奏益气活血、散结止痛之功。

## （二）功效特点

止痛化癥胶囊功效为益气活血、散结止痛，临床常用于气虚血瘀所致的月经不调、痛经、癥瘕，症见行经后错、经量少、有血块、经行小腹疼痛、腹有癥块、神疲肢倦、头晕心悸、皮肤不润等。亦用于西医之慢性盆腔炎、子宫肌瘤以及子宫内膜异位症见上述证候者。有文献报道，止痛化癥胶囊联合抗生素治疗慢性盆腔炎气虚血瘀证，可有效改善患者的下腹痛、腰骶痛、带下等症状，控制炎症反应，缓解血液高凝状态，较单用抗生素效果显著。

## （三）使用特点

1. **规格** 0.3 克 / 粒。

2. **用法用量** 口服，4~6 粒 / 次，2~3 次 / 日。

3. **禁忌证** 孕妇禁用；服药期间忌食生冷食物。

4. **注意事项** 单纯气血不足所致月经失调、痛经慎用；不宜与藜芦、芒硝、玄明粉、赤石脂同用。组方中含有毒性成分蜈蚣、全蝎、土鳖虫、川楝子，应严格遵照说明书用法用量服用，不宜超量或久服。

## （四）处方案例点评 1

<table>
<tr><td colspan="6" align="center">处方 1：×××× 医院医疗保险处方 医保内处方</td></tr>
<tr><td colspan="6">定点医疗机构编码：××××</td></tr>
<tr><td colspan="3">科室名称：妇科     日期：××××     药物金额：××</td><td colspan="3"></td></tr>
<tr><td colspan="3">姓名：××     性别：女     年龄：29 岁</td><td colspan="3">病历号：××</td></tr>
<tr><td>**临床诊断：**</td><td>**R：药品名称和规格**</td><td>单次用量</td><td>用法</td><td>频次</td><td>数量</td></tr>
<tr><td>盆腔炎</td><td>止痛化癥胶囊（0.3 克 / 粒）</td><td>6 粒</td><td>口服</td><td>3 次 / 日</td><td>2 盒</td></tr>
<tr><td>贫血</td><td>当归补血口服液（10 毫升 / 支）</td><td>1 支</td><td>口服</td><td>2 次 / 日</td><td>1 盒</td></tr>
<tr><td>慢性胃炎</td><td>胃康胶囊（0.3 克 / 粒）</td><td>4 粒</td><td>口服</td><td>3 次 / 日</td><td>2 盒</td></tr>
<tr><td colspan="6" align="center">医师签名：××</td></tr>
<tr><td colspan="6">审核 / 调配签名：××       核对 / 发药签名：××</td></tr>
<tr><td colspan="6">1. 请遵医嘱用药；2. 请在窗口点清药品；3. 处方当日有效；4. 发出药品不予退换。</td></tr>
</table>

1. **处方判定** 该处方属于用药不适宜处方中的重复用药和联合用药不适宜，以及用药

不规范处方中的临床诊断书写不全。

2. **处方分析** 止痛化癥胶囊中含有毒性成分蜈蚣、全蝎、土鳖虫，使用时应明确患者的中医病证分型。止痛化癥胶囊功效为益气活血、散结止痛，用于气虚血瘀所致的妇科诸证。当归补血口服液功效为补养气血，用于气血两虚证，由当归、黄芪组成，止痛化癥胶囊的成分完全包含当归补血口服液的成分，两药合用可判定为重复用药。胃康胶囊含有白及、海螵蛸、香附、黄芪、白芍、三七、鸡内金、鸡蛋壳（炒焦）、乳香、没药等，全方以行气活血兼止血为主，主要用于气滞血瘀所致的消化道溃疡出血，说明书明确提示脾胃虚弱者慎用。所以，如果患者确为气血两虚型贫血患者且有胃部疾病，则不适合用胃康胶囊。

3. **药师建议** 首先应避免重复用药，不宜选用成分完全被止痛化癥胶囊包含的当归补血口服液。其次应区分证型，建议补充中医证型诊断，如果患者存在气虚的情况，则不应服用胃康胶囊。

### （五）处方案例点评 2

处方 2：××××医院医疗保险处方　医保内处方

定点医疗机构编码：××××

| 科室名称：妇科 | 日期：×××× | | 药物金额：×× | | |
| 姓名：×× | 性别：女 | | 年龄：48 岁 | | 病历号：×× |
| **临床诊断：**慢性盆腔炎附件炎性包块 | **R：**药品名称和规格止痛化癥胶囊（0.3 克/粒）医师签名：×× | 单次用量8 粒 | 用法口服 | 频次3 次/日 | 数量2 盒 |

审核/调配签名：××　　　　　核对/发药签名：××

1. 请遵医嘱用药；2. 请在窗口点清药品；3. 处方当日有效；4. 发出药品不予退换。

1. **处方判定** 该处方属于用药不适宜处方中的用法用量不适宜和不规范处方中的临床诊断书写不全。

2. **处方分析** 止痛化癥胶囊说明书用量为 4~6 粒/次，2~3 次/日，该处方用量为 8 粒/次，3 次/日，超过说明书的每日最大用量。止痛化癥胶囊含有多种毒性成分，包括蜈蚣、全蝎、土鳖虫和川楝子，超量服用可增加不良反应的发生概率和中毒风险，应避免超量，且使用时应明确患者的中医病证分型。

3. **药师建议** 48 岁女性患者因慢性盆腔炎、附件炎性包快选用止痛化癥胶囊治疗，适应证较准确，但处方用量为 8 粒/次，3 次/日，超过说明书的最大剂量，可能增加不良反应发生概率和中毒的风险，建议严格遵照说明书用量服用。

**参考文献**

[1] 王敏. 止痛化癥胶囊治疗原发性痛经 22 例临床疗效观察 [J]. 中国民族民间医药，2014（9）：34.

[2] 朱建波，顾红红. 止痛化癥胶囊联合抗生素治疗慢性盆腔炎临床观察 [J]. 新中医，2017，49（4）：97-100.

[3] 张祖芳. 止痛化症胶囊治疗子宫内膜异位症 36 例观察 [J]. 时珍国医国药，2003，14（11）：686.

[4] 傅海江，吴静南. 胃康胶囊联合西药治疗慢性胃炎气滞血瘀证临床观察 [J]. 新中医，2015，47（12）：56-58.

[5] 国家药典委员会. 中华人民共和国药典临床用药须知：中药成方制剂卷 [M]. 北京：中国医药科技出版社，2017.

# 四、乳癖散结颗粒

## （一）组成特点

乳癖散结颗粒由夏枯草、川芎（酒炙）、僵蚕（麸炒）、鳖甲（醋制）、柴胡（醋制）、赤芍（酒炙）、玫瑰花、莪术（醋制）、当归（酒炙）、延胡索（醋制）、牡蛎组成。方中夏枯草清肝散结；川芎、玫瑰花、莪术行气开郁；僵蚕化痰散结；鳖甲散结消癥；柴胡疏肝解郁；赤芍散瘀止痛；当归补血活血调经；延胡索散瘀理气止痛；牡蛎软坚散结。全方具有行气活血、软坚散结、消肿止痛的功效。

## （二）功效特点

乳癖散结颗粒的功效为行气活血、软坚散结，临床常用于气滞血瘀所致的乳癖，症见乳房疼痛、乳房肿块、烦躁易怒、胸胁胀满等。临床观察发现，乳癖散结胶囊能快速有效缓解因气滞血瘀导致的乳腺增生性乳痛症，服药 1 周后疼痛可明显缓解，肿块缩小。

## （三）使用特点

1. **规格**　4 克 / 袋。

2. **用法用量**　开水冲服，4 克 / 次，3 次 / 日，45 日为一疗程；或遵医嘱。

3. **不良反应**　偶见口干、恶心、便秘，一般不影响继续治疗，必要时对症处理。

4. **注意事项**　必须在明确诊断、排除乳腺恶性肿瘤后方可使用。月经期慎服；孕妇忌服；不宜与藜芦同用。

## （四）处方案例点评 1

处方 1：××× 医院医疗保险处方　医保内处方

定点医疗机构编码：××××

科室名称：妇科　　　　日期：×××　　　　药物金额：××

姓名：××　　　　　　性别：女　　　　　年龄：30 岁　　　　　　　　病历号：××

| 临床诊断：<br>乳腺增生 | R：药品名称和规格 | 单次用量 | 用法 | 频次 | 数量 |
|---|---|---|---|---|---|
| | 乳癖散结颗粒（4 克 / 袋） | 1 袋 | 口服 | 3 次 / 日 | 2 盒 |
| | 夏枯草片（0.51 克 / 片） | 6 片 | 口服 | 2 次 / 日 | 2 盒 |
| | 医师签名：×× | | | | |

审核 / 调配签名：××　　　　　　核对 / 发药签名：××

1. 请遵医嘱用药；2. 请在窗口点清药品；3. 处方当日有效；4. 发出药品不予退换。

1. **处方判定**　该处方属于用药不适宜处方中的重复用药以及不规范处方的临床诊断书写不全。

2. **处方分析**　乳癖散结颗粒组方中夏枯草为君药，是该药的主要成分之一；夏枯草片由单一成分夏枯草制成，功效为清火、散结、消肿。无论功效还是成分，前者均覆盖后者，且处方中两药用量均为说明书的日最大剂量，合用可判定为重复用药。

3. **药师建议**　28 岁女性患者因乳腺增生，选用单一成分的夏枯草片和主要成分为夏枯草的乳癖散结颗粒，用药重复，建议辨证后选择适宜药品。如果该患者是气滞血瘀引起的乳腺增生，可选用乳癖散结颗粒；如果气滞血瘀证的症状不明显，选用夏枯草片即可。

## （五）处方案例点评 2

处方 2：××× 医院医疗保险处方　医保内处方

定点医疗机构编码：××××

科室名称：妇科　　　　日期：×××　　　　药物金额：××

姓名：××　　　　　　性别：女　　　　　年龄：28 岁　　　　　　　　病历号：××

| 临床诊断：<br>乳腺增生<br>月经不调 | R：药品名称和规格 | 单次用量 | 用法 | 频次 | 数量 |
|---|---|---|---|---|---|
| | 乳癖散结颗粒（4 克 / 袋） | 2 袋 | 口服 | 3 次 / 日 | 2 盒 |
| | 加味逍遥丸（6 克 /100 粒） | 100 粒 | 口服 | 2 次 / 日 | 1 盒 |
| | 医师签名：×× | | | | |

审核 / 调配签名：××　　　　　　核对 / 发药签名：××

1. 请遵医嘱用药；2. 请在窗口点清药品；3. 处方当日有效；4. 发出药品不予退换。

1. **处方判定**　该处方属于用药不适宜处方中的用法用量不适宜和重复用药。

2. **处方分析**　乳癖散结颗粒的说明书用法用量为 4 克 / 次，3 次 / 日，本处方用量为

8克/次，3次/日，超过说明书日最大剂量，可判定为用法用量不适宜。乳癖散结颗粒的成分中含有延胡索，而《北京地区基层医疗机构中成药处方点评共识报告（2018版）》中提出，延胡索具有较明确的肝损伤作用，含有该成分的中成药应严格控制用法用量，不宜超量服用。乳癖散结颗粒功效为行气活血、软坚散结，用于治疗气滞血瘀引起的乳腺增生；加味逍遥丸功效为疏肝清热、健脾养血，用于肝郁血虚、肝脾不和之头晕目眩等，成分包括柴胡、当归、白芍、白术（麸炒）、茯苓、甘草、牡丹皮、栀子（姜炙）、薄荷，其中柴胡、当归与乳癖散结颗粒的组成部分重复。两药虽然属于《医保目录》的不同功效亚类，但从乳癖散结颗粒的组方来看，该药也有清肝解郁、活血散瘀的功效特点，因此与加味逍遥丸合用可判定为重复用药。

**3. 药师建议** 28岁女性患者因乳腺增生、月经不调，选用乳癖散结颗粒，且超量服用，不适宜，应严格按照说明书用法用量服用。乳癖散结颗粒本身具有清肝解郁、活血调经的功效，不宜再合用具有相近功效的加味逍遥丸，以避免重复用药。

**参考文献**

[1] 高翔，宫文博，李瑞青，等. 乳癖散结胶囊治疗气滞血瘀型乳腺增生病乳痛症52例临床观察 [J]. 中国医药指南，2017，15（11）：203.

[2] 宋冬梅，韦红. 乳癖散结胶囊治疗乳腺增生症疗效回顾性分析 [J]. 中国药师，2013，16（9）：1405-1407.

[3] 赵南义，刘卓志，张礼宪，等. 夏枯草治疗乳腺增生症的临床及超声观察 [J]. 现代中西医结合杂志，2007，16（20）：2843-2844.

[4] 崔妍，龚瑾. 右归胶囊治疗肾阳虚型不孕症临床观察 [J]. 山西中医，2013，29（9）：19-20，22.

[5] 国家药典委员会. 中华人民共和国药典临床用药须知：中药成方制剂卷 [M]. 北京：中国医药科技出版社，2017.

# 第五章　儿科中成药

## 第一节　解表剂

### 一、柴黄颗粒

#### （一）组成特点

柴黄颗粒由柴胡、黄芩组成。柴胡味辛、苦，性微寒，有和解退热之功，为君药；黄芩苦寒，长于清肺热，为臣药。两药合用，共达清热解毒之效。本品含黄芩，不宜与酶制剂（胃蛋白酶、胰酶、淀粉酶等）同用。

#### （二）功效特点

柴黄颗粒能够清解风热、和解肝胆郁热，临床上适用于轻型或中型风热感冒引起的发热、周身不适、头痛目眩、咽喉痛，以及西医之上呼吸道感染见上述证候者，并可用于乙型肝炎而见寒热往来、口苦咽干等症者。

#### （三）使用特点

1. **规格**　4克/袋。
2. **用法用量**　口服，4克/次，2次/日。
3. **禁忌证**　脾胃虚寒者忌服。糖尿病患者禁服。服药期间忌服滋补性中药。
4. **注意事项**　风寒感冒者慎用。孕妇慎用。

## （四）处方案例点评1

处方1：××××医院医疗保险处方　医保内处方

定点医疗机构编码：××××

科室名称：儿科　　　　　　日期：××××　　　　　药物金额：××

姓名：××　　　　　　　　性别：男　　　　　　年龄：6岁5个月15天　病历号：××

| 临床诊断： | R：药品名称和规格 | 单次用量 | 用法 | 频次 | 数量 |
|---|---|---|---|---|---|
| 上呼吸道感染 | 柴黄颗粒（4克/袋） | 1.5袋 | 口服 | 3次/日 | 1盒 |
| 咽炎 | 医师签名：×× | | | | |

审核/调配签名：××　　　　　　　核对/发药签名：××

1. 请遵医嘱用药；2. 请在窗口点清药品；3. 处方当日有效；4. 发出药品不予退换。

1. **处方判定**　该处方属于用药不适宜处方中的用法用量不适宜。

2. **处方分析**　因该药品说明书中无儿童用法用量信息，需要根据年龄或体重进行经验性减量。但处方中用量为6克/次，3次/日，超出说明书用量，因此该处方属于用药不适宜处方中的用法用量不适宜。

3. **药师建议**　在临床使用中，需要根据患者的实际情况来确定用药剂量，若药品说明书中无儿童用药信息，建议参照《中华人民共和国药典临床用药须知》中成药的用法用量"小儿用药剂量要适当减少，一般情况下3岁以内服1/4成人量，3~5岁的可服1/3成人量，5~10岁的可服1/2成人量，10岁以上可与成人量相差不大或遵医嘱"。该患儿6岁5个月15天，建议用量：2克/次，2次/日。

## （五）处方案例点评2

处方2：××××医院医疗保险处方　医保内处方

定点医疗机构编码：××××

科室名称：儿科　　　　　　日期：××××　　　　　药物金额：××

姓名：××　　　　　　　　性别：女　　　　　　年龄：7岁6个月22天　病历号：××

| 临床诊断： | R：药品名称和规格 | 单次用量 | 用法 | 频次 | 数量 |
|---|---|---|---|---|---|
| 鼻窦炎 | 柴黄颗粒（4克/袋） | 1袋 | 口服 | 2次/日 | 1盒 |
| | 医师签名：×× | | | | |

审核/调配签名：××　　　　　　　核对/发药签名：××

1. 请遵医嘱用药；2. 请在窗口点清药品；3. 处方当日有效；4. 发出药品不予退换。

1. **处方判定**　该处方属于用药不适宜处方中的适应证不适宜。

2. **处方分析**　柴黄颗粒的功效为清热解表，多用于上呼吸道感染，并无宣通鼻窍之功。故判定为用药不适宜处方中的适应证不适宜。

3. **药师建议** 若患儿被诊断为鼻窦炎、鼻炎等，可选用通窍鼻炎颗粒、鼻渊通窍颗粒等中成药，两种中成药说明书中均有儿童用法用量信息。其中通窍鼻炎颗粒儿童用法用量：开水冲服，3 次 / 日，4 周为 1 个疗程。其中，6 个月 ~ 2 岁，0.6 克 / 次；3 ~ 5 岁，0.6 ~ 1 克 / 次；6 岁及以上，2 克 / 次。鼻渊通窍颗粒儿童用法用量：开水冲服，3 次 / 日，10 日为 1 疗程。其中，0 ~ 2 岁，7.5 克 / 次；3 ~ 12 岁，15 克 / 次。

参考文献

[1] 梅全喜. 新编中成药合理应用手册 [M]. 北京：人民卫生出版社，2012：74.

[2] 冷方南. 中国基本中成药：二部 [M]. 北京：人民军医出版社，2011：28.

[3] 王峥，张利娟，董丽群. 不同剂量柴黄颗粒治疗小儿急性上呼吸道感染风热证退热效果观察 [J]. 中国实用儿科杂志，2012，27（7）：533-536.

# 二、小儿柴桂退热颗粒

## （一）组成特点

小儿柴桂退热颗粒由柴胡、桂枝、葛根、浮萍、黄芩、白芍、蝉蜕组成。方中柴胡、桂枝发汗解表，共为君药。葛根、浮萍解肌透表，共为臣药。白芍敛阴和营，以防柴胡、桂枝发汗太过而伤阴；黄芩清表里之热；蝉蜕疏散风热、清热利咽，共为佐药。诸药相配，共奏发汗解表、清里退热之功。本品含有白芍，不宜与藜芦同用。

## （二）功效特点

小儿柴桂退热颗粒功效为发汗解表、清里退热，用于小儿外感发热，症见发热、头身痛、流涕、口渴、咽红、咳嗽、便干。现代临床常用于治疗小儿急性上呼吸道感染。另有文献报道，本品还可用于治疗小儿手足口病、疱疹性咽峡炎。

## （三）使用特点

1. **规格** 5 克 / 袋。

2. **用法用量** 开水冲服，4 次 / 日，3 日为 1 个疗程。0 ~ 1 岁，2.5 克 / 次；2 ~ 3 岁，5 克 / 次；4 ~ 6 岁，7.5 克 / 次；7 ~ 14 岁，10 克 / 次。

## （四）处方案例点评 1

处方 1：××××医院医疗保险处方　医保内处方

定点医疗机构编码：××××

科室名称：儿科　　　　　日期：××××　　　　　药物金额：××

姓名：××　　　　　　　性别：男　　　　　年龄：3 岁 5 个月 7 天　　　病历号：××

| 临床诊断：<br>急性上呼吸道感染 | R：药品名称和规格<br>小儿柴桂退热颗粒（5 克 / 袋）<br>医师签名：×× | 单次用量<br>2 袋 | 用法<br>口服 | 频次<br>4 次 / 日 | 数量<br>1 盒 |
| --- | --- | --- | --- | --- | --- |

审核 / 调配签名：××　　　　　核对 / 发药签名：××

1. 请遵医嘱用药；2. 请在窗口点清药品；3. 处方当日有效；4. 发出药品不予退换。

1. **处方判定**　该处方属于用药不适宜处方中的用法用量不适宜。

2. **处方分析**　小儿上呼吸道感染主要因感受风邪引起，外邪入里化热、耗伤津液，故而引发发热、咳嗽、鼻塞、咽干等症状，为本虚标实之证，急性期以治标为主，治宜发汗解表、清理退热为先，因此选用此药正确。小儿柴桂退热颗粒的说明书单次用量：0～1 岁，2.5 克 / 次；2～3 岁，5 克 / 次；4～6 岁，7.5 克 / 次；7～14 岁，10 克 / 次。本患儿 3 岁 5 个月 7 天，处方用量为 10 克 / 次，超过说明书中该年龄段的单次用量，故判定为用药不适宜处方中的用法用量不适宜。

3. **药师建议**　建议严格按照说明书用量服用，应为 5 克 / 次，4 次 / 日。

## （五）处方案例点评 2

处方 2：××××医院医疗保险处方　医保内处方

定点医疗机构编码：××××

科室名称：儿科　　　　　日期：××××　　　　　药物金额：××

姓名：××　　　　　　　性别：女　　　　　年龄：3 岁 6 个月 18 天　　　病历号：××

| 临床诊断：<br>发热<br>上呼吸道感染<br>（风热证） | R：药品名称和规格<br>小儿柴桂退热颗粒（5 克 / 袋）<br>小儿热速清颗粒（6 克 / 袋）<br>金莲花颗粒（8 克 / 袋）<br>医师签名：×× | 单次用量<br>1 袋<br>1 袋<br>1 袋 | 用法<br>口服<br>口服<br>口服 | 频次<br>4 次 / 日<br>3 次 / 日<br>3 次 / 日 | 数量<br>1 盒<br>1 盒<br>1 盒 |
| --- | --- | --- | --- | --- | --- |

审核 / 调配签名：××　　　　　核对 / 发药签名：××

1. 请遵医嘱用药；2. 请在窗口点清药品；3. 处方当日有效；4. 发出药品不予退换。

1. **处方判定**　该处方属于用药不适宜处方中的重复用药。

2. **处方分析**　从成分上看，小儿柴桂退热颗粒由柴胡、桂枝、葛根、浮萍、黄芩、白芍、蝉蜕组成，小儿热速清颗粒由柴胡、黄芩、板蓝根、葛根、金银花、水牛角、连翘、大黄组成，金莲花颗粒主要成分为金莲花，前两种中成药含有相同成分柴胡、黄芩、葛根。另外，三种中成药均有退热功效，临床都可用于治疗上呼吸道感染。故判定该处方属于用药不适宜处方中的重复用药。

**3．药师建议**　三种中成药功效相似，组方以寒凉性药物为主，联合使用清热能力较强，易损伤脾胃，临床使用时应根据患儿的证型特点选择最合适的药，不建议联用。

### （六）合理用药提示

很多人说，为什么要在退热的中成药里加热性药桂枝？其实，这是治疗太阳表虚证的辛酸合用法，代表方为桂枝汤。看看小儿柴桂退热颗粒的组方就知道，柴胡、浮萍辛散，白芍酸收，黄芩和蝉蜕苦咸化酸，葛根甘缓，有散有收有清，治疗表有寒束（汗出不畅），里有蕴热（咽痛发热）的"寒包火"型感冒。

参考文献

[1] 金锐，赵奎君，郭桂明，等. 中成药临床合理用药处方点评北京共识 [J]. 中国中药杂志，2018，43（5）：1049-1053.

# 三、小儿豉翘清热颗粒

### （一）组成特点

小儿豉翘颗粒由连翘、淡豆豉、薄荷、荆芥、栀子（炒）、大黄、青蒿、赤芍、槟榔、厚朴、黄芩、柴胡、半夏、甘草14味药组成。方中淡豆豉辛而微温，透解表邪，宣泄郁热；连翘清心泻火，解散上焦之热。二药共为君药。薄荷辛凉，疏散风热，清利头目，且可解毒利咽；荆芥辛温，祛风解表、宣毒透疹；栀子苦寒清降，性缓下行，清心肺之火而利小便；大黄苦寒沉降，荡涤肠胃积滞。以上四味共为臣药，且相须为用，既可助君药疏风解表，又可清热导滞。厚朴辛苦温，善除胃中滞气，能下有形之实满，又可散无形之湿满；槟榔辛苦温，可降气行滞；黄芩为清热燥湿之上品，能清肺和大肠之湿热；柴胡微苦微辛，气平微寒具有轻清上升，宣透疏达之性，可外解少阳之表，内泻阳明之热；半夏燥湿化痰，和胃降逆；青蒿苦寒芳香，长于清泄肝胆和血分之热；赤芍苦微寒，善于清热凉血、活血散瘀。以上共为佐药。甘草调和诸药，为使药。诸药合用，共奏疏风解表、清热导滞之功。

## （二）功效特点

小儿豉翘清热颗粒具有疏风解表、清热导滞的功效，用于小儿风热感冒夹滞证，症见发热咳嗽、鼻塞流涕、咽红肿痛、纳呆口渴、脘腹胀满、便秘或大便酸臭、溲黄等。文献报道，现代临床还用于西医之疱疹性咽峡炎、幼儿急疹的治疗。

## （三）使用特点

**1. 规格**　2克/袋。

**2. 用法用量**　开水冲服，3次/日。6个月～1岁，1～2克/次；2～3岁，2～3克/次；4～6岁，3～4克/次；7～9岁，4～5克/次；10岁及以上，6克/次。

**3. 注意事项**　方中含有特殊成分大黄、毒性成分半夏，因此使用时应严格遵循说明书的用法用量，且疗程不宜过长。

## （四）处方案例点评1

处方1：××××医院医疗保险处方　医保内处方

定点医疗机构编码：××××

| 科室名称：儿科 | 日期：×××× | 药物金额：×× | |
|---|---|---|---|
| 姓名：×× | 性别：男 | 年龄：4岁零14天 | 病历号：×× |

| 临床诊断： | **R**：药品名称和规格 | 单次用量 | 用法 | 频次 | 数量 |
|---|---|---|---|---|---|
| 急性咽炎合并扁桃 | 小儿豉翘清热颗粒（2克/袋） | 1.5袋 | 口服 | 3次/日 | 3盒 |
| 体炎 | 小儿肺咳颗粒（2克/袋） | 2袋 | 口服 | 3次/日 | 2盒 |
| 气管炎 | | 医师签名：×× | | | |

审核/调配签名：××　　　　　　　　　核对/发药签名：××

1. 请遵医嘱用药；2. 请在窗口点清药品；3. 处方当日有效；4. 发出药品不予退换。

**1. 处方判定**　该处方属于用药不适宜处方中的联合用药不适宜以及不规范处方中的临床诊断书写不全。

**2. 处方分析**　小儿豉翘清热颗粒能够疏风解表、清热导滞，用于小儿风热感冒夹滞证，症见发热咳嗽、鼻塞流涕、咽红肿痛、纳呆口渴、脘腹胀满、便秘或大便酸臭、溲黄等。小儿肺咳颗粒能够健脾益肺、止咳平喘，用于肺脾不足、痰湿内壅所致之证，症见咳嗽或痰多稠黄、咳吐不爽、气短、喘促、动辄汗出、食少纳呆、周身乏力、舌红苔厚，以及西医之小儿支气管炎见以上证候者。小儿肺咳颗粒含有人参、白术、鳖甲等补益药味，多用于虚咳、久咳、慢性支气管炎、肺炎恢复期等，高热咳嗽慎用。两药联用存在攻邪和扶正的冲突，影响治疗效果，且该处方并未写中医证型，因此该处方属于用药不适宜处方中的联合用药不适宜和不规范处方中的临床诊断书写不全。

3. **药师建议** 处方中并未写中医证型，但根据急性咽炎的一般证型特点推断，患儿属于风热感冒，用小儿豉翘清热颗粒正确，联用小儿肺咳颗粒不合理。

### （五）处方案例点评2

处方2：××× 医院医疗保险处方 医保内处方

定点医疗机构编码：××××

| 科室名称：儿科 | 日期：×××× | 药物金额：×× | |
|---|---|---|---|
| 姓名：×× | 性别：女 | 年龄：5岁 | 病历号：×× |

| 临床诊断：<br>风热感冒 | R：药品名称和规格<br>小儿豉翘清热颗粒（2克/袋） | 单次用量<br>2.5袋 | 用法<br>口服 | 频次<br>3次/日 | 数量<br>2盒 |
|---|---|---|---|---|---|
| | 医师签名：×× | | | | |

审核/调配签名：×× 核对/发药签名：××

1. 请遵医嘱用药；2. 请在窗口点清药品；3. 处方当日有效；4. 发出药品不予退换。

1. **处方判定** 该处方属于用药不适宜处方中的用法用量不适宜。

2. **处方分析** 小儿豉翘清热颗粒正确用量：6个月~1岁，1~2克/次；2~3岁，2~3克/次；4~6岁，3~4克/次；7~9岁，4~5克/次；10岁及以上，6克/次。用药频次3次/日。该患儿5岁，正确用量为3~4克/次，3次/日，而处方用量为5克/次，3次/日，用量偏大。该药组成包括大黄、槟榔、厚朴等泻下导滞行气药物，力量较强，患儿服用该药后可能出现大便次数增多、便质变稀等现象。该药用量过大或用药时间过长都有可能影响患儿脾胃功能，引起食欲不佳等不良反应，故素有脾胃虚弱的患儿更应慎用。

3. **药师建议** 使用该药时应严格按照其说明书要求，分年龄段给药，且应"中病即止"，即症状消失后立刻停止用药。另外，在合并用药时要注意其他药物是否也含有与清热、泻下、导滞功能类似或同样的中成药，以免不良反应叠加。

### （六）合理用药提示

中医认为，小儿脾胃虚弱、饮食不当很容易形成积滞，而积滞生百病。所以，小儿疾病多挟滞，用药应消积化滞。小儿豉翘清热颗粒就是清热消积化滞的代表性药品，通过淡豆豉、青蒿、大黄、厚朴、槟榔诸药合用，推陈出新，对于常见的积滞生热、积滞伴风热有良好的治疗作用。怎样判断孩子是不是积滞呢？很简单，闻闻孩子嘴里或大便有没有酸臭就可以了。

**参考文献**

[1]方瑜. 小儿豉翘清热颗粒治疗小儿疱疹性咽峡炎的临床疗效观察[J]. 吉林医学，2012，33（23）：5008.

[2]汤素梅. 豉翘清热颗粒治疗幼儿急疹的临床分析[J]. 吉林医学，2014，35（36）：8058-8059.

# 四、小儿感冒宁合剂

## （一）组成特点

小儿感冒宁合剂由金银花、连翘、薄荷、荆芥穗、苦杏仁、牛蒡子、黄芩、桔梗、前胡、白芷、栀子（炒）、山楂（焦）、六神曲（焦）、麦芽（焦）、芦根组成。方中金银花、连翘清热解毒，清宣透表，为君药。荆芥穗、薄荷辛散表邪，透热外出，清利头目；前胡疏风清热，下气化痰；白芷外解肌表之邪，又祛风通窍止痛；牛蒡子、桔梗宣肺祛痰，清利咽喉；苦杏仁宣肺止咳，降气润肠。以上共为臣药。黄芩、栀子性寒，可清泻里热；焦山楂、六神曲、麦芽消积化滞，调和脾胃；芦根甘凉清利，生津止渴。以上共为佐药。诸药合用，共奏疏散风热、清肺止咳之功。本药含有苦杏仁，有小毒，内服不宜过量。

## （二）功效特点

小儿感冒宁合剂能够疏散风热、清热止咳。方中含有山楂、六神曲、麦芽，具有消积化食的功效，可用于小儿外感风热所致的感冒或感冒夹滞证，症见发热、汗出不爽、鼻塞流涕、咳嗽咽痛、腹胀便秘、不思乳食。现代临床常用于治疗西医之上呼吸道感染。

## （三）使用特点

1. **规格**　100毫升/瓶。

2. **用法用量**　口服，3~4次/日，或遵医嘱。0~1岁，5毫升/次；2~3岁，5~10毫升/次；4~6岁，10~15毫升/次；7~12岁，15~20毫升/次。

3. **注意事项**　风寒感冒者慎用。脾胃虚弱、大便稀溏者慎用。服药3天症状无改善或服药期间症状加重者，应及时就医。

## （四）处方案例点评 1

| 处方 1：××××医院医疗保险处方 医保内处方 | | | | | |
|---|---|---|---|---|---|
| 定点医疗机构编码：×××× | | | | | |
| 科室名称：儿科 | | 日期：×××× | 药物金额：×× | | |
| 姓名：×× | | 性别：男 | 年龄：4 岁 5 个月 28 天 | | 病历号：×× |
| **临床诊断：**<br>上呼吸道感染 | **R**：药品名称和规格<br>小儿感冒宁合剂（100 毫升 / 瓶）<br>医师签名：×× | | 单次用量<br>20 毫升 | 用法<br>口服 | 频次<br>4 次 / 日 | 数量<br>1 瓶 |
| 审核 / 调配签名：×× 核对 / 发药签名：×× | | | | | |
| 1. 请遵医嘱用药；2. 请在窗口点清药品；3. 处方当日有效；4. 发出药品不予退换。 | | | | | |

1. **处方判定** 该处方属于用药不适宜处方中的用法用量不适宜以及不规范处方的临床诊断不全。

2. **处方分析** 从目前中成药的实际使用现状来看，有调查显示医院开具的中成药存在说明书之外用法用量情况的比例为 10%～30%，儿童用药甚至高达 50%。小儿感冒宁合剂说明书用法用量：口服，3～4 次 / 日，或遵医嘱。0～1 岁，5 毫升 / 次；2～3 岁，5～10 毫升 / 次；4～6 岁，10～15 毫升 / 次；7～12 岁，15～20 毫升 / 次。患儿 4 岁 5 个月 28 天，处方用量为 20 毫升 / 次，4 次 / 日，单次用量和单日用量均超量，故该处方属于不适宜处方中的用法用量不适宜。诊断无中医证型，故判断为临床诊断不全。

3. **药师建议** 患儿 4 岁 5 个月 28 天，处方用量应为 10～15 毫升 / 次，3～4 次 / 日。本品虽是儿科专用药，但含有小毒药品，因此建议严格按照说明书标示的用法用量给药。同时，目前有关中成药使用"极量"的概念还较为缺乏，大部分药品并未明确限定绝对不能超过的剂量阈值，需要临床药师加以关注。

## （五）处方案例点评 2

| 处方 2：××××医院医疗保险处方 医保内处方 | | | | | |
|---|---|---|---|---|---|
| 定点医疗机构编码：×××× | | | | | |
| 科室名称：儿科 | | 日期：×××× | 药物金额：×× | | |
| 姓名：×× | | 性别：女 | 年龄：3 岁零 29 天 | | 病历号：×× |
| **临床诊断：**<br>呼吸道感染 | **R**：药品名称和规格<br>小儿感冒宁合剂（100 毫升 / 瓶）<br>小儿豉翘清热颗粒（2 克 / 袋）<br>医师签名：×× | | 单次用量<br>5 毫升<br>3 克 | 用法<br>口服<br>口服 | 频次<br>3 次 / 日<br>3 次 / 日 | 数量<br>1 盒<br>1 盒 |
| 审核 / 调配签名：×× 核对 / 发药签名：×× | | | | | |
| 1. 请遵医嘱用药；2. 请在窗口点清药品；3. 处方当日有效；4. 发出药品不予退换。 | | | | | |

1. **处方判定**　该处方属于用药不适宜处方中的重复用药以及不规范处方的临床诊断不全。

2. **处方分析**　小儿豉翘清热颗粒含有连翘、淡豆豉、薄荷、荆芥、栀子（炒）、大黄、青蒿、赤芍、槟榔、厚朴、黄芩、半夏、柴胡、甘草成分，用于小儿风热感冒夹滞证，症见发热咳嗽、鼻塞流涕、咽红肿痛、纳呆口渴、脘腹胀满、便秘或大便酸臭、溲黄等。小儿感冒宁合剂含有金银花、连翘、薄荷、荆芥穗、苦杏仁、牛蒡子、黄芩、桔梗、前胡、白芷、栀子（炒）、山楂（焦）、六神曲（焦）、麦芽（焦）、芦根成分，用于小儿外感风热所致的感冒或感冒夹滞证。两药含有连翘、栀子、黄芩等相同成分，均有疏散风热的功效，均可用于治疗西医之呼吸道感染，故判定为用药不适宜处方中的重复用药。诊断无中医证型，故判断为临床诊断不全。

3. **药师建议**　建议根据患儿的病情、年龄酌情减少药品用量。建议两种疏散风热的中成药保留一种即可。

**参考文献**

[1] 郭春彦，王晓玲. 大型综合儿童医院门诊患儿超说明书用药情况调查 [J]. 临床药物治疗杂志，2014，12（2）：50-55.

# 五、小儿感冒颗粒

## （一）组成特点

小儿感冒颗粒主要成分为广藿香、菊花、连翘、大青叶、板蓝根、地黄、地骨皮、白薇、薄荷、石膏，辅料为蔗糖、糊精。方中广藿香疏风解表、化湿和中，连翘清热解毒、清宣透表，共为君药。菊花、薄荷疏散上焦风热，清利头目；大青叶、板蓝根清热解毒，消肿利咽。以上共为臣药。地骨皮、白薇清热泻火凉血，石膏清解气分实热，地黄清热凉血、滋阴生津，共为佐药。诸药合用，共奏疏风解表、清热解毒之功。

## （二）功效特点

小儿感冒颗粒能够疏风解表、清热解毒，用于小儿风热感冒，症见发热、头胀痛、咳嗽痰黏、咽喉肿痛。现代临床常用于治疗上呼吸道感染、流感等。

## （三）使用特点

1. **规格**　12克/袋。

**2. 用法用量** 开水冲服，2 次 / 日。0～1 岁，6 克 / 次；2～3 岁，6～12 克 / 次；4～7 岁，12～18 克 / 次；8～12 岁，24 克 / 次。

**3. 注意事项** 该药组成成分以辛凉解表药为主，以养阴透热药为辅，因此风寒感冒不适用，且不宜在服药期间同时服用滋补性中药；脾虚易腹泻者慎用，以防寒凉伤脾。另外，发热体温超过 38.5℃的患者，以及服药 3 天症状未缓解者应去医院就诊。

## （四）处方案例点评 1

| 处方 1：××××医院医疗保险处方　医保内处方 | | | | |
|---|---|---|---|---|
| 定点医疗机构编码：×××× | | | | |
| 科室名称：儿科 | 日期：×××× | | 药物金额：×× | |
| 姓名：×× | 性别：女 | | 年龄：5 岁 8 个月 | 病历号：×× |
| **临床诊断：**<br>支气管炎 | **R：药品名称和规格** | 单次用量 | 用法 频次 | 数量 |
| | 小儿感冒颗粒（12 克 / 袋） | 1 袋 | 口服　2 次 / 日 | 1 盒 |
| | 小儿肺咳颗粒（2 克 / 袋） | 3 袋 | 口服　3 次 / 日 | 3 盒 |
| | 医师签名：×× | | | |
| 审核 / 调配签名：×× | | 核对 / 发药签名：×× | | |
| 1. 请遵医嘱用药；2. 请在窗口点清药品；3. 处方当日有效；4. 发出药品不予退换。 | | | | |

**1. 处方判定** 该处方属于用药不适宜处方中的联合用药不适宜以及不规范处方中的临床诊断书写不全。

**2. 处方分析** 小儿感冒颗粒用于小儿风热感冒，症见发热、头胀痛、咳嗽痰黏、咽喉肿痛，以及流感见上述证候者。小儿肺咳颗粒能够健脾益肺、止咳平喘，用于肺脾不足与痰湿内壅所致咳嗽或痰多稠黄、咳吐不爽、气短、喘促、动辄汗出、食少纳呆、周身乏力、舌红苔厚，以及小儿支气管炎见上述证候者。小儿肺咳颗粒含有人参、白术、鳖甲等补益药味，多用于虚咳、久咳以及慢性支气管炎、肺炎恢复期等，高热咳嗽慎用。小儿感冒颗粒和小儿肺咳颗粒，一个偏于祛邪，一个偏于补益，合用恐"闭门留寇"，加重病情。因此该处方属于用药不适宜处方中的联合用药不适宜。并且该处方中无中医辨证分型，故该处方属于不规范处方中的临床诊断书写不全。

**3. 药师建议** 处方中未写中医证型，有两种可能：一是患儿属于风热感冒，用小儿感冒颗粒正确，联用小儿肺咳颗粒不合理；二是患儿初起为风热感冒，但目前处于恢复期且有虚性证候，用小儿肺咳颗粒是合理的，但应在处方中补充服药次序。

## （五）处方案例点评 2

处方 2：×××× 医院医疗保险处方　医保内处方

定点医疗机构编码：××××

科室名称：儿科　　　　　日期：××××　　　　　药物金额：××

姓名：××　　　　　　　性别：男　　　　　　年龄：4 岁 9 个月 15 天　　病历号：××

| 临床诊断： | R：药品名称和规格 | 单次用量 | 用法 | 频次 | 数量 |
|---|---|---|---|---|---|
| 胸腔积液 | 小儿感冒颗粒（12 克 / 袋） | 1 袋 | 口服 | 3 次 / 日 | 1 盒 |
| | 医师签名：×× | | | | |

审核 / 调配签名：××　　　　　　　核对 / 发药签名：××

1. 请遵医嘱用药；2. 请在窗口点清药品；3. 处方当日有效；4. 发出药品不予退换。

1. **处方判定**　该处方属于用药不适宜处方中的适应证不适宜和不规范处方中的临床诊断书写不全。

2. **处方分析**　小儿感冒颗粒用于小儿风热感冒，症见发热、头胀痛、咳嗽痰黏、咽喉肿痛，以及流感见上述证候者。该患儿被诊断为胸腔积液，应用此药不合理，且该处方诊断中无中医辨证分型，因此该处方属于用药不适宜处方中的适应证不适宜以及不规范处方中的临床诊断书写不全。值得说明的是，该药品说明书标示的用药次数为 2 次 / 日，该处方为 3 次 / 日，用药频次超量，但单次用药剂量以及单日用药总剂量符合药品说明书推荐剂量，因此不在此判定为不合理处方，仅提出用药频次超量警示。

3. **药师建议**　处方中未写出中医证型，情况有两种：一是该患儿确为胸腔积液，该适应证不在说明书中，为适应证不适宜；二是该患儿有风热感冒或相关中医证候，用该药能解决部分问题，但处方诊断中没有体现。因此，从该处方能提取的信息中，判定该处方为适应证不适宜，宜开具适应证为"胸腔积液"的药品。

# 六、小儿热速清颗粒

## （一）组成特点

小儿热速清颗粒由柴胡、黄芩、板蓝根、葛根、金银花、水牛角、连翘、大黄组成。方中柴胡善能透表解热，黄芩主清肺火、除上焦实热，两药表里双解，共为君药。金银花、连翘清热解毒，清宣外邪；葛根清热解肌、生津止渴；板蓝根、水牛角清热凉血解毒，利咽消肿。以上共为臣药。大黄泻热通便、导热下行，为佐药。诸药合用，共奏清热解毒、泻火利咽之功。

## （二）功效特点

小儿热速清颗粒的功效为清热解毒、泻火利咽，用于小儿外感高热、头痛、咽喉肿痛、鼻塞、流涕、咳嗽、大便干结。现代临床常用于治疗西医之急性上呼吸道感染。此外，文献报道本品还可用于治疗急性化脓性扁桃体炎。

## （三）使用特点

1. **规格** 6 克 / 袋。

2. **用法用量** 开水冲服，3 ~ 4 次 / 日。0 ~ 1 岁，1.5 ~ 3 克 / 次；2 ~ 3 岁，3 ~ 6 克 / 次；4 ~ 7 岁，6 ~ 9 克 / 次；8 ~ 12 岁，9 ~ 12 克 / 次。

3. **不良反应** 偶见皮疹、荨麻疹、药物性发热及粒细胞减少；可见困倦、嗜睡、口渴、虚弱感；长期大量用药会导致肝肾功能异常。

4. **禁忌证** 风寒感冒或脾虚大便次数多者忌用。服药期间忌食生冷、油腻、辛辣等食品。

5. **注意事项** 使用本品 4 小时后热仍不退者，可酌情增加剂量。按照药品说明书中的用法用量服用，如病情较重或服药 2 日后疗效不明显者，应及时去医院就诊。

## （四）处方案例点评 1

处方 1：×××× 医院医疗保险处方　医保内处方

定点医疗机构编码：××××

| 科室名称：儿科 | 日期：×××× | 药物金额：×× | |
|---|---|---|---|
| 姓名：×× | 性别：男 | 年龄：3 岁 8 个月 27 天 | 病历号：×× |

| 临床诊断：<br>上呼吸道感染 | R：药品名称和规格 | 单次用量 | 用法 | 频次 | 数量 |
|---|---|---|---|---|---|
| | 小儿肺咳颗粒（2 克 / 袋） | 1.5 袋 | 口服 | 3 次 / 日 | 2 盒 |
| | 小儿热速清颗粒（6 克 / 袋） | 1 袋 | 口服 | 3 次 / 日 | 2 盒 |
| | 医师签名：×× | | | | |

审核 / 调配签名：××　　　　　核对 / 发药签名：××

1. 请遵医嘱用药；2. 请在窗口点清药品；3. 处方当日有效；4. 发出药品不予退换。

1. **处方判定** 该处方属于用药不适宜处方中的联合用药不适宜。

2. **处方分析** 小儿为稚阳之体，无论是外感风寒还是外感风热皆可迅即化热，出现高热。3 岁 8 个月的患儿因上呼吸道感染用小儿热速清颗粒治疗，用药准确。小儿肺咳颗粒含有人参、白术、鳖甲等补益药味，多用于虚咳、久咳以及慢性支气管炎、肺炎恢复期等，并不适合于小儿上呼吸道感染。两药同时使用，易"闭门留寇"，加重病情，且联合应用不符合中医辨证施治原则，因此，该处方属于用药不适宜处方中的联合用药不适宜。

3. **药师建议**　根据患儿病情，两药不应联用，宜仅使用小儿热速清颗粒。

### （五）处方案例点评 2

| 处方 2：×××× 医院医疗保险处方　医保内处方 | | | | | |
|---|---|---|---|---|---|
| 定点医疗机构编码：×××× | | | | | |
| 科室名称：儿科 | 日期：×××× | | 药物金额：×× | | |
| 姓名：×× | 性别：女 | | 年龄：3 岁 6 个月 18 天 | | 病历号：×× |
| **临床诊断：** | **R：药品名称和规格** | 单次用量 | 用法 | 频次 | 数量 |
| 发热 | 小儿热速清颗粒（6 克/袋） | 1 袋 | 口服 | 3 次/日 | 2 盒 |
| 上呼吸道感染 | 小儿豉翘清热颗粒（2 克/袋） | 1.5 袋 | 口服 | 3 次/日 | 1 盒 |
| | 医师签名：×× | | | | |
| 审核/调配签名：×× | 核对/发药签名：×× | | | | |
| 1. 请遵医嘱用药；2. 请在窗口点清药品；3. 处方当日有效；4. 发出药品不予退换。 | | | | | |

1. **处方判定**　该处方属于用药不适宜处方中的重复用药以及不规范处方中的临床诊断书写不全。

2. **处方分析**　小儿豉翘清热颗粒含有连翘、淡豆豉、薄荷、荆芥、栀子（炒）、大黄、青蒿、赤芍、槟榔、厚朴、黄芩、半夏、柴胡、甘草成分，用于小儿风热感冒夹滞证，症见发热咳嗽、鼻塞流涕、咽红肿痛、纳呆口渴、脘腹胀满、便秘或大便酸臭、溲黄。小儿热速清颗粒由柴胡、黄芩、板蓝根等组成，用于小儿外感高热、头痛、咳嗽、咽喉肿痛、大便干结等。两个中成药都能治疗风热感冒，都在退热上下了很大功夫，主治证里也都有"发热""咳嗽""咽喉肿痛""便秘"，药效十分相似，且该处方无中医辨证分型，因此，该处方属于用药不适宜处方中的重复用药以及不规范处方中的临床诊断书写不全。

3. **药师建议**　两种中成药成分中都含有柴胡、黄芩、连翘等清热药物，而且药效都很强。患儿才 3 岁 6 个月，联合用药可能会损伤脾胃，临床使用时应根据患儿的证型特点选择最合适的药，不建议两药联用。如果证型仅为风热感冒，宜选用小儿热速清颗粒；如果证型为风热感冒夹滞证，宜选用小儿豉翘清热颗粒。

### （六）合理用药提示

小儿热速清颗粒的组方均为寒凉药或者平性药，没有一味温热性中药，所以在用药时应当注意，一定要确认患儿属于风热感冒或热毒感冒，不确定的不建议使用。同时，严格按照用法用量和疗程用药，不建议增加用量或增加用药天数。而且等小儿感冒好了，需要好好养一养脾胃。

参考文献

［1］陈勤，吴惠芬. 小儿热速清治疗化脓性扁桃体炎 78 例［J］. 浙江中西医结合杂志，2002，12（7）：437.

# 七、五粒回春丸

## （一）组成特点

五粒回春丸由西河柳、金银花、连翘、牛蒡子（炒）、蝉蜕、薄荷、桑叶、防风、麻黄、羌活、僵蚕（麸炒）、胆南星（酒炙）、化橘红、苦杏仁（去皮炒）、川贝母、茯苓、赤芍、淡竹叶、甘草、羚羊角粉、人工麝香、牛黄、冰片组成。方中牛黄、金银花、连翘、淡竹叶、赤芍清热凉血解毒；麻黄、防风、西河柳、羌活、桑叶、薄荷、蝉蜕、牛蒡子解表祛风，发汗透疹；人工麝香、冰片芳香辟秽，开窍通络；羚羊角粉、僵蚕凉肝息风；川贝母、胆南星、化橘红、苦杏仁、茯苓化痰止咳，降逆平喘；甘草解毒并调和诸药。全方配伍具有清热解毒、解表透疹、化痰息风的功效。本药品含甘草，不宜与含有甘遂、大戟、海藻和芫花的中成药同用。

## （二）功效特点

五粒回春丸具有宣肺透表、清热解毒的功效，用于小儿瘟毒引起的头痛高热、流涕多泪、咳嗽气喘、烦躁口渴、麻疹初期、疹出不透。现代临床主要用于治疗西医之小儿麻疹合并肺炎、高热惊厥等属里热炽盛者。有文献报道应用五粒回春丸可治疗水痘。

## （三）使用特点

1. **规格**　12 克 / 100 丸。

2. **用法用量**　用芦根、薄荷煎汤或温开水空腹送服，5 丸 / 次，2 次 / 日。

3. **禁忌证**　服间期间忌食生冷、油腻、辛辣、酸腥之物。

4. **注意事项**　服药期间避风寒；组方中含有多种药性寒凉成分，如人工麝香、牛黄、冰片，且含有小毒成分苦杏仁，使用时应严格遵循药品说明书用法用量且疗程不宜过长。

### （四）处方案例点评 1

处方 1：××××医院医疗保险处方　医保内处方

定点医疗机构编码：××××

| 科室名称：儿科 | 日期：×××× | 药物金额：×× | |
|---|---|---|---|
| 姓名：×× | 性别：女 | 年龄：1 岁 5 个月 15 天 | 病历号：×× |

| 临床诊断： | R：药品名称和规格 | 单次用量 | 用法 | 频次 | 数量 |
|---|---|---|---|---|---|
| 咽喉炎 | 五粒回春丸（12 克 /100 丸） | 2 丸 | 口服 | 3 次 / 日 | 1 盒 |
| 气管炎 | 儿滞灵冲剂（7 克 / 块） | 1 块 | 口服 | 3 次 / 日 | 3 盒 |
| 消化不良 | 医师签名：×× | | | | |

审核 / 调配签名：××　　　　　　　　核对 / 发药签名：××

1. 请遵医嘱用药；2. 请在窗口点清药品；3. 处方当日有效；4. 发出药品不予退换。

　　1. **处方判定**　该处方属于用药不适宜处方中的用法用量不适宜以及不规范处方中的临床诊断书写不全。

　　2. **处方分析**　儿滞灵冲剂由小槐花、广山楂、茯苓、槟榔组成，功效为消食健脾、清热导滞，可用于治疗小儿单纯性消化不良。患儿消化不良，应用此药对证。五粒回春丸能够宣肺透表、清热解毒，用于小儿瘟毒引起的头痛高热、流涕多泪、咳嗽气喘，与患儿之咽喉炎、气管炎药证相符，但患儿仅 1 岁 5 个月，3 次 / 日的用药频次偏多，故判定为用法用量不适宜。且该处方诊断中无中医辨证分型，故该方属于临床诊断书写不全。

　　3. **药师建议**　建议先完善处方诊断中的中医辨证分型，将五粒回春丸用药频次改为 2 次 / 日。

### （五）处方案例点评 2

处方 2：××××医院医疗保险处方　医保内处方

定点医疗机构编码：××××

| 科室名称：儿科 | 日期：×××× | 药物金额：×× | |
|---|---|---|---|
| 姓名：×× | 性别：男 | 年龄：1 岁零 4 天 | 病历号：×× |

| 临床诊断： | R：药品名称和规格 | 单次用量 | 用法 | 频次 | 数量 |
|---|---|---|---|---|---|
| 上呼吸道感染 | 五粒回春丸（12 克 /100 丸） | 1 丸 | 口服 | 2 次 / 日 | 1 盒 |
| 便秘 | 小儿消食颗粒（1.5 克 / 袋） | 1 袋 | 口服 | 3 次 / 日 | 2 盒 |
| | 小儿豉翘清热颗粒（2 克 / 袋） | 1 袋 | 口服 | 3 次 / 日 | 2 盒 |
| | 医师签名：×× | | | | |

审核 / 调配签名：××　　　　　　　　核对 / 发药签名：××

1. 请遵医嘱用药；2. 请在窗口点清药品；3. 处方当日有效；4. 发出药品不予退换。

**1. 处方判定** 该处方属于用药不适宜处方中的重复用药以及不规范处方中的临床诊断书写不全。

**2. 处方分析** 小儿消食颗粒由鸡内金（炒）、山楂、六神曲（炒）、麦芽（炒）、槟榔、陈皮组成，功效为消食化滞、健脾和胃，与该患儿之便秘药证相符。小儿豉翘清热颗粒由连翘、淡豆豉、薄荷、荆芥、栀子（炒）、大黄、青蒿、赤芍、槟榔、厚朴、黄芩、半夏、柴胡、甘草组成，用于小儿风热感冒夹滞证。五粒回春丸具有宣肺透表、清热解毒的功效，用于小儿瘟毒引起的头痛高热、流涕多泪、咳嗽气喘等。患儿被诊断为上呼吸道感染，选用小儿豉翘清热颗粒和五粒回春丸治疗，用药对证，但此二药在药物组成、功能主治上多有重复，可根据患儿病情选择其一。另外，该处方诊断中无中医辨证分型。因此，该处方属于用药不适宜处方中的重复用药以及不规范处方中的临床诊断书写不全。

**3. 药师建议** 若患儿除上呼吸道感染外，还伴有高热惊厥等里热炽盛的症状，或伴有麻疹初期疹出不透的症状，应选用五粒回春丸。同时，针对患儿便秘的诊断，保留小儿消食颗粒。建议补充中医辨证分型，若患儿为风热感冒，症状为发热咳嗽、鼻塞流涕、咽红肿痛等，同时伴有脘腹胀满的症状，则选用小儿豉翘清热颗粒即可，不用选用五粒回春丸及小儿消食颗粒。

参考文献

[1] 冷方南. 中国基本中成药：二部 [M]. 北京：人民军医出版社，2011：122.

[2] 梅全喜. 新编中成药合理应用手册 [M]. 北京：人民卫生出版社，2012：820.

[3] 王金燕. 五粒回春丸加减治疗水痘的方法与疗效 [J]. 中华保健医学杂志，2015，17（3）：233.

# 第二节　清热剂

## 一、健儿清解液

### （一）组成特点

健儿清解液由金银花、连翘、菊花、苦杏仁、山楂、陈皮组成。方中金银花清热解毒、消肿利咽，为君药。连翘轻清而浮，能去上焦诸热，又善消肿散结；菊花疏散风热、清热解毒、平肝明目。二药为臣药。苦杏仁止咳定喘、润肠通便，山楂消食化积、散瘀行滞，陈皮理气健脾、和胃止呕、燥湿化痰，三药为佐药。诸药合用，共奏清热解表、祛痰止咳、消滞和中之功。本药含有苦杏仁，有小毒，内服不宜过量。

## （二）功效特点

健儿清解液能够清热解毒、祛痰止咳、消滞和中，用于小儿外感风热兼夹食滞之证，症见感冒发热、口腔糜烂、咳嗽咽痛、食欲不振、脘腹胀满。现代临床常用于治疗西医之上呼吸道感染兼厌食、口腔糜烂。

## （三）使用特点

1. **规格**　120毫升/瓶。

2. **用法用量**　口服，3次/日。成人，10～15毫升/次；0～1岁，4毫升/次；2～5岁，8毫升/次；6岁及以上酌加。

3. **禁忌证**　脾胃虚寒、大便稀溏者慎用；服本药时不宜同时服用滋补性中成药。

## （四）处方案例点评1

处方1：××××医院医疗保险处方　医保内处方

定点医疗机构编码：××××

| 科室名称：儿科 | 日期：×××× | 药物金额：×× | |
|---|---|---|---|
| 姓名：×× | 性别：男 | 年龄：4岁3个月8天 | 病历号：×× |

| 临床诊断： | R：药品名称和规格 | 单次用量 | 用法 | 频次 | 数量 |
|---|---|---|---|---|---|
| 上呼吸道感染 | 健儿清解液（120毫升/瓶） | 20毫升 | 口服 | 3次/日 | 1瓶 |
| | 医师签名：×× | | | | |

审核/调配签名：××　　　　　核对/发药签名：××
1. 请遵医嘱用药；2. 请在窗口点清药品；3. 处方当日有效；4. 发出药品不予退换。

1. **处方判定**　该处方属于用药不适宜处方中的用法用量不适宜以及不规范处方中的临床诊断书写不全。

2. **处方分析**　健儿清解液源于清代名医吴鞠通《温病条辨》中的著名方剂银翘散、桑菊饮，并与《丹溪心法》中另一名方——保和丸进行了有机组合，为纯中药制剂。该患儿4岁3个月8天，而处方用量却为20毫升/次，3次/日，超过药品说明书单次用量及日最大剂量，判定该处方属于用药不适宜处方中的用法用量不适宜。另外，该处方中无中医辨证分型，属于不规范处方中的临床诊断书写不全。

3. **药师建议**　建议严格按照说明书用量服用。根据患儿年龄，本品用量应为8毫升/次。亦有文献报道了此药在治疗儿童急性上呼吸道感染中的用量：3个月～1岁，3毫升/次；2～3岁，5毫升/次；4～6岁，10毫升/次。用药频次为2次/日，共服用3日。

## （五）处方案例点评 2

| 处方 2：×××× 医院医疗保险处方　医保内处方 | | | | | |
|---|---|---|---|---|---|
| 定点医疗机构编码：×××× | | | | | |
| 科室名称：儿科 | 日期：×××× | | 药物金额：×× | | |
| 姓名：×× | 性别：男 | | 年龄：4 岁 3 个月 8 天 | | 病历号：×× |
| **临床诊断：**<br>上呼吸道感染 | **R：** 药品名称和规格<br>健儿清解液（120 毫升 / 瓶）<br>小儿豉翘清热颗粒（2 克 / 袋） | | 单次用量<br>10 毫升<br>2 袋 | 用法<br>口服<br>口服 | 频次　　数量<br>3 次 / 日　1 瓶<br>3 次 / 日　1 盒 |
| | 医师签名：×× | | | | |
| 审核 / 调配签名：×× | 核对 / 发药签名：×× | | | | |
| 1. 请遵医嘱用药；2. 请在窗口点清药品；3. 处方当日有效；4. 发出药品不予退换。 | | | | | |

1. **处方判定**　该处方属于用药不适宜处方中的重复用药以及不规范处方中的临床诊断书写不全。

2. **处方分析**　健儿清解液组方为金银花、连翘、菊花、苦杏仁、山楂、陈皮，功效为清热解毒、祛痰止咳、消滞和中；小儿豉翘清热颗粒组方为连翘、淡豆豉、薄荷、荆芥、栀子（炒）、大黄、青蒿、赤芍、槟榔、厚朴、黄芩、柴胡、半夏、甘草，功效为疏风解表、清热导滞。两药都适用于小儿外感风热夹滞所引起的上呼吸道感染，只是药效强度不同，小儿豉翘清热颗粒的解表清热和消积导滞作用均强于健儿清解液。综上，判定为重复用药。另外，该处方中无中医辨证分型，故属于不规范处方中的临床诊断书写不全。

3. **药师建议**　根据患儿的临床表现，选用其中一种中成药即可。

### 参考文献

［1］刘红霞，赵德育，梁慧，等. 健儿清解液治疗儿童急性上呼吸道感染临床观察［J］. 中国新药杂志，2010，19（8）：681-682.

［2］袁丹. 小儿豉翘清热颗粒治疗小儿感冒风热夹滞证的临床研究［D］. 南京：南京中医药大学，2016.

## 二、珠珀猴枣散

### （一）组成特点

珠珀猴枣散由猴枣、珍珠、琥珀、金银花、茯苓、薄荷、钩藤、防风、神曲、麦芽、天竺黄、天然冰片、甘草组成。方中天竺黄、猴枣、金银花清热化痰；钩藤、珍珠、琥珀、茯苓平肝息风，镇静安神；神曲、麦芽消食健脾化积；防风祛风；薄荷、冰片开窍；甘草调和诸药。全方共奏清热化痰开窍之功。本药含有甘草，不宜与含有甘遂、京大戟、海藻、芫花的中成药联合使用。

## （二）功效特点

珠珀猴枣散能够清热化痰、安神消积，用于小儿风热引起的发热、咳嗽痰鸣、不思饮食、烦躁易惊、舌质红、苔黄、脉浮数等症。现代临床常用于西医之小儿急性或反复上呼吸道感染。此外，有文献报道本药可辅助治疗儿童复发性化脓性扁桃体炎。

## （三）使用特点

1. **规格**　0.3 克 / 瓶。

2. **用法用量**　口服，2 ~ 3 次 / 日。可用温开水和匀送服，或调和于粥、奶等食物中服食。1 ~ 4 岁，0.3 克 / 次；5 岁及以上，0.45 ~ 0.6 克 / 次；1 岁以内酌减。

3. **注意事项**　服药期间忌食生冷、油腻、煎炸等食物。

## （四）处方案例点评 1

| 处方 1：×××× 医院医疗保险处方　医保内处方 | | | | | |
|---|---|---|---|---|---|
| 定点医疗机构编码：×××× | | | | | |
| 科室名称：儿科 | | 日期：×××× | 药物金额：×× | | |
| 姓名：×× | | 性别：男 | 年龄：11 个月 1 天 | | 病历号：×× |
| **临床诊断：** | **R：药品名称和规格** | 单次用量 | 用法 | 频次 | 数量 |
| 上呼吸道感染 | 桔贝合剂（10 毫升 / 支） | 5 毫升 | 口服 | 3 次 / 日 | 2 盒 |
| 消化不良 | 珠珀猴枣散（0.3 克 / 瓶） | 0.2 克 | 口服 | 2 次 / 日 | 2 盒 |
| | 儿滞灵冲剂（7 克 / 块） | 7 克 | 口服 | 3 次 / 日 | 3 盒 |
| | 医师签名：×× | | | | |
| 审核 / 调配签名：×× | | 核对 / 发药签名：×× | | | |
| 1. 请遵医嘱用药；2. 请在窗口点清药品；3. 处方当日有效；4. 发出药品不予退换。 | | | | | |

1. **处方判定**　该处方属于用药不适宜处方中的重复用药。

2. **处方分析**　桔贝合剂由桔梗、浙贝母、苦杏仁、麦冬、黄芩、枇杷叶、甘草组成，功能润肺止咳，用于肺热咳嗽、痰稠色黄、咳痰不爽。珠珀猴枣散用于小儿风热引起的发热、咳嗽痰鸣、不思饮食、烦躁易惊、舌质红、苔黄、脉浮数等症。儿滞灵冲剂由小槐花、广山楂、茯苓、槟榔组成，功效为消食健脾、清热导滞，用于小儿疳积、纳差、腹胀、腹痛、泻下、发热、精神怠倦、消瘦、面黄、毛发枯焦等，以及小儿单纯性消化不良具有上述证候者。此三种中成药成分繁多，患儿不到 1 岁，年龄尚小，同时开具这三种中成药不合适。珠珀猴枣散兼治风热表证与食积，从成分到功效与其他二药均有重复部分，故判定为重复用药。

3. **药师建议** 建议根据患儿年龄及病情酌情减量或减少药品品种。若患儿症状较轻，仅开具珠珀猴枣散即可；若患儿咳嗽痰鸣较重，可另外联用桔贝合剂。

## （五）处方案例点评 2

| 处方2：××××医院医疗保险处方 医保内处方 | | | | | |
|---|---|---|---|---|---|
| 定点医疗机构编码：×××× | | | | | |
| 科室名称：儿科 | 日期：×××× | | 药物金额：×× | | |
| 姓名：×× | 性别：女 | | 年龄：2岁4个月18天 | | 病历号：×× |
| **临床诊断：** | **R：药品名称和规格** | 单次用量 | 用法 | 频次 | 数量 |
| 腹泻 | 珠珀猴枣散（0.3克/瓶） | 1瓶 | 口服 | 2次/日 | 2盒 |
| | 医师签名：×× | | | | |
| 审核/调配签名：×× | | 核对/发药签名：×× | | | |
| 1. 请遵医嘱用药；2. 请在窗口点清药品；3. 处方当日有效；4. 发出药品不予退换。 | | | | | |

1. **处方判定** 该处方属于用药不适宜处方中的适应证不适宜以及不规范处方中的临床诊断书写不全。

2. **处方分析** 珠珀猴枣散主要用于因风热引起的小儿发热、不思饮食、烦躁易惊等症。小儿腹泻致病因素较复杂，可由饮食积滞引起，也可为外感风寒或湿热所致。珠珀猴枣散的功能以解表散热为主，消食化滞为辅，故于小儿腹泻而言，并不适用。因此该处方属于用药不适宜处方中的适应证不适宜。另外，该处方缺乏中医证型，属于不规范处方中的临床诊断书写不全。

3. **药师建议** 处方中应先完善中医辨证分型，应在充分辨证的情况下用药，若确认患儿为外感风热、脾胃虚弱引起的泄泻，可服用珠珀猴枣散。

**参考文献**

［1］冷方南. 中国基本中成药：二部［M］. 北京：人民军医出版社，2011：96.

［2］闫红霞. 珠珀猴枣散治疗小儿急性上呼吸道感染120例［J］. 现代中医药，2011，31（5）：30-31.

［3］罗海燕. 珠珀猴枣散治疗小儿反复呼吸道感染40例临床观察［J］. 中医药导报，2010，16（3）：19-20.

［4］刘玉，郭爱丽，朱薇薇. 珠珀猴枣散佐治儿童复发性化脓性扁桃体炎疗效分析［J］. 中国实用医药，2014，9（9）：173-174.

# 三、小儿化毒散

## （一）组成特点

小儿化毒散由人工牛黄、大黄、黄连、珍珠、雄黄、川贝母、天花粉、赤芍、乳香（制）、没药（制）、冰片、甘草组成。方中牛黄、大黄清热解毒，活血消肿，泻热通便，共为君药。黄连清热泻火，燥湿解毒；珍珠清热解毒，生肌敛疮；雄黄解毒消肿；川贝母、天花粉清热化痰，散结解毒，消肿排脓。以上五药共为臣药。赤芍、乳香（制）、没药（制）凉血活血祛瘀，消肿生肌止痛；冰片清热止痛，具有内清外透之力。以上四药共为佐药。甘草清热解毒，又能调和诸药，为使药。诸药合用，共奏清热解毒、活血消肿之功。本药含有雄黄，不宜过量久用。本药含有川贝母、天花粉，不宜与川乌、制川乌、草乌、制草乌、附子同用。本药含有甘草，不宜与海藻、京大戟、红大戟、甘遂、芫花同用。

## （二）功效特点

小儿化毒散能够清热解毒、活血消肿，用于小儿疹后余毒未尽而见烦躁、口渴、口疮、便秘、疖肿溃烂者。现代临床常用于治疗西医之口腔溃疡、急性咽炎、化脓性皮肤病。

## （三）使用特点

1. **规格**　0.6 克 / 袋。
2. **用法用量**　口服，0.6 克 / 次，1 ~ 2 次 / 日，3 岁以内小儿酌减。外用，敷于患处。
3. **禁忌证**　虚火上浮而患口疮者慎用。阴虚火旺、虚火喉痹者慎用。阴疽漫肿者慎用。脾胃虚弱、体质弱者慎用。

## （四）处方案例点评 1

| 处方 1：××××医院医疗保险处方　医保内处方 | | | | | |
|---|---|---|---|---|---|
| 定点医疗机构编码：×××× | | | | | |
| 科室名称：儿科 | 日期：×××× | | 药物金额：×× | | |
| 姓名：×× | 性别：男 | | 年龄：2 岁 2 个月 13 天 | | 病历号：×× |
| **临床诊断：**<br>口腔溃疡 | **R**：药品名称和规格<br>小儿化毒散（0.6 克 / 袋）<br>　 | | 单次用量<br>1 袋<br>医师签名：×× | 用法<br>口服 | 频次<br>3 次 / 日 | 数量<br>1 盒 |
| 审核 / 调配签名：×× | | 核对 / 发药签名：×× | | | |
| 1. 请遵医嘱用药；2. 请在窗口点清药品；3. 处方当日有效；4. 发出药品不予退换。 | | | | | |

1. **处方判定** 该处方属于用药不适宜处方中的用法用量不适宜以及不规范处方中的临床诊断书写不全。

2. **处方分析** 小儿化毒散含有雄黄，属于含砷中药，不宜过量久用，其说明书之口服用法用量明确标示为 0.6 克 / 次，1~2 次 / 日，3 岁以内小儿酌减。此患儿 2 岁 2 个月 13 天，用量为 0.6 克 / 次，3 次 / 日，超过药品说明书的日最大剂量，故判定该处方属于用药不适宜处方中的用法用量不适宜。另外，该处方中无中医辨证分型，故属于不规范处方中的临床诊断书写不全。

3. **药师建议** 2 岁 2 个月 13 天的患儿因口腔溃疡使用小儿化毒散治疗，药证相符，用法可以口服或者外用。口服用量：1 岁以上，0.6 克 / 次，2 次 / 日。外用方法：古法是"以此散调入油胭脂内，用绵纸为膏药，贴之"，《中国药典》记载为"外用，敷于患处"。

### （五）处方案例点评 2

处方 2：×××× 医院医疗保险处方　医保内处方

定点医疗机构编码：××××

| 科室名称：儿科 | | 日期：×××× | | 药物金额：×× | |
| 姓名：×× | | 性别：女 | | 年龄：1 岁 10 个月 18 天 | 病历号：×× |

| 临床诊断：<br>手足口病 | **R**：药品名称和规格 | 单次用量 | 用法 | 频次 | 数量 |
| --- | --- | --- | --- | --- | --- |
| | 小儿化毒散（0.6 克 / 袋） | 1 袋 | 外用 | 2 次 / 日 | 1 盒 |
| | 医师签名：×× | | | | |

审核 / 调配签名：××　　　　　　　核对 / 发药签名：××

1. 请遵医嘱用药；2. 请在窗口点清药品；3. 处方当日有效；4. 发出药品不予退换。

1. **处方判定** 该处方属于合理处方。

2. **处方分析** 传统医学认为小儿手足口病属"温病""时疫"等范畴，其病因不外湿热、疫毒两端，故治疗上以清热解毒利湿为原则。小儿化毒散能够清热凉血解毒，修复损伤的口腔黏膜、皮肤，并产生屏障防御作用，从而促进创口愈合。患儿被诊断为手足口病，外用小儿化毒散对证，且用法用量均正确，属于合理处方。

3. **药师建议** 小儿化毒散外用口腔处时，可待患儿饮水或漱口、入睡后，用棉签蘸取适量涂于患处；用于其他部位时，先清洁、干燥，然后将小儿化毒散敷于皮疹处，再用无菌纱布盖住，固定。2 次 / 日，连续使用 7 日。

### 参考文献

［1］赵浩堂，张璇，陈庆梅，等. 小儿化毒散治疗小儿口腔溃疡 78 例的疗效观察［J］. 世界中医药，
　　　2016，11（4）：653-655.

［2］王旭琴，王华萍，赵青青. 小儿化毒散辅助治疗手足口病48例临床疗效观察与护理体会［J］. 新中医，2015，47（12）：263-265.

# 四、蒲地蓝消炎口服液

## （一）组成特点

蒲地蓝消炎口服液由蒲公英、板蓝根、苦地丁、黄芩组成。方中蒲公英性寒，味甘苦，归肝、胃经，具有清热解毒、消肿散结的功效，为君药。板蓝根清热解毒、凉血利咽，为臣药。苦地丁、黄芩清热解毒，消肿止痛，为佐使药。诸药合用，共奏清热解毒、消肿止痛之功。

## （二）功效特点

蒲地蓝消炎口服液功效为清热解毒、消肿利咽。临床上常用于治疗西医之疖肿、腮腺炎、咽炎、扁桃体炎。有文献报道，蒲地蓝消炎口服液治疗小儿手足口病的药物经济学价值高于利巴韦林和干扰素。

## （三）使用特点

1. **规格** 10毫升/支。

2. **用法用量** 口服，10毫升/次，3次/日，小儿酌减。

3. **不良反应** 临床报道偶见恶心、呕吐、腹胀、腹痛、腹泻、乏力、头晕等表现，以及皮疹、瘙痒等过敏反应。

4. **禁忌证** 孕妇慎用。脾胃虚寒者慎用。

## （四）处方案例点评1

| 处方1：××××医院医疗保险处方 医保内处方 | | | | | |
|---|---|---|---|---|---|
| 定点医疗机构编码：×××× | | | | | |
| 科室名称：儿科 | | 日期：×××× | | 药物金额：×× | |
| 姓名：×× | | 性别：女 | 年龄：6岁4个月12天 | | 病历号：×× |
| **临床诊断：**<br>扁桃体炎 | **R：药品名称和规格** | 单次用量 | 用法 | 频次 | 数量 |
| | 蒲地蓝消炎口服液（10毫升/支） | 1支 | 口服 | 3次/日 | 2盒 |
| | 蓝芩口服液（10毫升/支） | 1.5支 | 口服 | 3次/日 | 2盒 |
| | 医师签名：×× | | | | |
| 审核/调配签名：×× | | 核对/发药签名：×× | | | |
| 1. 请遵医嘱用药；2. 请在窗口点清药品；3. 处方当日有效；4. 发出药品不予退换。 | | | | | |

1. **处方判定**　该处方属于用药不适宜处方中的重复用药和不规范处方中的临床诊断书写不全。

2. **处方分析**　蒲地蓝消炎口服液由蒲公英、板蓝根、苦地丁、黄芩组成，具有清热解毒、消肿利咽的功效，临床常用于治疗疖肿、腮腺炎、咽炎、扁桃体炎。蓝芩口服液由板蓝根、黄芩、栀子、黄柏、胖大海组成，同样具有清热解毒、消肿利咽的功效，可用于治疗肺胃实热证所致的咽痛、咽干、咽部灼热。二药成分有重复，且功效相似，若同时开具，属用药不适宜处方中的重复用药。另外，该处方诊断中无中医辨证分型，可判定为不规范处方中的临床诊断书写不全。

3. **药师建议**　处方中应先完善中医辨证分型。蒲地蓝消炎口服液偏向于治疗上焦热毒，而蓝芩口服液在治疗上焦热毒的同时兼治下焦湿热，可通过进一步辨证选择更适宜的药。

### （五）处方案例点评 2

| 处方 2：××××医院医疗保险处方　医保内处方 | | | | | |
|---|---|---|---|---|---|
| 定点医疗机构编码：×××× | | | | | |
| 科室名称：儿科 | 日期：×××× | | 药物金额：×× | | |
| 姓名：×× | 性别：女 | | 年龄：12 岁 7 个月 2 天 | | 病历号：×× |
| **临床诊断：**<br>风寒表证 | **R：**药品名称和规格<br>蒲地蓝消炎口服液（10 毫升 / 支）<br><br>医师签名：×× | 单次用量<br>1 支 | 用法<br>口服 | 频次<br>3 次 / 日 | 数量<br>2 盒 |
| 审核 / 调配签名：×× | | 核对 / 发药签名：×× | | | |
| 1. 请遵医嘱用药；2. 请在窗口点清药品；3. 处方当日有效；4. 发出药品不予退换。 | | | | | |

1. **处方判定**　该处方属于用药不适宜处方中的适应证不适宜。

2. **处方分析**　蒲地蓝消炎口服液由蒲公英、板蓝根、苦地丁、黄芩组成，具有清热解毒、消肿利咽的功效，用于治疗疖肿、腮腺炎、咽炎、扁桃体炎。处方的诊断为"风寒表证"，若用蒲地蓝消炎口服液治疗外感风寒，恐加重病情，耽误治疗。

3. **药师建议**　应选取与风寒表证相适宜的、具有解表散寒功效的中成药，例如感冒清热颗粒。

**参考文献**

［1］张钧侠 . 蒲地蓝消炎口服液治疗小儿手足口病临床观察及成本—效果分析［J］. 中国中西医结合儿科学，2018（2）：143–146.

# 五、苍苓止泻口服液

## （一）组成特点

苍苓止泻口服液由苍术、茯苓、金银花、柴胡、葛根、黄芩、马鞭草、金樱子、土木香、槟榔、甘草组成。方中苍术健脾燥湿；茯苓健脾和胃、利水渗湿；黄芩、马鞭草清热燥湿，泻火解毒；金银花宣散风热、清解血毒；柴胡疏肝解郁、升阳止泻；葛根解热生津、升阳止泻。诸药合用，共奏清热除湿、健脾止泻之功。本药含甘草，不宜与含有甘遂、京大戟、海藻、芫花的中成药联合使用。

## （二）功效特点

苍苓止泻口服液能够清热除湿、运脾止泻，用于湿热所致的小儿泄泻，症见水样或蛋花样粪便（或挟有黏液）、无热或发热、腹胀、舌红、苔黄等，以及西医之小儿轮状病毒性肠炎见上述症状者。有文献报道，苍苓止泻口服液用于辅助治疗小儿脾虚腹泻的效果显著。

## （三）使用特点

1. **规格** 10毫升/支。

2. **用法用量** 饭前口服，3次/日，3日为一疗程，或遵医嘱。1~6个月，5毫升/次；7个月~1岁，5~8毫升/次；2~4岁，8~10毫升/次；5岁及以上，10~20毫升/次。

3. **注意事项** 寒性泄泻者慎用。脱水及病重患儿需要补液等综合治疗。不宜大量或长期服用。

## （四）处方案例点评1

| 处方1：××××医院医疗保险处方 医保内处方 | | | | | |
|---|---|---|---|---|---|
| 定点医疗机构编码：×××× | | | | | |
| 科室名称：儿科 | | 日期：×××× | | 药物金额：×× | |
| 姓名：×× | | 性别：女 | | 年龄：3岁10个月5天 | 病历号：×× |
| **临床诊断：** | **R：药品名称和规格** | | 单次用量 | 用法 | 频次 | 数量 |
| 腹泻 | 苍苓止泻口服液（10毫升/支） | | 8毫升 | 口服 | 3次/日 | 1盒 |
| （湿热内蕴证） | 儿泻停颗粒（1克/袋） | | 2袋 | 口服 | 3次/日 | 2盒 |
| | 医师签名：×× | | | | | |

审核/调配签名：×× 　　　　　 核对/发药签名：××

1. 请遵医嘱用药；2. 请在窗口点清药品；3. 处方当日有效；4. 发出药品不予退换。

1. **处方判定** 该处方属于用药不适宜处方中的重复用药。

2. **处方分析** 苍苓止泻口服液用于湿热所致的小儿泄泻，以及小儿轮状病毒性肠炎。儿泻停颗粒由茜草藤、乌梅、甘草等组成，具有清热燥湿、固肠止泻之功效，用于湿热内蕴型小儿腹泻，症见大便呈水样或蛋花汤样，或伴有发热、腹痛、恶心、呕吐等症状。二药都有清热止泻的功效，均用于湿热泄泻，共同使用属于用药不适宜处方中的重复用药。

3. **药师建议** 若患儿为湿热泄泻兼有表证可优选苍苓止泻口服液，若患儿泄泻严重兼有恶心呕吐等症可优选儿泻停颗粒。

### （五）处方案例点评 2

处方 2：××××医院医疗保险处方　医保内处方

定点医疗机构编码：××××

| 科室名称：儿科 | 日期：×××× | | 药物金额：×× | |
|---|---|---|---|---|
| 姓名：×× | 性别：女 | | 年龄：3 岁 8 个月 11 天 | 病历号：×× |

| 临床诊断： | R：药品名称和规格 | 单次用量 | 用法 | 频次 | 数量 |
|---|---|---|---|---|---|
| 食积泄泻 | 苍苓止泻口服液（10 毫升／支） | 8 毫升 | 口服 | 3 次／日 | 1 盒 |
| | 神曲消食口服液（10 毫升／支） | 5 毫升 | 口服 | 3 次／日 | 2 盒 |
| | 医师签名：×× | | | | |

审核／调配签名：××　　　　　　核对／发药签名：××

1. 请遵医嘱用药；2. 请在窗口点清药品；3. 处方当日有效；4. 发出药品不予退换。

1. **处方判定** 该处方属于用药不适宜处方中的适应证不适宜。

2. **处方分析** 神曲消食口服液由焦神曲、焦山楂、焦麦芽、白芍、党参、茯苓、麸炒白术、木香、砂仁、醋延胡索、炙甘草组成，能够消食健胃、健脾理气，用于喂养不当或饮食不节引起的儿童脾胃虚弱，以及饮食积滞导致的厌食、食欲不振、食量减少等。该患儿食积泄泻，使用神曲消食口服液比较适宜。苍苓止泻口服液虽含有苍术和茯苓，可燥湿健脾，但此中成药健脾作用较弱，功效更胜在燥湿，所以比较适合治疗湿热泄泻。故该处方属于用药不适宜处方中的适应证不适宜。

3. **药师建议** 苍苓止泻口服液能够清热除湿、运脾止泻，用于湿热所致的小儿泄泻，不适宜食积泄泻。本处方只保留神曲消食口服液即可。

### 参考文献

[1] 邬颖菲. 苍苓止泻口服液辅助治疗小儿脾虚泻的临床疗效及护理措施 [J]. 中医儿科杂志，2015，11
（4）：73-75.

# 六、儿泻停颗粒

## （一）组成特点

儿泻停颗粒由茜草藤、乌梅、甘草等组成。方中茜草藤性味苦寒，无毒，苦可燥湿，寒能清热止泻，为君药。乌梅味酸涩，性平，能涩肠止泻、益胃生津，为臣药。甘草缓急止痛、调和诸药，为佐使药。诸药合用，共奏清热燥湿、固肠止泻之功。本药品含有甘草，不宜与海藻、京大戟、红大戟、甘遂、芫花同用。

## （二）功效特点

儿泻停颗粒的功效为清热燥湿、固肠止泻，用于湿热内蕴所致的小儿腹泻，症见大便呈水样或蛋花汤样，或伴有发热、腹痛、恶心、呕吐等。

## （三）使用特点

**1. 规格**　1克/袋。

**2. 用法用量**　温开水冲服，3次/日，3日为一疗程。1～6个月，0.5克/次；7个月～2岁，1克/次；3岁，2克/次；4～6岁，3克/次；7～14岁，4克/次。

**3. 禁忌证**　虚汗泄泻者不宜服用。重度营养不良、痢疾及大便有脓血者慎用。

## （四）处方案例点评1

| 处方1：××××医院医疗保险处方　医保内处方 | | | | |
|---|---|---|---|---|
| 定点医疗机构编码：×××× | | | | |
| 科室名称：儿科 | 日期：×××× | | 药物金额：×× | |
| 姓名：×× | 性别：男 | 年龄：4个月20天 | | 病历号：×× |

| 临床诊断： | **R**：药品名称和规格 | 单次用量 | 用法 | 频次 | 数量 |
|---|---|---|---|---|---|
| 腹泻<br>（湿热内蕴证） | 儿泻停颗粒（1克/袋） | 1袋 | 口服 | 3次/日 | 1盒 |
| | 医师签名：×× | | | | |

审核/调配签名：××　　　　　核对/发药签名：××
1. 请遵医嘱用药；2. 请在窗口点清药品；3. 处方当日有效；4. 发出药品不予退换。

**1. 处方判定**　该处方属于用药不适宜处方中的用法用量不适宜。

**2. 处方分析**　儿泻停颗粒用于湿热内蕴所致的小儿腹泻，与该患儿病证相符。该患儿年龄只有4个月20天，处方用量却为1克/次，3次/日，单次用量及单日用量均超量，因此该处方属于用药不适宜处方中的用法用量不适宜。

3. **药师建议**　根据患儿年龄及药品说明书要求，用量应为 0.5 克 / 次。鉴于儿童特殊的生长发育情况，应规范儿童安全合理使用中成药，尽可能采用单一药物、低剂量和短疗程的治疗方案。

## （五）处方案例点评 2

处方 2：×××× 医院医疗保险处方　医保内处方

定点医疗机构编码：××××

科室名称：儿科　　　　　日期：××××　　　　药物金额：××

姓名：××　　　　　　　性别：女　　　　　年龄：1 岁 6 个月 12 天　病历号：××

| 临床诊断：<br>急性腹泻 | R：药品名称和规格 | 单次用量 | 用法 | 频次 | 数量 |
| --- | --- | --- | --- | --- | --- |
| | 儿泻停颗粒（1 克 / 袋） | 1 袋 | 口服 | 2 次 / 日 | 1 盒 |
| | 蒙脱石散（3 克 / 袋） | 1/3 袋 | 口服 | 3 次 / 日 | 1 盒 |
| | 医师签名：×× | | | | |

审核 / 调配签名：××　　　　　　　核对 / 发药签名：××

1. 请遵医嘱用药；2. 请在窗口点清药品；3. 处方当日有效；4. 发出药品不予退换。

1. **处方判定**　该处方属于合理处方。

2. **处方分析**　小儿急性腹泻在中医辨证上多属湿热内蕴，在治疗时应以健脾利湿为主。儿泻停颗粒具有清热燥湿、固肠止泻的功效。蒙脱石散是一种消化道黏膜保护剂，对消化道黏膜有较强的覆盖保护能力，能够增强肠道黏膜的屏障作用，消除病原物质，从而达到治疗腹泻的目的。该患者被诊断为急性腹泻，符合处方药品适应证，且用法用量符合药品说明书标示的儿童用量，故该处方属于合理处方。

3. **药师建议**　有文献报道，儿泻停颗粒联合蒙脱石散治疗小儿腹泻，可减轻患儿的临床症状，缩短病程，其用法用量如下。儿泻停颗粒用法用量如前；蒙脱石散用法用量：温开水冲服，1 岁以下，3 克 / 日，分 3 次服；1~2 岁，3~6 克 / 日，分 3 次服；2 岁以上，6~9 克 / 日，分 3 次服。

### 参考文献

［1］王彦青，张艳菊，马津京. 中成药处方抽样点评分析［J］. 北京中医药，2013，32（9）：696-697.

［2］拾景梅，季施燕，赵虹旻. 儿泻停佐治小儿急性腹泻疗效观察［J］. 世界中西医结合杂志，2014，9（12）：1318-1320.

［3］侯显玉. 儿泻停颗粒治疗小儿腹泻病的临床效果［J］. 临床医药文献电子杂志，2014，1（12）：2134-2137.

# 第三节　温里剂

## 一、儿泻康贴膜

### （一）组成特点

儿泻康贴膜由丁香、白胡椒、肉桂、吴茱萸组成。方中丁香辛温，可温中降逆、散寒止痛，为君药。吴茱萸、肉桂散寒止痛，温脾止泻；白胡椒温中散寒，增强丁香之功。两药共为臣药。诸药合用，共奏温中散寒止泻之功。本品含丁香，不宜与含有郁金的中成药联合使用；又因含有肉桂，不宜与含有赤石脂的中成药联合使用。

### （二）功效特点

儿泻康贴膜具有温中散寒止泻的功效，用于小儿非感染性腹泻中医辨证属风寒泄泻者，症见泄泻、腹痛、肠鸣。

### （三）使用特点

1. **规格**　0.23 克 / 贴。
2. **用法用量**　外用，将膜剂表面护膜除去后，贴于脐部。1 贴 / 次，1 次 / 日，5 日为一疗程。7 岁及以下儿童每次贴敷时间为 0.5 ~ 7 小时，7 岁以上儿童每次贴敷时间为 7 ~ 14 小时。
3. **禁忌证**　有脐部疾患者禁用。儿泻康贴膜为外用药，禁止内服。

### （四）处方案例点评 1

| 处方 1：×××× 医院医疗保险处方　医保内处方 | | | | | |
|---|---|---|---|---|---|
| 定点医疗机构编码：×××× | | | | | |
| 科室名称：儿科 | 日期：×××× | | 药物金额：×× | | |
| 姓名：×× | 性别：女 | | 年龄：6 岁 10 个月 2 天 | | 病历号：×× |
| 临床诊断：<br>腹泻 | **R**：药品名称和规格 | 单次用量 | 用法 | 频次 | 数量 |
| | 儿泻康贴膜（0.23 克 / 贴） | 1 贴 | 外用 | 1 次 / 日 | 1 瓶 |
| | 儿泻停颗粒（1 克 / 袋） | 3 袋 | 口服 | 3 次 / 日 | 3 盒 |
| | 医师签名：×× | | | | |
| 审核 / 调配签名：×× | | 核对 / 发药签名：×× | | | |
| 1. 请遵医嘱用药；2. 请在窗口点清药品；3. 处方当日有效；4. 发出药品不予退换。 | | | | | |

**1. 处方判定** 该处方属于用药不适宜处方中的联合用药不适宜以及不规范处方中的临床诊断书写不全。

**2. 处方分析** 儿泻停颗粒具有清热燥湿、固肠止泻之功效，用于湿热内蕴型小儿腹泻。儿泻康贴膜为温中散寒止泻之药，与具有清热止泻功效的儿泻停颗粒联合使用，存在寒热冲突的风险，故该处方属于用药不适宜处方中的联合用药不适宜。另外，该处方无中医辨证分型，故该处方还属于不规范处方中的临床诊断书写不全。

**3. 药师建议** 儿童腹泻常见，但证型并不完全相同，应根据证型选药。如果属于湿热型（腹泻伴发热、里急后重）则选儿泻停颗粒，如果属于慢性腹泻伴寒证表现（乏力、舌淡白、怕凉食），则选儿泻康贴膜外用。

### （五）处方案例点评 2

处方 2：××××医院医疗保险处方　医保内处方

定点医疗机构编码：××××

| 科室名称：儿科 | 日期：×××× | 药物金额：×× | |
|---|---|---|---|
| 姓名：×× | 性别：女 | 年龄：3 岁 1 个月 29 天 | 病历号：×× |

| 临床诊断：<br>食积 | R：药品名称和规格 | 单次用量 | 用法 | 频次 | 数量 |
|---|---|---|---|---|---|
| | 儿泻康贴膜（0.23 克 / 贴） | 1 贴 | 外用 | 1 次 / 日 | 1 盒 |
| | 小儿康颗粒（10 克 / 袋） | 1 袋 | 口服 | 3 次 / 日 | 3 盒 |
| | 健儿清解液（100 毫升 / 瓶） | 8 毫升 | 口服 | 3 次 / 日 | 1 瓶 |
| | 医师签名：×× | | | | |

审核 / 调配签名：××　　　　　　核对 / 发药签名：××

1. 请遵医嘱用药；2. 请在窗口点清药品；3. 处方当日有效；4. 发出药品不予退换。

**1. 处方判定** 该处方属于用药不适宜处方中的适应证不适宜和重复用药。

**2. 处方分析** 小儿康颗粒具有健脾开胃、消食导滞、驱虫止痛、安神定惊的功效，用于食滞虫痢、烦躁不安、精神疲倦、脘腹胀满、面色萎黄。健儿清解液具有清热解毒、消滞和胃的功效，用于咳嗽咽痛、食欲不振、脘腹胀满。两药均有清热导滞的功效，均可用于治疗小儿饮食积滞。两药同用则清解之力太强而易伤正。儿泻康贴膜虽然不含有止泻成分，但其药物成分均具有温中祛寒之功效，用于治疗小儿食积化热可能加重病情。

**3. 药师建议** 小儿食积多会化热，若使用温里药，则会造成食积聚集不化。因此，该处方中不宜选用儿泻康贴膜。根据患儿病情，保留小儿康颗粒或健儿清解液一种即可。

## （六）合理用药提示

儿泻康贴膜是一个治疗小儿腹泻的外用药，它所治疗的腹泻，不是吃坏肚子、伴有发热的急性腹泻，而是迁延不愈、伴有怕吃凉食的慢性腹泻。儿泻康贴膜的组方药味均为辛热类中药，一方面味辛性热散寒，适合寒型腹泻；另一方面，辛热类中药的有效成分以脂溶性的挥发油为主，具有良好的透皮吸收能力，利于药物起效。

参考文献

［1］吴敏，宓越群，谈珍. 儿泻康贴膜治疗婴幼儿腹泻的临床研究［J］. 上海中医药杂志，2002，36（9）：27-28.

［2］苗芸，沈鸣. 儿泻康贴膜治疗小儿急性病毒性腹泻疗效观察［J］. 中国社区医师，2009，25（18）：31.

［3］尹兴斌，倪健，沈小春. 儿泻康贴膜中丁香酚与桂皮醛体外透过特性研究［J］. 中成药，2011，33（8）：1330-1333.

# 二、幼泻宁颗粒

## （一）组成特点

幼泻宁颗粒由白术（焦）、炮姜、车前草组成。方中白术温补脾胃而止泻，为君药。炮姜辛热，温中祛寒，善治中焦虚寒而止泄泻，为臣药。车前草利小便而止泻，为佐药。诸药合用，共奏健脾化湿、温中止泻之功。

## （二）功效特点

幼泻宁颗粒能够健脾化湿、温中止泻，用于小儿脾失健运引起的腹泻。

## （三）使用特点

1. **规格**　6 克／袋。

2. **用法用量**　口服，3 次／日。1~6 个月，3~6 克／次；7 个月~1 岁，6 克／次；2~6岁，12 克／次。

3. **禁忌证**　湿热蕴结、积滞胃肠或久泻伤阴者忌用；服药期间饮食宜清淡，忌食生冷、辛辣、油腻之物。

4. **注意事项**　久泻不止、亡津脱水者，应及时送医院诊治。

## （四）处方案例点评 1

处方 1：××××医院医疗保险处方　医保内处方

定点医疗机构编码：××××

| 科室名称：儿科 | 日期：×××× | 药物金额：×× | |
| --- | --- | --- | --- |
| 姓名：×× | 性别：女 | 年龄：1岁3个月17天 | 病历号：×× |

| 临床诊断：虚寒泄泻 | R：药品名称和规格 | 单次用量 | 用法 | 频次 | 数量 |
| --- | --- | --- | --- | --- | --- |
| | 幼泻宁颗粒（6克/袋） | 1袋 | 口服 | 3次/日 | 2盒 |
| | 儿泻康贴膜（0.23克/贴） | 1贴 | 外用 | 1次/日 | 1盒 |
| | 医师签名：×× | | | | |

审核/调配签名：×× 　　　　　　核对/发药签名：××

1．请遵医嘱用药；2．请在窗口点清药品；3．处方当日有效；4．发出药品不予退换。

1．**处方判定**　该处方属于用药不适宜处方中的重复用药。

2．**处方分析**　儿泻康贴膜由丁香、白胡椒、肉桂、吴茱萸组成，能够温中散寒止泻，用于风寒泄泻者。幼泻宁颗粒能够健脾化湿、温中止泻，用于小儿脾失健运引起的腹泻。两药均有温中止泻之功，与患儿病证相符，若联合使用，温中作用过强，易损耗阴气，故该处方属于用药不适宜处方中的重复用药。

3．**药师建议**　小儿脏腑娇嫩、脾胃薄弱，若饮食失节，则可致脾胃运化功能失调而发生泄泻。该患儿1岁多，若兼有脾虚湿盛证可单独使用幼泻宁颗粒。

## （五）处方案例点评 2

处方 2：××××医院医疗保险处方　医保内处方

定点医疗机构编码：××××

| 科室名称：儿科 | 日期：×××× | 药物金额：×× | |
| --- | --- | --- | --- |
| 姓名：×× | 性别：男 | 年龄：3岁11个月28天 | 病历号：×× |

| 临床诊断：湿热泄泻 | R：药品名称和规格 | 单次用量 | 用法 | 频次 | 数量 |
| --- | --- | --- | --- | --- | --- |
| | 幼泻宁颗粒（6克/袋） | 2袋 | 口服 | 3次/日 | 2盒 |
| | 医师签名：×× | | | | |

审核/调配签名：×× 　　　　　　核对/发药签名：××

请遵医嘱用药；2．请在窗口点清药品；3．处方当日有效；4．发出药品不予退换。

1．**处方判定**　该处方属于用药不适宜处方中的适应证不适宜。

2．**处方分析**　幼泻宁颗粒能够温中化湿止泻，虽有化湿之功，却无清热之效，主治脾胃虚寒所致的泄泻，若用于治疗湿热泄泻，则易导致热盛伤阴。故该处方属于用药不适宜处方中的适应证不适宜。

3．**药师建议**　建议将幼泻宁颗粒换成具有清热燥湿、固肠止泻功效的中成药。

# 三、醒脾养儿颗粒

## （一）组成特点

醒脾养儿颗粒为苗药，由一点红、毛大丁草、山栀茶、蜘蛛香组成。方中一点红清热解毒、利湿止泻，为君药。毛大丁草行气、活血、利水，善治小儿食积、风寒泄泻；山栀茶性苦微温，活血通络、解毒止痛；蜘蛛香理气和中、散寒除湿，善治脘腹胀痛、呕吐泄泻，小儿疳积。以上四药相伍，共奏清热利湿、醒脾开胃、和胃安神之功。

## （二）功效特点

醒脾养儿颗粒具有醒脾开胃、养血安神、固肠止泻的功效，用于脾气虚所致的儿童厌食、腹泻便溏、烦躁盗汗、遗尿夜啼。现代临床多用于治疗西医之小儿厌食、小儿腹泻、小儿盗汗、小儿遗尿等病证。有文献报道，醒脾养儿颗粒用于辅助治疗小儿轮状病毒感染性腹泻和抗生素相关性腹泻都有较好的疗效。

## （三）使用特点

1. **规格** 2克/袋。

2. **用法用量** 温开水冲服。1岁以内，2克/次，2次/日；1~2岁，4克/次，2次/日；3~6岁，4克/次，3次/日；7~14岁，6~8克/次，2次/日。

3. **禁忌证** 本品辅料为蔗糖，糖尿病患儿禁止服用。

4. **注意事项** 长期厌食、体弱消瘦者及腹胀重、腹泻次数增多者应去医院就诊。

## （四）处方案例点评1

| 处方1：××××医院医疗保险处方　医保内处方 | | | | | |
|---|---|---|---|---|---|
| 定点医疗机构编码：×××× | | | | | |
| 科室名称：儿科 | 日期：×××× | | 药物金额：×× | | |
| 姓名：×× | 性别：男 | | 年龄：3岁9个月6天 | | 病历号：×× |
| **临床诊断：** | **R：药品名称和规格** | 单次用量 | 用法 | 频次 | 数量 |
| 脾胃不和 | 醒脾养儿颗粒（2克/袋） | 1.5袋 | 口服 | 3次/日 | 3盒 |
| 睡眠不安 | 小儿消食颗粒（3克/袋） | 1袋 | 口服 | 3次/日 | 2盒 |
| 多汗 | 小儿七星茶口服液（10毫升/支） | 1支 | 口服 | 2次/日 | 2盒 |
| | 医师签名：×× | | | | |
| 审核/调配签名：×× | | 核对/发药签名：×× | | | |
| 1. 请遵医嘱用药；2. 请在窗口点清药品；3. 处方当日有效；4. 发出药品不予退换。 | | | | | |

1. **处方判定** 该处方属于用药不适宜处方中的适应证不适宜以及重复用药。

2. **处方分析** 醒脾养儿颗粒用于脾气虚所致的儿童厌食、腹泻便溏、烦躁盗汗、遗尿夜啼、睡眠不安、多汗。小儿消食颗粒具有消食化滞、健脾和胃的功效。小儿七星茶口服液能够定惊消滞。三种中成药的功效有相似之处，用药重复。小儿消食颗粒以化食为主，多用于实证；小儿七星茶口服液不仅能化食消滞，还能定惊安神，常用于小儿食热惊风。患儿3岁9个月6天，被诊断为睡眠不安、多汗，根据诊断判断其症状可能由脾虚引起，故选用醒脾养儿颗粒较为适宜，选用小儿七星茶口服液及小儿消食颗粒并不适宜。因此该处方属于用药不适宜处方中的适应证不适宜以及重复用药。

3. **药师建议** 选择醒脾养儿颗粒即可，不建议选用小儿七星茶口服液及小儿消食颗粒。

### （五）处方案例点评2

处方2：××××医院医疗保险处方 医保内处方

定点医疗机构编码：××××

| 科室名称：儿科 | 日期：×××× | 药物金额：×× | | | |
|---|---|---|---|---|---|
| 姓名：×× | 性别：女 | 年龄：6岁7个月20天 | | 病历号：×× | |
| **临床诊断：** | **R：药品名称和规格** | 单次用量 | 用法 | 频次 | 数量 |
| 小儿厌食 | 醒脾养儿颗粒（2克/袋） | 2袋 | 口服 | 3次/日 | 3盒 |
| 消化不良 | 小儿消食颗粒（3克/袋） | 1袋 | 口服 | 3次/日 | 2盒 |
| 便秘 | 小儿化食丸（1.5克/丸） | 2丸 | 口服 | 2次/日 | 2盒 |
| | 医师签名：×× | | | | |

审核/调配签名：×× 核对/发药签名：××

1. 请遵医嘱用药；2. 请在窗口点清药品；3. 处方当日有效；4. 发出药品不予退换。

1. **处方判定** 该处方属于用药不适宜处方中的遴选的药品不适宜及重复用药。

2. **处方分析** 醒脾养儿颗粒具有醒脾开胃、养血安神、固肠止泻的功效，可用于脾气虚所致的儿童厌食。小儿消食颗粒由鸡内金（炒）、山楂、六神曲（炒）、麦芽（炒）、槟榔、陈皮组成，能够消食化滞、健脾和胃，也可用于治疗小儿厌食。小儿化食丸由山楂（炒焦）、六神曲（炒焦）、麦芽（炒焦）、槟榔（炒焦）、莪术（醋制）、三棱（制）、牵牛子（炒焦）、大黄组成，能够消食化滞、泻火通便，用于食滞化热所致的积滞、厌食、便干。三种药都可用于治疗小儿厌食，但醒脾养儿颗粒用于脾虚引起的儿童厌食、腹泻便溏等，与诊断中的消化不良、便秘不符，不宜选用。小儿消食颗粒与小儿化食丸均可用于食滞，此二药对证，但在组成、功能、主治上多有相似，建议根据病情选择一种，无论哪种皆不宜久服。故该处方属于用药不适宜处方中的遴选的药品不适宜与重复用药。

3. **药师建议** 若患儿食积伴有便秘、便干，应选用小儿化食丸；若患儿仅为食滞，表现为食欲不振、疳积，选用小儿消食颗粒更合适。

**参考文献**

[1] 冷方南. 中国基本中成药：二部 [M]. 北京：人民军医出版社，2011：121.

[2] 马韩静，王雪峰. 醒脾养儿颗粒的临床应用进展 [J]. 中国民族民间医药，2015，24（22）：27-28，31.

[3] 侯盼盼. 醒脾养儿颗粒治疗婴幼儿轮状病毒感染性腹泻的效果观察 [J]. 白求恩医学杂志，2017，15（5）：656-657.

[4] 田恬，景芳丽，高小倩. 醒脾养儿颗粒辅助治疗婴幼儿抗生素相关性腹泻临床研究 [J]. 陕西中医，2018，39（8）：1112-1114.

# 第四节　化痰、止咳、平喘剂

## 一、小儿肺咳颗粒

### （一）组成特点

小儿肺咳颗粒由人参、茯苓、白术、陈皮、鸡内金、大黄（酒炙）、鳖甲、地骨皮、北沙参、炙甘草、青蒿、麦冬、桂枝、干姜、附子（制）、瓜蒌、款冬花、紫菀、桑白皮、胆南星、黄芪、枸杞子组成。方中人参、白术益气健脾，黄芪补益脾气，三药共为君药。茯苓、陈皮、炙甘草助君药加强健脾益肺之功；北沙参、麦冬、枸杞子滋阴清肺；青蒿、鳖甲清肺中虚热；瓜蒌、款冬花、紫菀、桑白皮、地骨皮、胆南星清热化痰止咳。以上几药共为臣药。桂枝、干姜、附子（制）少火生气，温脾胃之阳；鸡内金消食和胃；大黄（酒炙）泻火通便。以上几药共为佐药。诸药合用，共奏健脾益肺、止咳平喘之功。方中含有人参、北沙参，不宜与含有五灵脂、藜芦的中成药联合使用；含有桂枝，不宜与含有赤石脂的中成药联合使用；含有附子，不宜与含有贝母、瓜蒌、半夏、白蔹、白及的中成药联合使用；含有瓜蒌，不宜与含有乌头的中成药联合使用。

### （二）功效特点

小儿肺咳颗粒能够健脾益肺、止咳平喘，用于肺脾不足及痰湿内壅所致咳嗽或痰多稠黄、咳吐不爽、气短、喘促、动辄汗出、食少纳呆、周身乏力、舌红苔厚，以及西医之小儿支气管炎见以上证候者。有文献报道，本药可用于治疗儿童肺炎脾肺气虚证，亦可在小儿风热咳嗽的恢复期使用。

## （三）使用特点

1. **规格** 2克/袋。

2. **用法用量** 开水冲服，3次/日。1岁以内，2克/次；1~4岁，3克/次；5~8岁，6克/次。

3. **注意事项** 高热喘咳者慎用。

## （四）处方案例点评1

处方1：××××医院医疗保险处方　医保内处方

定点医疗机构编码：××××

| 科室名称：儿科 | 日期：×××× | | 药物金额：×× | | |
|---|---|---|---|---|---|
| 姓名：×× | 性别：女 | | 年龄：4岁零22天 | | 病历号：×× |
| **临床诊断：**<br>气管炎 | **R：药品名称和规格** | 单次用量 | 用法 | 频次 | 数量 |
| | 小儿肺咳颗粒（2克/袋） | 1.5袋 | 口服 | 3次/日 | 2盒 |
| | 金莲花颗粒（8克/袋） | 1袋 | 口服 | 3次/日 | 2盒 |
| | 医师签名：×× | | | | |

审核/调配签名：××　　　　　核对/发药签名：××

1. 请遵医嘱用药；2. 请在窗口点清药品；3. 处方当日有效；4. 发出药品不予退换。

1. **处方判定** 该处方属于用药不适宜处方中的联合用药不适宜以及不规范处方中的临床诊断书写不全。

2. **处方分析** 小儿肺咳颗粒含有人参、白术、鳖甲等补益药味，多用于虚咳、久咳以及慢性支气管炎、肺炎恢复期等，高热咳嗽者慎用。金莲花颗粒可清热解毒，用于上呼吸道感染、咽炎、扁桃体炎，尤其适用于高热咳嗽。两药的主治功能与禁忌相左，联合应用不符合中医辨证施治原则，该处方属于用药不适宜处方中的联合用药不适宜。另外，该处方中无中医辨证分型，故属于不规范处方中的临床诊断书写不全。

3. **药师建议** 建议充分了解患儿病程后合理选择用药：若患儿病程较长、无发热症状，可选用小儿肺咳颗粒；若患儿发病急、病程短且有发热症状，应选用金莲花颗粒。

## （五）处方案例点评 2

| 处方 2：××××医院医疗保险处方　医保内处方 | | | | | |
|---|---|---|---|---|---|
| 定点医疗机构编码：×××× | | | | | |
| 科室名称：儿科 | 日期：×××× | | 药物金额：×× | | |
| 姓名：×× | 性别：女 | | 年龄：1 岁 10 个月 2 天 | | 病历号：×× |
| **临床诊断：**<br>腹泻 | **R：**药品名称和规格<br>小儿肺咳颗粒（2 克/袋） | 单次用量<br>1.5 袋 | 用法<br>口服 | 频次<br>3 次/日 | 数量<br>2 盒 |
| | 医师签名：×× | | | | |
| 审核/调配签名：×× | | 核对/发药签名：×× | | | |
| 1. 请遵医嘱用药；2. 请在窗口点清药品；3. 处方当日有效；4. 发出药品不予退换。 | | | | | |

1. **处方判定**　该处方属于用药不适宜处方中的适应证不适宜以及不规范处方中的临床诊断书写不全。

2. **处方分析**　小儿肺咳颗粒能够健脾益肺、止咳平喘，用于肺脾不足与痰湿内壅所致咳嗽或痰多稠黄、咳吐不爽、气短、喘促、动辄汗出、食少纳呆、周身乏力、舌红苔厚，以及西医之支气管炎见以上证候者。腹泻不在小儿肺咳颗粒的适应证范围内，因此该处方属于用药不适宜处方中的适应证不适宜。另外，该处方中无中医辨证分型，故属于不规范处方中的临床诊断书写不全。

3. **药师建议**　若患儿存在慢性支气管炎等与小儿肺咳颗粒相适宜的证候，完善相关诊断方可开具小儿肺咳颗粒。另外，针对腹泻，应详细了解病情后，确认患儿腹泻的病因和类型，开具与此相符的中成药。

## （六）合理用药提示

小儿肺咳颗粒，不是一个用于感冒咳嗽急性期的中成药，而是一个治疗感冒咳嗽迁延不愈的药品。为什么这么说呢？小儿本就正气虚，肺热咳嗽伤气又伤津，迁延不愈就造成气虚乏力和阴虚痰黏。小儿肺咳颗粒用人参、白术补气，用鳖甲、沙参养阴，再加上诸多止咳平喘和理气祛痰药，就形成了这个健脾益肺、止咳平喘的小儿支气管炎治疗用药。

**参考文献**

[1] 楚利芳. 小儿肺咳颗粒在小儿风热咳嗽恢复期的临床效果 [J]. 深圳中西医结合杂志, 2018, 28（8）: 25-26.

[2] 叶再青, 甄娇岚. 小儿肺咳颗粒治疗儿童细菌性肺炎恢复期的疗效观察 [J]. 中国药师, 2016, 19（1）: 140-142.

**二、儿童咳液**

## （一）组成特点

儿童咳液由紫菀、百部、枇杷叶、前胡、甘草、苦杏仁、桔梗、麻黄、蓼大青叶组成。方中大青叶清热解毒、利咽消肿，紫菀润肺下气、化痰止咳，二药共为君药。前胡宣散风热、化痰止咳，枇杷叶清肺化痰、下气平喘，桔梗宣肺化痰利咽，三药共为臣药。麻黄开宣肺气、止咳平喘，苦杏仁宣降肺气、止咳平喘，百部润肺止咳，三药共为佐药。甘草润肺止咳，调和诸药，为使药。诸药合用，共奏清热化痰、宣降肺气、止咳平喘之功。本药含有甘草，不宜与含有海藻、大戟、甘遂、芫花的中成药联合使用。本品含小毒成分苦杏仁，应严格按照说明书用法用量服用，不宜超量。

## （二）功效特点

儿童咳液能够清热润肺、祛痰止咳，用于痰热阻肺所致的咳嗽气喘、吐痰黄稠或咳痰不爽、咽干喉痛。

## （三）使用特点

1. **规格**　100 毫升 / 瓶。

2. **用法用量**　口服，4 次 / 日。1～3 岁，5 毫升 / 次；4 岁及以上，10 毫升 / 次。

3. **禁忌证**　服用本药时不宜同时服用滋补性中成药；肺脾气虚、阴虚燥咳者慎用；药品含麻黄碱，运动员慎用。

## （四）处方案例点评 1

处方 1：××××医院医疗保险处方　医保内处方

定点医疗机构编码：××××

| 科室名称：儿科 | 日期：×××× | 药物金额：×× | |
|---|---|---|---|
| 姓名：×× | 性别：女 | 年龄：6 岁 2 个月 15 天 | 病历号：×× |

| 临床诊断：支气管炎 | R：药品名称和规格 | 单次用量 | 用法 | 频次 | 数量 |
|---|---|---|---|---|---|
| | 儿童咳液（100 毫升 / 瓶） | 10 毫升 | 口服 | 4 次 / 日 | 1 瓶 |
| | 桔贝合剂（10 毫升 / 支） | 7.5 毫升 | 口服 | 3 次 / 日 | 3 盒 |
| | 小儿肺热咳喘口服液（10 毫升 / 支） | 10 毫升 | 口服 | 4 次 / 日 | 2 盒 |
| | 医师签名：×× | | | | |

审核 / 调配签名：×× 　　　　核对 / 发药签名：××

1. 请遵医嘱用药；2. 请在窗口点清药品；3. 处方当日有效；4. 发出药品不予退换。

1. **处方判定**　该处方属于用药不适宜处方中的重复用药以及不规范处方中的临床诊断书写不全。

2. **处方分析**　桔贝合剂由浙贝母、桔梗、苦杏仁、黄芩、枇杷叶、麦冬、甘草组成，具有润肺止咳的功效，用于肺热咳嗽、痰稠色黄、咳痰不爽。小儿肺热咳喘口服液由麻黄、苦杏仁、石膏、金银花、连翘、黄芩、鱼腥草、知母、板蓝根、麦冬组成，具有清热解毒、宣肺化痰的功效。儿童咳液由紫菀、百部、枇杷叶、前胡、甘草、苦杏仁、桔梗、麻黄、蓼大青叶组成，能够清热润肺、祛痰止咳，用于痰热阻肺所致的咳嗽气喘、吐痰黄稠等。三种中成药成分相似，功效相近，不可同时使用，因此该处方属于用药不适宜处方中的重复用药。另外，该处方中无中医辨证分型，故属于不规范处方中的临床诊断书写不全。

3. **药师建议**　选择以上三药中的一种或两种即可。为避免两种中成药的重复成分过量，还可酌减剂量使用。

## （五）处方案例点评 2

| 处方 2：××××医院医疗保险处方　医保内处方 | | | | | |
|---|---|---|---|---|---|
| 定点医疗机构编码：×××× | | | | | |
| 科室名称：儿科 | 日期：×××× | | 药物金额：×× | | |
| 姓名：×× | 性别：女 | | 年龄：4 岁 7 个月 12 天 | | 病历号：×× |
| **临床诊断：** | **R：**药品名称和规格 | 单次用量 | 用法 | 频次 | 数量 |
| 风寒感冒 | 儿童咳液（100 毫升 / 瓶） | 10 毫升 | 口服 | 4 次 / 日 | 1 瓶 |
| 支气管炎 | 宝咳宁颗粒（5 克 / 袋） | 2.5 克 | 口服 | 2 次 / 日 | 1 盒 |
| | 医师签名：×× | | | | |
| 审核 / 调配签名：×× | | 核对 / 发药签名：×× | | | |
| 1. 请遵医嘱用药；2. 请在窗口点清药品；3. 处方当日有效；4. 发出药品不予退换。 | | | | | |

1. **处方判定**　该处方属于用药不适宜处方中的联合用药不适宜。

2. **处方分析**　宝咳宁颗粒的成分为紫苏叶、桑叶、前胡、浙贝母、麻黄、桔梗、天南星（炙）、陈皮、苦杏仁（去皮炒）、黄芩、青黛、天花粉、枳壳、山楂、甘草、人工牛黄，功效为清热解表、止嗽化痰，用于小儿外感风寒与内热停食引起的头痛身热、咳嗽痰盛、气促作喘、咽喉肿痛、烦躁不安。其适应证与该处方"风寒感冒，支气管炎"的诊断相符合。儿童咳液由浙贝母、桔梗、苦杏仁、黄芩、甘草等组成，能够清热润肺、祛痰止咳，用于痰热阻肺之证。两药一个针对风寒之证，一个针对痰热阻肺之证，存在寒热冲突的风险，故该处方属于用药不适宜处方中的联合用药不适宜。

3. **药师建议**　如果该患儿在咳嗽的同时还存在风寒感冒的症状，选用宝咳宁颗粒更适宜，不宜再联用儿童咳液。

**参考文献**

[1] 本刊编辑部. 宝咳宁颗粒临床应用解析 [J]. 中国社区药师，2010，26（4）：12.

# 三、小儿咳喘灵泡腾片

## （一）组成特点

小儿咳喘灵泡腾片由麻黄、金银花、苦杏仁、板蓝根、石膏、甘草、瓜蒌组成。方中麻黄宣肺解表而平喘，石膏清泻肺胃之热以生津，两药相辅相成，既能宣肺，又能泄热，共为君药。石膏倍用于麻黄，不失为辛凉之剂，麻黄得石膏，则宣肺平喘而不助热，且石膏得麻黄，清解肺热而不凉遏，又是相制为用。苦杏仁降利肺气而平喘咳，瓜蒌甘寒清热化痰、润肺宽胸，二药为臣药。金银花清热解毒、清宣透表，板蓝根清热利咽消肿，二药共为佐药。甘草既能益气和中，又与石膏相合而生津止渴，更能调和于寒温宣降之间，为使药。诸药合用，共奏宣肺清热、止咳祛痰、平喘之功。本药品含有苦杏仁，有小毒，内服不宜过量；含有甘草，不宜与含有海藻、大戟、甘遂、芫花的中成药联合使用；含有瓜蒌，不宜与含有乌头的中成药联合使用。

## （二）功效特点

小儿咳喘灵泡腾片能够宣肺、清热、止咳、祛痰，用于风热犯肺所致的小儿肺炎喘嗽，症见发热微恶风寒、咳嗽、痰黄而稠、呼吸急促、鼻塞、流浊涕、咽红而肿、大便干、小便黄、舌尖红、苔薄白或微黄、脉浮数，以及西医之上呼吸道感染、支气管炎、支气管哮喘等疾病见上述表现者。有文献报道，本品亦可用于治疗小儿咳嗽变异型哮喘。

## （三）使用特点

1. **规格**　1.5 克 / 片。

2. **用法用量**　先把药片放入杯中，加温开水使药物完全溶解后口服，3 次 / 日。1～3 岁，1 片 / 次，用温开水 30 毫升泡腾溶解后口服；4～5 岁，1.5 片 / 次，用温开水 60 毫升泡腾溶解后口服；6～7 岁，2 片 / 次，用温开水 100 毫升泡腾溶解后口服。

3. **禁忌证**　运动员慎用；服药期间不宜同时服用滋补性中成药。

4. **注意事项**　本品为泡腾片，不可直接吞服，否则有引起小儿窒息的危险。服药期间忌食生冷、辛辣之物。

## （四）处方案例点评 1

<table>
<tr><td colspan="6" align="center">处方 1：××××医院医疗保险处方 医保内处方</td></tr>
<tr><td colspan="6">定点医疗机构编码：××××</td></tr>
<tr><td colspan="2">科室名称：儿科</td><td colspan="2">日期：××××</td><td colspan="2">药物金额：××</td></tr>
<tr><td colspan="2">姓名：××</td><td colspan="2">性别：女</td><td>年龄：4 岁 11 个月 2 天</td><td>病历号：××</td></tr>
<tr><td rowspan="5">临床诊断：<br>支气管炎</td><td>R：药品名称和规格</td><td>单次用量</td><td>用法</td><td>频次</td><td>数量</td></tr>
<tr><td>小儿肺热咳喘口服液（10 毫升 / 支）</td><td>1 支</td><td>口服</td><td>3 次 / 日</td><td>3 盒</td></tr>
<tr><td>小儿咳喘灵泡腾片（1.5 克 / 片）</td><td>1.5 片</td><td>口服</td><td>3 次 / 日</td><td>2 盒</td></tr>
<tr><td>儿童咳液（150 毫升 / 瓶）</td><td>10 毫升</td><td>口服</td><td>4 次 / 日</td><td>1 瓶</td></tr>
<tr><td colspan="5">医师签名：××</td></tr>
<tr><td colspan="3">审核 / 调配签名：××</td><td colspan="3">核对 / 发药签名：××</td></tr>
<tr><td colspan="6">1. 请遵医嘱用药；2. 请在窗口点清药品；3. 处方当日有效；4. 发出药品不予退换。</td></tr>
</table>

1. **处方判定** 该处方属于用药不适宜处方中的重复用药以及不规范处方中的临床诊断书写不全。

2. **处方分析** 小儿肺热咳喘口服液由麻黄、苦杏仁、石膏、甘草、金银花、连翘、黄芩、鱼腥草、知母、板蓝根、麦冬组成，用于风热之邪化热入里、壅遏于肺而致喘咳。小儿咳喘灵泡腾片由麻黄、金银花、苦杏仁、板蓝根、石膏、甘草、瓜蒌组成，能够宣肺清热、止咳祛痰平喘，用于风热犯肺所致的小儿肺炎喘嗽。儿童咳液由蓼大青叶、紫菀、前胡、枇杷叶、桔梗、麻黄、苦杏仁、百部、甘草组成，可清热化痰、宣肺降气，用于痰热阻肺所致的喘咳。三种药均含有麻黄、苦杏仁、甘草等成分，均可用于治疗风热壅肺所致的喘咳，所以三种药同时开具属用药不适宜处方中的重复用药。另外，该处方中无中医辨证分型，故属于不规范处方中的临床诊断书写不全。

3. **药师建议** 小儿咳喘灵泡腾片与小儿肺热咳喘口服液都以麻杏石甘汤为基础组方，所以针对该患儿的支气管炎，选用小儿咳喘灵泡腾片即可。儿童咳液可在患儿咳嗽急性期或胸闷气促表现明显时，酌情选择使用。

## （五）处方案例点评 2

<table>
<tr><td colspan="6" align="center">处方 2：××××医院医疗保险处方 医保内处方</td></tr>
<tr><td colspan="6">定点医疗机构编码：××××</td></tr>
<tr><td colspan="2">科室名称：儿科</td><td colspan="2">日期：××××</td><td colspan="2">药物金额：××</td></tr>
<tr><td colspan="2">姓名：××</td><td colspan="2">性别：女</td><td>年龄：6 个月 13 天</td><td>病历号：××</td></tr>
<tr><td rowspan="4">临床诊断：<br>毛细<br>消化不良</td><td>R：药品名称和规格</td><td>单次用量</td><td>用法</td><td>频次</td><td>数量</td></tr>
<tr><td>小儿咳喘灵泡腾片（1.5 克 / 片）</td><td>1 克</td><td>口服</td><td>3 次 / 日</td><td>2 盒</td></tr>
<tr><td>喉咽清口服液（10 毫升 / 支）</td><td>5 毫升</td><td>口服</td><td>3 次 / 日</td><td>1 盒</td></tr>
<tr><td colspan="5">医师签名：××</td></tr>
<tr><td colspan="3">审核 / 调配签名：××</td><td colspan="3">核对 / 发药签名：××</td></tr>
<tr><td colspan="6">请遵医嘱用药；2. 请在窗口点清药品；3. 处方当日有效；4. 发出药品不予退换。</td></tr>
</table>

1. **处方判定** 该处方属于不规范处方中的临床诊断书写不全。

2. **处方分析** 喉咽清口服液具有清热解毒、利咽止痛之功效，主治肺胃实热所致的咽喉红肿、咽痛、发热、口渴、便秘，以及西医之急性扁桃体炎、急性咽炎见上述证候者。小儿咳喘灵泡腾片能够宣肺、清热、止咳、祛痰，用于上呼吸道感染引起的咳嗽。处方诊断为"毛细，消化不良"，未写明疾病的全称，亦没有写明中医证型，可判定为临床诊断书写不全。同时，婴幼儿用药更宜少而精，具有清热作用的中成药，药性寒凉，使用不当极易损伤脾胃，根据证型选择 1 种即可。

3. **药师建议** 可将"毛细"修改为"毛细支气管炎"。患儿还被诊断有"消化不良"，可增加相应的药物以对症治疗。同时，两种中成药不宜联用，建议保留 1 种即可。

参考文献

[1] 万斌. 小儿咳喘灵颗粒治疗小儿咳嗽变异型哮喘的临床观察 [J]. 中医药导报，2014，20（3）：106-107.

# 四、小儿肺热咳喘口服液

## （一）组成特点

小儿肺热咳喘口服液由麻黄、苦杏仁、石膏、甘草、金银花、连翘、知母、黄芩、板蓝根、麦冬、鱼腥草组成。方中石膏、知母寒凉润燥，清肺泻火，使肺气宣肃有权，共为君药。金银花、连翘清热解毒，凉散风热；黄芩、鱼腥草清肺火，除痰热；板蓝根清热解毒，凉血利咽；麦冬滋阴润燥，除肺中伏火。以上六药助君药外散风热、内泻肺火、清肺化痰止咳，共为臣药。麻黄、苦杏仁宣降肺气，止咳平喘，为佐药。甘草甘平，润肺止咳，调和诸药，为使药。诸药合用，共奏清热解毒、宣肺化痰之功。本品含有苦杏仁，有小毒，内服不宜过量。本药品含有甘草，不宜与含有海藻、大戟、甘遂、芫花的中成药联合使用。

## （二）功效特点

小儿肺热咳喘口服液能够清热解毒、宣肺化痰，用于热邪犯于肺卫所致发热、汗出、微恶风寒、咳嗽、痰黄，或兼喘息、口干而渴。有文献报道，小儿肺热咳喘口服液可辅助治疗西医之支气管肺炎、小儿支原体肺炎。

## （三）使用特点

**1. 规格**　10毫升／支。

**2. 用法用量**　口服。1～3岁，10毫升／次，3次／日；4～7岁，10毫升／次，4次／日；8～12岁，20毫升／次，3次／日。

**3. 禁忌证**　不宜在服药期间同时服用滋补性中成药；风寒闭肺、内伤久咳者慎用；高血压、心脏病患儿慎用。

## （四）处方案例点评1

处方1：××××医院医疗保险处方　医保内处方

定点医疗机构编码：××××

| 科室名称：儿科 | 日期：×××× | | 药物金额：×× | |
| 姓名：×× | 性别：女 | | 年龄：6岁10个月2天 | 病历号：×× |

| 临床诊断： | R：药品名称和规格 | 单次用量 | 用法 | 频次 | 数量 |
| --- | --- | --- | --- | --- | --- |
| 急性支气管炎 | 小儿肺热咳喘口服液（10毫升／支） | 1支 | 口服 | 4次／日 | 3盒 |
| | 小儿肺咳颗粒（2克／袋） | 3袋 | 口服 | 3次／日 | 2盒 |
| | 医师签名：×× | | | | |

审核／调配签名：××　　　　　　　核对／发药签名：××

1. 请遵医嘱用药；2. 请在窗口点清药品；3. 处方当日有效；4. 发出药品不予退换。

**1. 处方判定**　该处方属于用药不适宜处方中的联合用药不适宜以及不规范处方中的临床诊断书写不全。

**2. 处方分析**　小儿肺咳颗粒能够健脾益肺、止咳平喘，用于肺脾不足、痰湿内壅之证，因方中含有人参、白术、鳖甲等补益药味，多用于虚咳、久咳，以及西医之慢性支气管炎、肺炎恢复期等，高热咳嗽者慎用。小儿肺热咳喘口服液具有清热解毒、宣肺化痰的功效，用于热邪犯于肺卫之证，多用于急症，风寒闭肺、内伤久咳者不适用。该患儿被临床诊断为急性支气管炎，同时使用小儿肺热咳喘口服液和小儿肺咳颗粒，易"闭门留寇"，加重病情，联合用药不符合中医辨证施治原则，该处方属于用药不适宜处方中联合用药不适宜。另外，该处方中无中医辨证分型，故属于不规范处方中的临床诊断书写不全。

**3. 药师建议**　急性支气管炎为急性炎症，应选用小儿肺热咳喘口服液。

## （五）处方案例点评 2

| 处方 2：××××医院医疗保险处方　医保内处方 |
|---|

| 定点医疗机构编码：×××× | | | |
|---|---|---|---|
| 科室名称：儿科 | 日期：×××× | 药物金额：×× | |
| 姓名：×× | 性别：女 | 年龄：6 岁 8 个月 24 天 | 病历号：×× |

| 临床诊断： | R：药品名称和规格 | 单次用量 | 用法 | 频次 | 数量 |
|---|---|---|---|---|---|
| 急性上呼吸道感染（肺热证） | 小儿肺热咳喘口服液（10 毫升 / 支） | 1 支 | 口服 | 3 次 / 日 | 4 盒 |
| | 医师签名：×× | | | | |

| 审核 / 调配签名：×× | 核对 / 发药签名：×× |
|---|---|
| 1. 请遵医嘱用药；2. 请在窗口点清药品；3. 处方当日有效；4. 发出药品不予退换。 | |

1. **处方判定**　该处方属于合理处方。

2. **处方分析**　小儿肺热咳喘口服液用法用量：口服，1～3 岁，10 毫升 / 次，3 次 / 日；4～7 岁，10 毫升 / 次，4 次 / 日；8～12 岁，20 毫升 / 次，3 次 / 日。该患儿 6 岁 8 个月，按照说明书剂量要求，应为 1 支 / 次，4 次 / 日，处方用量虽有所减少，但这种减少可能是鉴于患儿病情、脾胃功能或者服药便捷的特殊性所作出的合理调整。故判定为合理处方。

3. **药师建议**　提醒患儿遵医嘱服药，建议饭后服用。

## （六）合理用药提示

小儿肺热咳喘口服液以仲景麻杏石甘汤为底方，增加疏风清热药（金银花、连翘）和清热养阴药（麦冬、知母）而来，适用于小儿肺热或外寒内热型的感冒咳喘。小孩子活动多产热多，由夏入秋后就容易出现内热的情况，此时出现的感冒咳嗽，适合用小儿肺热咳喘口服液治疗。

### 参考文献

［1］张蔓琳，李仁秋，胡晓华. 小儿肺热咳喘口服液辅助治疗小儿支气管肺炎 56 例［J］. 云南中医中药杂志，2007，28（12）：15.

［2］邱顺祥，肖琼，丁会，等. 小儿肺热咳喘口服液辅助治疗支气管肺炎的疗效观察［J］. 中国药房，2005，16（20）：1566-1567.

［3］刘树刚，王红艳，国献素. 小儿肺热咳喘口服液佐治毛细支气管肺炎的疗效观察［J］. 白求恩军医学院学报，2008，6（1）：19.

［4］庞新莉，郭焕利. 小儿肺热咳喘口服液联合阿奇霉素治疗小儿支原体肺炎 130 例［J］. 陕西中医，2007，28（7）：777-778.

# 五、桔贝合剂

## （一）组成特点

桔贝合剂由桔梗、浙贝母、苦杏仁、麦冬、黄芩、枇杷叶、甘草组成。方中桔梗味辛、苦，性平，善宣肺利咽祛痰；浙贝母味苦，性寒，归心、肺经，与桔梗相伍，清化热痰、开郁散结之功颇著，故共为君药。黄芩清肺热，苦杏仁止咳平喘，使君药止咳清热化痰之功更显，二药共为臣药。麦冬润燥，枇杷叶和胃降逆、化痰止咳，二药均为使药。甘草调和药性，诸药相伍，共奏润肺清热止咳之功。本药品含有浙贝母，不宜与乌头同用；含有甘草，不宜与海藻、大戟、甘遂、芫花同用。

## （二）功效特点

桔贝合剂能够润肺止咳，用于肺热咳嗽，其表现为咳嗽气促，或喉中有痰鸣，痰稠色黄质黏，伴身热、口干咽痛。有文献报道，桔贝合剂辅助治疗小儿支原体肺炎和病毒性肺炎均具有较好的效果。

## （三）使用特点

1. **规格**　10毫升/支。
2. **用法用量**　口服，10~15毫升/次，3次/日。
3. **注意事项**　组方中含有毒性成分苦杏仁，应严格遵循说明书用法用量给药，儿童应减量服用。

## （四）处方案例点评1

| 处方1：××××医院医疗保险处方　医保内处方 | | | | |
|---|---|---|---|---|
| 定点医疗机构编码：×××× | | | | |
| 科室名称：儿科　日期：××××　药物金额：×× | | | | |
| 姓名：××　性别：女　年龄：3个月25天　病历号：×× | | | | |
| **临床诊断：** **R：药品名称和规格** | 单次用量 | 用法 | 频次 | 数量 |
| 肺炎　百蕊颗粒（5克/袋） | 0.5袋 | 口服 | 3次/日 | 1盒 |
| 胃食管反流　桔贝合剂（10毫升/支） | 1支 | 口服 | 3次/日 | 1盒 |
| 医师签名：×× | | | | |
| 审核/调配签名：××　　核对/发药签名：×× | | | | |
| 1.请遵医嘱用药；2.请在窗口点清药品；3.处方当日有效；4.发出药品不予退换。 | | | | |

1. **处方判定** 该处方属于用药不适宜处方中的用法用量不适宜以及不规范处方中的临床诊断书写不全。

2. **处方分析** 百蕊颗粒具有清热消炎、止咳化痰的功效。其用法用量：开水冲服，5克/次，3次/日。桔贝合剂能够润肺止咳，用法用量：口服，10~15毫升/次，3次/日。患儿3个月25天，口服用药时应酌情减量，该处方属于不适宜处方中用法用量不适宜。两药皆可用于肺炎之治疗，但组成不同，不属于重复用药。另外，该处方中无中医辨证分型，故属于不规范处方中的临床诊断书写不全。

3. **药师建议** 由于桔贝合剂说明书中没有明确儿童的用量，所以可根据患儿年龄调整剂量。

### （五）处方案例点评 2

处方2：××××医院医疗保险处方　医保内处方

| 定点医疗机构编码：×××× | | | | | |
|---|---|---|---|---|---|
| 科室名称：儿科 | 日期：×××× | | 药物金额：×× | | |
| 姓名：×× | 性别：女 | | 年龄：1岁零26天 | 病历号：×× | |

| 临床诊断：<br>气管炎 | R：药品名称和规格 | 单次用量 | 用法 | 频次 | 数量 |
|---|---|---|---|---|---|
| | 桔贝合剂（10毫升/支） | 0.5支 | 口服 | 3次/日 | 1盒 |
| | 小儿肺热咳喘口服液（10毫升/支） | 0.5支 | 口服 | 3次/日 | 1盒 |
| | 小儿豉翘清热颗粒（2克/袋） | 1袋 | 口服 | 3次/日 | 2盒 |
| | 医师签名：×× | | | | |

| 审核/调配签名：×× | 核对/发药签名：×× |
|---|---|

1. 请遵医嘱用药；2. 请在窗口点清药品；3. 处方当日有效；4. 发出药品不予退换。

1. **处方判定** 该处方属于用药不适宜处方中的重复用药以及不规范处方中的临床诊断书写不全。

2. **处方分析** 桔贝合剂由桔梗、浙贝母、苦杏仁、麦冬、黄芩、枇杷叶、甘草组成，能够润肺止咳，用于肺热咳嗽、痰稠色黄、咳痰不爽。小儿肺热咳喘口服液由麻黄、苦杏仁、石膏、甘草、金银花、连翘、知母、黄芩、板蓝根、麦冬、鱼腥草组成，能够清热解毒、宣肺化痰，用于热邪犯于肺卫所致发热、汗出、微恶风寒、咳嗽、痰黄，或兼喘息、口干而渴，多用于急症，风寒闭肺、内伤久咳者不适用。小儿豉翘清热颗粒由连翘、淡豆豉、薄荷、荆芥、栀子（炒）、大黄、青蒿、赤芍、槟榔、厚朴、黄芩、半夏、柴胡、甘草组成，能够疏风解表、清热导滞，用于小儿风热感冒夹滞证，症见发热咳嗽、鼻塞流涕、咽红肿痛、纳呆口渴、脘腹胀满、便秘或大便酸臭、溲黄。从功效上看，三药均可清热、止咳、化痰，能够治疗风热感冒或肺热喘咳。从成分上看，三药中黄芩、连翘、苦杏仁、麦冬、甘草等成分多有重复，可判定为重复用药。另外，该处方诊断中无中医辨证分型，故判定为临床诊断书写不全。

**3. 药师建议** 处方中应先完善中医辨证分型。若患儿肺燥痰稠，可优先选用桔贝合剂；若患儿肺气不宣兼有喘息，应优先选用小儿肺热咳喘口服液；若患儿发热兼有食滞，建议优先选用小儿豉翘清热颗粒。

参考文献

［1］傅利民. 桔贝合剂辅助治疗小儿病毒性肺炎效果观察［J］. 山东医药，2018，58（2）：57-59.

［2］张伟杰，贺卫超，张西凯，等. 桔贝合剂联合红霉素治疗儿童支原体肺炎临床研究［J］. 黑龙江中医药，2016，45（1）：17-18.

# 六、小儿消积止咳口服液

## （一）组成特点

小儿消积止咳口服液由连翘、蜜枇杷叶、瓜蒌、枳实、葶苈子（炒）、桔梗、山楂（炒）、莱菔子（炒）、槟榔、蝉蜕组成。方中连翘清热解毒，枇杷叶清热止咳，二药共为君药，两药合用，清热肃肺。瓜蒌、枳实、葶苈子、桔梗清宣肺热，理气消痰，泻肺平喘，同为臣药。山楂、莱菔子、槟榔消食导滞，蝉蜕疏散风热、宣肺利咽，以上四药共为佐药。诸药合用，共奏清热肃肺、消积止咳之功。本药品含有瓜蒌，不宜与含有草乌、附子的中成药联用；还含有莱菔子，不宜与含有人参的中成药联合使用。

## （二）功效特点

小儿消积止咳口服液能够清热肃肺、消积止咳，用于小儿饮食积滞与痰热蕴肺所致的咳嗽且夜间加重、喉间痰鸣、腹胀、口臭，以及西医之上呼吸道感染、急性支气管炎见上述证候者。有文献报道，小儿消积止咳口服液可用于辅助治疗小儿肺炎咳嗽兼食积、支气管肺炎伴食积。

## （三）使用特点

**1. 规格** 10毫升/支。

**2. 用法用量** 口服，3次/日，5日为一疗程。1岁以内，5毫升/次；1~2岁，10毫升/次；3~4岁，15毫升/次；5岁及以上，20毫升/次。

**3. 注意事项** 3个月以下婴儿不宜服用小儿消积止咳口服液。本品用于实热证，体质虚弱、肺气不足、肺虚久咳、大便溏薄的患儿慎用。

## （四）处方案例点评 1

| 处方 1：××××医院医疗保险处方 医保内处方 | | | | | |
|---|---|---|---|---|---|
| 定点医疗机构编码：×××× | | | | | |
| 科室名称：儿科 | | 日期：×××× | | 药物金额：×× | |
| 姓名：×× | | 性别：男 | 年龄：6岁2个月3天 | | 病历号：×× |
| **临床诊断：** | **R：药品名称和规格** | 单次用量 | 用法 | 频次 | 数量 |
| 支气管炎 | 小儿消食颗粒（1.5克/袋） | 2袋 | 口服 | 3次/日 | 2盒 |
| 脾胃不和 | 小儿消积止咳口服液（10毫升/支） | 2支 | 口服 | 3次/日 | 6盒 |
| | 儿滞灵冲剂（7克/块） | 1块 | 口服 | 3次/日 | 3盒 |
| | 医师签名：×× | | | | |
| 审核/调配签名：×× | | 核对/发药签名：×× | | | |
| 1.请遵医嘱用药；2.请在窗口点清药品；3.处方当日有效；4.发出药品不予退换。 | | | | | |

1. **处方判定**　该处方属于用药不适宜处方中的重复用药。

2. **处方分析**　小儿消食颗粒由鸡内金（炒）、山楂、六神曲（炒）、麦芽（炒）、槟榔、陈皮组成，功效为消食化滞、健脾和胃。小儿消积止咳口服液由连翘、蜜枇杷叶、瓜蒌、枳实、葶苈子等组成，能够清热理肺、消积止咳。儿滞灵冲剂由小槐花、广山楂、茯苓、槟榔组成，能够消食健脾、清热导滞。以上三种中成药都含有理气消食成分，都具有消食导滞的功效，因此三药联用过于重复。小儿为稚阳之体，因脾失健运，饮食积滞，化热生痰，又外感风邪，肺失清肃，引发支气管炎，适宜使用小儿消积止咳口服液。因此该处方属于用药不适宜处方中的重复用药。

3. **药师建议**　建议保留小儿消积止咳口服液，再根据患儿情况从儿滞灵冲剂和小儿消食颗粒中选择一种。若患儿伴有疳积、便秘，宜选用小儿消食颗粒；若患儿伴有泻下、纳差、神情倦怠、面黄等症状，宜选用儿滞灵冲剂。

## （五）处方案例点评 2

| 处方 2：××××医院医疗保险处方 医保内处方 | | | | | |
|---|---|---|---|---|---|
| 定点医疗机构编码：×××× | | | | | |
| 科室名称：儿科 | | 日期：×××× | | 药物金额：×× | |
| 姓名：×× | | 性别：男 | 年龄：10个月10天 | | 病历号：×× |
| **临床诊断：** | **R：药品名称和规格** | 单次用量 | 用法 | 频次 | 数量 |
| 上呼吸道感染 | 小儿消积止咳口服液（10毫升/支） | 1支 | 口服 | 3次/日 | 3盒 |
| | 小儿豉翘清热颗粒（2克/袋） | 1袋 | 口服 | 3次/日 | 3盒 |
| | 医师签名：×× | | | | |
| 审核/调配签名：×× | | 核对/发药签名：×× | | | |
| 1.请遵医嘱用药；2.请在窗口点清药品；3.处方当日有效；4.发出药品不予退换。 | | | | | |

1. **处方判定**　该处方属于用药不适宜处方中的用法用量不适宜以及不规范处方中的临床诊断书写不全。

2. **处方分析**　小儿豉翘清热颗粒具有疏风解表、清热导滞的功效，用于小儿风热感冒夹滞证，亦可用于西医之上呼吸道感染。小儿消积止咳口服液能够清热肃肺、消积止咳，亦可用于西医之上呼吸道感染。1岁以内小儿消积止咳口服液用法用量：口服，5毫升/次，3次/日，该处方中单次用量和单日用量均过多。因此，该处方属于用药不适宜处方中的用法用量不适宜。另外，该处方中无中医辨证分型，故属于不规范处方中的临床诊断书写不全。

3. **药师建议**　建议按照药品说明书用量服用，将其减量为5毫升/次，3次/日。

**参考文献**

［1］袁莉芬，王奇珂．阿奇霉素联合小儿消积止咳口服液治疗小儿支原体肺炎43例疗效观察［J］．中医儿科杂志，2015，11（6）：40-42．

［2］沈志峰，阮学东．回顾性分析阿奇霉素联合小儿消积止咳口服液治疗支原体肺炎的临床疗效［J］．中国临床药理学杂志，2014，30（7）：563-564，574．

［3］肖小鹏．小儿消积止咳口服液治疗小儿肺炎100例［J］．中国中医药现代远程教育，2014，12（12）：38-39．

# 七、宝咳宁颗粒

## （一）组成特点

宝咳宁颗粒由紫苏叶、桑叶、黄芩、青黛、天花粉、人工牛黄、天南星（炙）、前胡、浙贝母、麻黄、苦杏仁（去皮炒）、桔梗、山楂、枳壳、陈皮、甘草组成。方中紫苏叶发汗解表、宣肺止咳，桑叶疏散风热、清肺润燥，二药共为君药。黄芩清肺泻火、解毒燥湿，青黛清肝泻肺、凉血解毒，天花粉清肺火、润肺燥，人工牛黄清热解毒、息风止痉，四药助君药清泻肺热、凉肝止痉，共为臣药。天南星燥湿化痰；前胡化痰止咳；浙贝母清肺化痰；麻黄、苦杏仁、桔梗宣肺化痰，止咳平喘；山楂、枳壳、陈皮消食化滞，行气和胃。以上各药佐助君药化痰止咳、消积导滞，共为佐药。甘草既能祛痰止咳和中，又能调和药性，为使药。诸药合用，共奏清热解表、止嗽化痰之功。本药含有天花粉、浙贝母，不宜与含有川乌、草乌、附子的中成药联合使用；含有甘草，不宜与含有海藻、大戟、甘遂、芫花的中成药联合使用。

## （二）功效特点

宝咳宁颗粒能够清热解表、止嗽化痰，用于小儿外感风寒或内热停食引起的头痛身热、咳嗽痰盛、气促作喘、咽喉肿痛、烦躁不安。临床常用于治疗西医之小儿上呼吸道感染、急性支气管炎、喘息性支气管炎见上述表现者。

## （三）使用特点

1. **规格** 5克/袋。

2. **用法用量** 开水冲服，2.5克/次，2次/日，1岁以内小儿酌减。

3. **注意事项** 宝咳宁颗粒含有毒性饮片天南星、苦杏仁和特殊成分人工牛黄、麻黄，儿童使用此药时应严格控制用法用量和疗程。暑邪感冒、肺虚久咳或阴虚咳燥者不宜使用。

## （四）处方案例点评

| 处方：××××医院医疗保险处方　医保内处方 | | | | | |
|---|---|---|---|---|---|
| 定点医疗机构编码：×××× | | | | | |
| 科室名称：儿科 | 日期：×××× | | 药物金额：×× | | |
| 姓名：×× | 性别：男 | | 年龄：5岁 | | 病历号：×× |
| **临床诊断：** | **R：药品名称和规格** | 单次用量 | 用法 | 频次 | 数量 |
| 咳嗽 | 宝咳宁颗粒（5克/袋） | 0.5袋 | 口服 | 2次/日 | 1盒 |
| 呼吸道感染 | 小儿肺咳颗粒（2克/袋） | 1.5袋 | 口服 | 3次/日 | 1盒 |
| 支气管炎 | 医师签名：×× | | | | |
| 审核/调配签名：×× | 核对/发药签名：×× | | | | |
| 1. 请遵医嘱用药；2. 请在窗口点清药品；3. 处方当日有效；4. 发出药品不予退换。 | | | | | |

1. **处方判定** 该处方属于用药不适宜处方中的联合用药不适宜及不规范处方中的临床诊断书写不全。

2. **处方分析** 宝咳宁颗粒功效为清热解表、止嗽化痰，适用于小儿风寒外袭、入里化热引起的咳嗽；小儿肺咳颗粒功效为健脾益肺、止咳平喘，用于肺脾不足、痰湿内壅引起的咳嗽。小儿肺咳颗粒中含有较多的补益、温里成分，如人参、北沙参、枸杞子、鳖甲、制附子、干姜，更适用于小儿虚咳、久咳，与含有较多寒凉成分、清热解表作用较强的宝咳宁颗粒存在寒热冲突，两药合用不适宜。另外，该处方诊断中缺少中医证型。因此该处方属于用药不适宜处方中的联合用药不适宜及不规范处方中的临床诊断书写不全。

3. **药师建议** 该处方缺少中医诊断，不能分辨患儿的证型，药师在点评这类处方的合理性时存在很大难度。建议医师在详细了解患儿病情后辨证用药，根据患儿证型选择一种最适宜的中成药。

**参考文献**

[1] 本刊编辑部. 宝咳宁颗粒临床应用解析 [J]. 中国社区药师, 2010, 26 (4): 12.

[2] 周代志. 宝咳宁颗粒治疗小儿急性支气管炎60例 [J]. 中国药业, 2011, 20 (12): 77-78.

[3] 楚利芳. 小儿肺咳颗粒在小儿风热咳嗽恢复期的临床效果 [J]. 深圳中西医结合杂志, 2018, 28 (8): 25-26.

[4] 叶再青, 甄娇岚. 小儿肺咳颗粒治疗儿童细菌性肺炎恢复期的疗效观察 [J]. 中国药师, 2016, 19 (1): 140-142.

[5] 郭春彦, 王彦青, 张萌, 等. 中成药在儿科应用现状的思考与建议 [J]. 中国药学杂志, 2017, 52 (4): 327-330.

# 第五节　扶正剂

## 启脾口服液

### （一）组成特点

启脾口服液由人参、白术（炒）、茯苓、甘草、陈皮、山药、莲子（炒）、山楂（炒）、六神曲（炒）、麦芽（炒）、泽泻组成。方中人参甘温，大补元气，补脾益胃；白术甘温微苦，健脾益气，燥湿和中。二药共为君药。茯苓甘淡，健脾渗湿，山药、莲子健脾止泻，三药同为臣药。陈皮理气和胃而健脾；山楂消积散瘀，治肉食积滞；六神曲消食调中、健脾和胃；麦芽开胃消食，治面食积滞；泽泻利水渗湿，以治泄泻。以上五药共为佐药。甘草

中成药处方案例点评

佐助人参、白术、茯苓益气健脾养胃，兼能调和诸药，而为使药。方中含有人参，不宜与含有莱菔子的中成药联用；含有甘草，不宜与含有海藻、大戟、甘遂、芫花的中成药同时使用。

## （二）功效特点

启脾口服液能够健脾和胃，用于脾胃虚弱之消化不良、腹胀便溏。方中既有人参、白术等补益药，也有山楂、六神曲、麦芽等健脾消食药，全方甘而不腻、补而不滞、消不伤正、寓消于补中，实为健脾和胃之良方，适合于小儿"稚阴稚阳之体"。文献报道启脾口服液可用于小儿厌食的治疗。

## （三）使用特点

1. **规格**　100毫升/瓶。

2. **用法用量**　口服，10毫升/次，2~3次/日。3岁以内儿童酌减。

3. **注意事项**　湿热泄泻者不宜使用。本药消补兼施，以补为主，故感冒期间不宜服用，以免"闭门留寇"。

## （四）处方案例点评1

处方1：××××医院医疗保险处方　医保内处方

定点医疗机构编码：××××

| 科室名称：儿科 | 日期：×××× | 药物金额：×× | | |
| 姓名：×× | 性别：女 | 年龄：3岁9个月6天 | 病历号：×× | |

| 临床诊断： | **R**：药品名称和规格 | 单次用量 | 用法 | 频次 | 数量 |
|---|---|---|---|---|---|
| 脾胃不和 | 小儿消食颗粒（1.5克/袋） | 2袋 | 口服 | 3次/日 | 2盒 |
| 睡眠不安 | 启脾口服液（100毫升/瓶） | 10毫升 | 口服 | 3次/日 | 2盒 |
| 多汗 | 小儿七星茶口服液（10毫升/支） | 1支 | 口服 | 2次/日 | 2盒 |
| | 医师签名：×× | | | | |

审核/调配签名：××　　　　　　　核对/发药签名：××

1. 请遵医嘱用药；2. 请在窗口点清药品；3. 处方当日有效；4. 发出药品不予退换。

1. **处方判定**　该处方属于用药不适宜处方中的重复用药。

2. **处方分析**　小儿七星茶口服液由薏苡仁、稻芽、山楂、淡竹叶、钩藤、蝉蜕、甘草组成，可定惊消滞，用于夜寐不安。小儿消食颗粒由鸡内金（炒）、山楂、六神曲（炒）、麦芽（炒）、槟榔、陈皮组成，能够消食化滞、健脾和胃，多用于实证。启脾口服液也有健脾和胃的功效，以补为主，多用于虚证。患儿被诊断为脾胃不和、睡眠不安，使用小儿七星茶清热定惊，药证相符。小儿消食颗粒重于消，而启脾口服液重于补，两药不宜同时服用，且三种药含有多个相同成分，联合用药过于重复。

3.**药师建议**　保留小儿七星茶口服液，再根据患儿具体病情从启脾口服液与小儿消食颗粒中选择其一。若患儿伴有便秘、疳积、食滞等实证，宜选用小儿消食颗粒；若患儿伴有脾胃虚弱、腹胀便溏等虚证，宜选用启脾口服液。

## （五）处方案例点评2

处方2：××××医院医疗保险处方　医保内处方

定点医疗机构编码：××××

| 科室名称：儿科 | 日期：×××× | | 药物金额：×× | | |
| 姓名：×× | 性别：男 | | 年龄：9岁2个月 | | 病历号：×× |

| 临床诊断： | R：药品名称和规格 | 单次用量 | 用法 | 频次 | 数量 |
| --- | --- | --- | --- | --- | --- |
| 厌食 | 启脾口服液（100毫升/瓶） | 15毫升 | 口服 | 3次/日 | 4瓶 |
| 脾胃不和 | 醒脾养儿颗粒（2克/袋） | 3袋 | 口服 | 2次/日 | 3盒 |
| | 医师签名：×× | | | | |

审核/调配签名：××　　　　　　核对/发药签名：××

1. 请遵医嘱用药；2. 请在窗口点清药品；3. 处方当日有效；4. 发出药品不予退换。

1.**处方判定**　该处方属于用药不适宜处方中的用法用量不适宜。

2.**处方分析**　醒脾养儿颗粒可用于脾气虚所致的儿童厌食。启脾口服液能够健脾和胃，还可用于治疗脾胃不和引起的小儿厌食症。该患儿被诊断为厌食、脾胃不和，选用两药无误，但该处方中启脾口服液的用量为15毫升/次，3次/日，单次用量和单日用量均超出药品说明书推荐用量。儿童脏腑器官尚处于发育期，过量用药可能会增加不良反应的发生风险。因此该处方属于用药不适宜处方中的用法用量不适宜。

3.**药师建议**　建议严格按照药品说明书的用量使用，将启脾口服液的用量改为10毫升/次，2~3次/日。

### 参考文献

［1］杨坤. 中药内服外敷法治疗小儿厌食症40例疗效观察［J］. 中国中西医结合儿科学，2014，6（5）：432-433.

［2］朱光政. 启脾口服液治疗小儿厌食症45例［J］. 广东医学，2003，24（1）：85.

# 第六节 理气剂

## 胃肠安丸

### （一）组成特点

胃肠安丸由厚朴（姜制）、枳壳（麸炒）、木香、沉香、檀香、川芎、大黄、巴豆霜、人工麝香、大枣（去核）组成。方中厚朴、枳壳健脾燥湿，调畅气血，理气宽中，消食导滞，共为君药。木香、沉香、檀香、川芎，助君药增强芳香化浊、调畅气血、和胃止痛之力，共为臣药。大黄、巴豆霜均为通里攻下之峻剂，寒热并用，通因通用，荡涤寒热积滞，除痞散满，麝香化浊止痛，以上三药共为佐药。大枣健脾和胃，以防辛香燥烈、通里攻下之品克伐太过，调和诸药，为使药。诸药合用，共奏芳香化浊、理气止痛、健胃导滞之功。本品含大黄、巴豆霜，不可久服，中病即止。药品中的巴豆霜有大毒，多入丸散用，不宜与牵牛子同用。

### （二）功效特点

胃肠安丸功效为芳香化浊、理气止痛、健胃导滞，用于湿浊中阻或食滞不化所致的腹泻、纳差、恶心、呕吐、腹胀、腹痛。临床常用于治疗小儿消化不良、肠炎、急性痢疾。文献报道，胃肠安丸可用于治疗单纯性消化功能紊乱症、儿童功能性腹泻等所致消化道症状。

### （三）使用特点

1. **规格** 0.08克/4丸。

2. **用法用量** 口服。成人，4丸/次，3次/日。小儿：1岁以内，1丸/次，2~3次/日；1~3岁，1~2丸/次，3次/日；3岁以上酌加。

3. **禁忌证** 孕妇禁用。

4. **注意事项** 脾胃虚弱者慎用。服药期间饮食宜清淡，忌食辛辣食物。

## （四）处方案例点评 1

| 处方 1：××××医院医疗保险处方　医保内处方 | | | | | |
|---|---|---|---|---|---|
| 定点医疗机构编码：×××× | | | | | |
| 科室名称：儿科 | 日期：×××× | | 药物金额：×× | | |
| 姓名：×× | 性别：男 | | 年龄：1 岁 1 个月 15 天 | | 病历号：×× |
| **临床诊断：** | **R：**药品名称和规格 | 单次用量 | 用法 | 频次 | 数量 |
| 胃肠功能紊乱 | 胃肠安丸（0.08 克/4 丸） | 0.1 克 | 口服 | 3 次/日 | 1 盒 |
| | 医师签名：×× | | | | |
| 审核/调配签名：×× | | 核对/发药签名：×× | | | |
| 1.请遵医嘱用药；2. 请在窗口点清药品；3. 处方当日有效；4. 发出药品不予退换。 | | | | | |

1. **处方判定**　该处方属于用药不适宜处方中的用法用量不适宜以及不规范处方中的临床诊断书写不全。

2. **处方分析**　该患儿 1 岁 1 个月 15 天，1~3 岁小儿的胃肠安丸用量应为 1~2 丸/次，3 次/日，但处方用量为 0.1 克/次，相当于每次用量为 5 丸，超过药品说明书标示的成人单次用量。该处方属于用药不适宜处方中的用法用量不适宜。另外，该处方中无中医辨证分型，故属于不规范处方中的临床诊断书写不全。

3. **药师建议**　将处方中胃肠安丸的用量改为 1~2 丸/次，3 次/日。本品含有大黄、巴豆霜等攻下之峻剂，患儿年龄较小，更不宜大剂量、长疗程服用。

## （五）处方案例点评 2

| 处方 2：××××医院医疗保险处方　医保内处方 | | | | | |
|---|---|---|---|---|---|
| 定点医疗机构编码：×××× | | | | | |
| 科室名称：儿科 | 日期：×××× | | 药物金额：×× | | |
| 姓名：×× | 性别：女 | | 年龄：3 岁 9 个月 15 天 | | 病历号：×× |
| **临床诊断：** | **R：**药品名称和规格 | 单次用量 | 用法 | 频次 | 数量 |
| 轮状病毒感染 | 胃肠安丸（0.08 克/4 丸） | 2 丸 | 口服 | 3 次/日 | 1 盒 |
| 肠炎 | 醒脾养儿颗粒（2 克/袋） | 2 袋 | 口服 | 3 次/日 | 1 瓶 |
| | 医师签名：×× | | | | |
| 审核/调配签名：×× | | 核对/发药签名：×× | | | |
| 1. 请遵医嘱用药；2. 请在窗口点清药品；3. 处方当日有效；4. 发出药品不予退换。 | | | | | |

1. **处方判定**　该处方属于用药不适宜处方中的适应证不适宜、联合用药不适宜，以及不规范处方中的临床诊断书写不全。

**2. 处方分析** 小儿轮状病毒感染多发于秋季，尤其好发于秋冬之间，是引起秋季腹泻的主要原因。其主要临床表现为大便次数明显增多，粪质似蛋花汤样或稀薄如水样，其发病原因虽以湿邪为要，但本质在于脾虚。胃肠安丸用于湿浊中阻、食滞不化所致的腹泻，脾胃虚弱者慎用，湿热所致泄泻亦应慎用。故此案例用胃肠安丸属适应证不适宜。醒脾养儿颗粒具有醒脾开胃、养血安神、固肠止泻的功效，适用于湿热内蕴、脾被湿困、清浊不分所致泄泻，其与胃肠安丸适用的证型不同，故两药同用属于用药不适宜处方中的联合用药不适宜。另外，该处方中无中医辨证分型，故属于不规范处方中的临床诊断书写不全。

**3. 药师建议** 根据该患儿的临床诊断，宜使用醒脾养儿颗粒，不宜使用胃肠安丸。

参考文献

［1］梅全喜. 新编中成药合理应用手册［M］. 北京：人民卫生出版社，2012：431.

［2］郝冬荣，彭建霞. 胃肠安丸治疗小儿单纯性消化功能紊乱症的疗效观察［J］. 中草药，2014，45（12）：1751-1753.

［3］何晓瑜. 胃肠安丸治疗儿童功能性腹痛40例疗效分析［J］. 中国医药指南，2013，11（9）：636-637.

# 第七节 消导剂

## 一、小儿康颗粒

### （一）组成特点

小儿康颗粒由太子参、白术、茯苓、山楂、葫芦茶、麦芽、白芍、乌梅、榧子、槟榔、蝉蜕、陈皮组成。方中太子参、白术补益脾胃，益气生津，重建中州，共为君药。茯苓健脾渗湿，山楂、葫芦茶、麦芽消食化积，共助君药健脾消食，以上三药共为臣药。白芍养血柔肝，敛阴止痛；乌梅酸收，涩肠安蛔；榧子、槟榔行气导滞、消积杀虫；蝉蜕清轻疏散；陈皮理气开胃。以上六药共为佐使药。诸药合用，共奏健脾开胃、消食化滞、驱虫止痛之功。方中有驱虫之品，不宜久服。

## （二）功效特点

小儿康颗粒功效为健脾开胃、消食化滞、驱虫止痛、安神定惊，用于脾胃虚弱、食滞虫痢之证，症见食滞纳少、烦躁不安、精神疲倦、脘腹胀满、面色萎黄、大便稀溏。临床常用于治疗西医之小儿消化不良、腹泻、小儿肠道寄生虫病、蛔虫病。此外，文献报道本药可用于治疗小儿厌食症。

## （三）使用特点

1. **规格** 10克/袋。

2. **用法用量** 温开水送服，3次/日。1岁以内，5克/次；1~4岁，10克/次；4岁以上，20克/次。

## （四）处方案例点评1

<table>
<tr><td colspan="4" align="center">处方1：××××医院医疗保险处方 医保内处方</td></tr>
<tr><td colspan="4">定点医疗机构编码：××××</td></tr>
<tr><td colspan="2">科室名称：儿科</td><td>日期：××××</td><td>药物金额：××</td></tr>
<tr><td colspan="2">姓名：××</td><td>性别：男</td><td>年龄：13岁2个月12天 病历号：××</td></tr>
<tr><td>临床诊断：<br>咳嗽<br>多汗<br>维生素缺乏<br>湿热腹泻</td><td colspan="3">R：药品名称和规格 单次用量 用法 频次 数量<br>小儿康颗粒（10克/袋） 2袋 口服 3次/日 5盒<br><br><br>医师签名：××</td></tr>
<tr><td colspan="2">审核/调配签名：××</td><td colspan="2">核对/发药签名：××</td></tr>
<tr><td colspan="4">1. 请遵医嘱用药；2. 请在窗口点清药品；3. 处方当日有效；4. 发出药品不予退换。</td></tr>
</table>

1. **处方判定** 该处方属于用药不适宜处方中的适应证不适宜。

2. **处方分析** 小儿康颗粒临床辨证要点：①泄泻之脾虚夹滞证，症见腹泻、便稀臭秽、食少纳呆、烦躁神疲、脘腹胀满；②虫积之脾胃虚弱、虫积肠腑证，症见饮食不振、大便不调、腹痛时作、腹内有条索状物、面色萎黄、精神疲倦、大便下虫、舌淡、苔薄、脉弱。处方诊断之咳嗽、多汗、维生素缺乏，不符合本品临床辨证要点，与该药适应证不符，属于用药不适宜处方中的适应证不适宜。

3. **药师建议** 小儿康颗粒临床适应证为泄泻和虫积，湿热腹泻并不适合用本药治疗。应根据该患儿的病证，开具符合其病证的中成药。

## （五）处方案例点评 2

处方 2：××××医院医疗保险处方　医保内处方

定点医疗机构编码：××××

科室名称：儿科　　　　　日期：××××　　　　　药物金额：××

姓名：××　　　　　　　性别：女　　　　　年龄：8 岁 5 个月 11 天　　病历号：××

| 临床诊断： | R：药品名称和规格 | 单次用量 | 用法 | 频次 | 数量 |
| --- | --- | --- | --- | --- | --- |
| 腹泻 | 小儿康颗粒（10 克 / 袋） | 3 袋 | 口服 | 3 次 / 日 | 15 盒 |
| 胃肠功能紊乱 | | | | | |
| 消化不良 | 医师签名：×× | | | | |

审核 / 调配签名：××　　　　　　核对 / 发药签名：××

1. 请遵医嘱用药；2. 请在窗口点清药品；3. 处方当日有效；4. 发出药品不予退换。

1. **处方判定**　该处方属于用药不适宜处方中的用法用量不适宜以及不规范处方中的临床诊断书写不全。

2. **处方分析**　传统理论有"量儿大小加减"的原则，临床应用中成药应遵循药品说明书要求的儿童单次用量和日用药频次。除了用法用量外，疗程也是儿童中成药应用中需要关注的重要因素之一。一方面小儿发病急，病情变化快，应遵循随证权变的原则，这种情况造成疗程的不确定性；另一方面，有些家长存在"中成药无毒副作用"的错误认识，在未经医师或药师知晓和监督的情况下，自行给孩子长期服用某些并不安全的中成药，长此以往轻则损伤脾胃、重则发生药害事件。该患儿 8 岁 5 个月 11 天，处方中单次用药剂量过大，超过说明书推荐 20 克 / 次的单次用药剂量，且开具了 15 盒药品，疗程过长，因此该处方属于用药不适宜处方中的用法用量不适宜。另外，该处方中无中医辨证分型，故属于不规范处方中的临床诊断书写不全。

3. **药师建议**　根据年龄，患儿适合的用量应为 20 克 / 次，按照一般"急 3 慢 7"（急诊最多开 3 天量，慢性病最多开 7 天量）的原则，应开具 5 盒。另外，本药含有驱虫成分，不宜久服。

## （六）合理用药提示

小儿康颗粒虽是消食导滞健脾药，但是从成分和功效上看，它不是一个简单的消导药。比如，葫芦茶、榧子和乌梅的组合，除了消导之外，更重要的作用是杀虫安蛔。所以，小儿康颗粒还具有杀虫驱虫、治疗小儿虫积腹痛和虫痢的作用，对于因虫引起的倦怠乏力和腹胀纳差，效果更好。

**参考文献**

[1] 金锐，王宇光，薛春苗，等. 中成药处方点评的标准与尺度探索（十）：儿童用药 [J]. 中国医院药学

杂志，2017，37（11）：1003-1008.

[2] 黄菲，郑登莉. 小儿康颗粒治疗小儿厌食症临床研究 [J]. 世界最新医学信息文摘，2017，17（14）：112-114.

# 二、儿滞灵冲剂

## （一）组成特点

儿滞灵冲剂由小槐花、广山楂、茯苓、槟榔组成，为浅黄棕色的块状冲剂。方中茯苓补脾益气；小槐花、槟榔理气导滞，升清降浊；山楂消食和胃。诸药相配，共达消食健脾、清热导滞的功效。

## （二）功效特点

儿滞灵冲剂能够消食健脾、清热导滞，用于小儿疳积、纳差、腹胀、腹痛、泻下、发热、精神倦怠、消瘦、面黄、毛发枯焦等，以及西医之小儿单纯性消化不良具有上述表现者。

## （三）使用特点

1. **规格**　7 克 / 块。

2. **用法用量**　开水冲服，2～3 次 / 日。1～3 岁，1 块 / 次；4～6 岁，1.5 块 / 次。

3. **注意事项**　该药以消食导滞为主，不宜长期服用，以防破气伤脾，脾虚患者慎用。

## （四）处方案例点评 1

| 处方 1：×××× 医院医疗保险处方　医保内处方 | | | | | |
|---|---|---|---|---|---|
| 定点医疗机构编码：×××× | | | | | |
| 科室名称：儿科 | | 日期：×××× | | 药物金额：×× | |
| 姓名：×× | | 性别：女 | | 年龄：11 个月 26 天 | 病历号：×× |
| **临床诊断：** 待查 | **R：药品名称和规格** 儿滞灵冲剂（7 克 / 块） | 单次用量 1 块 | 用法 口服 | 频次 3 次 / 日 | 数量 3 盒 |
| | 医师签名：×× | | | | |
| 审核 / 调配签名：×× | | 核对 / 发药签名：×× | | | |
| 1. 请遵医嘱用药；2. 请在窗口点清药品；3. 处方当日有效；4. 发出药品不予退换。 | | | | | |

**1. 处方判定** 该处方属于不规范处方中的临床诊断书写不全。

**2. 处方分析** "待查"、"取药"、英文或者拼音、病名简称等，都不能作为临床诊断名称来书写。该处方属于不规范处方中的临床诊断书写不全。该患儿仅 11 个月，儿滞灵冲剂中含山楂、槟榔、茯苓，是消食导滞、淡渗下利之品，久服可能损伤脾胃，宜慎用。

**3. 药师建议** 如果确需开具儿滞灵冲剂，则应明确诊断患儿病证，写明消化不良、便秘、疳积等病名及脾虚食滞或化热等证型。

## （五）处方案例点评 2

| 处方 2：××××医院医疗保险处方　医保内处方 | | | | | |
|---|---|---|---|---|---|
| 定点医疗机构编码：×××× | | | | | |
| 科室名称：儿科 | 日期：×××× | | 药物金额：×× | | |
| 姓名：×× | 性别：女 | | 年龄：2 岁 4 个月 24 天 | | 病历号：×× |
| **临床诊断：** | **R：药品名称和规格** | 单次用量 | 用法 | 频次 | 数量 |
| 腹泻 | 儿滞灵冲剂（7 克/块） | 1 块 | 口服 | 3 次/日 | 3 盒 |
| 消化不良 | 小儿康颗粒（10 克/袋） | 1 袋 | 口服 | 3 次/日 | 1 盒 |
| | 医师签名：×× | | | | |
| 审核/调配签名：×× | 核对/发药签名：×× | | | | |
| 1. 请遵医嘱用药；2. 请在窗口点清药品；3. 处方当日有效；4. 发出药品不予退换。 | | | | | |

**1. 处方判定** 该处方属于用药不适宜处方中的重复用药以及不规范处方中的临床诊断书写不全。

**2. 处方分析** 儿滞灵冲剂由小槐花、广山楂、茯苓、槟榔组成，功效为消食健脾、清热导滞。小儿康颗粒由太子参、白术、茯苓、山楂、葫芦茶、麦芽、白芍、乌梅、榧子、槟榔、蝉蜕、陈皮组成，功效为健脾开胃、消食化滞、驱虫止痛、安神定惊。两药含有相同组分：山楂、茯苓和槟榔，成分重复度较高，且两药功效相近，合用属于用药不适宜处方中的重复用药。另外，该处方中无中医辨证分型，故属于不规范处方中的临床诊断书写不全。

**3. 药师建议** 建议酌情选用一种即可。如果患儿食积较重，可选择儿滞灵冲剂；如果患儿脾胃虚弱兼食积，可选择小儿康颗粒。

### 参考文献

[1] 金锐，王宇光，薛春苗，等. 中成药处方点评的标准与尺度探索（二）：重复用药 [J]. 中国医院药学杂志，2015，35（7）：565-570.

# 三、小儿化食丸

## （一）组成特点

小儿化食丸由山楂（炒焦）、六神曲（炒焦）、麦芽（炒焦）、槟榔（炒焦）、莪术（醋制）、三棱（制）、牵牛子（炒焦）、大黄组成。方中山楂能消一切饮食积滞，尤其善消肉食油腻，故为君药。六神曲消食健脾和胃；麦芽消食和中，善消米面之积；槟榔行气消积，导致通便。以上三药共为臣药，共助山楂消食化滞。莪术、三棱行气消积；牵牛子、大黄攻积导滞，泻热通便。四药共为佐药。诸药合用，共奏消食化滞、泻火通便之功。本药品含有三棱和牵牛子，不宜与含有巴豆、芒硝的中成药联用。

## （二）功效特点

小儿化食丸能够消食化滞、泻火通便，用于食滞化热所致的积滞，症见厌食、烦躁、恶心呕吐、口渴、脘腹胀满、大便干燥。亦可用于西医之小儿胃肠功能紊乱见上述表现者。

## （三）使用特点

1. **规格**　1.5 克 / 丸。

2. **用法用量**　口服，2 次 / 日。1 岁以内，1 丸 / 次；1 岁及以上，2 丸 / 次。

3. **注意事项**　方中多为消食导滞之药，用于实证，因此，脾虚夹积者当慎用；且本品消导、克伐之力强，中病即止，不宜长期服用。

## （四）处方案例点评 1

处方 1：××××医院医疗保险处方　医保内处方

定点医疗机构编码：××××

| 科室名称：儿科 | 日期：×××× | 药物金额：×× | |
| 姓名：×× | 性别：女 | 年龄：8 岁 2 个月 | 病历号：×× |

| 临床诊断： | R：药品名称和规格 | 单次用量 | 用法 | 频次 | 数量 |
| --- | --- | --- | --- | --- | --- |
| 消化不良 | 小儿化食丸（1.5 克 / 丸） | 2 丸 | 口服 | 3 次 / 日 | 3 盒 |
| 便秘 | 酪酸梭菌二联活菌散（500 毫克 / 袋） | 500 毫克 | 口服 | 2 次 / 日 | 1 盒 |
| | 医师签名：×× | | | | |

审核 / 调配签名：××　　　　　　　核对 / 发药签名：××

1. 请遵医嘱用药；2. 请在窗口点清药品；3. 处方当日有效；4. 发出药品不予退换。

1. **处方判定**　该处方属于用药不适宜处方中的用法用量不适宜以及不规范处方中的临

床诊断书写不全。

**2. 处方分析** 小儿化食丸能够消食化滞、泻火通便,用于小儿食积引起的实热便秘。酪酸梭菌二联活菌散为益生菌制剂,适用于急性特异性感染引起的急性腹泻,抗生素、慢性肝病等多种原因引起的肠道菌群失调及相关的急慢性腹泻和消化不良。患儿被诊断为消化不良和便秘,应用此二药治疗,药证相符。但小儿化食丸用于实热便秘,含有较多行气、导滞之品,说明书中用药频次为2次/日,处方中单日用药频次过多,容易消积太过而引发脾虚,故该处方属于用药不适宜处方中的用法用量不适宜。另外,该处方中无中医辨证分型,故属于不规范处方中的临床诊断书写不全。

**3. 药师建议** 建议按小儿化食丸说明书将用药频次改为2次/日。

### (五)处方案例点评2

<table>
<tr><td colspan="6">处方2:××××医院医疗保险处方 医保内处方</td></tr>
<tr><td colspan="6">定点医疗机构编码:××××</td></tr>
<tr><td colspan="2">科室名称:儿科</td><td>日期:××××</td><td colspan="3">药物金额:××</td></tr>
<tr><td colspan="2">姓名:××</td><td>性别:男</td><td colspan="2">年龄:6岁2个月</td><td>病历号:××</td></tr>
<tr><td>临床诊断:</td><td>R:药品名称和规格</td><td>单次用量</td><td>用法</td><td>频次</td><td>数量</td></tr>
<tr><td>厌食消瘦</td><td>小儿化食丸(1.5克/丸)</td><td>2丸</td><td>口服</td><td>2次/日</td><td>2盒</td></tr>
<tr><td>脾胃不和</td><td>儿滞灵冲剂(7克/块)</td><td>1.5块</td><td>口服</td><td>3次/日</td><td>5盒</td></tr>
<tr><td>消化不良</td><td>启脾口服液(100毫升/瓶)</td><td>10毫升</td><td>口服</td><td>3次/日</td><td>4瓶</td></tr>
<tr><td></td><td colspan="5">医师签名:××</td></tr>
<tr><td colspan="3">审核/调配签名:××</td><td colspan="3">核对/发药签名:××</td></tr>
<tr><td colspan="6">1.请遵医嘱用药;2.请在窗口点清药品;3.处方当日有效;4.发出药品不予退换。</td></tr>
</table>

**1. 处方判定** 该处方属于用药不适宜处方中的适应证不适宜以及不规范处方中的临床诊断书写不全。

**2. 处方分析** 小儿化食丸能够消食化滞、泻火通便,可用于小儿食积引起的实热便秘。儿滞灵冲剂能够消食健脾、清热导滞,可用于小儿疳积、纳差、倦怠、消瘦等。启脾口服液用于脾胃虚弱、消化不良。患儿被诊断为厌食消瘦、消化不良、脾胃不和,表现为虚证,但小儿化食丸用于实证,在这个处方中使用不适宜。故该处方属于用药不适宜处方中的适应证不适宜。另外,该处方中无中医辨证分型,故属于不规范处方中的临床诊断书写不全。

**3. 药师建议** 本方应用儿滞灵冲剂及启脾口服液适宜,应该保留;应用小儿化食丸导滞消食,会使患儿虚证加重,故应去除。

# 四、小儿七星茶口服液

## （一）组成特点

小儿七星茶口服液由薏苡仁、稻芽、山楂、淡竹叶、钩藤、蝉蜕、甘草组成。方中稻芽、山楂消食导滞，共为君药；钩藤、蝉蜕平肝止痉，共为臣药；薏苡仁扶正健脾，淡竹叶清热除烦，二药共为佐药；甘草调和诸药，为使药。全方共奏消食止痉之效，为小儿食热惊风常用方剂。本药品含甘草，不宜与含有甘遂、大戟、海藻和芫花的中成药同用。

## （二）功效特点

小儿七星茶口服液能够定惊消滞，用于小儿消化不良、不思饮食、二便不畅、夜寐不安，以及西医之消化功能紊乱见上述表现者。

## （三）使用特点

1. **规格**　10毫升/支。
2. **用法用量**　口服，儿童10~20毫升/次，2次/日，婴儿酌减。
3. **禁忌证**　本品用于小儿饮食不节、郁结中焦、化热生痰生风所致诸症，故服药期间忌食生冷、油腻及不易消化之物。本品消食止痉，用于实证，虚证禁用。
4. **注意事项**　长期厌食、体弱消瘦者，及腹胀重、腹泻次数增多者应去医院就诊。

## （四）处方案例点评1

处方1：××××医院医疗保险处方　医保内处方

定点医疗机构编码：××××

| 科室名称：儿科 | 日期：×××× | | 药物金额：×× | | |
| 姓名：×× | 性别：男 | | 年龄：4岁1个月29天 | | 病历号：×× |

| 临床诊断： | R：药品名称和规格 | 单次用量 | 用法 | 频次 | 数量 |
| --- | --- | --- | --- | --- | --- |
| 上呼吸道感染 | 小儿康颗粒（10克/袋） | 1袋 | 口服 | 2次/日 | 3盒 |
| 脾胃不和 | 胃肠安丸（36丸/瓶） | 3丸 | 口服 | 2次/日 | 1盒 |
| 气管炎 | 小儿七星茶口服液（10毫升/支） | 1支 | 口服 | 2次/日 | 2盒 |
| | 小儿消食颗粒（1.5克/袋） | 2袋 | 口服 | 2次/日 | 2盒 |
| | 医师签名：×× | | | | |

审核/调配签名：××　　　　　　　核对/发药签名：××

1. 请遵医嘱用药；2. 请在窗口点清药品；3. 处方当日有效；4. 发出药品不予退换。

1. **处方判定**　该处方属于用药不适宜处方中的重复用药以及不规范处方中的临床诊断书写不全。

2. **处方分析** 小儿康颗粒具有健脾开胃、消食导滞、驱虫止痛、安神定惊的功效。小儿消食颗粒能够消食化滞、健脾和胃。小儿七星茶口服液功效为定惊消滞。胃肠安丸功效为芳香化浊、理气止痛、健胃导滞。四种药功能相似，均有消食导滞之效，合用过于重复。患儿除脾胃不和外兼有上呼吸道感染、气管炎，处方中并无相应治疗药物。故该处方属于用药不适宜处方中的重复用药。另外，该处方中无中医辨证分型，故属于不规范处方中的临床诊断书写不全。

3. **药师建议** 针对患儿临床诊断，建议将处方中开具的药品改为小儿消积止咳口服液。若患儿伴有恶心呕吐、肠炎、痢疾等症状，再加用胃肠安丸；若患儿伴有烦躁易惊、夜寐不安等表象，再加用小儿七星茶口服液；若患儿伴有寄生虫病，再加用小儿康颗粒。

### （五）处方案例点评 2

| 处方 2：×××× 医院医疗保险处方　医保内处方 | | | | | |
|---|---|---|---|---|---|
| 定点医疗机构编码：×××× | | | | | |
| 科室名称：儿科 | | 日期：×××× | | 药物金额：×× | |
| 姓名：×× | | 性别：女 | | 年龄：3 岁零 29 天 | 病历号：×× |
| **临床诊断：**<br>上呼吸道感染 | **R：药品名称和规格** | 单次用量 | 用法 | 频次 | 数量 |
| | 小儿清热利肺口服液（10 毫升 / 支） | 1 支 | 口服 | 3 次 / 日 | 2 盒 |
| | 小儿七星茶口服液（10 毫升 / 支） | 1 支 | 口服 | 2 次 / 日 | 2 盒 |
| | 小儿豉翘清热颗粒（2 克 / 袋） | 1 袋 | 口服 | 3 次 / 日 | 1 盒 |
| | 医师签名：×× | | | | |
| 审核 / 调配签名：×× | | 核对 / 发药签名：×× | | | |
| 1. 请遵医嘱用药；2. 请在窗口点清药品；3. 处方当日有效；4. 发出药品不予退换。 | | | | | |

1. **处方判定** 该处方属于用药不适宜处方中的适应证不适宜以及不规范处方中的临床诊断书写不全。

2. **处方分析** 小儿清热利肺口服液用于风热犯肺引起的小儿咳嗽。小儿豉翘清热颗粒用于小儿风热感冒夹滞证。患儿被诊断为上呼吸道感染，选择此二药对证，但小儿七星茶口服液用于小儿积滞化热、消化不良等，选用此药则不对证。故该处方属于用药不适宜处方中的适应证不适宜。另外，该处方中无中医辨证分型，故属于不规范处方中的临床诊断书写不全。

3. **药师建议** 建议先确定患儿的感冒证型，再选择合适的中成药治疗。

### （六）合理用药提示

小儿七星茶制剂，原为一种由七味中药组成的凉茶组方，具有消滞定惊、祛湿通便的作用，对于小儿消化不良和大便不畅具有治疗作用。因为方中药味安全性相对较高，我们建议在孩子出现食积便秘或湿滞便秘时，可以首选小儿七星茶制剂，如果效果不好，再考虑使用其他含有苦寒中药或毒烈性中药的小儿通便中成药。

参考文献

[1] 冷方南. 中国基本中成药：二部 [M]. 北京：人民军医出版社，2011：97.

# 五、小儿消食颗粒

## （一）组成特点

　　小儿消食颗粒由鸡内金（炒）、山楂、六神曲（炒）、麦芽（炒）、槟榔、陈皮组成。方中山楂健脾开胃，消一切饮食积滞，为君药。六神曲、麦芽消食化滞，健脾和中；鸡内金运脾健胃，消化食积。三药共为臣药。槟榔、陈皮行气消积，导滞通便，共为佐药。诸药合用，共奏消食化滞、健脾和胃之功。

## （二）功效特点

　　小儿消食颗粒能够消食化滞、健脾和胃，用于食滞肠胃所致积滞，症见食少、便秘、脘腹胀满、面黄肌瘦，亦用于西医之小儿消化功能紊乱见上述表现者。文献报道，小儿消食颗粒用于治疗小儿厌食症临床效果显著。

## （三）使用特点

　　1. **规格**　1.5 克 / 袋。
　　2. **用法用量**　开水冲服，3 次 / 日。1 ~ 3 岁，1 ~ 2 袋 / 次；4 ~ 7 岁，2 ~ 3 袋 / 次。
　　3. **注意事项**　脾虚泄泻、大便溏薄、次数多者应慎用；服药期间不宜过食生冷、肥甘黏腻、辛辣之物。

## （四）处方案例点评 1

| 处方 1：×××× 医院医疗保险处方　医保内处方 | | | | | |
|---|---|---|---|---|---|
| 定点医疗机构编码：×××× | | | | | |
| 科室名称：儿科 | 日期：×××× | | 药物金额：×× | | |
| 姓名：×× | 性别：男 | | 年龄：2 岁 1 个月 16 天 | | 病历号：×× |
| **临床诊断：** | **R：药品名称和规格** | 单次用量 | 用法 | 频次 | 数量 |
| 脾胃不和 | 小儿消食颗粒（1.5 克 / 袋） | 1 袋 | 口服 | 2 次 / 日 | 3 盒 |
| 胃肠功能紊乱 | 益气维血颗粒（10 克 / 袋） | 0.5 袋 | 口服 | 2 次 / 日 | 1 盒 |
| | 小儿康颗粒（10 克 / 袋） | 1 袋 | 口服 | 2 次 / 日 | 3 盒 |
| | 医师签名：×× | | | | |
| 审核 / 调配签名：×× | 核对 / 发药签名：×× | | | | |
| 1. 请遵医嘱用药；2. 请在窗口点清药品；3. 处方当日有效；4. 发出药品不予退换。 | | | | | |

1. **处方判定** 该处方属于用药不适宜处方中的适应证不适宜和重复用药，以及不规范处方中的临床诊断书写不全。

2. **处方分析** 益气维血颗粒由猪血提取物、黄芪、大枣组成，其功效为补血益气，用于血虚证、气血两虚证的治疗，症见面色萎黄或苍白、头晕目眩、神疲乏力、少气懒言、自汗、唇舌色淡、脉细弱等，以及西医之小细胞低色素性贫血见上述表现者，不适用于脾胃不和证。小儿消食颗粒由鸡内金（炒）、山楂、六神曲（炒）、麦芽、槟榔、陈皮组成，用于脾胃不和、消化不良、食欲不振、便秘、食滞、疳积。小儿康颗粒成分为太子参、葫芦茶、山楂、乌梅、蝉蜕、白芍、麦芽、榧子、槟榔、陈皮、茯苓、白术，用于食滞虫痢、烦躁不安、精神不安、精神疲倦、脘腹胀满、面色萎黄。小儿消食颗粒、小儿康颗粒的功效与该患者的病证相符，但两药在功能主治及成分组成上多有重复，不应联合应用。故该处方属于用药不适宜处方中的适应证不适宜及重复用药。此外，该处方中无中医辨证分型，故属于不规范处方中的临床诊断书写不全。

3. **药师建议** 建议根据患儿实际情况，减去益气维血颗粒，选择一种健脾和胃药。若患儿单纯表现为食欲不振、消化不良，选用小儿消食颗粒即可；若患儿食滞虫痢，伴有烦躁不安、精神疲倦等症状，选用小儿康颗粒更适宜。

### （五）处方案例点评 2

| 处方 2：×××× 医院医疗保险处方　医保内处方 | | | | | |
|---|---|---|---|---|---|
| 定点医疗机构编码：×××× | | | | | |
| 科室名称：儿科 | | 日期：×××× | | 药物金额：×× | |
| 姓名：×× | | 性别：女 | 年龄：3 个月 11 天 | | 病历号：×× |
| **临床诊断：** | **R：药品名称和规格** | 单次用量 | 用法 | 频次 | 数量 |
| 气管炎 | 小儿消食颗粒（1.5 克 / 袋） | 1 袋 | 口服 | 2 次 / 日 | 1 盒 |
| 胃肠功能紊乱 | 健儿清解液（100 毫升 / 瓶） | 5 毫升 | 口服 | 2 次 / 日 | 1 盒 |
| | 回春散（0.3 克 / 袋） | 1/3 袋 | 口服 | 2 次 / 日 | 1 盒 |
| | 医师签名：×× | | | | |
| 审核 / 调配签名：×× | | 核对 / 发药签名：×× | | | |
| 1. 请遵医嘱用药；2. 请在窗口点清药品；3. 处方当日有效；4. 发出药品不予退换。 | | | | | |

1. **处方判定** 该处方属于用药不适宜处方中的重复用药以及不规范处方中的临床诊断书写不全。

2. **处方分析** 小儿消食颗粒由鸡内金、山楂、六神曲、麦芽、槟榔、陈皮组成，能够消食化滞、健脾和胃，用于脾胃不和、消化不良等。回春散由白丑、白鲜皮、土茯苓、五加皮、连翘、银花、薄荷、山豆根、天花粉、山栀、皂角子、桔梗、甘草、人参组成，具有清热定惊、驱风祛痰的功效，用于小儿惊风、感冒发热、呕吐腹泻、咳嗽气喘。健儿清解液由金银花、菊花、连翘、山楂、苦杏仁、陈皮组成，能够清热解毒、祛痰止咳、消滞和中，用于口腔糜烂、咳嗽咽痛、食欲不振、脘腹胀满等症。三种药在组成成分及功能主治上有所重复，且患儿仅3个月，脏腑娇嫩，身体各项器官尚未发育完全，不宜重复、过量用药。因此该处方属于用药不适宜处方中的重复用药。此外，该处方中无中医辨证分型，故属于不规范处方中的临床诊断书写不全。

3. **药师建议** 如果患儿所苦为常见的风热感冒咳嗽伴食积纳差，建议只选用健儿清解液即可。

### 参考文献

[1] 孔海钢. 小儿消食颗粒对小儿厌食症患者胃肠动力及胃泌素分泌的影响 [J]. 新中医，2016，48（7）：192-193.

# 六、健儿消食口服液

## （一）组成特点

健儿消食口服液由黄芪、白术（麸炒）、陈皮、莱菔子（炒）、山楂（炒）、黄芩、麦冬组成。方中黄芪补脾升阳、益气固表、以资化源，为君药。白术补气健脾、固表止汗，为臣药。陈皮气香性温，能行能降，理气运脾；莱菔子下气消食，长于消谷面之积；山楂酸甘，功擅助脾健胃，尤擅消肉食油腻之积；脾虚食积易于化热，故以苦寒之黄芩、甘寒之麦冬清湿热，益胃阴。以上几药共为佐药。诸药合用，共奏健脾益胃、理气消食之功。

## （二）功效特点

健儿消食口服液能够健脾益胃、理气消食，用于小儿饮食不节、损伤脾胃引起的纳呆食少、脘腹胀满、手足心热、自汗乏力、大便不调，甚至厌食、恶食等症。临床常用于治疗西医之小儿厌食症、小儿消化不良。

## （三）使用特点

1. **规格** 10毫升/支。

2. **用法用量** 口服，2次/日，用时摇匀。3岁以内，5~10毫升/次；3岁及以上，10~20毫升/次。

3. **注意事项** 胃阴不足者慎用；患儿平时应少食巧克力以及油腻厚味等不易消化的食品；服药期间应调节饮食，纠正不良饮食习惯。

### （四）处方案例点评 1

| 处方 1：××××医院医疗保险处方　医保内处方 | | | | | |
|---|---|---|---|---|---|
| 定点医疗机构编码：×××× | | | | | |
| 科室名称：儿科 | 日期：×××× | | 药物金额：×× | | |
| 姓名：×× | 性别：男 | | 年龄：5 岁 5 个月 15 天 | | 病历号：×× |
| **临床诊断：**<br>厌食<br>（脾运失健证） | R：药品名称和规格<br>健儿消食口服液（10 毫升/支）<br>医师签名：×× | 单次用量<br>1 支 | 用法<br>口服 | 频次<br>2 次/日 | 数量<br>1 盒 |
| 审核/调配签名：×× | | 核对/发药签名：×× | | | |
| 1. 请遵医嘱用药；2. 请在窗口点清药品；3. 处方当日有效；4. 发出药品不予退换。 | | | | | |

1. **处方判定**　该处方属于合理处方。

2. **处方分析**　健儿消食口服液功效为健脾益胃、理气消食。脾运失健是小儿厌食常见病型，中医认为，脾健不在补，贵在运，因此，治疗小儿脾胃病必须充分重视运脾法的应用。该患儿 5 岁 5 个月 15 天，被临床诊断为厌食，符合本品的适应证。根据患儿年龄，处方用量符合本品说明书推荐剂量。综上，该处方属于合理处方。

3. **药师建议**　健儿消食口服液既扶正、补脾、补气，又理气、消食、化滞，对脾虚食积产生的厌食等症有良好的治疗效果。建议饭前 15～30 分钟服用本药品。

### （五）处方案例点评 2

| 处方 2：××××医院医疗保险处方　医保内处方 | | | | | |
|---|---|---|---|---|---|
| 定点医疗机构编码：×××× | | | | | |
| 科室名称：儿科 | 日期：×××× | | 药物金额：×× | | |
| 姓名：×× | 性别：女 | | 年龄：3 岁 6 个月 12 天 | | 病历号：×× |
| **临床诊断：**<br>消化不良 | R：药品名称和规格<br>健儿消食口服液（10 毫升/支）<br>胃肠安丸（0.02 克/丸）<br>医师签名：×× | 单次用量<br>1 支<br>2 丸 | 用法<br>口服<br>口服 | 频次<br>2 次/日<br>3 次/日 | 数量<br>1 盒<br>1 盒 |
| 审核/调配签名：×× | | 核对/发药签名：×× | | | |
| 1. 请遵医嘱用药；2. 请在窗口点清药品；3. 处方当日有效；4. 发出药品不予退换。 | | | | | |

1. **处方判定**　该处方属于用药不适宜处方中的联合用药不适宜以及不规范处方中的临床诊断书写不全。

2. **处方分析**　健儿消食口服液主要治疗脾虚不运所致的消化不良，以脾虚气滞为病机，功效为健脾益胃、理气消食，重在升脾气。胃肠安丸主要治疗胃气壅滞所致的消化不良，以胃失和降为病机，功效为芳香化浊、理气止痛、健胃导滞，重在降胃气。两药虽然均能治疗小儿功能性消化不良，但针对的病因、病机不同，不建议联用，加之该处方缺少中医辨证分型，因此该处方属于用药不适宜处方中的联合用药不适宜以及不规范处方中的临床诊断书写不全。

3. **药师建议** 建议根据患儿的病因、病机及病证分型选择适宜的药物。患儿证型若为脾虚气滞，宜选用健儿消食口服液；若为胃气壅滞，宜选用胃肠安丸。

参考文献

［1］高宁忆. 中医药治疗功能性消化不良的系统评价［D］. 广州：广州中医药大学，2016：13.

# 第八节 治风剂

## 羚羊角胶囊

### （一）组成特点

羚羊角胶囊组成成分为羚羊角。羚羊角味咸、性寒，咸入血，寒能清热，主入肝、心经，具有清泻肝热、息风止痉、清热解毒之功效，为治肝风内动、惊痫抽搐的要药；又善清热，故可治疗温热病、惊风、中风、癫痫等热盛痉挛抽搐，又可用于肝经热盛或肝阳上亢所致的头痛、目痛及眩晕。

### （二）功效特点

羚羊角胶囊能够平肝息风、清肝明目、散血解毒，用于肝风内动、肝火上扰或血热毒盛所致之证，症见高热惊痫、神昏惊厥、子痫抽搐、癫痫发狂、头痛眩晕、目赤、翳障、温毒发斑。文献报道，本药品常用于治疗小儿多动症、小儿热性惊厥等。

### （三）使用特点

1. **规格** 0.3 克 / 粒。

2. **用法用量** 口服，0.3~0.6 克 / 次，1 次 / 日。

3. **注意事项** 本品性寒，阴虚火旺所致的发热慎用，脾胃虚寒便溏者慎用。本品当病即止，不可过量、久服。

## （四）处方案例点评1

处方1：××××医院医疗保险处方 医保内处方

定点医疗机构编码：××××

科室名称：儿科 日期：×××× 药物金额：××

姓名：×× 性别：男 年龄：1岁零17天 病历号：××

| 临床诊断： | R：药品名称和规格 | 单次用量 | 用法 | 频次 | 数量 |
|---|---|---|---|---|---|
| 腹泻 | 羚羊角胶囊（0.3克/粒） | 1粒 | 口服 | 2次/日 | 1盒 |
| （脾胃虚弱证） | 苍苓止泻口服液（10毫升/支） | 0.5支 | 口服 | 3次/日 | 2盒 |
| 发热 | 医师签名：×× | | | | |

审核/调配签名：×× 核对/发药签名：××

1. 请遵医嘱用药；2. 请在窗口点清药品；3. 处方当日有效；4. 发出药品不予退换。

1. **处方判定** 该处方属于用药不适宜处方中的遴选的药品不适宜。

2. **处方分析** 苍苓止泻口服液由苍术、茯苓、金银花、柴胡、葛根、黄芩、马鞭草、金樱子、土木香、槟榔、甘草组成，具有清热除湿、运脾止泻的功效，用于湿热所致的小儿泄泻。患儿被诊断为腹泻脾胃虚弱证，应用苍苓止泻口服液，药证不相符。羚羊角胶囊可用于治疗温热病、惊风、中风、癫痫等热盛痉挛抽搐，但此药性寒，阴虚火旺所致的发热或脾胃虚寒便溏者慎用。患儿腹泻，脾胃虚弱，使用羚羊角胶囊会加重病情，故该处方判定为遴选的药品不适宜。

3. **药师建议** 本处方不应选用羚羊角胶囊，可选择药性相对平和的退热药，或选择西药布洛芬滴剂快速退热，避免高热抽搐。

## （五）处方案例点评2

处方2：××××医院医疗保险处方 医保内处方

定点医疗机构编码：××××

科室名称：儿科 日期：×××× 药物金额：××

姓名：×× 性别：男 年龄：1岁零17天 病历号：××

| 临床诊断： | R：药品名称和规格 | 单次用量 | 用法 | 频次 | 数量 |
|---|---|---|---|---|---|
| 咽炎 | 羚羊角胶囊（0.3克/粒） | 1粒 | 口服 | 1次/日 | 1盒 |
| | 金莲清热泡腾片（4克/片） | 1片 | 口服 | 3次/日 | 1盒 |
| | 医师签名：×× | | | | |

审核/调配签名：×× 核对/发药签名：××

1. 请遵医嘱用药；2. 请在窗口点清药品；3. 处方当日有效；4. 发出药品不予退换。

**1. 处方判定**　该处方属于不规范处方中的临床诊断书写不全和用药不适宜处方中的适应证不适宜。

**2. 处方分析**　金莲清热泡腾片具有清热解毒、利咽生津、止咳祛痰的功效，可用于治疗西医之流行性感冒、上呼吸道感染，用此治疗患儿咽炎，药证相符，但应增加中医证型诊断。故判定为临床诊断书写不全。羚羊角胶囊用于治疗温热病、惊风、中风、癫痫等热盛痉挛抽搐，咽炎患儿并不都合并有发热，故判定为适应证不适宜。

**3. 药师建议**　羚羊角胶囊是退热专药，在有发热或高热的情况下才可以选择。一般感冒或咽炎无发热时，不建议选用。

## 参考文献

[1] 黄莉萍，赖权安，王丽珍，等. 羚羊角胶囊联合胞磷胆碱钠胶囊治疗小儿多发性抽动症45例临床观察 [J]. 中医儿科杂志，2017，13（3）：56–59.

[2] 梁家红，沈雅婷. 儿童医院门诊使用羚羊角胶囊专项处方点评 [J]. 临床合理用药杂志，2017，10（16）：163–164.

[3] 赖盼建，李小兵. 羚羊角胶囊治疗小儿复杂性热性惊厥62例疗效观察 [J]. 中药药理与临床，2015，31（2）：196–197.

# 第九节　耳鼻喉科用药

## 开喉剑喷雾剂（儿童型）

### （一）组成特点

开喉剑喷雾剂由八爪金龙、山豆根、蝉蜕、薄荷脑组成。方中八爪金龙性寒，味辛、苦，归肺、肝经，具有清利咽喉、散瘀消肿之功效；山豆根苦寒，归肺、胃经，能够清热解毒、消肿利咽。此二药合用清肺胃蕴热。蝉蜕能够疏散风热、利咽开音，薄荷脑用于局部止痛、止痒。四药合用，共奏清咽利喉、消肿止痛之功。方中含有毒性饮片山豆根，应严格按照说明书用法用量使用。

## （二）功效特点

开喉剑喷雾剂（儿童型）为苗医制剂，具有清热解毒、消肿止痛的功效，用于急慢性咽喉炎、扁桃体炎、咽喉肿痛、口腔炎、牙龈肿痛。文献报道，临床可用于治疗西医之儿童疱疹性口腔疾病，包括疱疹性咽峡炎、疱疹性口腔炎和手足口病等。

## （三）使用特点

1. **规格**　15毫升/瓶。

2. **用法用量**　喷于患处，每次适量，一日数次。研究显示，在常规治疗的基础上，使用本品1~2喷/次，6次/日，可有效治疗手足口病，缩短病程。

3. **注意事项**　属风寒感冒咽痛者慎用。不宜在服药期间服用温补性中成药。

## （四）处方案例点评1

| 处方1：××××医院医疗保险处方　医保内处方 | | | | | |
|---|---|---|---|---|---|
| 定点医疗机构编码：×××× | | | | | |
| 科室名称：儿科 | 日期：×××× | | 药物金额：×× | | |
| 姓名：×× | 性别：女 | | 年龄：2岁零14天 | | 病历号：×× |
| **临床诊断：**<br>上呼吸道感染 | **R：药品名称和规格**<br>小儿豉翘清热颗粒（2克/袋）<br>开喉剑喷雾剂（儿童型）（15毫升/瓶） | 单次用量<br>1袋<br>1喷 | 用法<br>口服<br>喷喉 | 频次<br>3次/日<br>4次/日 | 数量<br>3盒<br>1瓶 |
| | 医师签名：×× | | | | |
| 审核/调配签名：×× | | 核对/发药签名：×× | | | |
| 1.请遵医嘱用药；2.请在窗口点清药品；3.处方当日有效；4.发出药品不予退换。 | | | | | |

1. **处方判定**　该处方为不规范处方中的临床诊断书写不全。

2. **处方分析**　小儿豉翘清热颗粒具有疏风解表、清热导滞的功效，用于小儿风热感冒夹滞证及西医之上呼吸道感染。开喉剑喷雾剂（儿童型）具有清利咽喉、散瘀消肿之功效，可用于治疗西医之急慢性咽喉炎、扁桃体炎、咽喉肿痛。患儿被诊断为上呼吸道感染，若为风热感冒，并呈现肺胃蕴热所致的咽喉肿痛等症，用此二药治疗对证。该处方中无中医辨证分型，故属于不规范处方中的临床诊断不全。

3. **药师建议**　儿童用药、含毒性成分中成药的使用，均建议在中医证型明确时进行。

## （五）处方案例点评 2

处方 2：××××医院医疗保险处方　医保内处方

定点医疗机构编码：××××

科室名称：儿科　　　　　日期：××××　　　　　药物金额：××

姓名：××　　　　　　　性别：女　　　　年龄：2 岁零 14 天　　　　病历号：××

| 临床诊断： | R：药品名称和规格 | 单次用量 | 用法 | 频次 | 数量 |
|---|---|---|---|---|---|
| 咽炎合并扁桃体炎 | 蓝芩口服液（10 毫升 / 支） | 1 支 | 口服 | 3 次 / 日 | 2 盒 |
| | 开喉剑喷雾剂（儿童型）（15 毫升 / 瓶） | 1 喷 | 口服 | 6 次 / 日 | 1 瓶 |
| | 医师签名：×× | | | | |

审核 / 调配签名：××　　　　　　　核对 / 发药签名：××

1. 请遵医嘱用药；2. 请在窗口点清药品；3. 处方当日有效；4. 发出药品不予退换。

1. **处方判定**　该处方属于用药不适宜处方中的给药途径不适宜以及不规范处方中的临床诊断书写不全。

2. **处方分析**　蓝芩口服液具有清热解毒、利咽消肿的功效，用于肺胃实热证所致的咽痛、咽干、咽部灼热及西医之急性咽炎，患儿被诊断为咽炎合并扁桃体炎，应用此药对证。开喉剑喷雾剂（儿童型）具有清利咽喉、散瘀消肿之功效，可用于治疗急慢性咽喉炎、扁桃体炎，用此药治疗本案例患儿之咽炎合并扁桃体炎准确，但是此药为喷雾剂，用时喷于患处，不应口服，所以该处方属于给药途径不适宜。此外，该处方中无中医辨证分型，故属于不规范处方中的临床诊断书写不全。

3. **药师建议**　患儿使用开喉剑喷雾剂时应喷喉，遵照医嘱 6 次 / 日。由于患儿年龄较小，也可减少给药频次。

### 参考文献

［1］陶华，马融，曾宪涛，等. 开喉剑喷雾剂联合常规疗法治疗儿童疱疹性口腔疾病安全性与有效性的 Meta 分析［J］. 西部医学，2017，29（11）：1540-1546.

［2］黄辉，郑崇光，张楠，等. 不同剂量开喉剑喷雾剂（儿童型）治疗手足口病临床疗效比较［J］. 中国药业，2017，26（5）：56-58.

［3］吴幼萍，劳均华，张妙贞，等. 比较常规剂量及大剂量开喉剑喷雾剂治疗普通型手足口病的临床疗效［J］. 中国医药科学，2017，7（22）：82-84.

# 第六章 眼科中成药

## 一、熊胆滴眼液

### （一）组成特点

熊胆滴眼液主要成分为熊胆粉，辅料为硼砂、硼酸、氯化钠、对羟基苯甲酸乙酯。方中熊胆味苦，性寒，归肝、胆、心经，能清肝胆泻火、退翳明目；硼砂味咸，性凉，能清热解毒、消肿退翳。两药共为方中主药，与硼酸、氯化钠合用，共奏清热解毒、祛翳明目之功效。熊胆苦寒，外用适量，内服多做丸剂、散剂，不入汤剂。

### （二）功效特点

熊胆滴眼液能够清热解毒、祛翳明目，用于肝热目赤肿痛、羞明火生翳障等，以及西医之急慢性卡他性结膜炎。有文献报道，用熊胆眼药水滴鼻，每次 3～5 滴，每日早、中、晚、睡前滴 4 次，在鼻内保留 5 分钟，共滴 10 天，可治疗急性鼻炎、额窦炎，对促进鼻黏膜的创面愈合及炎症渗出的吸收有较好作用，尚未发现毒副作用。

### （三）使用特点

1. **规格** 10 毫升／支。
2. **用法用量** 滴入眼睑内，1～3 滴／次，3～5 次／日。
3. **禁忌证** 孕妇慎用，禁止内服。
4. **注意事项** 用药后如有眼痒、眼睑皮肤肿胀潮红加重者，应到医院就诊。打开瓶盖后，7 日内用完。

## （四）处方案例点评 1

处方 1：××××医院医疗保险处方　医保内处方

定点医疗机构编码：××××

科室名称：眼科　　　　日期：××××　　　　药物金额：××

姓名：××　　　　　　性别：男　　　　　　年龄：89 岁　　　　　　病历号：××

| 临床诊断： | R：药品名称和规格 | 单次用量 | 用法 | 频次 | 数量 |
|---|---|---|---|---|---|
| 眼干燥症 | 熊胆滴眼液（10 毫升 / 支） | 1 滴 | 滴眼 | 3 次 / 日 | 1 支 |
| | 医师签名：×× | | | | |

审核 / 调配签名：××　　　　　　核对 / 发药签名：××

1. 请遵医嘱用药；2. 请在窗口点清药品；3. 处方当日有效；4. 发出药品不予退换。

1. **处方判定**　该处方属于用药不适宜处方中的适应证不适宜和不规范处方中的临床诊断书写不全。

2. **处方分析**　眼干燥症又称角结膜干燥症，主要表现为眼睛干涩、容易疲倦、眼痒、有异物感、畏光等，老年人为主要患者群。中医对眼干燥症的辨证通常为肝肾阴虚，以虚证为主。熊胆滴眼液功能清热解毒、祛翳明目，可以看出其所治疗眼部病证以实热证为主。该患者被诊断为眼干燥症，用熊胆滴眼液恐加重病情。因此判断该处方属于用药不适宜处方中的适应证不适宜。因该处方中无中医辨证分型，故属于不规范处方中的临床诊断书写不全。

3. **药师建议**　眼干燥症，中医多辨证为肝肾阴虚，因此应选择滋润明目的眼药水或滋养肝肾类的内服中药，而非清热解毒类中成药滴眼液。

## （五）处方案例点评 2

处方 2：××××医院医疗保险处方　医保内处方

定点医疗机构编码：××××

科室名称：眼科　　　　日期：××××　　　　药物金额：××

姓名：××　　　　　　性别：女　　　　　　年龄：65 岁　　　　　　病历号：××

| 临床诊断： | R：药品名称和规格 | 单次用量 | 用法 | 频次 | 数量 |
|---|---|---|---|---|---|
| 高血压 | 熊胆滴眼液（10 毫升 / 支） | 2 滴 | 滴眼 | 3 次 / 日 | 1 支 |
| | 医师签名：×× | | | | |

审核 / 调配签名：××　　　　　　核对 / 发药签名：××

1. 请遵医嘱用药；2. 请在窗口点清药品；3. 处方当日有效；4. 发出药品不予退换。

1. **处方判定**　该处方属于用药不适宜处方中的适应证不适宜。

**2. 处方分析** 熊胆滴眼液是治疗肝火上炎型卡他性结膜炎的药品，不用于治疗高血压，但诊断处缺乏与之相适应的病证。处方中熊胆滴眼液的用法用量等均正确。

**3. 药师建议** 若为该患者开具熊胆滴眼液，则需要明确与该药品相符的眼部症状，并于诊断处写明；而如果诊断为"高血压"，不应开具熊胆滴眼液这一与该疾病完全无关的药品。

### （六）合理用药提示

肝开窍于目，肝与胆相表里，所以，熊胆粉就可以用来治疗眼病，确切地说，是治疗急慢性卡他性结膜炎，即俗称之"红眼病"，该病表现为白睛红赤、目眵胶黏或白睛微红、干涩不适。春季肝木主事，容易出现这种眼病，也就适合用熊胆滴眼液治疗。由此也可看出，普遍联系的观点在中医理论中非常重要。

**参考文献**

[1] 冯则怡. 熊胆眼药水为主治疗急性鼻炎、额窦炎24例 [J]. 河南中医，2004，24（4）：45-46.

## 二、八宝眼药

### （一）组成特点

八宝眼药由炉甘石（三黄汤飞）、地栗粉、熊胆、硼砂、冰片、珍珠、朱砂、海螵蛸（去壳）、麝香组成。方中炉甘石收湿止痒，退赤祛翳，为君药。地栗粉、熊胆、硼砂、冰片清热散火，消肿退翳，共为臣药。珍珠、朱砂、海螵蛸清热退翳，收涩生肌，共为佐药。麝香芳香走窜通闭，能引药入肌肤腠理，通行诸窍，又能祛目翳，故为使药。诸药合用，共奏消肿止痛、退翳明目之功。

### （二）功效特点

八宝眼药功能清火止痛、消肿退翳，用于肝胃火盛之证，主治暴发火眼、肿痛眵黏、翳障胬肉、迎风流泪等。临床常用于治疗西医之急性出血性结膜炎、流行性角膜结膜炎以及眦部睑缘炎、溃疡性睑缘炎等。体外实验证明，本品水溶性成分对金黄色葡萄球菌、乙型链球菌、大肠杆菌、铜绿假单胞菌均有不同程度的抑制作用。

## （三）使用特点

1. **规格**　10 毫升 / 支。

2. **用法用量**　每次少许，点于眼角，2~3 次 / 日。点眼后，轻轻闭眼 5 分钟以上。

## （四）处方案例点评 1

处方 1：×××× 医院医疗保险处方　医保内处方

定点医疗机构编码：××××

| 科室名称：眼科 | 日期：×××× | 药物金额：×× | |
|---|---|---|---|
| 姓名：×× | 性别：男 | 年龄：81 岁 | 病历号：×× |

| 临床诊断： | R：药品名称和规格 | 单次用量 | 用法 | 频次 | 数量 |
|---|---|---|---|---|---|
| 眼干燥症 | 聚乙烯醇滴眼液（7 毫克∶0.5 毫升） | 1 滴 | 滴眼 | 3 次 / 日 | 1 盒 |
| 慢性结膜炎 | 八宝眼药（10 毫升 / 支） | 1 滴 | 滴眼 | 3 次 / 日 | 1 支 |
| 角膜上皮损伤 | | | | | |
| 白涩症 | 医师签名：×× | | | | |

| 审核 / 调配签名：×× | 核对 / 发药签名：×× |
|---|---|

1. 请遵医嘱用药；2. 请在窗口点清药品；3. 处方当日有效；4. 发出药品不予退换。

1. **处方判定**　该处方属于用药不适宜处方中的遴选的药品不适宜和不规范处方中的临床诊断书写不全。

2. **处方分析**　从组方上来看，八宝眼药以清热散火、收湿止痒类药物为主，因此临床多用于治疗由肝胃火盛所致的目赤肿痛、眼缘溃烂、畏光怕风、眼角涩痒等湿热证。该患者为老年男性，年老气虚，体质多为肝肾亏虚，因此开具八宝眼药不甚适宜。聚乙烯醇滴眼液可作为一种润滑剂，预防或治疗眼部干涩、异物感、眼疲劳等刺激症状或改善眼部的干燥症状。对于该患者而言，开具聚乙烯醇滴眼液缓解眼部干燥刺激症状属对症治疗。故判定该处方为用药不适宜处方中的遴选的药品不适宜。因该处方中无中医辨证分型，故属于不规范处方中的临床诊断书写不全。

3. **药师建议**　保留处方中聚乙烯醇滴眼液，建议将八宝眼药替换为治疗或缓解肝肾阴虚所致的眼部干涩、结膜炎症状的滴眼液。

## （五）处方案例点评 2

处方 2：××××医院医疗保险处方　医保内处方

定点医疗机构编码：××××

| 科室名称：眼科 | 日期：×××× | | 药物金额：×× | | |
| 姓名：×× | 性别：女 | | 年龄：62 岁 | | 病历号：×× |

| 临床诊断：<br>翼状胬肉<br>白内障 | R：药品名称和规格 | 单次用量 | 用法 | 频次 | 数量 |
|---|---|---|---|---|---|
| | 鱼腥草滴眼液（8 毫升 / 支） | 1 滴 | 滴眼 | 6 次 / 日 | 1 支 |
| | 八宝眼药（10 毫升 / 支） | 1 滴 | 滴眼 | 6 次 / 日 | 1 支 |
| | 医师签名：×× | | | | |

审核 / 调配签名：××　　　　　　核对 / 发药签名：××

1. 请遵医嘱用药；2. 请在窗口点清药品；3. 处方当日有效；4. 发出药品不予退换。

1. **处方判定**　该处方属于用药不适宜处方中的用法用量不适宜。

2. **处方分析**　八宝眼药多用于肝胃火盛所致的目赤肿痛、眼缘溃烂、畏光怕风、眼角涩痒等湿热证。鱼腥草滴眼液具有清热、解毒、利湿的功效，用于风热疫毒、暴风客热、天行赤眼暴翳。翼状胬肉、白内障多属湿热证，鱼腥草滴眼液及八宝眼药均为清热凉血、泻火止痒类药物，药证相符。该处方八宝眼药的用药频次为 6 次 / 日，超出说明书推荐的 2～3 次 / 日。八宝眼药的组成药物多，且多为寒凉药，如炉甘石、熊胆等，还包括朱砂等含重金属的药物，使用过多恐寒凉伤络，进而导致眼部不适。因此该处方属于用药不适宜处方中的用法用量不适宜。

3. **药师建议**　两种药品均适宜，其中八宝眼药的用药频率应改为 2～3 次 / 日。

### 参考文献

[1] 张福田，方自添，蔡进源，等. 八宝眼药可溶性成分分析及抑菌能力探讨 [J]. 蚌埠医学院学报，1995，20（1）：15.

# 三、鱼腥草滴眼液

## （一）组成特点

鱼腥草滴眼液成分为鲜鱼腥草。鱼腥草味辛，性微寒，归肺经，具有清热解毒、消痈排脓、利水通淋之功效。

## （二）功效特点

　　鱼腥草滴眼液能够清热、解毒、利湿，用于风热疫毒上攻所致的暴风客热、天行赤眼暴翳，症见两眼刺痛、瘙痒、流泪，以及西医之急性卡他性结膜炎、流行性角结膜炎见上述表现者。文献报道，以鱼腥草滴眼液治疗流行性角结膜炎，1 滴 / 次，6 次 / 日，10 日为一疗程，可明显改善流行性角结膜炎患者的主要症状和体征；鱼腥草滴眼液治疗急性卡他性结膜炎的 I 期临床试验疗效明显。

## （三）使用特点

　　1. **规格**　8 毫升 / 支。

　　2. **用法用量**　滴入眼睑内，1 滴 / 次，6 次 / 日。治疗急性卡他性结膜炎，7 日为一疗程；治疗流行性角结膜炎，10 日为一疗程。

　　3. **禁忌证**　对鱼腥草过敏者禁用。

## （四）处方案例点评 1

| 处方 1：××××医院医疗保险处方　　医保内处方 | | | | | |
|---|---|---|---|---|---|
| 定点医疗机构编码：×××× | | | | | |
| 科室名称：眼科 | 日期：×××× | | 药物金额：×× | | |
| 姓名：×× | 性别：女 | | 年龄：22 岁 | | 病历号：×× |
| **临床诊断：** | **R：药品名称和规格** | 单次用量 | 用法 | 频次 | 数量 |
| 结膜炎 | 鱼腥草滴眼液（8 毫升 / 支） | 1 滴 | 滴眼 | 6 次 / 日 | 1 支 |
| （风热证） | 复方鱼腥草糖浆（10 毫升 / 支） | 3 支 | 口服 | 3 次 / 日 | 3 盒 |
| 急性咽炎 | 医师签名：×× | | | | |
| 审核 / 调配签名：×× | 核对 / 发药签名：×× | | | | |
| 1. 请遵医嘱用药；2. 请在窗口点清药品；3. 处方当日有效；4. 发出药品不予退换。 | | | | | |

　　1. **处方判定**　该处方属于合理处方。

　　2. **处方分析**　鱼腥草滴眼液能够清热、解毒、利湿，适应证包括急性卡他性结膜炎、流行性角结膜炎。用此药治疗患者之结膜炎，药证相符，且其在本处方中的用法用量合理。复方鱼腥草糖浆功效为清热解毒，主要用于治疗外感风热引起的咽喉疼痛以及西医之急性咽炎、扁桃体炎有风热证候者，此药与本案例患者之急性咽炎药证亦相符，且其在本处方中的用法用量合理。同时根据《北京地区基层医疗机构中成药处方点评共识报告（2018 版）》，鱼腥草滴眼液外用，复方鱼腥草糖浆内服，给药途径不同，不属于重复用药。

　　3. **药师建议**　22 岁女性患者因结膜炎（风热证）、急性咽炎就诊，联用鱼腥草滴眼液、复方鱼腥草糖浆治疗，用药对证，用法用量合理。

## （五）处方案例点评 2

| 处方 2：×××× 医院医疗保险处方　医保内处方 | | | | | |
|---|---|---|---|---|---|
| 定点医疗机构编码：×××× | | | | | |
| 科室名称：眼科 | 日期：×××× | | 药物金额：×× | | |
| 姓名：×× | 性别：女 | | 年龄：39 岁 | | 病历号：×× |
| **临床诊断：**<br>结膜炎 | **R**：药品名称和规格<br>鱼腥草滴眼液（8 毫升／支） | 单次用量<br>8 毫升 | 用法<br>滴眼 | 频次<br>6 次／日 | 数量<br>1 支 |
| | 医师签名：×× | | | | |
| 审核／调配签名：×× | | 核对／发药签名：×× | | | |
| 1．请遵医嘱用药；2．请在窗口点清药品；3．处方当日有效；4．发出药品不予退换。 | | | | | |

1. **处方判定**　该处方属于用药不适宜处方中的用法用量不适宜以及不规范处方中的临床诊断书写不全。

2. **处方分析**　鱼腥草滴眼液用法用量为滴入眼睑内，1 滴／次，6 次／日。治疗急性卡他性结膜炎，7 日为一疗程；治疗流行性角结膜炎，10 日为一疗程。该处方单次用量为 8 毫升，为 1 支量，明显超出说明书用量，故该处方属于用药不适宜处方中的用法用量不适宜。分析这可能是医嘱时的笔误。另外，该处方中无中医辨证分型，故属于不规范处方中的临床诊断书写不全。

3. **药师建议**　将该处方的用量改为 1 滴。

### 参考文献

［1］龚岚，孙兴怀. 鱼腥草滴眼液治疗流行性角结膜炎的临床疗效观察［J］. 眼科新进展，2005，25（5）：456-457.

［2］李翔，王明芳，谢学军，等. 鱼腥草滴眼液治疗急性卡他性结膜炎［J］. 眼科新进展，2001，21（6）：417-418.

# 四、明目地黄丸

## （一）组成特点

　　明目地黄丸由熟地黄、山茱萸（制）、牡丹皮、山药、茯苓、泽泻、枸杞子、菊花、当归、白芍、蒺藜、石决明（煅）组成。辅料为蜂蜜。方中熟地黄滋补肾阴、填精益髓，精气充则神旺，神旺则目精光明，故为君药。山茱萸、枸杞子、山药、当归、白芍补精养血，血盛则形强，以充养神光，为臣药。蒺藜、石决明平肝祛翳，明目除昏；牡丹皮凉血散瘀，治血中郁热；茯苓、泽泻清热利湿，引浮越之火下行；菊花清热散风，除头痛目赤。以上诸药共为佐药。诸药合用，共成滋肾养肝、益精明目之功。方中蒺藜有小毒，不宜过量久服。

## （二）功效特点

明目地黄丸功能滋肾、养肝、明目，用于肝肾阴虚之目涩畏光、视物模糊、迎风流泪。文献报道，明目地黄丸还可治疗年龄相关性白内障、眼干燥症。

## （三）使用特点

1. **规格** 大蜜丸，每丸重9克。

2. **用法用量** 口服，大蜜丸，1丸/次，2次/日。

3. **禁忌证** 暴发火眼者忌用，服药期间忌食辛辣刺激之物。

4. **注意事项** 有外感及风热目疾者不宜用。长期使用本丸剂时，若遇感冒发热、腹泻等新病，当暂停使用。

## （四）处方案例点评1

| 处方1：××××医院医疗保险处方 医保内处方 | | | | | |
|---|---|---|---|---|---|
| 定点医疗机构编码：×××× | | | | | |
| 科室名称：眼科 | 日期：×××× | | 药物金额：×× | | |
| 姓名：×× | 性别：女 | | 年龄：50岁 | | 病历号：×× |
| **临床诊断：** | **R：药品名称和规格** | 单次用量 | 用法 | 频次 | 数量 |
| 屈光不正（双） | 盐酸左氧氟沙星滴眼液（5毫升/支） | 1滴 | 滴眼 | 4次/日 | 1支 |
| 老视 | 氧氟沙星眼膏（3.5克/支） | 1滴 | 点眼 | 1次/日 | 1支 |
| 翼状胬肉 | 明目地黄丸（9克/丸） | 1丸 | 口服 | 2次/日 | 1盒 |
| （风热证） | | | | | |
| 角膜上皮脱落（双） | 医师签名：×× | | | | |
| 审核/调配签名：×× | | 核对/发药签名：×× | | | |
| 1. 请遵医嘱用药；2. 请在窗口点清药品；3. 处方当日有效；4. 发出药品不予退换。 | | | | | |

1. **处方判定** 该处方属于用药不适宜处方中的适应证不适宜和重复用药。

2. **处方分析** 中医认为，翼状胬肉与心肺经风热壅盛、经络瘀滞有关。明目地黄丸由六味地黄丸加味而成，方中药物有补有清，但整体以补益为主，功能主要是滋肾、养肝、明目，用于肝肾阴虚所致的目涩畏光、视物模糊、迎风流泪等症状，不宜用于本患者之证。

故该处方属于适应证不适宜。处方同时开具了左氧氟沙星滴眼液及氧氟沙星眼膏这类喹诺酮类抗菌药滴（点）眼，联合使用2个功效相同、给药途径相同的药品，故该处方属于重复用药。

3. **药师建议** 治疗翼状胬肉，应避免使用明目地黄丸等以补益为主的中成药，建议选用具有清热明目等功效的中成药辅助治疗。

## （五）处方案例点评2

| 处方2：××××医院医疗保险处方 医保内处方 | | | | | |
|---|---|---|---|---|---|
| 定点医疗机构编码：×××× | | | | | |
| 科室名称：眼科 | 日期：×××× | | 药物金额：×× | | |
| 姓名：×× | 性别：男 | | 年龄：57岁 | | 病历号：×× |
| **临床诊断：** | **R：**药品名称和规格 | 单次用量 | 用法 | 频次 | 数量 |
| 眼干燥症 | 鱼腥草滴眼液（8毫升/支） | 1滴 | 滴眼 | 4次/日 | 1支 |
| （结膜干燥） | 明目地黄丸（9克/丸） | 2丸 | 口服 | 3次/日 | 3盒 |
| 结膜炎 | | | | | |
| 睑板腺炎 | 医师签名：×× | | | | |
| 审核/调配签名：×× | 核对/发药签名：×× | | | | |
| 1. 请遵医嘱用药；2. 请在窗口点清药品；3. 处方当日有效；4. 发出药品不予退换。 | | | | | |

1. **处方判定** 该处方属于用药不适宜处方中的用法用量不适宜。

2. **处方分析** 明目地黄丸由六味地黄丸加味而成，用于肝肾阴虚导致的目涩畏光、视物模糊、迎风流泪等症状。鱼腥草滴眼液的功效为清热、解毒、利湿，用于治疗急性卡他性结膜炎、流行性角结膜炎。该患者为老年男性，被诊断为眼干燥症、结膜炎，考虑其年老体虚、肝肾阴虚，治疗上宜滋水涵木，因此以明目地黄丸补益肝肾、益精明目，以鱼腥草滴眼液治疗结膜炎，药证相符。明目地黄丸用量为大蜜丸，1丸/次，2丸/日，但该处方用量为2丸/次，3次/日，严重超出了说明书用量。该药含有小毒成分蒺藜，不宜过量久服；且老年人脾胃功能亦有所衰退，服过多补益药有滋腻碍胃之嫌，可能会影响消化功能。因此，该处方属于用药不适宜处方中的用法用量不适宜。

3. **药师建议** 明目地黄丸的用量应改为1丸/次，2次/日。

### 参考文献

[1] 王雨. 法可林滴眼液联合明目地黄丸治疗早期老年白内障的临床观察[J]. 中医医药指南，2013，20（11）：564-565.

[2] 赵和军. 明目地黄丸合生脉散治疗肝肾阴亏型干眼症疗效观察[J]. 新中医，2013，45（7）：104-106.

# 五、珍珠明目滴眼液

## （一）组成特点

珍珠明目滴眼液主要成分为珍珠液、冰片，辅料为乙醇、氯化钠、羟苯乙酯、注射用水。本品为无色澄明液体，有冰片香气。方中珍珠液为珍珠层粉经现代工艺加工水解而成，含多种氨基酸，便于滴眼后吸收，更易发挥珍珠养阴息风、退翳明目之功。冰片性凉味苦，气清香透达可入诸窍、解郁火、消肿止痛。二药共用，可达清肝明目之功。

## （二）功效特点

珍珠明目滴眼液功能清热泻火、养肝明目，临床常用于治疗西医之视疲劳和慢性结膜炎。珍珠液具有清肝除翳的功效，治目病虽可内服，但多配入眼药外用。冰片辛、苦、微寒，外用有清热止痛、防腐止痒之功效，为眼、喉科常用药。

## （三）使用特点

1. **规格**　8毫升/支。
2. **用法用量**　滴入眼睑内，1～2滴/次，3～5次/日。
3. **禁忌证**　本品含有乙醇，对乙醇过敏者禁用，过敏性体质者慎用。
4. **注意事项**　药物滴入后有沙涩磨痛、流泪频频者停用；用药后有眼痒、眼睑皮肤潮红、结膜水肿者停用，并到医院就诊。用药一周后症状未减者应到医院就诊。

## （四）处方案例点评1

| 处方1：××××医院医疗保险处方　医保内处方 | | | | |
|---|---|---|---|---|
| 定点医疗机构编码：×××× | | | | |
| 科室名称：眼科 | 日期：×××× | 药物金额：×× | | 病历号：×× |
| 姓名：×× | 性别：男 | 年龄：76岁 | | |
| **临床诊断：** | **R**：药品名称和规格 | 单次用量　用法 | 频次 | 数量 |
| 糖尿病 | 羟苯磺酸钙胶囊（0.5克/粒） | 1粒　　　口服 | 3次/日 | 3盒 |
| 眼底动脉硬化 | 珍珠明目滴眼液（8毫升/支） | 1滴　　　滴眼 | 3次/日 | 1支 |
| 慢性结膜炎 | | | | |
| 乙醇过敏史 | 医师签名：×× | | | |
| 审核/调配签名：×× | 核对/发药签名：×× | | | |
| 1. 请遵医嘱用药；2. 请在窗口点清药品；3. 处方当日有效；4. 发出药品不予退换。 | | | | |

1. **处方判定**　该处方属于用药不适宜处方中的遴选的药品不适宜。

**2. 处方分析** 珍珠明目滴眼液辅料中含有乙醇，在禁忌证中标示对乙醇过敏者禁用，过敏性体质者慎用。该患者为老年男性，临床诊断标明其对乙醇过敏，应避免开具珍珠明目滴眼液，因此该处方属于遴选的药品不适宜。

**3. 药师建议** 针对慢性结膜炎可选择其他辅料中无乙醇成分的治疗或缓解结膜炎症状的滴眼液。

## （五）处方案例点评 2

处方 2：××××医院医疗保险处方 医保内处方

定点医疗机构编码：××××
科室名称：眼科　　　　日期：××××　　　　药物金额：××
姓名：××　　　　性别：女　　　　年龄：15 岁　　　　病历号：××

| 临床诊断：视疲劳 | R：药品名称和规格 | 单次用量 | 用法 | 频次 | 数量 |
|---|---|---|---|---|---|
| | 珍珠明目滴眼液（8 毫升/支） | 2 滴 | 滴眼 | 2小时1次 | 1 支 |
| | 医师签名：×× | | | | |

审核/调配签名：×× 　　核对/发药签名：××
1. 请遵医嘱用药；2. 请在窗口点清药品；3. 处方当日有效；4. 发出药品不予退换。

**1. 处方判定** 该处方属于用药不适宜处方中的用法用量不适宜。

**2. 处方分析** 珍珠明目滴眼液的功效为清热泻火、养肝明目，用于视疲劳和慢性结膜炎。该患者被诊断为视疲劳，选用该药品属药证相符。但珍珠明目滴眼液说明书用量为1~2 滴/次，3~5 次/日，该处方用量为 2 滴/次，每 2 小时 1 次，超过说明书规定的每日最大用量，经分析判定该处方为用法用量不适宜。

**3. 药师建议** 建议将处方中的用药频率改为 3~5 次/日。

参考文献

[1] 黄兆胜. 中药学 [M]. 北京：人民卫生出版社，2002：12.

# 六、夏天无滴眼液

## （一）组成特点

夏天无滴眼液主要成分为夏天无提取物、天然冰片，辅料为玻璃酸钠、氯化钠、无水磷酸二氢钠、无水磷酸氢二钠、羟苯乙酯、聚山梨酯 80、乙醇、依地酸二钠。每支（10 毫升）中含原阿片碱 3.75 毫克。方中夏天无具有行气止痛、活血祛瘀、解痉之功，对于过度用眼所造成的假性近视有解痉舒筋、活血明目之功效。

## （二）功效特点

夏天无滴眼液功能活血明目舒筋，用于血瘀筋脉阻滞所致的青少年远视力下降、不能久视，以及青少年假性近视、视疲劳等见上述证候者。

## （三）使用特点

1. **规格**　10 毫升 / 支。
2. **用法用量**　滴于眼睑内，1~2 滴 / 次，3~5 次 / 日。不宜药量过多，次数过频。
3. **不良反应**　有文献报道用夏天无滴眼液后可诱发青光眼发作。
4. **禁忌证**　本品仅为青少年近视眼外用药物，忌内服。青光眼患者禁用。
5. **注意事项**　平时有头痛、眼胀、虹视等症状者慎用。

## （四）处方案例点评 1

<table>
<tr><td colspan="6">处方 1：××××医院医疗保险处方　医保内处方</td></tr>
<tr><td colspan="6">定点医疗机构编码：××××</td></tr>
<tr><td colspan="2">科室名称：眼科</td><td colspan="2">日期：××××</td><td colspan="2">药物金额：××</td></tr>
<tr><td colspan="2">姓名：××</td><td colspan="2">性别：男</td><td>年龄：10 岁</td><td>病历号：××</td></tr>
<tr><td>**临床诊断：**</td><td>R：药品名称和规格</td><td>单次用量</td><td>用法</td><td>频次</td><td>数量</td></tr>
<tr><td>屈光不正（双）<br>近视?</td><td>重组牛碱性成纤维细胞生长因子凝胶<br>（5 克 / 支）</td><td>0.1 克</td><td>点眼</td><td>1 次 / 日</td><td>1 支</td></tr>
<tr><td>边缘性角膜溃疡</td><td>夏天无滴眼液（10 毫升 / 支）</td><td>1 滴</td><td>滴眼</td><td>4 次 / 日</td><td>1 支</td></tr>
<tr><td></td><td colspan="5">医师签名：××</td></tr>
<tr><td colspan="3">审核 / 调配签名：××</td><td colspan="3">核对 / 发药签名：××</td></tr>
<tr><td colspan="6">1. 请遵医嘱用药；2. 请在窗口点清药品；3. 处方当日有效；4. 发出药品不予退换。</td></tr>
</table>

1. **处方判定**　该处方属于用药不适宜处方中的遴选的药品不适宜。

2. **处方分析**　处方中重组牛碱性成纤维细胞生长因子凝胶可用于表浅溃疡的治疗。夏天无滴眼液具有舒筋通络、活血祛瘀的功效，用于血瘀筋脉阻滞所致的青少年远视力下降、不能久视以及青少年假性近视、视疲劳等。10 岁患儿处于学龄期，久坐学习缺少运动易引起血行不畅、肝热目涩，有可能造成假性近视。选用夏天无滴眼液药证相符。但同时该患儿患有边缘性角膜溃疡，该病是由外因引起的角膜上皮细胞的损伤、脱落，或合并感染。局部损伤可能使夏天无滴眼液渗透至溃疡部位或吸收入血。该药活血祛瘀力较强，现代药理研究显示其含有原阿片碱，具有抑制血小板聚集等抗凝作用，不利于溃疡修复。因此，当患者存在眼部破溃时应避免使用夏天无滴眼液。故该处方属于用药不适宜处方中的遴选的药品不适宜。

3. **药师建议**　将夏天无滴眼液替换为其他缓解视力下降或治疗假性近视的滴眼液。

## （五）处方案例点评2

处方2：××××医院医疗保险处方　医保内处方

定点医疗机构编码：××××

| 科室名称：眼科 | 日期：×××× | | 药物金额：×× | |
| 姓名：×× | 性别：女 | | 年龄：7岁 | 病历号：×× |

| 临床诊断： | **R**：药品名称和规格 | 单次用量 | 用法 | 频次 | 数量 |
|---|---|---|---|---|---|
| 视疲劳 | 珍珠明目滴眼液（8毫升/支） | 1滴 | 滴眼 | 3次/日 | 1支 |
| | 夏天无滴眼液（10毫升/支） | 1滴 | 滴眼 | 0.5小时1次 | 2支 |
| | 医师签名：×× | | | | |

审核/调配签名：××　　　　　　核对/发药签名：××

1. 请遵医嘱用药；2. 请在窗口点清药品；3. 处方当日有效；4. 发出药品不予退换。

1. **处方判定**　该处方属于用药不适宜处方中的用法用量不适宜。

2. **处方分析**　该患儿被诊断为视疲劳，夏天无滴眼液与珍珠明目滴眼液均对视疲劳、两目干涩、假性近视等症状有缓解作用，因此二药皆与此案例之临床诊断相适宜。该处方中珍珠明目滴眼液用法用量符合说明书要求；夏天无滴眼液说明书用法用量为滴眼，1~2滴/次，3~5次/日，且提示不宜药量过多，次数过频，但处方中夏天无滴眼液的用药频率为0.5小时/次，次数过频。夏天无滴眼液中含有原阿片碱，与罂粟碱等同属异喹啉类生物碱，使用过多可能引起头痛、眼胀等症状，甚至诱发青光眼的发作，因此需严格按照说明书用量使用。故该处方属于用药不适宜处方中的用法用量不适宜。

3. **药师建议**　该处方中夏天无滴眼液正确用量为1~2滴/次，3~5次/日。

## 参考文献

［1］罗兴中，赖平红，熊园平. 夏天无滴眼液防治青少年假性近视的临床观察［J］. 实用中西医结合临床，2013，13（9）：10-11.

［2］张俊兰. 夏天无滴眼液对缓解视疲劳的临床效果探讨［J］. 中国现代应用药学，2013，30（5）：541-543.

［3］吕以仙. 有机化学：第七版［M］. 北京：人民卫生出版社，2008.

［4］李吉春. 夏天无眼药水诱发青光眼1例［J］. 实用眼科杂志，1986，4（2）：103-106.

# 第七章 耳鼻喉科中成药

## 一、耳聋左慈丸

### （一）组成特点

耳聋左慈丸由磁石、熟地黄、山茱萸、牡丹皮、山药、茯苓、泽泻、竹叶柴胡组成。方中熟地黄滋阴补肾、填精益髓，为君药。山茱萸补养肝阴，山药补益脾阴，二药共为臣药。泽泻利湿泄浊；茯苓健脾渗湿，并助山药之健运；牡丹皮清泄相火，并制山茱萸之温涩；又配竹叶柴胡疏肝解郁；用磁石重镇平肝、潜纳浮阳、聪耳明目。以上均为佐药。诸药合用，共奏滋补肾阴、平肝潜阳、宣通耳窍之功。

### （二）功效特点

耳聋左慈丸能够滋肾平肝，用于肝肾阴虚所致的耳鸣耳聋、头晕目眩。临床常用于治疗西医之神经性耳聋及老年性耳聋。

### （三）使用特点

1. **规格** 9克/丸。

2. **用法用量** 口服，1丸/次，2次/日。

3. **注意事项** 感冒时不宜服用。本品只用于肝肾阴虚证之听力逐渐减退，耳鸣如蝉声者，凡属外耳、中耳病变而出现的耳鸣及突发耳鸣耳聋者应去医院就诊。

### （四）处方案例点评 1

处方 1：××××医院医疗保险处方　医保内处方

定点医疗机构编码：××××

| 科室名称：全科 | | 日期：×××× | 药物金额：×× | | | |
| 姓名：×× | | 性别：男 | 年龄：55 岁 | | | 病历号：×× |

| 临床诊断： | R：药品名称和规格 | 单次用量 | 用法 | 频次 | 数量 |
|---|---|---|---|---|---|
| 耳鸣 | 耳聋左慈丸（9 克/丸） | 1 丸 | 口服 | 3 次/日 | 2 盒 |
| （肝肾阴虚证） | 感冒清热颗粒（12 克/袋） | 1 袋 | 口服 | 2 次/日 | 1 盒 |
| 风寒感冒 | | 医师签名：×× | | | |

审核/调配签名：××　　　　　　　　　核对/发药签名：××

1. 请遵医嘱用药；2. 请在窗口点清药品；3. 处方当日有效；4. 发出药品不予退换。

1. **处方判定**　该处方属于用药不适宜处方中的用法用量不适宜和联合用药不适宜。

2. **处方分析**　该患者为中老年男性，其耳鸣通常由肝肾阴虚所致。耳聋左慈丸正是治疗肝肾阴虚证的补益类中成药，其说明书用量为 1 丸/次，2 次/日，该处方用量为 1 丸/次，3 次/日，超过说明书日最大剂量，可点评为用药不适宜处方中的用法用量不适宜。感冒清热颗粒为治疗风寒感冒的中成药，在用药期间不宜同时服用滋补性中药，因此两药同时服用，可点评为用药不适宜处方中的联合用药不适宜。

3. **药师建议**　如果患者肝肾阴虚较为明显，耳鸣耳聋严重，建议单用耳聋左慈丸治疗，起始剂量为 1 丸/次，2 次/日，停用感冒清热颗粒；如果患者头痛、发热等风寒感冒症状明显，建议单用感冒清热颗粒治疗，停用耳聋左慈丸。

### （五）处方案例点评 2

处方 2：××××医院医疗保险处方　医保内处方

定点医疗机构编码：××××

| 科室名称：内科 | | 日期：×××× | 药物金额：×× | | | |
| 姓名：×× | | 性别：女 | 年龄：45 岁 | | | 病历号：×× |

| 临床诊断： | R：药品名称和规格 | 单次用量 | 用法 | 频次 | 数量 |
|---|---|---|---|---|---|
| 耳鸣 | 耳聋左慈丸（9 克/丸） | 1 丸 | 口服 | 2 次/日 | 1 盒 |
| （肝肾阴虚证） | 六味地黄丸（20 克/100 粒） | 30 粒 | 口服 | 2 次/日 | 1 盒 |
| | | 医师签名：×× | | | |

审核/调配签名：××　　　　　　　　　核对/发药签名：××

1. 请遵医嘱用药；2. 请在窗口点清药品；3. 处方当日有效；4. 发出药品不予退换。

1. **处方判定**　该处方属于用药不适宜处方中的重复用药。

2. **处方分析**　耳聋左慈丸和六味地黄丸均为治疗耳鸣的中成药，均含有滋阴补肾中药。耳聋左慈丸由六味地黄丸加柴胡、磁石化裁而来，取六味地黄丸之滋补肾阴，佐以柴胡升阳、磁石潜阳，诸药合用起滋肾水、潜浮阳之功效。两药联用存在用药重复，可点评为用药不适宜处方中的重复用药。

3. **药师建议**　建议停用六味地黄丸，单用耳聋左慈丸治疗。

## （六）合理用药提示

耳聋左慈丸，也许是隐藏最深的地黄丸系列方。说它隐藏深，是因为与其他系列方不同，它的名称中明确不含有"地黄"二字；说它是系列方，是因为从成分上看，除了茯苓，六味地黄丸的其余五味药它都有，且功效就是滋补肝肾。其实，耳聋左慈丸的名称还是有深意的，左归丸用于肝肾阴虚，耳聋左慈丸用于肝肾阴虚引起的耳鸣耳聋。

**参考文献**

［1］国家药典委员会. 中华人民共和国药典临床用药须知：中药成方制剂卷［M］. 北京：中国医药科技出版社，2017.

［2］张定棋，马文翰，梅志刚，等. 基于文献与 Logistic 多元逐步回归分析的中医治疗耳鸣用药规律研究［J］. 中国中医药信息杂志，2015，22（2）：34-37.

［3］翟华强，张小娟，王燕平，等. 国医大师金世元浅议地黄丸系列中成药［J］. 中华中医药杂志，2017，32（1）：146-149.

［4］赵宇平，董杨，宋海燕，等. 耳聋左慈丸研究进展［J］. 中国实验方剂学杂志，2013，19（23）：335-338.

# 二、香菊片

## （一）组成特点

香菊片由化香树果序、夏枯草、野菊花、生黄芪、辛夷、防风、白芷、甘草、川芎组成。方中化香树果序祛风燥湿、消肿止痛，为君药。夏枯草清热泻火、消结止痛，黄芪益气固表，共为臣药。防风祛风除湿，辛夷散风邪、通鼻窍，野菊花疏风清热解毒，白芷疏风通窍止痛，川芎活血行气、祛风止痛，五药配伍，佐助君药以疏散风热、清热解毒、宣通鼻窍，共为佐药。甘草既可清热解毒，又能调和诸药，为使药。诸药合用，共奏祛风通窍、解毒固表之功。

## （二）功效特点

香菊片能够辛散祛风、清热通窍。临床上常用于治疗西医之急慢性鼻窦炎、鼻炎。

## （三）使用特点

1. **规格**　0.3 克 / 片。

2. **用法用量**　口服，2～4 片 / 次，3 次 / 日。

3. **禁忌证**　服药期间忌辛辣、鱼腥食物。

4. **注意事项**　孕妇慎用；凡外感风寒之鼻塞、流清涕者，应在医师指导下使用。

## （四）处方案例点评 1

| 处方 1：××××医院医疗保险处方　医保内处方 | | | | | |
|---|---|---|---|---|---|
| 定点医疗机构编码：×××× | | | | | |
| 科室名称：全科 | | 日期：×××× | 药物金额：×× | | |
| 姓名：×× | | 性别：男 | 年龄：25 岁 | | 病历号：×× |
| **临床诊断：** 过敏性鼻炎（风热证） | **R**：药品名称和规格 香菊片（0.3 克 / 片） | 单次用量 4 片 医师签名：×× | 用法 口服 | 频次 2 次 / 日 | 数量 1 瓶 |
| 审核 / 调配签名：×× | | 核对 / 发药签名：×× | | | |
| 1. 请遵医嘱用药；2. 请在窗口点清药品；3. 处方当日有效；4. 发出药品不予退换。 | | | | | |

1. **处方判定**　该处方属于合理处方。

2. **处方分析**　香菊片的功效为辛散祛风、清热通窍，临床上常用于治疗急慢性鼻窦炎、鼻炎，该患者的过敏性鼻炎（风热证）符合香菊片疏风清热的功能主治，适应证适宜。该药说明书用量为 2～4 片 / 次，3 次 / 日，该处方用量为 4 片 / 次，2 次 / 日，虽然给药频次与说明书不同，但日用量并未超过说明书日总量，属于合理的用法用量调整。综上，该处方为合理处方。

3. **药师建议**　该处方为合理处方，但需注意，并非所有过敏性鼻炎均适合使用香菊片，只有风热证才适合，其余如痰湿证、风寒证等则不适合。

## （五）处方案例点评 2

<table>
<tr><td colspan="6" align="center">处方 2：××××医院医疗保险处方 医保内处方</td></tr>
<tr><td colspan="6">定点医疗机构编码：××××</td></tr>
<tr><td colspan="2">科室名称：全科</td><td colspan="2">日期：××××</td><td colspan="2">药物金额：××</td></tr>
<tr><td colspan="2">姓名：××</td><td colspan="2">性别：女</td><td>年龄：21 岁</td><td>病历号：××</td></tr>
<tr><td>临床诊断：</td><td>R：药品名称和规格</td><td>单次用量</td><td>用法</td><td>频次</td><td>数量</td></tr>
<tr><td rowspan="2">慢性鼻窦炎</td><td>香菊片（0.3 克 / 片）</td><td>3 片</td><td>口服</td><td>3 次 / 日</td><td>1 瓶</td></tr>
<tr><td>通窍鼻炎颗粒（2 克 / 袋）</td><td>1 袋</td><td>口服</td><td>3 次 / 日</td><td>2 盒</td></tr>
<tr><td></td><td colspan="5" align="center">医师签名：××</td></tr>
<tr><td colspan="6">审核 / 调配签名：××      核对 / 发药签名：××</td></tr>
<tr><td colspan="6">1. 请遵医嘱用药；2. 请在窗口点清药品；3. 处方当日有效；4. 发出药品不予退换。</td></tr>
</table>

1. **处方判定** 该处方属于用药不适宜处方中的重复用药。

2. **处方分析** 香菊片由化香树果序、夏枯草、野菊花、黄芪、辛夷、防风、白芷、甘草、川芎组成，功效为祛风通窍、解毒固表，常用于治疗急慢性鼻窦炎、鼻炎。通窍鼻炎颗粒由炒苍耳子、防风、黄芪、白芷、辛夷、炒白术、薄荷组成，功效为散风消炎、宣通鼻窍，用于治疗鼻炎、鼻窦炎及过敏性鼻炎。二药相比较，在成分上，共有黄芪、辛夷、白芷、防风 4 味药，在香菊片中占比约为 44%，在通窍鼻炎颗粒中占比约为 57%，均超过 30%；在功效上，二药均可用于治疗鼻窦炎、鼻炎，功效较为相似。经分析认为该处方为用药不适宜处方中的重复用药。

3. **药师建议** 建议单用香菊片治疗，停用通窍鼻炎颗粒。

### 参考文献

［1］国家药典委员会. 中华人民共和国药典临床用药须知：中药成方制剂卷［M］. 北京：中国医药科技出版社，2017.

［2］樊青松，张德贵，汪和平，等. 香菊片为主治疗慢性鼻炎 78 例［J］. 陕西中医，2005，26（11）：1182-1183.

［3］朱雪琪. 香菊片治疗急性鼻炎疗效观察［J］. 现代中西医结合杂志，2006，15（11）：1470-1471.

［4］童建松. 香菊片治疗慢性鼻窦炎临床疗效观察［J］. 海峡药学，2010，22（10）：126-128.

# 三、鼻渊舒口服液（无糖型）

## （一）组成特点

鼻渊舒口服液由苍耳子、辛夷、薄荷、白芷、黄芩、栀子、柴胡、细辛、川芎、黄芪、川木通、桔梗、茯苓组成。其中含有毒性中药苍耳子。方中辛夷、苍耳子散风邪，升清阳，化湿浊，通鼻窍，共为君药。栀子清热凉血，解毒消肿，开散火郁；黄芩清泄胆火；柴胡、薄荷散风热，疏肝郁，散郁结；川芎、细辛、白芷辛散风邪，通窍止痛，活血排脓。以上诸药共为臣药。茯苓、川木通渗湿；桔梗载药上行，宣肺排脓；黄芪甘温，补益正气以增强托毒排脓之力。以上四药共为佐药。诸药合用，共奏疏风清热、祛湿排脓、通窍止痛之功。

## （二）功效特点

鼻渊舒口服液具有疏风清热、祛湿通窍之功效，用于肺经风热及胆腑郁热证。临床常用于西医之鼻炎、鼻窦炎的治疗。临床试验证明，本药具有抑制鼻窦黏膜持续炎症状态的作用。

## （三）使用特点

1. **规格** 10毫升/支。
2. **用法用量** 口服，1支/次，2～3次/日，7日为一疗程。
3. **注意事项** 孕妇慎用。肺脾气虚或气滞血瘀者慎用。肾功能不全者慎用。不宜过量久服。

## （四）处方案例点评1

| 处方1：××××医院医疗保险处方 医保内处方 | | | | | |
|---|---|---|---|---|---|
| 定点医疗机构编码：×××× | | | | | |
| 科室名称：中医科 | | 日期：×××× | 药物金额：×× | | |
| 姓名：×× | | 性别：男 | 年龄：41岁 | | 病历号：×× |
| **临床诊断：** | **R：药品名称和规格** | 单次用量 | 用法 | 频次 | 数量 |
| 鼻窦炎 | 鼻渊舒口服液（10毫升/支） | 1支 | 口服 | 2次/日 | 2盒 |
| （胆腑郁热证） | 滴通鼻炎水（15毫升/支） | 1喷 | 外用喷鼻 | 3次/日 | 1盒 |
| | 医师签名：×× | | | | |
| 审核/调配签名：×× | 核对/发药签名：×× | | | | |
| 1.请遵医嘱用药；2.请在窗口点清药品；3.处方当日有效；4.发出药品不予退换。 | | | | | |

1. **处方判定**　该处方属于合理处方。

2. **处方分析**　鼻渊舒口服液和滴通鼻炎水都具有祛风清热、宣肺通窍的功效，均可治疗鼻塞不通、鼻窒（慢性鼻炎）、鼻渊（鼻窦炎），该患者被诊断为鼻窦炎，用此二药适宜；鼻渊舒口服液口服，滴通鼻炎水外用，两药合用为合理处方。

3. **药师建议**　该处方为合理处方，建议规范疗程，7天后进行疗效评价。同时，在用药期间密切监测血压。

### （五）处方案例点评 2

<table>
<tr><td colspan="6" style="text-align:center">处方2：××××医院医疗保险处方　医保内处方</td></tr>
<tr><td colspan="6">定点医疗机构编码：××××</td></tr>
<tr><td colspan="2">科室名称：全科</td><td colspan="2">日期：××××</td><td colspan="2">药物金额：××</td></tr>
<tr><td colspan="2">姓名：××</td><td colspan="2">性别：女</td><td>年龄：55岁</td><td>病历号：××</td></tr>
<tr><td>**临床诊断：**</td><td>**R：**药品名称和规格</td><td>单次用量</td><td>用法</td><td>频次</td><td>数量</td></tr>
<tr><td>鼻炎</td><td>鼻渊舒口服液（10毫升/支）</td><td>2支</td><td>口服</td><td>3次/日</td><td>2盒</td></tr>
<tr><td>咳嗽</td><td>通宣理肺口服液（10毫升/支）</td><td>2支</td><td>口服</td><td>2次/日</td><td>2盒</td></tr>
<tr><td>（肺经风热证）</td><td colspan="5">医师签名：××</td></tr>
<tr><td colspan="3">审核/调配签名：××</td><td colspan="3">核对/发药签名：××</td></tr>
<tr><td colspan="6">1. 请遵医嘱用药；2. 请在窗口点清药品；3. 处方当日有效；4. 发出药品不予退换。</td></tr>
</table>

1. **处方判定**　该处方属于用药不适宜处方中的联合用药不适宜和用法用量不适宜。

2. **处方分析**　鼻渊舒口服液具有疏风清热、祛湿通窍的功效，可用于治疗肺经风热及胆腑郁热型的鼻炎，本患者因鼻炎选用此药合适。鼻渊舒口服液属于含毒中成药，其说明书用量为1支/次，2~3次/日，该处方用量为2支/次，3次/日，超过说明书的日最大剂量，可点评为用药不适宜处方中的用法用量不适宜。同时，通宣理肺口服液具有解表散寒、宣肺止咳功效，用于治疗风寒感冒咳嗽，与鼻渊舒口服液，一个治疗风热证，一个治疗风寒证，存在寒热冲突的风险。因此，该处方又可点评为用药不适宜处方中的联合用药不适宜。

3. **药师建议**　应将处方中鼻渊舒口服液用量改为1支/次，3次/日。针对该患者的咳嗽症状，建议将通宣理肺口服液改为羚羊清肺颗粒，以达清肺利咽、除瘟止嗽之功效。羚羊清肺颗粒的用法用量为口服，1袋/次，3次/日，连服5~7日。

## （六）处方案例点评 3

处方 3：××××医院医疗保险处方　医保内处方

定点医疗机构编码：××××

| 科室名称：全科 | 日期：×××× | 药物金额：×× | |
| 姓名：×× | 性别：女 | 年龄：50 岁 | 病历号：×× |

| 临床诊断： | R：药品名称和规格 | 单次用量 | 用法 | 频次 | 数量 |
| --- | --- | --- | --- | --- | --- |
| 鼻炎 | 鼻渊舒口服液（10 毫升 / 支） | 2 支 | 口服 | 3 次 / 日 | 2 盒 |
| （肺经风热证） | 鼻渊通窍颗粒（15 毫升 / 袋） | 1 袋 | 口服 | 3 次 / 日 | 2 盒 |
| | 医师签名：×× | | | | |

审核 / 调配签名：××　　　　　　　　　核对 / 发药签名：××

1. 请遵医嘱用药；2. 请在窗口点清药品；3. 处方当日有效；4. 发出药品不予退换。

1. **处方判定**　该处方属于用药不适宜处方中的重复用药和用法用量不适宜。

2. **处方分析**　鼻渊舒口服液由苍耳子、辛夷、薄荷、白芷、黄芩、栀子、柴胡、细辛、川芎、黄芪、川木通、桔梗、茯苓组成，功效为疏风清热、祛湿通窍，用于肺经风热及胆腑郁热证。鼻渊通窍颗粒由辛夷、炒苍耳子、麻黄、白芷、薄荷、藁本、黄芩、连翘、野菊花、天花粉、地黄、丹参、茯苓、甘草组成，功效为疏风清热、宣肺通窍，用于急鼻渊（急性鼻窦炎）属外邪犯肺者。该患者之鼻炎（肺经风热证），两药均适用。二药相比较，在组成上，有苍耳子、辛夷、薄荷、白芷、黄芩、茯苓 6 味药重复，且这 6 味药均为发挥主要功效的中药，约占鼻渊舒口服液全部成分的 46%，约占鼻渊通窍颗粒全部成分的43%，均超过 30%；在功效上，两种药物均可用于治疗鼻窦炎属肺热证者，功效相近。两药联用，为用药不适宜处方中的重复用药。鼻渊舒口服液的说明书用量为 1 支 / 次，2 ~ 3 次 / 日，该处方用量为 2 支 / 次，3 次 / 日，单次用量和单日用量均超量，因此该处方属于用药不适宜处方中的用法用量不适宜。

3. **药师建议**　建议停用鼻渊通窍颗粒，选用鼻渊舒口服液一种即可。鼻渊舒口服液用量改为 1 支 / 次，3 次 / 日。

### 参考文献

［1］国家药典委员会. 中华人民共和国药典临床用药须知：中药成方制剂卷［M］. 北京：中国医药科技出版社，2017.

［2］付译节，李辉，朱天民. 鼻渊舒口服液抑制鼻窦黏膜炎症持续状态［J］. 中成药，2016，38（12）：2535-2540.

[3] 周晖，王小晖，郭鸿，等. 鼻渊舒口服液治疗慢性鼻窦炎150例临床观察 [J]. 中国临床医师，2012，40（9）：61-62.

[4] 张婷婷，鄢良春，赵军宁，等. 苍耳子（毒性）及现代毒理学进展 [J]. 药物评价研究，2010,33（5）：361-366.

[5] 金锐，王宇光，薛春苗，等. 中成药处方点评的标准与尺度探索（三）：十八反、十九畏配伍禁忌 [J]. 中国医院药学杂志，2015，35（11）：969-1007.

# 四、通窍鼻炎颗粒

## （一）组成特点

通窍鼻炎颗粒由炒苍耳子、防风、黄芪、白芷、辛夷、白术、薄荷组成。其中含有毒性中药苍耳子。方中苍耳子解表散风，通窍止痛，为君药。黄芪益肺固表，白术健脾益气，防风发表散风，共为臣药。白芷疏风通窍、活血排脓，辛夷芳香透窍，薄荷发散风热、清利头目，三药共为佐药。诸药合用，共奏散风固表、宣肺通窍之功。

## （二）功效特点

通窍鼻炎颗粒能够散风消炎、宣通鼻窍，用于鼻渊、鼻塞、流涕、前额头痛。临床常用于西医之鼻炎、鼻窦炎及过敏性鼻炎的治疗。通窍鼻炎颗粒对中重度持续性过敏性鼻炎有较好的治疗效果，能改善患者的临床症状，降低患者血清炎症细胞因子水平。通窍鼻炎颗粒治疗鼻窦炎的效果优于布地奈德喷雾剂，且治疗中未见明显不良反应发生。

## （三）使用特点

1. **规格**　2克/袋。

2. **用法用量**　方中含有毒性成分炒苍耳子，所以在使用时应严格遵循说明书用法用量：开水冲服，2克/次，3次/日。

3. **禁忌证**　忌烟酒、辛辣、鱼腥食物。

4. **注意事项**　本品不宜长期服用，服药3日症状无缓解，应去医院就诊；不宜在服药期间同时服用滋补性中药，如复方阿胶浆、桂附地黄丸等。

## （四）处方案例点评 1

处方 1：××××医院医疗保险处方　医保内处方

定点医疗机构编码：××××

科室名称：全科　　　　　　日期：××××　　　　　　药物金额：××

姓名：××　　　　　　　　性别：男　　　　　　　　年龄：49 岁　　　　　　　　病历号：××

| 临床诊断：<br>鼻炎<br>失眠 | R：药品名称和规格<br>通窍鼻炎颗粒（2 克 / 袋）<br>安神补脑液（10 毫升 / 支） | 单次用量<br>1 袋<br>1 支 | 用法<br>口服<br>口服 | 频次<br>3 次 / 日<br>2 次 / 日 | 数量<br>1 盒<br>2 盒 |
|---|---|---|---|---|---|
| | 医师签名：×× | | | | |

审核 / 调配签名：××　　　　　　　　核对 / 发药签名：××

1．请遵医嘱用药；2．请在窗口点清药品；3．处方当日有效；4．发出药品不予退换。

1. **处方判定**　该处方属于用药不适宜处方中的联合用药不适宜。

2. **处方分析**　通窍鼻炎颗粒属于含毒中成药，能够散风消炎、宣通鼻窍，可用于治疗鼻炎。不宜在服用该药期间同时服用滋补性中药。安神补脑液组方为鹿茸、制何首乌、淫羊藿、干姜、大枣、甘草，能够生精补髓、益气养血，可用于治疗失眠，属于滋补性中药，不宜与通窍鼻炎颗粒联用。该处方属于用药不适宜处方中的联合用药不适宜。

3. **药师建议**　如果患者鼻炎症状较为明显，建议单用通窍鼻炎颗粒治疗，停用安神补脑液；如果患者有比较明显的气血两亏、头晕失眠情况，建议单用安神补脑液治疗，停用通窍鼻炎颗粒。

## （五）处方案例点评 2

处方 2：××××医院医疗保险处方　医保内处方

定点医疗机构编码：××××

科室名称：中医科　　　　　　日期：××××　　　　　　药物金额：××

姓名：××　　　　　　　　性别：女　　　　　　　　年龄：25 岁　　　　　　　　病历号：××

| 临床诊断：<br>过敏性鼻炎 | R：药品名称和规格<br>通窍鼻炎颗粒（2 克 / 袋） | 单次用量<br>2 袋 | 用法<br>口服 | 频次<br>4 次 / 日 | 数量<br>2 盒 |
|---|---|---|---|---|---|
| | 医师签名：×× | | | | |

审核 / 调配签名：××　　　　　　　　核对 / 发药签名：××

1．请遵医嘱用药；2．请在窗口点清药品；3．处方当日有效；4．发出药品不予退换。

1. **处方判定**　该处方属于用药不适宜处方中的用法用量不适宜和不规范处方中的临床诊断书写不全。

2. **处方分析**　通窍鼻炎颗粒具有散风消炎、宣通鼻窍的功效，可用于治疗西医之过敏性鼻炎，说明书用量为 2 克 / 次，3 次 / 日。处方用量为 4 克 / 次，4 次 / 日，单次用量和单日用量均超出说明书推荐用量。该药含有毒性成分苍耳子，服用过量存在较高的中毒风险。判定该处方属于用药不适宜处方中的用法用量不适宜。另外，患者就诊于中医科，被临床诊断为过敏性鼻炎，缺乏中医诊断。

3. **药师建议**　通窍鼻炎颗粒用量应改为 2 克 / 次，3 次 / 日，医生并应告知患者服药不超过 3 天。处方"临床诊断"处加上中医诊断鼻鼽或风邪外犯证。

### （六）处方案例点评 3

处方 3：××××医院医疗保险处方　医保内处方

定点医疗机构编码：××××

| 科室名称：中医科 | 日期：×××× | 药物金额：×× | |
| 姓名：×× | 性别：女 | 年龄：25 岁 | 病历号：×× |

| 临床诊断：<br>过敏性鼻炎 | R：药品名称和规格 | 单次用量 | 用法 | 频次 | 数量 |
|---|---|---|---|---|---|
| | 通窍鼻炎颗粒（2 克 / 袋） | 2 袋 | 口服 | 4 次 / 日 | 2 盒 |
| | 玉屏风颗粒（5 克 / 袋） | 1 袋 | 口服 | 3 次 / 日 | 2 盒 |
| | 医师签名：×× | | | | |

审核 / 调配签名：××　　　　　　　　核对 / 发药签名：××

1. 请遵医嘱用药；2. 请在窗口点清药品；3. 处方当日有效；4. 发出药品不予退换。

1. **处方判定**　该处方属于用药不适宜处方中的重复用药、用法用量不适宜，以及不规范处方中的临床诊断书写不全。

2. **处方分析**　通窍鼻炎颗粒由苍耳子、防风、黄芪、白芷、辛夷、白术、薄荷组成，功效为散风消炎、宣通鼻窍，可用于治疗过敏性鼻炎。通窍鼻炎颗粒的说明书用量为 2 克 / 次，3 次 / 日，该处方中的用量为 4 克 / 次，4 次 / 日，超出说明书单次用量和单日用量，因此该处方属于用药不适宜处方中的用法用量不适宜。玉屏风颗粒由黄芪、炒白术、防风组成，功效为益气、固表、止汗。通窍鼻炎颗粒完全含有玉屏风颗粒中的中药成分，两药联用属于用药不适宜处方中的重复用药。另外，患者就诊于中医科，被临床诊断为过敏性鼻炎，缺乏中医诊断。因此该处方属于不规范处方中的临床诊断书写不全。

3. **药师建议**　该处方"临床诊断"处加上中医诊断鼻鼽或风邪外犯证。建议停用玉屏风颗粒，只选用通窍鼻炎颗粒即可，通窍鼻炎颗粒用量为 2 克 / 次，3 次 / 日。

### 参考文献

[1]国家药典委员会. 中华人民共和国药典临床用药须知：中药成分制剂卷［M］. 北京：中国医药科技出版社，2017.

［2］许航宇，舒海荣，宋建新. 通窍鼻炎颗粒对中重度持续性变应性鼻炎患者的疗效及作用机制［J］. 中药材，2017，40（2）：485-487.

［3］俞静，王雁. 通窍鼻炎颗粒治疗鼻窦炎疗效观察［J］. 中国药师，2014，17（2）：264-266.

# 五、黄氏响声丸

## （一）组成特点

黄氏响声丸由薄荷、浙贝母、连翘、蝉蜕、胖大海、酒大黄、川芎、儿茶、桔梗、诃子肉、甘草、薄荷脑组成。方中桔梗辛散苦泄，主入肺经，功能开宣肺气、祛痰宽胸、利咽开音，故为君药。薄荷、薄荷脑、蝉蜕辛凉宣散，可利咽开音；诃子肉苦泄酸收，可敛肺止咳、清咽开音；胖大海甘寒清润，化痰利咽开音，兼有润肠通便之功；浙贝母苦寒清热；儿茶苦涩性凉。以上几药共为臣药。川芎活血行气止痛，大黄清热解毒、攻积导滞、引火下行，连翘清热解毒、疏散风热，以上三药共为佐药。甘草清热解毒，调和诸药，为使药。诸药合用，共奏疏风清热、化痰散结、利咽开音之功。

## （二）功效特点

黄氏响声丸能够疏风清热、化痰散结、利咽开音，用于声音嘶哑、咽喉肿痛、咽干灼热、咽中有痰，或寒热头痛，或便秘尿赤。临床常用于治疗西医耳鼻喉科之急慢性咽炎、咽喉炎。

## （三）使用特点

1. **规格** 0.1克/丸，炭衣丸；0.133克/丸，炭衣丸；400丸/瓶，糖衣丸。

2. **用法用量** 口服，炭衣丸（0.1克/丸）8丸/次，炭衣丸（0.133克/丸）6丸/次，糖衣丸20丸/次，3次/日，饭后服用。儿童减半。

3. **禁忌证** 服药期间忌辛辣、鱼腥食物。服药10天后症状无改善，或出现其他症状，应去医院就诊。

4. **注意事项** 孕妇慎用；凡声嘶、咽痛，兼见恶寒发热、鼻流清涕等外感风寒者慎用；不宜在服药期间同时服用温补性中成药，如安神补脑液、复方阿胶浆等；胃寒便溏者慎用。

## （四）处方案例点评 1

处方 1：××××医院医疗保险处方　医保内处方

定点医疗机构编码：××××

| 科室名称：内科 | 日期：×××× | 药物金额：×× | |
|---|---|---|---|
| 姓名：×× | 性别：男 | 年龄：36 岁 | 病历号：×× |

| 临床诊断： | R：药品名称和规格 | 单次用量 | 用法 | 频次 | 数量 |
|---|---|---|---|---|---|
| 急性喉炎 | 黄氏响声丸（0.133 克／丸） | 6 丸 | 口服 | 3 次／日 | 2 盒 |
| 气血两虚 | 复方阿胶浆（20 毫升／支） | 1 支 | 口服 | 3 次／日 | 2 盒 |
| | 医师签名：×× | | | | |

审核／调配签名：×× 　　　　核对／发药签名：××

1. 请遵医嘱用药；2. 请在窗口点清药品；3. 处方当日有效；4. 发出药品不予退换。

1. **处方判定**　该处方属于用药不适宜处方中的联合用药不适宜。

2. **处方分析**　黄氏响声丸能够疏风清热、化痰散结、利咽开音，可用于治疗急性喉炎，但服用此药不宜同时服用温补性中成药。复方阿胶浆中的阿胶补血养血，红参、党参益气生血，山楂健脾开胃，诸药合用，共奏益气、健脾、补血之功效，可用于治疗该患者的气血两虚。复方阿胶浆属补气养血的温补药，不可和黄氏响声丸联合使用，因此该处方属于用药不适宜处方中的联合用药不适宜。

3. **药师建议**　如果患者急性喉炎症状较为明显，建议先用黄氏响声丸治疗，停用复方阿胶浆；如果患者气血两虚更重，建议先用复方阿胶浆治疗，停用黄氏响声丸。

## （五）处方案例点评 2

处方 2：××××医院医疗保险处方　医保内处方

定点医疗机构编码：××××

| 科室名称：内科 | 日期：×××× | 药物金额：×× | |
|---|---|---|---|
| 姓名：×× | 性别：女 | 年龄：45 岁 | 病历号：×× |

| 临床诊断： | R：药品名称和规格 | 单次用量 | 用法 | 频次 | 数量 |
|---|---|---|---|---|---|
| 喉炎 | 黄氏响声丸（0.133 克／丸） | 6 丸 | 含服 | 3 次／日 | 1 盒 |
| 声哑失音 | 清音丸（3 克／丸） | 1 丸 | 口服 | 2 次／日 | 1 盒 |
| | 医师签名：×× | | | | |

审核／调配签名：×× 　　　　核对／发药签名：××

1. 请遵医嘱用药；2. 请在窗口点清药品；3. 处方当日有效；4. 发出药品不予退换。

1. **处方判定**　该处方属于用药不适宜处方中的重复用药和给药途径不适宜。

2. **处方分析**　黄氏响声丸属疏风清热、化痰散结、利咽开音的中成药，可用于治疗喉炎。黄氏响声丸用法为口服，其制成炭衣丸的目的就是增加稳定性，减少刺激性，不建议含服，故判断其为给药途径不适宜。清音丸由天花粉、川贝母、百药煎、葛根、诃子肉、乌梅肉、茯苓、甘草组成，有清热利咽、生津润燥的功效，用于肺热津亏、咽喉不利、口舌干燥、声哑失音。黄氏响声丸和清音丸功能主治相近，且含有贝母、诃子、甘草等相同成分，两药联用为重复用药。因此，该处方属于用药不适宜处方中的重复用药和给药途径不适宜。

**3. 药师建议**　单用两药中的一种治疗即可。若服用黄氏响声丸，用法应改为口服。

参考文献

［1］国家药典委员会. 中华人民共和国药典临床用药须知：中药成方制剂卷［M］. 北京：中国医药科技出版社，2017：963-966.

［2］吴延涛，封彦蕾. 黄氏响声丸治疗慢性咽炎、慢性咽喉炎100例［J］. 光明中医，2009，24（7）：1311-1312.

# 六、金喉健喷雾剂

## （一）组成特点

金喉健喷雾剂由艾纳香油、大果木姜子油、薄荷脑、甘草酸单铵盐组成。

## （二）功效特点

金喉健喷雾剂为贵州苗族经验方，具有祛风解毒、消肿止痛、清咽利喉之功效，用于风热所致咽痛、咽干、咽喉红肿，以及西医之急慢性咽炎急性发作、扁桃体炎、牙龈肿痛、口腔溃疡。

## （三）使用特点

**1. 规格**　20毫升/瓶。

**2. 用法用量**　喷患处，每次适量，一日数次。

**3. 禁忌证**　使用时忌辛辣、鱼腥食物；对乙醇过敏者禁用。

**4. 注意事项**　不宜在服药期间同时服用温补性中药；孕妇慎用；属风寒感冒咽痛者慎用；过敏性体质者慎用。

## （四）处方案例点评 1

处方 1：××××医院医疗保险处方 医保内处方

定点医疗机构编码：××××

| 科室名称：全科 | 日期：×××× | | 药物金额：×× | |
| 姓名：×× | 性别：男 | | 年龄：45 岁 | 病历号：×× |

| 临床诊断： | R：药品名称和规格 | 单次用量 | 用法 | 频次 | 数量 |
|---|---|---|---|---|---|
| 慢性咽炎 | 金喉健喷雾剂（20 毫升 / 瓶） | 5 毫升 | 喷患处 | 3 次 / 日 | 2 瓶 |
| | 清咽滴丸（20 毫克 / 粒） | 6 粒 | 口含 | 3 次 / 日 | 2 盒 |
| | 医师签名：×× | | | | |

审核 / 调配签名：×× 核对 / 发药签名：××

1. 请遵医嘱用药；2. 请在窗口点清药品；3. 处方当日有效；4. 发出药品不予退换。

1. **处方判定** 该处方属于用药不适宜处方中的适应证不适宜、用法用量不适宜和重复用药。

2. **处方分析** 金喉健喷雾剂的功效为祛风解毒、消肿止痛、清咽利喉，适用于风热所致咽痛、咽干、咽喉红肿、牙龈肿痛、口腔溃疡等。清咽滴丸的功效为疏风清热、解毒利咽，适用于风热喉痹、咽痛、咽干、口渴，或微恶风、发热、咽部红肿，以及西医之急性咽炎见上述证候者。从两药的功效上看，金喉健喷雾剂与清咽滴丸均适用于风热引起的急性咽炎，不适用于慢性咽炎。金喉健喷雾剂说明书用量为每次适量，一日数次，该处方用量为 5 毫升 / 次，3 次 / 日，没有按照药品说明书使用，该药品共 20 毫升，每次用量 5 毫升，属于单次用量过大。金喉健喷雾剂由艾纳香油、大果木姜子油、薄荷脑、甘草酸单铵盐组成；清咽滴丸由薄荷脑、青黛、冰片、诃子、甘草、人工牛黄组成。二药在组成上，均含有薄荷脑，占金喉健喷雾剂全部成分的 25%，约占清咽滴丸全部成分的 17%；在功效上，均用于风热引起的急性咽炎；在给药途径上，均为局部使用药品。虽然重复药品占比并未超过 30%，但二药功效与给药途径均相似，经分析认为该处方属于重复用药。综上，该处方属于用药不适宜处方中的适应证不适宜、用法用量不适宜和重复用药。

3. **药师建议** 建议将金喉健喷雾剂和清咽滴丸改为口炎清颗粒或金果饮口服液。

## （五）处方案例点评 2

处方 2：××××医院医疗保险处方　医保内处方

定点医疗机构编码：××××

科室名称：全科　　　　　　　　日期：××××　　　　　　药物金额：××

姓名：××　　　　　　　　　　性别：女　　　　　　　　年龄：25 岁　　　　　　病历号：××

| 临床诊断： | R：药品名称和规格 | 单次用量 | 用法 | 频次 | 数量 |
|---|---|---|---|---|---|
| 咽炎 | 金喉健喷雾剂（20 毫升/瓶） | 1 毫升 | 喷患处 | 3 次/日 | 1 瓶 |
| 妊娠状态 | 医师签名：×× | | | | |

审核/调配签名：××　　　　　　　　　核对/发药签名：××

1. 请遵医嘱用药；2. 请在窗口点清药品；3. 处方当日有效；4. 发出药品不予退换。

1. **处方判定**　该处方属于用药不适宜处方中的遴选的药品不适宜。

2. **处方分析**　金喉健喷雾剂具有祛风解毒、消肿止痛、清咽利喉之功效，可用于咽炎的治疗，但该药说明书明确规定孕妇慎用。此患者为妊娠状态，不适宜使用该药。经分析认为该处方为用药不适宜处方中的遴选的药品不适宜。

3. **药师建议**　如果为急性咽炎，建议选用孕妇可用的孕妇清火丸。

**参考文献**

[1] 国家基本药物临床应用指南和处方集编委会. 国家基本药物临床应用指南：2012 年版 [M]. 北京：人民卫生出版社，2013：290.

# 七、清咽润喉丸

## （一）组成特点

清咽润喉丸由射干、山豆根、桔梗、僵蚕（麸炒）、栀子（姜炙）、牡丹皮、青果、金果榄、麦冬、玄参、知母、地黄、白芍、浙贝母、甘草、冰片、水牛角浓缩粉组成。方中射干、山豆根、桔梗、青果、金果榄清热利咽；麦冬、玄参、知母、地黄滋阴润肺；牡丹皮清热凉血；白芍酸甘化阴；僵蚕、浙贝母化痰散结；桔梗又开宣肺气，利咽喉，载药上行；栀子、水牛角、冰片清热解毒；甘草调和药性。诸药合用，共奏清热利咽、消肿止痛之功。方中山豆根有小毒，不宜过量或久服。

## （二）功效特点

清咽润喉丸具有清热利咽、消肿止痛的功效。临床常用于治疗风热外袭或肺胃热盛所致的胸膈不利、口渴心烦、咳嗽痰多、咽喉肿痛、失音声哑。

## （三）使用特点

1. **规格**　3克/丸。

2. **用法用量**　温开水送服或含化，2丸/次，2次/日。

3. **注意事项**　孕妇及儿童慎用；本品较为寒凉，脾胃虚弱、年老体弱者慎用。

## （四）处方案例点评

<table>
<tr><td colspan="5" style="text-align:center">处方：××××医院医疗保险处方　医保内处方</td></tr>
<tr><td colspan="5">定点医疗机构编码：××××</td></tr>
<tr><td colspan="2">科室名称：全科</td><td>日期：××××</td><td colspan="2">药物金额：××</td></tr>
<tr><td colspan="2">姓名：××</td><td>性别：女</td><td colspan="2">年龄：72岁　　　　　病历号：××</td></tr>
<tr><td>**临床诊断：**</td><td>**R：药品名称和规格**</td><td>单次用量</td><td>用法</td><td>频次</td><td>数量</td></tr>
</table>

| 临床诊断： | R：药品名称和规格 | 单次用量 | 用法 | 频次 | 数量 |
|---|---|---|---|---|---|
| 咽喉炎 | 清咽润喉丸（3克/丸） | 2丸 | 含服 | 2次/日 | 1盒 |
| （风热外束证） | 黄氏响声丸（0.133克/丸） | 6丸 | 口服 | 3次/日 | 1盒 |
| | 医师签名：×× | | | | |

审核/调配签名：×× 　　　　　核对/发药签名：××

1. 请遵医嘱用药；2. 请在窗口点清药品；3. 处方当日有效；4. 发出药品不予退换。

1. **处方判定**　该处方属于用药不适宜处方中的重复用药。

2. **处方分析**　清咽润喉丸由射干、山豆根、桔梗、僵蚕、栀子、牡丹皮、青果、金果榄、麦冬、玄参、知母、地黄、白芍、浙贝母、甘草、冰片、水牛角浓缩粉组成，功效为清热利咽、消肿止痛，适用于风热外袭或肺胃热盛所致的胸膈不利、口渴心烦、咳嗽痰多、咽喉肿痛、失音声哑。黄氏响声丸由薄荷、浙贝母、连翘、蝉蜕、胖大海、酒大黄、川芎、儿茶、桔梗、诃子肉、甘草、薄荷脑组成，功效为疏风清热、化痰散结、利咽开音，适用于声音嘶哑、咽喉肿痛、咽干灼热、咽中有痰等。二药在成分上有桔梗、浙贝母、甘草3味药重复，约占清咽润喉丸全部成分的18%，占黄氏响声丸全部成分的25%；在功效上，二药均可用于风热引起的咽痛、声音嘶哑等，功效较为相似。虽然重复药品占比并未超过30%，但二药功效相近，对于72岁的老年人不适合，因此两药联用属用药不适宜处方中的重复用药。

3. **药师建议**　建议停用黄氏响声丸，仅选用清咽润喉丸。

**参考文献**

[1] 国家药典委员会. 中华人民共和国药典（2015 版）[M]. 北京：中国医药科技出版社，2015.

# 八、丁细牙痛胶囊

## （一）组成特点

丁细牙痛胶囊由丁香叶、细辛组成。本药含有细辛，不宜与藜芦同用。

## （二）功效特点

丁细牙痛胶囊具有清热解毒、疏风止痛的功效，用于风火牙痛，症见牙痛阵作、遇风即发、受热加重，甚至齿痛连及头部面部，患处红、肿、热、痛，得凉痛减，或伴有口渴喜凉饮，便干溲黄，舌红或舌尖红，苔薄黄或苔白少津，脉浮数或脉弦。临床常用于西医之急性牙髓炎、急性根尖周炎的治疗。

## （三）使用特点

1. **规格**　0.45 克 / 粒。

2. **用法用量**　口服，4 粒 / 次，3 次 / 日，宜饭后服用以减轻对消化道的刺激，7 日为一疗程。严格按说明书用法用量服用，且不宜长期、过量使用。

3. **禁忌证**　丁细牙痛胶囊含有细辛，肾功能不全患者慎用。服药期间忌食酒和辛辣之物。

4. **注意事项**　年老体弱者慎用；不宜在服药期间同时服用滋补性中成药。

## （四）处方案例点评

| 处方：××××医院医疗保险处方　医保内处方 | | | | | |
|---|---|---|---|---|---|
| 定点医疗机构编码：×××× | | | | | |
| 科室名称：全科 | 日期：×××× | | 药物金额：×× | | |
| 姓名：×× | 性别：男 | | 年龄：67 岁 | | 病历号：×× |
| **临床诊断：** | **R：药品名称和规格** | 单次用量 | 用法 | 频次 | 数量 |
| 急性牙髓炎 | 丁细牙痛胶囊（0.45 克 / 粒） | 6 粒 | 口服 | 3 次 / 日 | 7 盒 |
| （风火牙痛） | 牛黄解毒片（片芯 0.27 克） | 3 片 | 口服 | 3 次 / 日 | 3 盒 |
| | 医师签名：×× | | | | |
| 审核 / 调配签名：×× | | 核对 / 发药签名：×× | | | |
| 1. 请遵医嘱用药；2. 请在窗口点清药品；3. 处方当日有效；4. 发出药品不予退换。 | | | | | |

1. **处方判定** 该处方属于用药不适宜处方中的用法用量不适宜和联合用药不适宜。

2. **处方分析** 丁细牙痛胶囊由丁香叶、细辛组成，功效为清热解毒、疏风止痛，适用于风火牙痛，以及西医之急性牙髓炎、急性根尖周炎。牛黄解毒片由人工牛黄、雄黄、石膏、大黄、黄芩、桔梗、冰片、甘草组成，功效为清热解毒，适用于火热内盛之咽喉肿痛、牙龈肿痛、口舌生疮、目赤肿痛。二药相比较，在组成成分上，丁细牙痛胶囊中含特殊成分细辛，牛黄解毒片中含特殊成分雄黄、冰片，联用需要谨慎考虑；在功效上，二药均可用于治疗急性牙髓炎。因此认为两药联合使用不适宜。丁细牙痛胶囊的说明书用量为4粒/次，3次/日，处方中的用量为6粒/次，3次/日，超出说明书规定的单次用量和单日用量。综上，该处方经分析判定为用药不适宜处方中用法用量不适宜和联合用药不适宜。

3. **药师建议** 建议仅选用丁细牙痛胶囊进行治疗，用量为4粒/次，3次/日，7日为一个疗程。

**参考文献**

［1］国家药典委员会. 中华人民共和国药典（2015版）［M］. 北京：中国医药科技出版社，2015.

［2］达拉. 探讨采用一次性根管治疗老年人慢性牙髓炎的效果［J］. 全科口腔医学电子杂志，2014（6）：16-17.

# 九、口腔炎喷雾剂

## （一）组成特点

口腔炎喷雾剂由蜂房、蒲公英、皂角刺、忍冬藤组成。方中蜂房可解毒杀虫、祛风止痛；蒲公英可清热解毒、疏风通络；皂角刺可消肿托毒、排脓；忍冬藤可清热解毒、疏风通络。

## （二）功效特点

口腔炎喷雾剂具有清热解毒、消炎止痛的功效。临床常用于治疗口腔炎、口腔溃疡、咽喉炎等。现代研究表明口腔炎喷雾剂具有抗炎、抑菌、镇痛之功效，在体外能明显抑制金黄色葡萄球菌。

## （三）使用特点

1. **规格** 15毫升/瓶。

**2. 用法用量** 口腔喷雾用，一次适量，3～4 次/日，小儿酌减。

## （四）处方案例点评1

处方1：××××医院医疗保险处方　医保内处方

定点医疗机构编码：××××

| 科室名称：全科 | 日期：×××× | 药物金额：×× | |
|---|---|---|---|
| 姓名：×× | 性别：男 | 年龄：67 岁 | 病历号：×× |

| 临床诊断：<br>风寒感冒 | R：药品名称和规格 | 单次用量 | 用法 | 频次 | 数量 |
|---|---|---|---|---|---|
| | 感冒清热颗粒（12 克/袋） | 1 袋 | 口服 | 3 次/日 | 1 盒 |
| | 口腔炎喷雾剂（15 毫升/瓶） | 2 喷 | 喷患处 | 3 次/日 | 2 瓶 |
| | 医师签名：×× | | | | |

审核/调配签名：××　　　　　　　核对/发药签名：××

1. 请遵医嘱用药；2. 请在窗口点清药品；3. 处方当日有效；4. 发出药品不予退换。

1. **处方判定** 该处方属于不规范处方中的临床诊断书写不全。

2. **处方分析** 感冒清热颗粒功效为疏风散寒、解表清热，适用于风寒感冒。口腔炎喷雾剂功效为清热解毒、消炎止痛，临床常用于治疗口腔炎、口腔溃疡、咽喉炎等。该处方诊断中没有口腔炎喷雾剂的适应证，分析认为此患者可能具有外感风寒伴有内热所致的咽喉肿痛症状，因此判定该处方属于不规范处方中的临床诊断书写不全。

3. **药师建议** 67 岁患者因风寒感冒就诊，可能存在外感风寒伴内热所致的咽喉肿痛症状，因此选用感冒清热颗粒及口腔炎喷雾剂。建议补充临床诊断"咽喉炎"。

## （五）处方案例点评2

处方2：××××医院医疗保险处方　医保内处方

定点医疗机构编码：××××

| 科室名称：中医科 | 日期：×××× | 药物金额：×× | |
|---|---|---|---|
| 姓名：×× | 性别：女 | 年龄：4 岁 | 病历号：×× |

| 临床诊断：<br>疱疹性口腔炎<br>（外感风热，心脾积热） | **R**：药品名称和规格 | 单次用量 | 用法 | 频次 | 数量 |
|---|---|---|---|---|---|
| | 口腔炎喷雾剂（15 毫升/瓶） | 2 喷 | 喷患处 | 3 次/日 | 2 盒 |
| | 康复新液（100 毫升/瓶） | 5 毫升 | 含漱 | 3 次/日 | 1 瓶 |
| | 医师签名：×× | | | | |

审核/调配签名：××　　　　　　　核对/发药签名：××

1. 请遵医嘱用药；2. 请在窗口点清药品；3. 处方当日有效；4. 发出药品不予退换。

1. **处方判定** 该处方属于合理处方。

2. **处方分析** 中医认为疱疹性口腔炎是由外感风热乘脾、心脾积热上熏所致。外感风热之邪，由口鼻侵入，内乘于脾胃，脾开窍于口，心开窍于舌，胃经络齿龈，风热邪毒熏灼口舌牙龈，故齿龈红肿，口腔黏膜破溃，治疗以清热泻火、解毒攻结为主。口腔炎喷雾剂具有清热解毒、消炎止痛的作用，适用于疱疹性口腔炎。有文献报道，口腔炎喷雾剂具有抗炎、杀菌及提高细胞免疫功能的作用，且与康复新液协同治疗疱疹性口腔炎，具有增强抗炎、促进组织修复及提高机体免疫功能的作用，可快速改善患儿状况，且安全性较好。所以经分析判定该处方属于合理处方。

3. **药师建议** 无。

参考文献

[1] 马杰，姜维刚，张桂荣，等. 口腔炎喷雾剂的实验研究 [J]. 辽宁中医杂志，1999（10）：475-476.

[2] 国家药典委员会. 中华人民共和国药典（2015 版）[M]. 北京：中国医药科技出版社，2015.

[3] 姚力. 中西医结合治疗小儿疱疹性口腔炎 48 例 [J]. 浙江中医杂志，2010，45（12）：888.

# 十、口炎清颗粒

## （一）组成特点

口炎清颗粒由天冬、麦冬、玄参、山银花、甘草组成。方中麦冬、天冬味酸补肺，玄参味苦清热凉血，山银花疏散风热，生甘草味甘补气。诸药合用，酸甘化阴，苦甘化咸，共奏滋阴降火之功。

## （二）功效特点

口炎清颗粒能够滋阴清热、解毒消肿，临床常用于治疗阴虚火旺所致的口腔炎症。研究表明口炎清颗粒具有抗菌、消炎、抗病毒、解热镇痛、增强免疫等功效。

## （三）使用特点

1. **规格** 3 克／袋。

2. **用法用量** 口服，6 克／次，1～2 次／日。

3. **禁忌证** 非阴虚热盛者禁用；服药期间忌烟酒及辛辣、油腻食物。

4. **注意事项** 儿童、孕妇、哺乳期妇女、年老体弱、脾虚便溏者慎用。

## （四）处方案例点评 1

<table>
<tr><td colspan="6" align="center">处方 1：××××医院医疗保险处方　医保内处方</td></tr>
<tr><td colspan="6">定点医疗机构编码：××××</td></tr>
<tr><td colspan="2">科室名称：全科</td><td colspan="2">日期：××××</td><td colspan="2">药物金额：××</td></tr>
<tr><td colspan="2">姓名：××</td><td colspan="2">性别：男</td><td>年龄：67 岁</td><td>病历号：××</td></tr>
<tr><td rowspan="3">临床诊断：<br>咽喉炎<br>（肺胃热盛证）</td><td colspan="2">R：药品名称和规格</td><td>单次用量</td><td>用法　频次</td><td>数量</td></tr>
<tr><td colspan="2">口炎清颗粒（3 克 / 袋）</td><td>2 袋</td><td>口服　2 次 / 日</td><td>1 盒</td></tr>
<tr><td colspan="4">医师签名：××</td></tr>
<tr><td colspan="6">审核 / 调配签名：××　　　　　　　　核对 / 发药签名：××</td></tr>
<tr><td colspan="6">1. 请遵医嘱用药；2. 请在窗口点清药品；3. 处方当日有效；4. 发出药品不予退换。</td></tr>
</table>

1. **处方判定**　该处方属于用药不适宜处方中的适应证不适宜。

2. **处方分析**　口炎清颗粒由天冬、麦冬、玄参、山银花及甘草组成，功效为滋阴清热、解毒消肿，适用于阴虚火旺所致的口腔炎症。该患者之肺胃热盛所致的咽喉炎，治疗时应以清热泻火为主。口炎清颗粒滋阴之力较强，非阴虚热盛者不可用，单纯的肺胃热盛者不宜使用。因此该处方经分析判定属于用药不适宜处方中的适应证不适宜。

3. **药师建议**　建议改用具有清热泻火止痛功效的黄连上清丸（6 克 / 丸），用量为 2 丸 / 次，2 次 / 日。

## （五）处方案例点评 2

<table>
<tr><td colspan="6" align="center">处方 2：××××医院医疗保险处方　医保内处方</td></tr>
<tr><td colspan="6">定点医疗机构编码：××××</td></tr>
<tr><td colspan="2">科室名称：全科</td><td colspan="2">日期：××××</td><td colspan="2">药物金额：××</td></tr>
<tr><td colspan="2">姓名：××</td><td colspan="2">性别：女</td><td>年龄：52 岁</td><td>病历号：××</td></tr>
<tr><td rowspan="3">临床诊断：<br>复发性口腔溃疡<br>（阴虚火旺证）</td><td colspan="2">R：药品名称和规格</td><td>单次用量</td><td>用法　频次</td><td>数量</td></tr>
<tr><td colspan="2">口炎清颗粒（3 克 / 袋）</td><td>1 袋</td><td>口服　3 次 / 日</td><td>1 盒</td></tr>
<tr><td colspan="4">医师签名：××</td></tr>
<tr><td colspan="6">审核 / 调配签名：××　　　　　　　　核对 / 发药签名：××</td></tr>
<tr><td colspan="6">1. 请遵医嘱用药；2. 请在窗口点清药品；3. 处方当日有效；4. 发出药品不予退换。</td></tr>
</table>

1. **处方判定**　该处方为合理处方。

2. **处方分析**　口炎清颗粒的功效为滋阴清热、解毒消肿，该患者之复发性口腔溃疡与此药属药证相符。口炎清颗粒说明书的用量为 6 克 / 次，1～2 次 / 日，每日用量为 6～12 克，处方用量为 3 克 / 次，3 次 / 日，每日用量为 9 克，符合说明书规定用量，经分析判定为合理处方。

3. **药师建议**　服药期间注意忌口，少食辛辣之品。

**参考文献**

[1] 胡建东，孙靖，薛鸾，等. 复发性口腔溃疡中医分型与临床因素的相关性研究 [J]. 中华中医药学刊，2012，30（10）：2348-2349.

# 第八章　骨伤科中成药

# 第一节　内服用药

## 一、跌打丸

### （一）组成特点

跌打丸由三七、当归、白芍、赤芍、桃仁、红花、血竭、北刘寄奴、骨碎补（烫）、续断、苏木、牡丹皮、乳香（制）、没药（制）、姜黄、三棱（醋制）、防风、甜瓜子、枳实（炒）、桔梗、甘草、木通、自然铜（煅）、土鳖虫组成。辅料为赋形剂蜂蜜。方中三七、血竭、赤芍、牡丹皮，既能活血散瘀、通行经络、消肿止痛，又可敛疮止血，共为君药。桃仁、红花、苏木、当归破血逐瘀，通经止痛；乳香、没药消肿定痛；北刘寄奴破血通经，兼可止血；甜瓜子散结消瘀；续断、骨碎补、土鳖虫、自然铜续筋接骨。以上诸药共为臣药。三棱、姜黄破血行气，枳实、木通、防风、桔梗理气通络，且助血行，以上六药共为佐药。白芍柔肝养筋止痛，甘草缓急止痛、调和诸药，二药共为使药。诸药合用，共奏活血散瘀、舒筋活络、行气止痛之功。方中含有小毒成分土鳖虫，不宜过量或久服。

### （二）功效特点

跌打丸具有活血散瘀、消肿止痛的功效，用于跌打损伤、瘀血肿痛、闪腰岔气等，一般多用于内服。临床常用于治疗骨折、软组织挫伤等。近年来经临床观察发现，跌打丸外用还有多种用途，可治疗多种疾病。

### （三）使用特点

1. **规格**　3克/丸。

2. **用法用量** 口服，成人3克/次，2次/日；小孩及体虚者减半。外用时，可根据肿胀范围确定数量（2～3丸），将跌打丸均匀碾碎，加适量乙醇，搅拌成糊状后，均匀敷在肿胀部位，用纱布及绷带固定，每天定时换1次。

3. **禁忌证** 跌打丸活血破血行气之功较强，故孕妇禁止使用。

4. **注意事项** 特殊人群如儿童、经期及哺乳期妇女和年老体弱者应在医师指导下服用。

### （四）处方案例点评1

| 处方1：××××医院医疗保险处方 医保内处方 | | | | | |
|---|---|---|---|---|---|
| 定点医疗机构编码：×××× | | | | | |
| 科室名称：全科 | 日期：×××× | | 药物金额：×× | | |
| 姓名：×× | 性别：女 | | 年龄：36岁 | | 病历号：×× |
| **临床诊断：** 骨关节扭伤 | **R：** 药品名称和规格 跌打丸（3克/丸） | 单次用量 3丸 | 用法 口服 | 频次 2次/日 | 数量 2盒 |
| | | 医师签名：×× | | | |
| 审核/调配签名：×× 核对/发药签名：×× | | | | | |
| 1. 请遵医嘱用药；2. 请在窗口点清药品；3. 处方当日有效；4. 发出药品不予退换。 | | | | | |

1. **处方判定** 该处方属于用药不适宜处方中的用法用量不适宜。

2. **处方分析** 跌打丸的功效为活血散瘀、消肿止痛，可用于治疗骨关节扭伤。跌打丸说明书用量为1丸/次，2次/日，小儿减半；该处方用量为3丸/次，2次/日，超出药品说明书中规定的单次用量和单日用量。因此该处方可判定为用药不适宜处方中的用法用量不适宜。

3. **药师建议** 因跌打丸活血破血行气功效较强，为避免出现出血的危险，可将处方用量减至说明书口服剂量，即1丸/次，2次/日，或者改为外用2～3丸/次，每天定时换药1次。

### （五）处方案例点评2

| 处方2：××××医院医疗保险处方 医保内处方 | | | | | |
|---|---|---|---|---|---|
| 定点医疗机构编码：×××× | | | | | |
| 科室名称：全科 | 日期：×××× | | 药物金额：×× | | |
| 姓名：×× | 性别：男 | | 年龄：62岁 | | 病历号：×× |
| **临床诊断：** 骨关节扭伤 | **R：** 药品名称和规格 跌打丸（3克/丸） 血府逐瘀胶囊（0.4克/粒） | 单次用量 1丸 6粒 | 用法 口服 口服 | 频次 2次/日 2次/日 | 数量 2盒 4盒 |
| | | 医师签名：×× | | | |
| 审核/调配签名：×× 核对/发药签名：×× | | | | | |
| 1. 请遵医嘱用药；2. 请在窗口点清药品；3. 处方当日有效；4. 发出药品不予退换。 | | | | | |

1. **处方判定** 该处方属于用药不适宜处方中的重复用药。

2. **处方分析** 跌打丸可活血散瘀、消肿止痛，但其活血破血行气之功较强，故特殊人群用药需特殊关注，儿童、经期及哺乳期妇女、年老体弱者应在医师指导下服用，孕妇禁止使用。血府逐瘀胶囊也具有活血祛瘀、行气止痛之功，两种中成药中皆有红花、桃仁、赤芍、白芍、当归等活血化瘀药，且处方中用量均为说明书的日最大用量，故可点评为用药不适宜处方中的重复用药。

3. **药师建议** 62 岁男性患者，因骨关节扭伤选用跌打丸及血府逐瘀胶囊治疗，药证相符，但跌打丸与血府逐瘀胶囊联合使用，活血破血行气作用较强，为避免出现出血危险，建议单独使用跌打丸治疗，口服剂量为 3 克 / 次，2 次 / 日。

**参考文献**

[1] 钟萌. 《中国药典》2005 年版中成药用药禁忌浅谈 [J]. 天津中医药杂志，2006，23（6）：518-519.

[2] 杨静. 跌打丸外敷治疗扭伤 73 例 [J]. 河南中医，2015，35（6）：1340-1342.

[3] 周焕英. 跌打丸外敷治疗软组织损伤 22 例 [J]. 医学理论与实践，2002，15（8）：872.

[4] 赵爱良，王静临. 跌打丸外敷治疗踝关节扭伤 36 例体会 [J]. 甘肃中医，2006，19（12）：23.

# 二、三七伤药片

## （一）组成特点

三七伤药片由三七、草乌（蒸）、雪上一枝蒿、冰片、骨碎补、红花、接骨木、赤芍组成。方中三七为君药，活血散瘀、消肿止痛。草乌、雪上一枝蒿逐寒止痛；赤芍、红花、接骨木，活血化瘀、续筋接骨；骨碎补补肝肾、强筋骨；冰片芳香走窜、消肿止痛。诸药配伍，共奏活血消肿止痛之功。本品含有毒性成分草乌，不宜与含有半夏、瓜蒌、贝母、白蔹、白及的中成药联合使用。

## （二）功效特点

三七伤药片可舒筋活血、散瘀止痛，用于跌打损伤、风湿瘀阻、关节痹痛，以及西医之急慢性扭挫伤、神经痛见上述证候者。

## （三）使用特点

1. **规格** 0.3 克 / 片。

2. **用法用量**  口服，3 片 / 次，3 次 / 日；或遵医嘱。

3. **禁忌证**  孕妇忌用。

4. **注意事项**  本品中的毒性成分草乌、雪上一枝蒿都含有乌头碱，药性强烈，应按规定量服用，心血管疾病患者慎用。使用不当可导致全身麻木、心悸、气短，甚至心律失常、呼吸衰竭等，如有相关中毒症状应立即就医。

## （四）处方案例点评 1

| 处方 1：××××医院医疗保险处方  医保内处方 |
|---|

定点医疗机构编码：××××
科室名称：骨科        日期：××××            药物金额：××
姓名：××             性别：男               年龄：83 岁              病历号：××

| 临床诊断： | R：药品名称和规格 | 单次用量 | 用法 | 频次 | 数量 |
|---|---|---|---|---|---|
| 风湿性关节炎 | 三七伤药片（0.3 克 / 片） | 4 片 | 口服 | 3 次 / 日 | 2 盒 |
| 冠心病 | 复方丹参滴丸（27 毫克 / 丸） | 5 丸 | 口服 | 1 次 / 日 | 2 盒 |
| | 医师签名：×× | | | | |

审核 / 调配签名：××          核对 / 发药签名：××
1. 请遵医嘱用药；2. 请在窗口点清药品；3. 处方当日有效；4. 发出药品不予退换。

1. **处方判定**  该处方属于用药不适宜处方中的遴选的药品不适宜和用法用量不适宜，以及不规范处方中的临床诊断书写不全。

2. **处方分析**  三七伤药片中有毒性成分草乌、雪上一枝蒿，选用时应体现患者的中医病证分型，故判定为临床诊断书写不全。草乌和雪上一枝蒿都含有乌头碱成分，药性强烈，应按说明书用法用量，口服，3 片 / 次，3 次 / 日，或遵医嘱。该患者年龄较大且患有心脑血管疾病，应慎用。根据文献报道，无心血管病史者加量服用三七伤药片也可能因个体差异而出现中毒症状，该处方中三七伤药片用量为 4 片 / 次，3 次 / 日，中毒风险较高，可点评为用药不适宜处方中的用法用量不适宜。三七伤药片与复方丹参滴丸中均含有三七和冰片，但二者的治疗目的不同，三七伤药片用于治疗风湿性关节炎，复方丹参滴丸用于治疗冠心病，且复方丹参滴丸的说明书用量为 10 丸 / 次，3 次 / 日，该处方已减量用药，故不属于重复用药。

3. **药师建议**  建议补充中医证型诊断，根据中医辨证选择适合的药品，若使用三七伤药片，应严格遵循规定用量（3 片 / 次，3 次 / 日），避免危险的发生。

## （五）处方案例点评 **2**

处方2：××××医院医疗保险处方　医保内处方

定点医疗机构编码：××××

| 科室名称：中医科 | 日期：×××× | 药物金额：×× | | | |
| 姓名：×× | 性别：男 | 年龄：73 岁 | | 病历号：×× | |

| 临床诊断： | R：药品名称和规格 | 单次用量 | 用法 | 频次 | 数量 |
|---|---|---|---|---|---|
| 关节肿痛 | 三七伤药片（0.3 克 / 片） | 3 片 | 口服 | 3 次 / 日 | 2 盒 |
| （风寒湿痹证） | 复方小活络丸（3 克 / 丸） | 2 丸 | 口服 | 2 次 / 日 | 3 盒 |
| 失眠 | 清脑复神液（10 毫升 / 支） | 2 支 | 口服 | 2 次 / 日 | 2 盒 |
| | 医师签名：×× | | | | |

审核 / 调配签名：×× 　　　　核对 / 发药签名：××

1. 请遵医嘱用药；2. 请在窗口点清药品；3. 处方当日有效；4. 发出药品不予退换。

1. **处方判定**　该处方属于用药不适宜处方中的重复用药及联合用药不适宜。

2. **处方分析**　三七伤药片与复方小活络丸均含毒性药材草乌，都应严格在医师指导下按规定量服用，不得任意增加服用量和服用时间，处方中两药的用量均为说明书的日最大用量，且二药均可用于关节疼痛，因此足量联用可判定为重复用药。另有文献指出，使用乙醇会增加附子中毒情况的发生概率，清脑复神液辅料中含有乙醇，联合上面两药使用会使附子毒性加大，因此判定为联合用药不适宜。

3. **药师建议**　该男性患者之关节肿痛，使用三七伤药片或复方小活络丸均可，但两药均含有草乌，合用更易造成中毒，建议单独使用一种。清脑复神液治疗失眠，药证相符，但因其中含有乙醇，与上两药合用时可增加附子中毒情况的发生概率，建议改用其他不含乙醇的药品。

### 参考文献

［1］朱会银，阮俊. 口服三七伤药片所致心律失常2例［J］. 中国民康医学，2008，20（4）：367.

［2］扶世杰，黄家骏，彭忠毅，等. 独一味胶囊和三七伤药片治疗软组织损伤研究［J］. 西部医学，2007，19（5）：828-829.

［3］田红女. 简述乌头类中药的中毒原因、解救及预防［J］. 医学信息：上旬刊，2011，24（10）：6570.

［4］钟萌.《中国药典》2005年版中成药用药禁忌浅谈［J］. 天津中医药杂志，2006，23（6）：518-519.

# 三、七厘散

## （一）组成特点

七厘散由朱砂（水飞）、人工麝香、冰片、乳香（制）、红花、没药（制）、血竭、儿茶组成。方中重用血竭，活血祛瘀止痛，为君药。红花活血祛瘀；乳香、没药祛瘀行气，消肿止痛；麝香、冰片辛散走窜，善于行气血、止疼痛。以上共助君药活血祛瘀止痛，使瘀散气行，肿消痛止，共为臣药。儿茶清热止血生肌，朱砂镇心安神，为佐药。诸药合用，共奏散瘀消肿、止血定痛之功。

## （二）功效特点

七厘散可化瘀消肿、止痛止血，用于跌扑损伤、血瘀疼痛、外伤出血。现代常用于治疗急性扭挫伤、带状疱疹后遗神经痛、肱骨外上髁炎、压疮、肌注部位硬结、腱鞘炎等。

## （三）使用特点

1. **规格** 1.5 克 / 支。

2. **用法用量** 口服，1～1.5 克 / 次，1～3 次 / 日；外用，调敷患处。

3. **禁忌证** 孕妇忌服。

4. **注意事项** 七厘散含有麝香，药性走窜，易耗气堕胎，不可多服。七厘散含有朱砂，不宜过量久服，肝肾功能不全者应谨慎使用。

## （四）处方案例点评 1

| 处方 1：××××医院医疗保险处方 医保内处方 | | | | |
|---|---|---|---|---|
| 定点医疗机构编码：×××× | | | | |
| 科室名称：内科 | 日期：×××× | 药物金额：×× | | |
| 姓名：×× | 性别：男 | 年龄：42 岁 | | 病历号：×× |
| **临床诊断：** | **R：药品名称和规格** | 单次用量 | 用法 | 频次 | 数量 |
| 骨折 | 七厘散（1.5 克 / 支） | 3 支 | 口服 | 2 次 / 日 | 10 盒 |
| 慢性肾功能不全 | 金水宝胶囊（0.33 克 / 粒） | 6 粒 | 口服 | 3 次 / 日 | 4 盒 |
| | 医师签名：×× | | | | |
| 审核 / 调配签名：×× | 核对 / 发药签名：×× | | | | |
| 1. 请遵医嘱用药；2. 请在窗口点清药品；3. 处方当日有效；4. 发出药品不予退换。 | | | | | |

1. **处方判定** 该处方属于用药不适宜处方中的遴选的药品不适应和用法用量不适宜。

**2. 处方分析** 七厘散中含有毒性成分朱砂，说明书注意事项明确指出不宜过量久服，肝肾功能不全者慎用，患者患有慢性肾功能不全，故可判定为遴选的药品不适宜。七厘散说明书用法用量为：口服，1~1.5克/次，1~3次/日；外用，调敷患处。该处方用于骨折瘀肿的治疗，单次剂量4.5克，每日2次，口服，发生不良反应的风险较高，可判定为用法用量不适宜。金水宝胶囊6粒/次，3次/日，用于慢性肾功能不全者，药证相符，且用法用量符合说明书规定。

**3. 药师建议** 七厘散中含有毒性药物朱砂，其主要成分为硫化汞，超量、超时、不合理使用时可使汞在肝脏、肾脏等组织中蓄积，造成汞中毒。肝肾功能不全的患者服用含朱砂的药物易造成肝肾功能损伤，建议立即停用，改用不含有肾损伤成分的中成药，并密切监测肝肾功能。

## （五）处方案例点评 2

处方2：××××医院医疗保险处方　医保内处方

定点医疗机构编码：××××

| 科室名称：全科 | 日期：×××× | 药物金额：×× |
| 姓名：×× | 性别：女 | 年龄：29岁 | 病历号：×× |

| 临床诊断： | R：药品名称和规格 | 单次用量 | 用法 | 频次 | 数量 |
|---|---|---|---|---|---|
| 妊娠 8 周 | 七厘散（1.5 克 / 支） | 3 支 | 外用 | 1 次 / 日 | 5 盒 |
| 手部挫伤瘀肿 | 麻仁润肠丸（6 克 / 丸） | 2 丸 | 口服 | 2 次 / 日 | 4 盒 |
| 便秘 | 开塞露（20 毫升 / 支） | 1 支 | 塞肛 | 1 次 / 日 | 10 支 |
| | 医师签名：×× | | | | |

审核 / 调配签名：×× 　　　核对 / 发药签名：××

1. 请遵医嘱用药；2. 请在窗口点清药品；3. 处方当日有效；4. 发出药品不予退换。

**1. 处方判定** 该处方属于用药不适宜处方中的遴选的药品不适宜。

**2. 处方分析** 七厘散中含有毒性成分朱砂和特殊成分人工麝香、冰片，孕妇忌服；麻仁润肠丸中含有大黄，泻下活血行瘀之力较强，孕妇忌服。两药都含有可能造成孕妇流产的中药品种，故该处方可判定为用药不适宜处方中的遴选的药品不适宜。

**3. 药师建议** 很多药性峻烈或药性走窜的中药都不适合孕妇服用。因此，孕妇使用中成药时，应仔细查阅说明书要求，并向医生询问是否有在孕妇群体使用该药的临床经验。

**参考文献**

［1］金锐，王宇光，薛春苗，等. 中成药处方点评的标准与尺度探索（六）：妊娠期人群用药遴选［J］. 中国医院药学杂志，2015，35（17）：1529-1534.

［2］徐生红，彭细果，罗丽娅，等. 七厘散外敷治疗急性软组织损伤的临床疗效观察［J］. 当代医学：学

术版，2008（3）：168-169.

[3] 赵富华，张荣. 七厘散外敷治疗下肢关节周围急性软组织损伤38例 [J]. 人民军医，2013（3）：266.

[4] 王朝霞. 七厘散加减治疗带状疱疹后遗神经痛32例 [J]. 陕西中医，2009，30（10）：1337.

[5] 钟萌.《中国药典》2005年版中成药用药禁忌浅谈 [J]. 天津中医药杂志，2006，23（6）：518-519.

[6] 薛建国，夏春丽，宋艺君. 朱砂的功效及毒性研究进展 [J]. 现代中医药，2014，34（2）：66-69.

# 四、龙血竭片

## （一）组成特点

龙血竭片的成分为龙血竭。龙血竭性温、平，味甘、咸，入血分，具有活血化瘀、收敛止血、消肿止痛的功效。现代药物研究认为，龙血竭具有改善机体微循环、调节内分泌、增加体内凝血因子活性等药理作用。

## （二）功效特点

龙血竭片能够活血散瘀、定痛止血、敛疮生肌，用于跌打损伤、瘀血作痛、妇女气血凝滞、外伤出血、脓疮久不收口，以及慢性结肠炎所致的腹痛、腹泻等。临床常用于心血管疾病、消化系统疾病、糖尿病并发症、皮肤科疾病、妇科疾病、肛肠科疾病的治疗。

## （三）使用特点

1. **规格**　0.4克/片。

2. **用法用量**　口服，4~6片/次，3次/日；外用适量，敷患处或用酒调敷患处。

3. **禁忌证**　龙血竭活血祛瘀作用较强，故孕妇忌用。

## （四）处方案例点评

<table>
<tr><td colspan="6" align="center">处方：××××医院医疗保险处方　医保内处方</td></tr>
<tr><td colspan="6">定点医疗机构编码：××××</td></tr>
<tr><td colspan="2">科室名称：全科</td><td colspan="2">日期：××××</td><td colspan="2">药物金额：××</td></tr>
<tr><td colspan="2">姓名：××</td><td colspan="2">性别：女</td><td>年龄：48岁</td><td>病历号：××</td></tr>
<tr><td>临床诊断：</td><td>R：药品名称和规格</td><td>单次用量</td><td>用法</td><td>频次</td><td>数量</td></tr>
<tr><td>子宫内膜异位症</td><td>散结镇痛胶囊（0.4克/片）</td><td>4片</td><td>口服</td><td>3次/日</td><td>6盒</td></tr>
<tr><td>痛经</td><td>龙血竭片（0.4克/片）</td><td>6片</td><td>口服</td><td>3次/日</td><td>5盒</td></tr>
<tr><td>扭伤瘀肿</td><td colspan="5">医师签名：××</td></tr>
<tr><td colspan="3">审核/调配签名：××</td><td colspan="3">核对/发药签名：××</td></tr>
<tr><td colspan="6">1. 请遵医嘱用药；2. 请在窗口点清药品；3. 处方当日有效；4. 发出药品不予退换。</td></tr>
</table>

1. **处方判定** 该处方属于用药不适宜处方中的重复用药及给药途径不适宜，以及不规范处方中的临床诊断书写不全。

2. **处方分析** 龙血竭片的成分为龙血竭，能够活血散瘀、定痛止血、敛疮生肌；用于跌打损伤、瘀血作痛、妇女气血凝滞、外伤出血；内服一次 4～6 片，一日 3 次，外用适量，敷患处或用酒调敷患处。散结镇痛胶囊可软坚散结、化瘀定痛，用于子宫内膜异位症（痰瘀互结兼气滞证）所致的继发性痛经、月经不调、盆腔包块、不孕症等。两药成分都含有龙血竭，且处方中用法均为口服，用量均为说明书的日最大用量，有较高的出血风险，可点评为用药不适宜处方中的重复用药和给药途径不适宜。此外，该处方中无中医辨证分型，故属于不规范处方中的临床诊断书写不全。

3. **药师建议** 建议患者停止口服龙血竭片，改为外用适量，敷患处，或用酒调敷患处，或更换其他不含龙血竭药材的药品。

参考文献

[1] 王彤，王崇静，王珩，等. 龙血竭的临床应用研究概况 [J]. 中国医学创新，2015，12（16）：154-156.

[2] 方伟蓉，李运曼，邓嘉元. 龙血竭总黄酮对动物心肌缺血的保护作用 [J]. 中国临床药理学与治疗学，2005，10（9）：1020-1024.

[3] 杨西霞，李恩来，崔宁. 妊娠期妇女服用中药的注意事项 [J]. 黑龙江医药，2010（5）：97-98.

# 五、颈痛颗粒

## （一）组成特点

颈痛颗粒由三七、川芎、延胡索、羌活、白芍、威灵仙、葛根组成，辅料为倍他环糊精、糊精。方中三七、川芎为君药，活血化瘀、行气止痛，二者合用可使瘀阻通、痹痛除，所谓"通则不痛"。延胡索、威灵仙、羌活为臣药，可增强三七、川芎活血行气之功，并可祛除风寒湿邪。白芍养血柔筋，敛阴止痛，能濡养筋脉，缓解麻木疼痛症状，也可防止辛燥伤阴，为佐药。葛根具有解痉作用，还可引诸药达病所，为使药。以上诸药合用，共奏活血化瘀、行气止痛之效。

## （二）功效特点

颈痛颗粒可活血化瘀、行气止痛，用于神经根型颈椎病属血瘀气滞、脉络闭阻者，症见颈肩及上肢疼痛、发僵，或窜麻、窜痛。

### （三）使用特点

1. **规格**　4克/袋。

2. **用法用量**　开水冲服，4克/次，3次/日，饭后服用，2周为一疗程。

3. **禁忌证**　孕妇禁用；忌与茶同饮；对本品过敏者禁用。

4. **注意事项**　妇女月经期停止用药，肝肾功能减退者慎用，长期服用应向医师咨询，并定期监测肝肾功能。过敏性体质患者在用药期间可能出现皮疹、瘙痒，如症状严重请及时就医。

### （四）处方案例点评1

| 处方1：××××医院医疗保险处方　医保内处方 | | | | | |
|---|---|---|---|---|---|
| 定点医疗机构编码：×××× | | | | | |
| 科室名称：全科 | 日期：×××× | | 药物金额：×× | | |
| 姓名：×× | 性别：女 | | 年龄：35岁 | | 病历号：×× |
| **临床诊断：**<br>颈椎病 | **R**：药品名称和规格 | 单次用量 | 用法 | 频次 | 数量 |
| | 颈痛颗粒（4克/袋） | 1袋 | 口服 | 3次/日 | 3盒 |
| | 颈舒颗粒（6克/袋） | 1袋 | 口服 | 3次/日 | 4盒 |
| | 医师签名：×× | | | | |
| 审核/调配签名：×× | | 核对/发药签名：×× | | | |
| 1. 请遵医嘱用药；2. 请在窗口点清药品；3. 处方当日有效；4. 发出药品不予退换。 | | | | | |

1. **处方判定**　该处方属于用药不适宜处方中的重复用药以及不规范处方中的临床诊断书写不全。

2. **处方分析**　颈痛颗粒的功效为活血化瘀、行气止痛，用于颈肩及上肢疼痛、发僵，或窜麻、窜痛；颈舒颗粒功效活血化瘀、温经通窍止痛，适用于神经根型颈椎病瘀血阻络证，症见颈肩部僵硬疼痛、患侧上肢窜痛等。两种药品均为治疗颈椎病的用药，君药均为三七，且均含有川芎，处方中未减量用药，存在较高的风险。故可点评为用药不适宜处方中的重复用药。另外，该处方中无中医辨证分型，故属于不规范处方中的临床诊断书写不全。

3. **药师建议**　建议选用其中一种药物治疗即可，若为血瘀气滞、脉络闭阻所致的颈椎病，建议选用颈痛颗粒；若为寒凝血瘀所致的颈椎病，建议选用颈舒颗粒。

## （五）处方案例点评 2

| 处方 2：×××× 医院医疗保险处方　医保内处方 | | | | | |
| --- | --- | --- | --- | --- | --- |
| 定点医疗机构编码：×××× | | | | | |
| 科室名称：中医科 | | 日期：×××× | | 药物金额：×× | |
| 姓名：×× | | 性别：男 | 年龄：73 岁 | | 病历号：×× |
| **临床诊断：** | **R：药品名称和规格** | 单次用量 | 用法 | 频次 | 数量 |
| 颈椎病 | 颈痛颗粒（4 克 / 袋） | 2 袋 | 口服 | 3 次 / 日 | 3 盒 |
| 肝功能损害 | 护肝宁片（0.27 克 / 片） | 4 片 | 口服 | 3 次 / 日 | 2 盒 |
| | 医师签名：×× | | | | |
| 审核 / 调配签名：×× | | 核对 / 发药签名：×× | | | |
| 1. 请遵医嘱用药；2. 请在窗口点清药品；3. 处方当日有效；4. 发出药品不予退换。 | | | | | |

**1. 处方判定**　该处方属于用药不适宜处方中遴选的药品不适宜和用法用量不适宜，以及不规范处方中的临床诊断书写不全。

**2. 处方分析**　颈痛颗粒可活血化瘀、行气止痛，其说明书注意事项中明确指出肝肾功能减退者慎用，该患者临床诊断为肝功能损害，故点评为用药不适宜处方中的遴选的药品不适宜。颈痛颗粒的说明书用量为 4 克 / 次，3 次 / 日，该处方的用量为 8 克 / 次，3 次 / 日，更增加了肝肾功能损害的风险，故可点评为不适宜处方中的用法用量不适宜。另外，该处方中无中医辨证分型，故属于不规范处方中的临床诊断书写不全。

**3. 药师建议**　建议立即停用颈痛颗粒，并密切监测肝功能。

参考文献

[1] 何先元，喻录容，冯婧，等.《中华人民共和国药典》收载妊娠禁忌中药的药性特点研究 [J]. 中医杂志，2013，54（11）：908–909.

[2] 刘安龙，秦婵娟，牛章杰. 中药妊娠禁忌药物分析 [J]. 河南中医，2011，31（11）：1303–1304.

# 六、活血止痛胶囊

## （一）组成特点

活血止痛胶囊由当归、三七、醋乳香、冰片、土鳖虫、煅自然铜组成。当归补血活血、消肿止痛、排脓生肌；三七散瘀止血、消肿定痛；煅自然铜散瘀止痛、续筋接骨；土鳖虫破血逐瘀、续筋接骨；乳香活血行气止痛、消肿生肌；冰片清香宣散、开窍醒神、清热散毒、明目退翳。多药合用，共奏活血散瘀、消肿止痛之功。方中含有小毒成分土鳖虫，不宜过量或久服。

## （二）功效特点

活血止痛胶囊可活血散瘀、消肿止痛，用于跌打损伤、瘀血肿痛。临床常用于治疗骨关节扭伤、软组织损伤等。

## （三）使用特点

1. **规格**  0.5 克 / 粒。

2. **用法用量**  温黄酒或温开水送服，3 粒 / 次，2 次 / 日。严格按照用法用量服用。

3. **禁忌证**  孕妇及 6 岁以下儿童禁用；肝肾功能异常者禁用。

## （四）处方案例点评 1

| 处方 1：××××医院医疗保险处方  医保内处方 | | | | | |
|---|---|---|---|---|---|
| 定点医疗机构编码：×××× | | | | | |
| 科室名称：骨科 | | 日期：×××× | | 药物金额：×× | |
| 姓名：×× | | 性别：男 | 年龄：42 岁 | | 病历号：×× |
| **临床诊断：**<br>膝关节扭伤 | **R**：药品名称和规格<br>活血止痛胶囊（0.5 克 / 粒）<br>三七伤药片（0.3 克 / 片） | 单次用量<br>3 粒<br>3 片 | 用法<br>口服<br>口服 | 频次<br>3 次 / 日<br>3 次 / 日 | 数量<br>3 盒<br>3 盒 |
| | 医师签名：×× | | | | |
| 审核 / 调配签名：×× | | 核对 / 发药签名：×× | | | |
| 1. 请遵医嘱用药；2. 请在窗口点清药品；3. 处方当日有效；4. 发出药品不予退换。 | | | | | |

1. **处方判定**  该处方属于用药不适宜处方中的用法用量不适宜和重复用药，以及不规范处方中的临床诊断书写不全。

2. **处方分析**  活血止痛胶囊可活血散瘀、消肿止痛，三七伤药片可舒筋活血、散瘀止痛，二药均为治疗膝关节扭伤的药物，且君药均为活血化瘀的药物三七，加之处方中均未减量用药，增加了不良反应的风险，故该处方可点评为用药不适宜处方中的重复用药。活血止痛胶囊说明书用量为 3 粒 / 次，2 次 / 日，该处方用量 3 粒 / 次，3 次 / 日，超出说明书用量，故该处方可点评为用药不适宜处方中的用法用量不适宜。另外，该处方中无中医辨证分型，故属于不规范处方中的临床诊断书写不全。

3. **药师建议**  建议只选用其中一种药物即可。另外，活血止痛胶囊应严格按照说明书用量服用。

## （五）处方案例点评 2

| 处方 2：×××× 医院医疗保险处方　医保内处方 | | | | | |
|---|---|---|---|---|---|
| 定点医疗机构编码：××××　　　　　　　　　　　　　　　　　 | | | | | |
| 科室名称：儿科 | | 日期：×××× | | 药物金额：×× | |
| 姓名：×× | | 性别：男 | | 年龄：3 岁 7 个月 | 病历号：×× |
| **临床诊断：** | **R：药品名称和规格** | | 单次用量 | 用法 | 频次　　　数量 |
| 腕关节挫伤 | 活血止痛胶囊（0.5 克 / 粒） | | 2 粒 | 外用 | 1 次 / 日　3 盒 |
| | 医师签名：×× | | | | |
| 审核 / 调配签名：×× | | 核对 / 发药签名：×× | | | |
| 1. 请遵医嘱用药；2. 请在窗口点清药品；3. 处方当日有效；4. 发出药品不予退换。 | | | | | |

**1. 处方判定**　该处方属于用药不适宜处方中的遴选的药品不适宜和给药途径不适宜，以及不规范处方中的临床诊断书写不全。

**2. 处方分析**　活血止痛胶囊说明书用法为用温黄酒或温开水送服，没有外用的用法，可判定为给药途径不适宜。该患者为 3 岁 7 个月的男童，属于特殊人群中的婴幼儿，用药应更加谨慎。该药物中含有乳香、土鳖虫、冰片、自然铜等药物，有引起过敏反应的风险，且活血止痛胶囊说明书中明确指出，6 岁以下儿童禁用，因此可点评为不适宜处方中的遴选的药品不适宜。另外，该处方中无中医辨证分型，故属于不规范处方中的临床诊断书写不全。

**3. 药师建议**　建议更改为跌打丸。跌打丸内服时，小儿服半丸，温开水送服，2 次 / 日；外用时，可根据肿胀范围确定数量（2 ~ 3 丸），将跌打丸均匀碾碎，用一定量乙醇作为溶剂，调至糊状后，均匀敷在肿胀部位，用纱布及绷带固定，每天定时换药 1 次。

### 参考文献

［1］关志宇，濮存海，段广勋. 活血止痛胶囊处方考证及研究进展［J］. 食品与药品，2006，8（2）：17–21.

［2］季原，张力. 骨伤科常用非处方外用中成药的安全性评价与合理使用［J］. 中国药物警戒,2010（12）：41–44.

［3］周永梅，房德敏，郭锦明. 儿童使用骨伤科中成药的安全性探讨［J］. 中国医院药学杂志,2012（24）：82–84.

［4］王宇光，史新元，金锐. 基于不良反应 / 事件文献分析的骨科中成药安全用药通则规律的初步研究［J］. 中国中药杂志，2015（6）：212–217.

［5］张雷. 基于文献分析的骨伤科中成药不良反应评估［J］. 中国药物评价，2017，34（1）：55–57.

# 七、根痛平颗粒

## （一）组成特点

根痛平颗粒由白芍、葛根、续断、狗脊（烫）、伸筋草、桃仁（燀）、红花、乳香（醋炙）、没药（醋炙）、牛膝、地黄、甘草组成。方中葛根升阳解肌，宣通督脉之气，善治项背经腧不利，是中医治疗项背疼痛之要药；白芍、甘草柔筋缓急；红花、乳香、没药、桃仁能活血祛瘀，消肿止痛；伸筋草、续断、狗脊、牛膝补肝肾，强脊祛湿。诸药合用，可活血祛瘀，祛风除湿，舒筋活络。

## （二）功效特点

根痛平颗粒能够活血、通络、止痛，用于风寒阻络所致肩颈疼痛、活动受限、上肢麻木。临床常用于（神经根型）颈椎病、腰椎病、腰椎间盘突出的治疗。

## （三）使用特点

1. **规格**　12克/袋。

2. **用法用量**　开水冲服，12克/次，2次/日，饭后服用。

3. **禁忌证**　方中含有红花、乳香、没药、桃仁等多种活血祛瘀药，孕妇禁服，对本品过敏者禁用。

## （四）处方案例点评1

| 处方1：××××医院医疗保险处方　医保内处方 | | | | | |
|---|---|---|---|---|---|
| 定点医疗机构编码：×××× | | | | | |
| 科室名称：内科 | | 日期：×××× | | 药物金额：×× | |
| 姓名：×× | | 性别：女 | 年龄：72岁 | | 病历号：×× |
| **临床诊断：** | **R：药品名称和规格** | 单次用量 | 用法 | 频次 | 数量 |
| 神经根型颈椎病 | 根痛平颗粒（12克/袋） | 2袋 | 口服 | 2次/日 | 3盒 |
| 周围神经病 | 甲钴胺片（0.5毫克/片） | 1片 | 口服 | 3次/日 | 4盒 |
| （风寒阻络证） | 医师签名：×× | | | | |
| 审核/调配签名：×× | 核对/发药签名：×× | | | | |
| 1. 请遵医嘱用药；2. 请在窗口点清药品；3. 处方当日有效；4. 发出药品不予退换。 | | | | | |

1. **处方判定**　该处方属于用药不适宜处方中的用法用量不适宜。

2. **处方分析**　根痛平颗粒含有红花、乳香、没药、桃仁等活血祛瘀药，其说明书用量为 12 克 / 次，2 次 / 日，该处方用量为 24 克 / 次，2 次 / 日，超过说明书的日最大剂量。可点评为用药不适宜处方中的用法用量不适宜。

3. **药师建议** 72 岁女性因神经根型颈椎病服用根痛平颗粒，药证相符，但单次服用剂量超过说明书规定。根痛平颗粒含有红花、乳香、没药、桃仁等多种活血祛瘀药，建议严格按照说明书用法用量服用，即 12 克 / 次，2 次 / 日，饭后服用。

## （五）处方案例点评 2

| 处方 2：×××× 医院医疗保险处方 医保内处方 | | | | |
|---|---|---|---|---|
| 定点医疗机构编码：×××× | | | | |
| 科室名称：内科 | 日期：×××× | 药物金额：×× | | |
| 姓名：×× | 性别：女 | 年龄：57 岁 | | 病历号：×× |
| **临床诊断：** | **R：药品名称和规格** | 单次用量 | 用法 | 频次 | 数量 |
| 行动不便 | 安胃疡胶囊（0.2 克 / 粒） | 2 粒 | 口服 | 2 次 / 日 | 4 盒 |
| 神经根型颈椎病 | 根痛平颗粒（12 克 / 袋） | 1 袋 | 口服 | 2 次 / 日 | 3 盒 |
| 胃溃疡 | 医师签名：×× | | | | |
| 审核 / 调配签名：×× | 核对 / 发药签名：×× | | | | |
| 1. 请遵医嘱用药；2. 请在窗口点清药品；3. 处方当日有效；4. 发出药品不予退换。 | | | | | |

1. **处方判定** 该处方属于用药不适宜处方中的遴选的药品不适宜。

2. **处方分析** 根痛平颗粒功效为活血、通络、止痛，用于风寒阻络所致肩颈疼痛、活动受限、上肢麻木，其说明书注意事项中明确指出，本品对胃肠道有轻度刺激作用。根痛平颗粒中含有乳香、没药、红花、桃仁等活血化瘀药，据相关文献报道，胃弱的患者服用后易导致恶心呕吐、食欲不振等胃肠道反应。该患者患有胃溃疡，故不适宜选用根痛平颗粒，可点评为用药不适宜处方中的遴选的药品不适宜。

3. **药师建议** 该患者患有胃溃疡，服用根痛平颗粒有较高的发生胃肠道不良反应的风险，建议立即停用根痛平颗粒，更换为对肠胃刺激较小的药物。

### 参考文献

［1］盘胜枝，罗文正. 根痛平颗粒治疗颈椎病的疗效观察［J］. 中国实用医药，2007，2（17）：57.

［2］蔡锦成. 根痛平颗粒治疗神经根型颈椎病 45 例疗效观察［J］. 中国中医药科技，2007，7（14）：239.

［3］程振伦，周保定，康青乐. 星状神经节阻滞结合根痛平颗粒治疗颈椎病［J］. 中国实用医药，2011，6（28）：145-146.

［4］史先知，李其富，赵振强，等. 乙哌立松与根痛平颗粒治疗神经根型颈椎病的疗效观察［J］. 中国临

床研究，2014，6（35）：21-23.

[5] 林木良，陈建民，刘方刚. 醋氯芬酸、根痛平颗粒及甲钴胺联合治疗驾驶兵下腰痛的疗效分析 [J].
中国医药导报，2012，9（27）：151-152.

[6] 马青芳. 关于乳香没药的临床不良反应及其毒性分析 [J]. 中西医结合心血管病电子杂志，2018，6
（4）：23.

[7] 马林林. 活血化瘀中药临床应用不良反应研究 [J]. 世界最新医学信息文摘，2018，18（70）：139-
140.

# 八、骨刺丸

## （一）组成特点

骨刺丸由制川乌、制草乌、制天南星、秦艽、白芷、当归、甘草、薏苡仁（炒）、穿山龙、绵萆薢、红花、徐长卿组成。方中川乌、草乌均为辛热之品，通行十二经，能外散风寒、内逐寒湿，有祛风除湿、通痹止痛的功效；天南星、白芷、萆薢，一燥一宣一利，能祛风胜湿、消肿止痛；秦艽、徐长卿，舒筋活血、散风止痛；甘草补脾益气、祛痰止咳、清热解毒、缓急止痛、调和诸药。全方共奏疏风胜湿、散寒通痹、活血通络、消肿止痛之功效。

## （二）功效特点

骨刺丸能够祛风止痛，临床上常用于治疗骨质增生、风湿性关节炎、风湿痛。

## （三）使用特点

1. **规格**　0.2 克 / 粒。

2. **用法用量**　本品在使用时应严格遵循说明书要求：口服，6 克（30 粒）/ 次，2 ~ 3次 / 日。

3. **禁忌证**　本品性温热，湿热痹证忌用。孕妇忌用。

4. **注意事项**　骨刺丸含毒性中药制川乌、制草乌、制天南星，不宜超量服用；含有制天南星，不宜与牵牛子同用；含有制川乌、制草乌，不宜与含有半夏、瓜蒌、贝母、白蔹、白及的中成药联合使用。

## （四）处方案例点评 1

| 处方 1：××××医院医疗保险处方　医保内处方 | | | | | |
|---|---|---|---|---|---|
| 定点医疗机构编码：×××× | | | | | |
| 科室名称：内科 | 日期：×××× | | 药物金额：×× | | |
| 姓名：×× | 性别：男 | | 年龄：61 岁 | | 病历号：×× |
| **临床诊断：** | **R：药品名称和规格** | 单次用量 | 用法 | 频次 | 数量 |
| 风湿性关节炎 | 骨刺丸（0.2 克/粒） | 40 粒 | 口服 | 3 次/日 | 2 盒 |
| | 医师签名：×× | | | | |
| 审核/调配签名：×× | | 核对/发药签名：×× | | | |
| 1. 请遵医嘱用药；2. 请在窗口点清药品；3. 处方当日有效；4. 发出药品不予退换。 | | | | | |

1. **处方判定**　该处方属于用药不适宜处方中的用法用量不适宜以及不规范处方中的临床诊断书写不全。

2. **处方分析**　骨刺丸属于含毒中成药，其说明书的用法用量为口服，6 克（30 粒）/次，2～3 次/日，该处方用量为 40 粒/次，3 次/日，超过说明书日最大剂量。可点评为用药不适宜处方中的用法用量不适宜。另外，该处方中无中医辨证分型，故属于不规范处方中的临床诊断书写不全。

3. **药师建议**　在使用时应严格遵循说明书要求，口服，6 克（30 粒）/次，2～3 次/日。

## （五）处方案例点评 2

| 处方 2：××××医院医疗保险处方　医保内处方 | | | | | |
|---|---|---|---|---|---|
| 定点医疗机构编码：×××× | | | | | |
| 科室名称：内科 | 日期：×××× | | 药物金额：×× | | |
| 姓名：×× | 性别：女 | | 年龄：58 岁 | | 病历号：×× |
| **临床诊断：** | **R：药品名称和规格** | 单次用量 | 用法 | 频次 | 数量 |
| 风湿性关节炎 | 骨刺丸（0.2 克/粒） | 30 粒 | 口服 | 3 次/日 | 2 盒 |
| | 同仁大活络丸（3.6 克/丸） | 2 丸 | 口服 | 2 次/日 | 3 盒 |
| | 医师签名：×× | | | | |
| 审核/调配签名：×× | | 核对/发药签名：×× | | | |
| 1. 请遵医嘱用药；2. 请在窗口点清药品；3. 处方当日有效；4. 发出药品不予退换。 | | | | | |

1. **处方判定**　该处方属于用药不适宜处方中的重复用药以及不规范处方中的临床诊断书写不全。

2. **处方分析**　骨刺丸可祛风止痛，用于骨质增生、风湿性关节炎、风湿痛。同仁大活络丸可祛风、舒筋、活络、除湿，用于风寒湿痹引起的肢体疼痛、手足麻木、筋脉拘挛、中风瘫痪、口眼歪斜、半身不遂、言语不清。二药的治疗目的相同，均为治疗风湿性关节炎的中成药。骨刺丸含有毒性中药制川乌、制草乌、制天南星，同仁大活络丸含有毒性中药制草乌、制天南星，两药合用易造成毒性成分超量，可点评为用药不适宜处方中的重复用药。另外，该处方中无中医辨证分型，故属于不规范处方中的临床诊断书写不全。

3. **药师建议**　58岁女性患者因风湿性关节炎使用骨刺丸和同仁大活络丸，用药对证，但两种药都含有制天南星、制草乌，且骨刺丸中还含有制川乌，二药合用有较高的中毒风险，建议选用其中一种中成药治疗即可。

**参考文献**

［1］陈锐. 骨刺丸临床应用解析［J］. 中国社区医师，2012（37）：13.

［2］边全禄，崔兴发. 骨刺丸治疗骨质增生症320例分析［J］. 陕西中医，1985，6（2）：59-60.

［3］马素英. 应用马氏骨刺丸治疗骨性关节炎216例［J］. 北京中医杂志，1993（3）：49.

［4］马昌豪，李洪芹. HPLC法同时测定独红骨刺丸中三七的3种成分［J］. 海峡药学，2015，27（12）：57-59.

［5］黄振安，周维书. 对骨刺丸、片及胶囊剂中丹皮酚溶出度的实验研究［J］. 中国药学杂志，1990，25（7）：406-408.

［6］王坤，杨铭，周昕，等. 626张门急诊生天南星处方专项点评与分析［J］. 中国医院用药评价与分析，2018，18（8）：1112-1115.

# 九、骨疏康胶囊

## （一）组成特点

骨疏康胶囊由淫羊藿、熟地黄、骨碎补、黄芪、丹参、木耳、黄瓜子组成。方中淫羊藿味辛、甘，性温，可补肾壮阳、强筋骨，故为君药。熟地黄滋阴补血、补肾、补精益髓，骨碎补补肾强骨、活血续伤，共为臣药。黄芪补气固表，丹参活血破瘀止痛，二者为佐药。木耳益气强身、活血、舒筋活络，黄瓜子活血止痛，二药为使药。诸药合理配伍，共收补肾益气、活血壮骨之功。

## （二）功效特点

骨疏康胶囊能够补肾益气、活血壮骨，用于肾虚兼气血不足所致的腰背疼痛、腰膝酸软、下肢痿弱、步履艰难、神疲、目眩、舌质偏红或淡、脉平或濡细。现代多用于原发性骨质疏松症的治疗。

## （三）使用特点

1. **规格**　0.32 克 / 粒。

2. **用法用量**　口服，4 粒 / 次，2 次 / 日，6 个月为一疗程。

3. **禁忌证**　服药期间忌辛辣、生冷、油腻食物。对本品过敏者禁用。

4. **注意事项**　感冒发热期间不宜使用，年老体虚者、高血压患者应在医师指导下服用。个别患者服药后会出现上腹部不适。

## （四）处方案例点评 1

处方 1：××× 医院医疗保险处方　医保内处方

定点医疗机构编码：××××
科室名称：内科　　　　　日期：××××　　　　药物金额：××
姓名：××　　　　　　　性别：男　　　　　　年龄：66 岁　　　　　　　　　　病历号：××

| 临床诊断： | R：药品名称和规格 | 单次用量 | 用法 | 频次 | 数量 |
|---|---|---|---|---|---|
| 骨质疏松 | 骨疏康胶囊（0.32 克 / 粒） | 4 粒 | 口服 | 2 次 / 日 | 1 盒 |
| 上呼吸道感染 | 酚咖片（0.5 克 / 片） | 1 片 | 口服 | 3 次 / 日 | 1 盒 |
| | 蓝芩口服液（10 毫升 / 支） | 2 支 | 口服 | 3 次 / 日 | 3 盒 |
| | 医师签名：×× | | | | |

审核 / 调配签名：××　　　　　　　　核对 / 发药签名：××
1. 请遵医嘱用药；2. 请在窗口点清药品；3. 处方当日有效；4. 发出药品不予退换。

1. **处方判定**　该处方属于用药不适宜处方中的联合用药不适宜和不规范处方中的临床诊断书写不全。

2. **处方分析**　骨疏康胶囊能够补肾益气，属于滋补药，感冒期间不宜服用，亦不宜与清热解毒的蓝芩口服液同用，所以该处方可点评为联合用药不适宜。该处方中无中医辨证分型，故属于不规范处方中的临床诊断不全。

3. **药师建议**　建议感冒期间停用骨疏康胶囊。

## （五）处方案例点评 2

处方 2：××××医院医疗保险处方 医保内处方

定点医疗机构编码：××××

| 科室名称：内科 | 日期：×××× | 药物金额：×× | | |
| --- | --- | --- | --- | --- |
| 姓名：×× | 性别：男 | 年龄：59 岁 | | 病历号：×× |

| 临床诊断： | R：药品名称和规格 | 单次用量 | 用法 | 频次 | 数量 |
| --- | --- | --- | --- | --- | --- |
| 骨质疏松 | 仙灵骨葆胶囊（0.5 克/粒） | 3 粒 | 口服 | 2 次/日 | 1 盒 |
| | 骨疏康胶囊（0.32 克/粒） | 4 粒 | 口服 | 2 次/日 | 1 盒 |
| | 医师签名：×× | | | | |

| 审核/调配签名：×× | 核对/发药签名：×× |
| --- | --- |

1. 请遵医嘱用药；2. 请在窗口点清药品；3. 处方当日有效；4. 发出药品不予退换。

1. **处方判定** 该处方属于用药不适宜处方中的重复用药以及不规范处方中的临床诊断书写不全。

2. **处方分析** 仙灵骨葆胶囊可滋补肝肾、接骨续筋、强身健骨，用于骨质疏松、骨折、骨关节炎、骨无菌性坏死等。骨疏康胶囊可补肾益气、活血壮骨，用于肾虚兼气血不足所致的腰背疼痛、腰膝酸软、下肢痿弱、步履艰难、神疲及西医之原发性骨质疏松症。二药治疗目的相同，且两种中成药的君药均为淫羊藿，均含有丹参。相关文献报道，不合理使用淫羊藿有导致肝损伤的风险，该处方同时使用仙灵骨葆胶囊和骨疏康胶囊，且未减量用药，可点评为用药不适宜处方中的重复用药。另外，该处方中无中医辨证分型，故属于不规范处方中的临床诊断书写不全。

3. **药师建议** 只选用其中一种中成药即可。若患者骨质疏松属肝肾亏虚证，建议选用仙灵骨葆胶囊；若属肾虚兼气血不足证，建议选用骨疏康胶囊。

### 参考文献

[1] 姜家书，谢其亮，李敦敏. 气相色谱法测定通络祛痛膏中樟脑、薄荷脑和冰片含量[J]. 中国药业，2014，23（7）：31-32.

[2] 郭立，江开勇，邵庆芳，等. 通络祛痛膏药材挥发油提取工艺研究[J]. 河南大学学报：医学版，2008，27（3）：38-40.

[3] 陈薇，张晨. 通络祛痛膏治疗膝关节骨性关节炎风湿瘀阻证临床观察[J]. 2016，32（2）：355-357.

[4] 李彦超，宋汉敏，李振国. GC法同时测定通络祛痛膏中丁香酚等挥发性组分[J]. 南京中医药大学学报，2012，28（5）：479-481.

[5] 李彦超,李宜鲜,姚令文,等. GC法同时测定通络祛痛膏中樟脑、薄荷脑和冰片的含量 [J]. 药物分析杂志,2012,32(4):672-675.

[6] 汤兴. 羚锐通络祛痛膏再度入选"2013健康中国·中国药品品牌榜" [N]. 中国品牌,2013-8.

[7] 李艳,于涛,苗明三. 淫羊藿的化学、药理与临床应用分析 [J]. 中医学报,2017,32(4):619-622.

# 十、仙灵骨葆胶囊

## (一)组成特点

仙灵骨葆胶囊由淫羊藿、续断、丹参、知母、补骨脂、地黄组成。方中淫羊藿味辛、甘,性温,可补肾阳、益精血、强筋骨、祛风湿、疗骨痿,为君药。续断补肝肾、强筋骨、续折伤,补骨脂温补肾阳、通痹止痛,二者可辅助君药增强滋补肝肾、通痹止痛之效,共为臣药。丹参化瘀、通络、止痛,佐助君药化瘀止痛;地黄、知母,滋肾阴、补精血,既可佐助君药补益精血、强筋壮骨之能,且药性寒凉,益阴清热,又能佐制君药温肾助阳,燥烈伤阴之弊,使补而不燥。以上共为佐药。诸药合用,共奏滋补肝肾、活血通络、强筋壮骨之功效。

## (二)功效特点

仙灵骨葆胶囊能够滋补肝肾、活血通络、强筋壮骨,用于肝肾不足或瘀血阻络所致的骨质疏松症、骨折、骨关节炎、骨无菌性坏死等的治疗。

## (三)使用特点

1. **规格** 0.5克/粒。

2. **用法用量** 口服,3粒/次,2次/日,4~6周为一疗程;或遵医嘱。

3. **不良反应** 有文献报道,仙灵骨葆胶囊可导致肝功能损害。

4. **禁忌证** 重症感冒期间不宜服用。

5. **注意事项** 高血压、心脏病、糖尿病、肝病、肾病等慢性病严重者应在医师指导下服用;过敏性体质者慎用。

### （四）处方案例点评 1

| 处方1：××××医院医疗保险处方　医保内处方 | | | | | |
|---|---|---|---|---|---|
| 定点医疗机构编码：×××× | | | | | |
| 科室名称：内科 | 日期：×××× | | 药物金额：×× | | |
| 姓名：×× | 性别：男 | | 年龄：61岁 | | 病历号：×× |
| **临床诊断：** | **R：药品名称和规格** | 单次用量 | 用法 | 频次 | 数量 |
| 骨质疏松 | 仙灵骨葆胶囊（0.5克/粒） | 3粒 | 口服 | 2次/日 | 1盒 |
| 上呼吸道感染 | 复方盐酸伪麻黄碱缓释胶囊 | 1粒 | 口服 | 2次/日 | 1盒 |
| | 蓝芩口服液（10毫升/支） | 2支 | 口服 | 3次/日 | 3盒 |
| | 医师签名：×× | | | | |
| 审核/调配签名：×× | | 核对/发药签名：×× | | | |
| 1. 请遵医嘱用药；2. 请在窗口点清药品；3. 处方当日有效；4. 发出药品不予退换。 | | | | | |

1. **处方判定**　该处方属于用药不适宜处方中的联合用药不适宜以及不规范处方中的临床诊断书写不全。

2. **处方分析**　仙灵骨葆胶囊能够滋补肝肾，属于滋补药，感冒期间不宜服用，且蓝芩口服液说明书中明确指出，不宜与滋补药同用，所以该处方可点评为联合用药不适宜。另外，该处方中无中医辨证分型，故属于不规范处方中的临床诊断书写不全。

3. **药师建议**　感冒期间停用仙灵骨葆胶囊。

### （五）处方案例点评 2

| 处方2：××××医院医疗保险处方　医保内处方 | | | | | |
|---|---|---|---|---|---|
| 定点医疗机构编码：×××× | | | | | |
| 科室名称：内科 | 日期：×××× | | 药物金额：×× | | |
| 姓名：×× | 性别：男 | | 年龄：59岁 | | 病历号：×× |
| **临床诊断：** | **R：药品名称和规格** | 单次用量 | 用法 | 频次 | 数量 |
| 骨质疏松 | 仙灵骨葆胶囊（0.5克/粒） | 3粒 | 口服 | 2次/日 | 1盒 |
| 肝功能失常 | 九味肝泰胶囊（0.35克/粒） | 4粒 | 口服 | 3次/日 | 4盒 |
| | 医师签名：×× | | | | |
| 审核/调配签名：×× | | 核对/发药签名：×× | | | |
| 1. 请遵医嘱用药；2. 请在窗口点清药品；3. 处方当日有效；4. 发出药品不予退换。 | | | | | |

1. **处方判定**　该处方属于用药不适宜处方中的遴选的药品不适宜。

2. **处方分析**　有文献报道，仙灵骨葆胶囊致肝功能损害可能与其含有的淫羊藿和补骨脂有关系，故不建议肝功能失常的患者使用仙灵骨葆胶囊。所以该处方点评为用药不适宜处方中的遴选的药品不适宜。

3. **药师建议** 建议将仙灵骨葆胶囊换成其他治疗骨质疏松且对肝功能无影响的中成药。

## （六）合理用药提示

很多人问，治疗骨关节炎和骨质疏松的仙灵骨葆胶囊，为什么要加知母这样一个清热泻火药？实际上，这与药物的治疗定位有关。仙灵骨葆胶囊的定位在肾，所以用到了淫羊藿、熟地黄、补骨脂和续断，自然也就用到了味咸入肾的知母，滋阴补肾。这叫作治病治本。

**参考文献**

［1］江中潮，邓友章，汪国友，等. 仙灵骨葆胶囊治疗股骨头缺血性坏死30例的临床观察［J］. 中国中医骨伤科杂志，2006（S2）：56-57.

［2］覃裕，邱冰，朱思刚，等. 仙灵骨葆胶囊治疗骨质疏松症的疗效及其对骨代谢及骨转换指标的影响分析［J］. 中国骨质疏松杂志，2015，21（9）：1056-1064.

［3］黄多临. 仙灵骨葆胶囊治疗骨质疏松症研究述评［J］. 中医学报，2013，28（2）：285-287.

［4］陈鑫，朱雄白，林文军，等. 仙灵骨葆胶囊治疗绝经后骨质疏松的疗效及其机制研究［J］. 中国临床药理学杂志，2015，31（10）：827-829，854.

［5］吴剑静，温利平，吴云刚，等. 仙灵骨葆胶囊治疗糖皮质激素性骨质疏松症的临床疗效观察［J］. 中国骨伤，2009，22（3）：193-195.

［6］程红，姚志红，戴毅，等. 中药复方制剂仙灵骨葆胶囊HPLC指纹图谱研究［J］. 中国药学杂志，2013，48（10）：772-776.

［7］韩国栋，蒋再轶，谭洁，等. 仙灵骨葆胶囊联合盐酸氨基葡萄糖片治疗膝骨性关节炎［J］. 中国实验方剂学杂志，2011，17（17）：263-265.

# 十一、治伤胶囊

## （一）组成特点

治伤胶囊由生关白附、羌活、白芷、防风、天南星（姜矾制）组成。方中生关白附（含次乌头碱）为君药，其药性剧烈可温一身之阳、祛寒湿，用于寒邪侵袭、寒湿偏胜所致之证。祛风散寒之防风（含挥发油）、白芷（含白芷素）、羌活（含挥发油）及温化寒痰类药制南星（主含苯甲酸）为臣药，可祛风湿、止痹痛并止痉。君臣相佐，相辅相成，令药性通达全身。方中含有毒性成分关白附、天南星，不宜过量或久服。

### （二）功效特点

治伤胶囊能够祛风散结、消肿止痛，用于跌打损伤所致之外伤红肿、内伤肿痛等。临床应用于软组织损伤及风湿、类风湿性疾病。

### （三）使用特点

1. **规格**  0.25 克/粒。

2. **用法用量**  治伤胶囊含有毒性成分关白附和天南星，使用时应严格遵循说明书要求：口服，温黄酒或温开水送服，4~6 粒/次，1~2 次/日，或遵医嘱；外用时，将内容物用白酒或醋调敷患处。

3. **禁忌证**  孕妇忌服。

4. **注意事项**  方中含毒性中药关白附，不宜与含有半夏、贝母、瓜蒌、白及的中成药联合使用。心脏病患者使用时应密切监测。

### （四）处方案例点评 1

<table>
<tr><td colspan="6" align="center">处方 1：××××医院医疗保险处方　医保内处方</td></tr>
<tr><td colspan="6">定点医疗机构编码：××××</td></tr>
<tr><td colspan="2">科室名称：内科</td><td colspan="2">日期：××××</td><td colspan="2">药物金额：××</td></tr>
<tr><td colspan="2">姓名：××</td><td colspan="2">性别：男</td><td>年龄：54 岁</td><td>病历号：××</td></tr>
<tr><td rowspan="2">**临床诊断：**<br>胸肋部软组织挫伤</td><td>**R：** 药品名称和规格<br>治伤胶囊（0.25 克/粒）</td><td>单次用量<br>8 粒</td><td>用法<br>外用</td><td>频次<br>1 次/日</td><td>数量<br>2 盒</td></tr>
<tr><td colspan="5">医师签名：××</td></tr>
<tr><td colspan="3">审核/调配签名：××</td><td colspan="3">核对/发药签名：××</td></tr>
<tr><td colspan="6">1. 请遵医嘱用药；2. 请在窗口点清药品；3. 处方当日有效；4. 发出药品不予退换。</td></tr>
</table>

1. **处方判定**  该处方属于合理处方。

2. **处方分析**  治伤胶囊说明书的用法用量为：口服，温黄酒或温开水送服，4~6 粒/次，1~2 次/日；或外用，将内容物用白酒或醋调敷患处。说明书中明确指出本品药性剧烈，必须按规定剂量服用。治伤胶囊说明书中未明确指出外用的剂量，但在实际使用时，外用单次用量可适当大于口服单次用量，一般以不超过 2 倍为宜。本处方的每日外用剂量为 8 粒，而口服的最大日用量为 12 粒，故定为合理。

3. **药师建议**  外用时将内容物用白酒或醋调敷患处，如果用药过程中出现皮肤瘙痒或口唇发麻的症状，应立即停用，去除药物并清洗皮肤。

## （五）处方案例点评 2

处方 2：××××医院医疗保险处方　医保内处方

定点医疗机构编码：××××

科室名称：内科　　　　　　日期：××××　　　　药物金额：××

姓名：××　　　　　　　　性别：男　　　　　　年龄：58 岁　　　　　　病历号：××

| 临床诊断：<br>骨关节炎 | R：药品名称和规格 | 单次用量 | 用法 | 频次 | 数量 |
| --- | --- | --- | --- | --- | --- |
| | 治伤胶囊（0.25 克/粒） | 4 粒 | 口服 | 2 次/日 | 1 盒 |
| | 虎力散胶囊（0.3 克/粒） | 2 粒 | 口服 | 2 次/日 | 2 盒 |
| | 治伤软膏（30 克/支） | 3 克 | 外用 | 1 次/日 | 1 支 |
| | 医师签名：×× | | | | |

审核/调配签名：××　　　　　　　　核对/发药签名：××

1. 请遵医嘱用药；2. 请在窗口点清药品；3. 处方当日有效；4. 发出药品不予退换。

**1. 处方判定**　该处方属于用药不适宜处方中的重复用药以及不规范处方中的临床诊断书写不全。

**2. 处方分析**　治伤胶囊的功效为祛风散结、消肿止痛，用于跌打损伤所致之外伤红肿、内伤胁痛；虎力散胶囊可祛风除湿、舒筋活络、行瘀、消肿定痛，用于风湿麻木、筋骨疼痛、跌打损伤、创伤流血；治伤软膏可散瘀、消肿、止痛，用于跌打损伤、局部肿痛。三种药物治疗目的相同，均为治疗骨关节病的用药，且均未减量用药，治伤胶囊和虎力散胶囊都属于含毒中成药，前者含有生关白附，后者含有制草乌，两者均为乌头属植物，均含有乌头碱类生物碱，合用容易造成乌头碱类生物碱的超量使用，故该处方点评为用药不适宜处方中的重复用药。另外，该处方中无中医辨证分型，故属于不规范处方中的临床诊断书写不全。

**3. 药师建议**　58 岁的男性患者因骨关节炎使用治伤胶囊、虎力散胶囊、治伤软膏，用药对证但重复，容易造成乌头碱类生物碱的超量使用，建议只选用其中一种口服中成药即可。

### 参考文献

[1] 郑国平，吴纤慷. 复方三七治伤胶囊的鉴别与含量测定［J］. 医药导报，2011，30（3）：366-368.

[2] 宋小勇，张信岳，陆红. 复方三七治伤胶囊的药效学研究［J］. 江西中医药，2009，40（316）：69-70.

[3] 杨懋颖，扈荣，沈丽美，等. 治伤胶囊对软组织损伤小鼠炎症细胞因子的影响［J］. 中国中医药科技，2011，18（3）：194-195.

[4] 华全科，程旻. 治伤胶囊治疗内伤胁痛的临床分析［J］. 浙江中医学院学报，2001，25（1）：44.

[5] 孙继军，章月英. 治伤胶囊中关白附总生物碱含量测定［J］. 中成药，1996，18（4）：17-18.

［6］张经生，李培荣，张迎春. "治伤胶囊"的组方原则和临床运用［J］. 实用中西医结合临床，2002，2（2）：35.

［7］孙守松，尹琼玉，许多. 治伤胶囊致过敏性皮疹1例［J］. 临床合理用药杂志，2017，10（13）：6.

［8］董振飞. 基于"毒－效－证"关联性的天南星用药规律研究［D］. 济南：山东中医药大学，2017：41.

# 第二节　外用制剂

## 一、云南白药膏

### （一）组成特点

云南白药膏为国家保密方，含草乌（制）、雪上一枝蒿（制），其余成分略。根据相关文献，云南白药膏组成成分还包括田七、冰片、散瘀草、白牛胆、穿山龙、淮山药、苦良姜、老鹳草、樟脑、薄荷。按说明书，云南白药膏含有毒性中药草乌，不宜与含有半夏、瓜蒌、贝母、白蔹、白及的中成药联合使用。

### （二）功效特点

云南白药膏能够活血散瘀、消肿止痛、祛风除湿，用于跌打损伤、瘀血肿痛、风湿疼痛。临床常用于骨关节扭伤、骨关节痛、风湿性关节炎等的治疗。

### （三）使用特点

1. **规格**　每贴6.5厘米×10厘米。

2. **用法用量**　外用，不宜超过4贴/日，皮肤破伤处不宜使用。

3. **不良反应**　偶见红肿、水疱等，遇此应停药。

4. **禁忌证**　本品含有毒性成分制草乌和雪上一枝蒿，孕妇禁用。皮肤破伤处不宜使用。

5. **注意事项**　皮肤过敏者停用，过敏性体质者慎用。过敏性体质患者可能有胶布过敏反应或药物接触性瘙痒反应，贴用时间不宜超过12小时。如出现口唇发麻、头晕头痛、心慌呕吐、全身瘙痒等症状，停用无法缓解的，应立即就医。小儿、年老患者应在医师指导下使用。

## （四）处方案例点评 1

| 处方 1：×××× 医院医疗保险处方　医保内处方 | | | | | |
|---|---|---|---|---|---|
| 定点医疗机构编码：×××× | | | | | |
| 科室名称：骨科 | 日期：×××× | | 药物金额：×× | | |
| 姓名：×× | 性别：男 | | 年龄：72 岁 | | 病历号：×× |
| **临床诊断：**<br>风湿性关节炎 | **R：药品名称和规格**<br>云南白药膏（每贴 6.5 厘米 ×10 厘米） | 单次用量<br>6 贴 | 用法<br>外用 | 频次<br>2 次 / 日 | 数量<br>2 盒 |
| | 医师签名：×× | | | | |
| 审核 / 调配签名：×× | | 核对 / 发药签名：×× | | | |
| 1. 请遵医嘱用药；2. 请在窗口点清药品；3. 处方当日有效；4. 发出药品不予退换。 | | | | | |

1. **处方判定**　该处方属于用药不适宜处方中的用法用量不适宜以及不规范处方中的临床诊断书写不全。

2. **处方分析**　云南白药膏可活血散瘀、消肿止痛、祛风除湿，用于跌打损伤、瘀血肿痛、风湿疼痛。说明书中没有关于本品的明确用量，根据《北京地区基层医疗机构中成药处方点评共识报告（2018 版）》，一般的中药外用贴膏剂（穴位贴除外），单次用量不宜超过 2 贴，一日总量不宜超过 4 贴，但该处方用法用量为外用 6 贴 / 次，2 次 / 日，用量过大，可判定为不适宜处方中的用法用量不适宜。此外，该处方中无中医辨证分型，故属于不规范处方中的临床诊断书写不全。

3. **药师建议**　云南白药膏含有毒性成分制草乌和雪上一枝蒿，6 贴 / 次、2 次 / 日的用量明显过大，存在较高的中毒风险，建议调整为 2 贴 / 次，1 次 / 日。

## （五）处方案例点评 2

| 处方 2：×××× 医院医疗保险处方　医保内处方 | | | | | |
|---|---|---|---|---|---|
| 定点医疗机构编码：×××× | | | | | |
| 科室名称：中医科 | 日期：×××× | | 药物金额：×× | | |
| 姓名：×× | 性别：女 | | 年龄：65 岁 | | 病历号：×× |
| **临床诊断：**<br>膝关节肿痛<br>（风寒湿痹证）<br>失眠 | **R：药品名称和规格**<br>云南白药膏（每贴 6.5 厘米 ×10 厘米）<br>通络祛痛膏（每贴 7 厘米 ×10 厘米）<br>百乐眠胶囊（0.27 克 / 粒） | 单次用量<br>2 贴<br>2 贴<br>4 粒 | 用法<br>外用<br>外用<br>口服 | 频次<br>1 次 / 日<br>1 次 / 日<br>2 次 / 日 | 数量<br>2 盒<br>3 盒<br>4 瓶 |
| | 医师签名：×× | | | | |
| 审核 / 调配签名：×× | | 核对 / 发药签名：×× | | | |
| 1. 请遵医嘱用药；2. 请在窗口点清药品；3. 处方当日有效；4. 发出药品不予退换。 | | | | | |

1. **处方判定**　该处方属于用药不适宜处方中的重复用药。

2. **处方分析**　云南白药膏可活血散瘀、消肿止痛、祛风除湿，用于跌打损伤、瘀血肿痛、风湿疼痛；通络祛痛膏可活血通络、散寒除湿、消肿止痛，用于腰膝部骨关节炎属瘀血停滞、寒湿阻络者。二药治疗目的相同、用药部位相同，均为治疗膝关节肿痛的中成药，故该处方可点评为用药不适宜处方中的重复用药。中药外用贴膏剂多含有辛温毒烈的中药成分，临床使用时应注意用法、用量及疗程，避免不良反应的发生。

3. **药师建议**　云南白药膏与通络祛痛膏均含有辛温毒烈的中药成分，若联用则发生不良反应的风险较高，建议单用云南白药膏，2 贴 / 次，1 次 / 日。

**参考文献**

[1]张碧华，乔彦，刘治军，等. 从云南白药配方在美国公开看我国中药知识产权保护[J]. 药品评价，2011，8（14）：4-8.

[2]石浩强. 云南白药，过敏性体质者慎用[J]. 家庭用药，2017（10）：39.

[3]张梦，樊光辉，张宜，等. 云南白药在创伤中的新应用[J]. 中国药房，2014（23）：2194-2196.

[4]蒲昭和，周祖贻，李宇杰. 云南白药——国宝带"毒"，尚能用否[J]. 家庭医药，2013（4）：34-37.

# 二、伤湿止痛膏

## （一）组成特点

伤湿止痛膏由生草乌、生川乌、乳香、没药、生马钱子、丁香、肉桂、荆芥、防风、老鹳草、香加皮、积雪草、骨碎补、白芷、山奈、干姜、水杨酸甲酯、薄荷脑、冰片、樟脑、芸香浸膏、颠茄流浸膏组成，辅料为橡胶、氧化锌、松香、凡士林等。方中樟脑祛风散寒、消肿止痛，为主药。芸香祛风湿止痛，薄荷脑、冰片辛散行滞，清热止痛，共为辅药。诸药合用，以祛风湿，活血止痛。方中含有毒性成分生草乌、生川乌，不宜与含有半夏、瓜蒌、贝母、白蔹、白及的中成药联合使用。

## （二）功效特点

伤湿止痛膏可祛风湿、活血止痛，用于风湿性关节炎，关节、肌肉痛，扭伤等的治疗。

## （三）使用特点

1. **规格**　每贴 7 厘米 ×10 厘米。

2. **用法用量**　本品含有毒性成分生草乌、生川乌、生马钱子，外用不宜超过 4 贴 / 日。

**3. 禁忌证** 皮肤破溃或感染处禁用。

**4. 注意事项** 孕妇慎用；本品不宜长期或大面积使用，若用药后皮肤过敏，出现瘙痒、皮疹等现象，应停止使用，症状严重者应及时就医。

## （四）处方案例点评 1

处方 1：×××× 医院医疗保险处方　医保内处方

定点医疗机构编码：××××

| 科室名称：骨科 | 日期：×××× | | 药物金额：×× | | |
|---|---|---|---|---|---|
| 姓名：×× | 性别：女 | | 年龄：28 岁 | | 病历号：×× |

| 临床诊断： | **R**：药品名称和规格 | 单次用量 | 用法 | 频次 | 数量 |
|---|---|---|---|---|---|
| 腰痛 | 伤湿止痛膏（每贴 7 厘米 ×10 厘米） | 4 贴 | 外用 | 2 次 / 日 | 8 盒 |
| 妊娠期 | 医师签名：×× | | | | |

审核 / 调配签名：××　　　　　　核对 / 发药签名：××

1. 请遵医嘱用药；2. 请在窗口点清药品；3. 处方当日有效；4. 发出药品不予退换。

**1. 处方判定** 该处方属于用药不适宜处方中的遴选的药品不适宜和用法用量不适宜。

**2. 处方分析** 伤湿止痛膏为含毒中成药，故其说明书注意事项中明确指出孕妇慎用，该患者为孕妇，处方开具伤湿止痛膏，故判定为用药不适宜处方中的遴选的药品不适宜。伤湿止痛膏说明书用法用量提示本品外用不应超过 4 贴 / 日，但该处方用法用量为外用 4 贴 / 次，2 次 / 日，用量过大，故该处方可判定为用法用量不适宜。

**3. 药师建议** 患者为特殊人群中的孕妇，故不宜使用伤湿止痛膏。伤湿祛痛膏含有毒性成分，处方中 4 贴 / 次、2 次 / 日的用量明显过大，建议立即停用。

## （五）处方案例点评 2

处方 2：×××× 医院医疗保险处方　医保内处方

定点医疗机构编码：××××

| 科室名称：全科 | 日期：×××× | | 药物金额：×× | | |
|---|---|---|---|---|---|
| 姓名：×× | 性别：男 | | 年龄：56 岁 | | 病历号：×× |

| 临床诊断： | **R**：药品名称和规格 | 单次用量 | 用法 | 频次 | 数量 |
|---|---|---|---|---|---|
| 关节肿痛 | 附桂骨痛颗粒（5 克 / 袋） | 1 袋 | 口服 | 1 次 / 日 | 2 盒 |
| （风寒湿痹证） | 伤湿止痛膏（每贴 7 厘米 ×10 厘米） | 2 贴 | 外用 | 1 次 / 日 | 3 盒 |
| 咳嗽 | 橘红痰咳煎膏（200 克 / 瓶） | 20 克 | 口服 | 3 次 / 日 | 2 瓶 |
| | 医师签名：×× | | | | |

审核 / 调配签名：××　　　　　　核对 / 发药签名：××

1. 请遵医嘱用药；2. 请在窗口点清药品；3. 处方当日有效；4. 发出药品不予退换。

1. **处方判定**　该处方属于合理处方。

2. **处方分析**　伤湿止痛膏与附桂骨痛颗粒皆可祛风胜湿、通络止痛，治疗关节肿痛等，且两药的组成成分中都有含乌头碱成分的毒性中药，但两药的给药途径不同，且均做减量处理（伤湿止痛膏 2 贴 / 日，附桂骨痛颗粒 1 袋 / 日，不足说明书日常用量的1/2），可不认定为重复用药。另外，治疗咳嗽的药物橘红痰咳煎膏中含有半夏，与含有川乌的伤湿止痛膏和附桂骨痛颗粒合用，属于中成药联用之间的"十八反"。但由于存在争议，中成药之间因成分违反十八反、十九畏的情况，不建议视为配伍禁忌，建议加强监测。

3. **药师建议**　建议用药期间密切监测患者咳嗽次数、是否咽痛、骨关节痛缓解情况等。只要关节痛得到缓解，则停用附桂骨痛颗粒。从诊断角度看，患者咳嗽为寒证的可能性大，如果出现入里化热的情况，应停用附桂骨痛颗粒，并更换治疗咳嗽的中成药。

参考文献

[1] 何忠文，何平文. 附子、川乌、草乌中毒12例辨析［J］. 江西中医学院学报，2000（2）：7.

[2] 卢中秋，胡国新. 乌头碱急性中毒及诊治研究现状［J］. 中国中西医结合急救杂志，2005（2）：56-58.

[3] 刘刚，邱俏檬，卢中秋，等. 急性草乌中毒兔血浆毒性成分及组织病理学改变的研究［J］. 中国中西医结合急救杂志，2008（4）：198-200.

[4] 宿树兰，段金廒，李文林. 基于物质基础探讨中药"十八反"配伍致毒／增毒机制［J］. 中国实验方剂学杂志，2010（1）：130-136.

三、伤科灵喷雾剂

## （一）组成特点

伤科灵喷雾剂由抓地虎、见血飞、铁筷子、白及、马鞭草、草乌、仙鹤草、山豆根、莪术、三棱组成。抓地虎清热解毒，可用于毒蛇咬伤；见血飞祛风散寒、活血舒筋、镇痛；铁筷子清热解毒、活血散瘀、消肿止痛；白及收敛止血、消肿生肌；马鞭草活血散瘀、利水消肿；草乌祛风除湿、温经止痛；仙鹤草收敛止血；山豆根清热解毒、消肿利咽；莪术破血行气、消积止痛；三棱破血行气、消积止痛。多药合用，共奏清热凉血、活血化瘀、消肿止痛之效。方中含有毒性中药制草乌，不宜与含有半夏、瓜蒌、贝母、白蔹、白及的中成药联合使用。

## （二）功效特点

伤科灵喷雾剂可清热凉血、活血化瘀、消肿止痛，用于软组织损伤、Ⅱ度烧烫伤、湿疹、疱疹。

### （三）使用特点

1. **规格** 50 毫升 / 瓶。

2. **用量用法** 外用，用时将喷头对准患处，在距患处 15～20 厘米时连续按压喷头顶部，使药液均匀喷至患处。对软组织损伤所致皮肤瘀血、肿胀、疼痛等，可直接喷于患处或将药液喷于药棉上，将药棉贴于患处，每日 2～6 次。对新烧烫伤创面，连续喷药 3～4 次即可止痛，如有水疱，将其刺破，疱皮不须剥落。止痛后，每日用药 2～6 次，视其轻重，每日可多喷数次，至痂皮脱落痊愈。

3. **禁忌证** 孕妇禁用，皮肤破溃处禁用。

4. **注意事项** 对乙醇过敏者慎用。本品不宜长期或大面积使用，用药后皮肤过敏者应停止使用，症状严重者（出现局部红肿、疼痛、活动受限等不适症状或创面有脓苔者），应及时去医院就诊。

### （四）处方案例点评 1

| 处方 1：×××× 医院医疗保险处方 医保内处方 | | | | | |
|---|---|---|---|---|---|
| 定点医疗机构编码：×××× | | | | | |
| 科室名称：骨科 | 日期：×××× | | 药物金额：×× | | |
| 姓名：×× | 性别：女 | | 年龄：21 岁 | | 病历号：×× |
| **临床诊断：**<br>烧伤（Ⅱ度） | **R：**药品名称和规格<br>伤科灵喷雾剂（50 毫升 / 瓶）<br>医师签名：×× | 单次用量<br>10 毫升 | 用法<br>外用喷患处 | 频次<br>6 次 / 日 | 数量<br>3 瓶 |
| 审核 / 调配签名：×× | | 核对 / 发药签名：×× | | | |
| 1. 请遵医嘱用药；2. 请在窗口点清药品；3. 处方当日有效；4. 发出药品不予退换。 | | | | | |

1. **处方判定** 该处方属于用药不适宜处方中的用法用量不适宜。

2. **处方分析** 伤科灵喷雾剂属于含毒中成药，说明书用法用量为：外用，将喷头对准患处，在距患处 15～20 厘米时连续按压喷头顶部，使药液均匀喷至患处；对新烧烫伤创面，连续喷药 3～4 次即可止痛，如有水疱，将其刺破，疱皮不须剥落，止痛后，每日用药 2～6 次，视其轻重，每日可多喷数次，至痂皮脱落痊愈。本品不宜长期或大面积使用，该处方用法用量为外用 10 毫升 / 次，6 次 / 日，用量过大，可判定为用法用量不适宜。

3. **药师建议** 伤科灵喷雾剂含有毒性成分草乌，其 10 毫升 / 次、6 次 / 日的用量明显过大，存在较高的中毒风险。建议调整用量为 1～2 喷 / 次，2～6 次 / 日。

## （五）处方案例点评 2

处方 2：×××× 医院医疗保险处方　医保内处方

定点医疗机构编码：××××

| 科室名称：全科 | 日期：×××× | | 药物金额：×× | | |
| 姓名：×× | 性别：女 | | 年龄：12 岁 | | 病历号：×× |

| 临床诊断：<br>湿疹 | R：药品名称和规格<br>伤科灵喷雾剂（50 毫升 / 瓶） | 单次用量<br>2 毫升 | 用法<br>喷患处 | 频次<br>3 次 / 日 | 数量<br>2 瓶 |
| | 医师签名：×× | | | | |

审核 / 调配签名：××　　　　　　　核对 / 发药签名：××

1. 请遵医嘱用药；2. 请在窗口点清药品；3. 处方当日有效；4. 发出药品不予退换。

1. **处方判定**　该处方属于用药不适宜处方中的遴选的药品不适宜。

2. **处方分析**　伤科灵喷雾剂可清热凉血、活血化瘀、消肿止痛，用于软组织损伤、Ⅱ度烧烫伤、湿疹、疱疹。伤科灵喷雾剂含有毒性成分草乌，该患者为 12 岁女童，属于用药特殊人群中的儿童，若只是单纯的湿疹，应尽可能选择儿童专用的中成药，并按照说明书要求选择合适的用法用量；选择非儿童专用中成药时，应尽量选择安全性较高的药物，并进行用法用量折算。该 12 岁患者临床诊断仅为湿疹，无须选择含毒性成分草乌的中成药伤科灵喷雾剂，故可点评为用药不适宜处方中的遴选的药品不适宜。

3. **药师建议**　建议停用伤科灵喷雾剂，选用儿童专用药儿肤康搽剂，每次取药约 30毫升，涂擦患处，轻揉 2～3 分钟后，用温水冲洗干净，2～3 次 / 日。

参考文献

[1] 陈凯，唐昌俊. 伤科灵喷雾剂治疗烧烫伤 512 例临床观察 ［J］. 现代临床医学，2007，33（1）：30-31.

[2] 唐文华. 伤科灵喷雾剂治疗深Ⅱ度烧烫伤残余创面 73 例临床护理 ［J］. 齐鲁护理杂志，2008（22）：122-123.

[3] 刘刚，邱俏檬，卢中秋，等. 急性草乌中毒兔血浆毒性成分及组织病理学改变的研究 ［J］. 中国中西医结合急救杂志，2008，15（4）：198-200.

[4] 卢中秋，胡国新. 乌头碱急性中毒及诊治研究现状 ［J］. 中国中西医结合急救杂志，2005（2）：56-58.

# 四、千山活血膏

## （一）组成特点

千山活血膏由土鳖虫、大黄、三七、延胡索、血竭、续断、黄柏、乳香、没药、儿茶、细辛、千年健、山慈菇、泽泻、山羊角、木香、白及、白芷、桂枝、羌活组成，辅料为红丹、芝麻油。方中土鳖虫具有破血逐瘀、续筋接骨的功效；大黄具有攻积滞、清湿热、泻火、凉血、祛瘀、解毒等功效；三七可止血、活血、定痛；血竭活血散瘀、定痛止血、敛疮生肌。全方共奏活血化瘀、舒筋活络、消肿止痛之功。

### （二）功效特点

千山活血膏能够活血化瘀、舒筋活络、消肿止痛，用于肌肤和关节肿胀、疼痛、活动不利，以及跌打损伤等。现代临床常用于膝骨关节病、风湿性关节炎等的治疗。

### （三）使用特点

1. **规格**　5克/贴。

2. **用法用量**　本品为外用药，禁止内服，使用时将膏药加温软化后贴于患处或相关穴位上。

3. **禁忌证**　千山活血膏含有土鳖虫、三七、大黄、血竭等药物，能够破血逐瘀、泻下，故孕妇禁用。

4. **注意事项**　本品不宜长期或大面积使用，若用药后皮肤过敏，出现瘙痒、皮疹等现象，应停止使用，症状严重者应及时去医院就诊。

### （四）处方案例点评1

| 处方1：××××医院医疗保险处方　医保内处方 | | | | | |
|---|---|---|---|---|---|
| 定点医疗机构编码：×××× | | | | | |
| 科室名称：骨科 | | 日期：×××× | | 药物金额：×× | |
| 姓名：×× | | 性别：男 | | 年龄：63岁 | 病历号：×× |
| **临床诊断：**<br>风湿性关节炎 | **R：药品名称和规格**<br>千山活血膏（5克/贴） | | 单次用量<br>7贴 | 用法<br>外用 | 频次<br>2次/日 |数量<br>8盒 |
| | 医师签名：×× | | | | |
| 审核/调配签名：×× | | 核对/发药签名：×× | | | |
| 1. 请遵医嘱用药；2. 请在窗口点清药品；3. 处方当日有效；4. 发出药品不予退换。 | | | | | |

1. **处方判定**　该处方属于用药不适宜处方中的用法用量不适宜以及不规范处方中的临床诊断书写不全。

2. **处方分析**　根据《北京地区基层医疗机构中成药处方点评共识报告（2018版）》，一般的中药外用贴膏剂，单次用量不宜超过2贴、一日总量不宜超过4贴；对于含铅基质的外用贴膏剂，由于铅蓄积的问题，使用应更加谨慎。该处方用法用量为外用7贴/次，

2次/日，用量过大，故可点评为用法用量不适宜。此外，该处方中无中医辨证分型，故属于不规范处方中的临床诊断书写不全。

**3. 药师建议**　千山活血膏中含有铅基质，其7贴/次、2次/日的用量明显过大，存在较高的中毒风险。建议将用量调整为2贴/次，1次/日。

## （五）处方案例点评2

<table>
<tr><td colspan="6" align="center">处方2：××××医院医疗保险处方　医保内处方</td></tr>
<tr><td colspan="6">定点医疗机构编码：××××</td></tr>
<tr><td colspan="2">科室名称：全科</td><td colspan="2">日期：××××</td><td colspan="2">药物金额：××</td></tr>
<tr><td colspan="2">姓名：××</td><td colspan="2">性别：女</td><td>年龄：39岁</td><td>病历号：××</td></tr>
<tr><td>临床诊断：<br>膝关节扭伤<br>腰腿痛</td><td>R：药品名称和规格<br>千山活血膏（5克/贴）<br>通络祛痛膏（1.2克/贴）<br>消痛贴膏</td><td>单次用量<br>4贴<br>4贴<br>4贴</td><td>用法<br>外用<br>外用<br>外用</td><td>频次<br>3次/日<br>3次/日<br>3次/日</td><td>数量<br>3盒<br>3盒<br>3盒</td></tr>
<tr><td></td><td colspan="5">医师签名：××</td></tr>
<tr><td colspan="3">审核/调配签名：××</td><td colspan="3">核对/发药签名：××</td></tr>
<tr><td colspan="6">1. 请遵医嘱用药；2. 请在窗口点清药品；3. 处方当日有效；4. 发出药品不予退换。</td></tr>
</table>

**1. 处方判定**　该处方属于用药不适宜处方中的重复用药、用法用量不适宜，以及不规范处方中的临床诊断书写不全。

**2. 处方分析**　千山活血膏可活血化瘀、舒筋活络、消肿止痛，用于肌肤和关节肿胀、疼痛、活动不利，以及跌打损伤，腰膝部骨性关节炎见上述症状者。通络祛痛膏可活血通络、散寒除湿、消肿止痛，用于腰膝部骨关节炎属瘀血停滞、寒湿阻络者。消痛贴膏可活血化瘀、消肿止痛，用于急慢性扭挫伤、跌打瘀痛、骨质增生、风湿及类风湿性疼痛、落枕、肩周炎、腰肌劳损和陈旧性伤痛。三种外用药品均含有辛温毒烈的中药，虽然使用部位不同，但药物成分可通过透皮吸收进入体内，三药联用存在较大的不良反应风险，故该处方可点评为用药不适宜处方中的重复用药。同时，一般的中药外用贴膏剂，单次用量不宜超过2贴，一日总量不宜超过4贴；该处方中所有的外用药物用量为4贴/次，3次/日，用量过大。故该处方可点评为用药不适宜处方中的用法用量不适宜。此外，该处方中无中医辨证分型，故属于不规范处方中的临床诊断书写不全。

**3. 药师建议**　建议选择三种贴膏剂中的一种即可，用量为2贴/次，1次/日。

## （六）合理用药提示

千山活血膏与其他膏药最大的不同，在于其成分中的红丹。红丹就是铅丹，是传统黑膏药制作过程中必不可少的成分，也是黑膏药成形的基质。但是，铅丹毕竟是毒性中药，应用不当可能会造成中毒。所以，皮肤破损处不能使用，也不宜大量或长期使用，而是应该尽可能减少用药面积和频次，达到预期的治疗目的即可。

参考文献

［1］石少辉，陆冬舰，孙强，等. 千山活血膏治疗急性踝关节扭伤的疗效分析［J］. 航空航天医学杂志，2011（7）：803-804.

［2］陈莲珍，李海涛，赵蕊. 妊娠禁用及慎用中成药调查研究［J］. 中国药学杂志，2009（24）：111-113.

［3］游燕. 中药在妊娠期的安全应用探讨［J］. 陕西中医学院学报，2010（2）：62-63.

［4］张瑞丽，王景红，苏爽，等. 中成药在孕妇中使用的安全性研究［J］. 临床药学治疗杂志，2017（9）：44-47.

# 五、复方南星止痛膏

## （一）组成特点

复方南星止痛膏由生天南星、生川乌、丁香、肉桂、白芷、细辛、川芎、徐长卿、乳香（制）、没药（制）、樟脑、冰片组成。辅料为松香、石蜡、凡士林、液体石蜡、水杨酸甲酯。该方以生天南星、生川乌祛风通络，消肿止痛，为君药。丁香、肉桂、白芷、细辛温经活络止痛，川芎、徐长卿、乳香、没药等活血濡脉，为臣药。全方共奏祛风散湿、温经止痛之功。

## （二）功效特点

复方南星止痛膏能够散寒除湿、活血止痛，用于寒湿瘀阻所致的关节疼痛、肿胀、活动不利，遇寒加重。临床上常用于慢性膝关节滑膜炎、颈型颈椎病、骨关节炎的治疗。

## （三）使用特点

1. **规格**　每贴 10 厘米 × 13 厘米。

2. **用法用量**　外贴，禁止内服。使用时，选最痛部位，最多贴 3 个部位，贴 24 小时，隔日 1 次，共贴 3 次。

3. **不良反应**　个别患者贴药处可出现局部皮肤发红发痒、小水疱。

4. **禁忌证**　孕妇禁用。

5. **注意事项** 复方南星止痛膏含生天南星、生川乌，不宜超量使用；因含天南星，故不宜与牵牛子同用；含有生川乌，不宜与含有半夏、瓜蒌、贝母、白蔹、白及的中成药联合使用。

### （四）处方案例点评 1

| 处方 1：×××× 医院医疗保险处方 医保内处方 | | | | | |
|---|---|---|---|---|---|
| 定点医疗机构编码：×××× | | | | | |
| 科室名称：内科 | | 日期：×××× | 药物金额：×× | | |
| 姓名：×× | | 性别：男 | 年龄：61 岁 | | 病历号：×× |
| **临床诊断：**<br>骨关节病 | **R：药品名称和规格**<br>复方南星止痛膏（每贴 10 厘米 ×13 厘米）<br>医师签名：×× | 单次用量<br>4 贴 | 用法<br>外用 | 频次<br>1 次 / 日 | 数量<br>2 盒 |
| 审核 / 调配签名：×× | | 核对 / 发药签名：×× | | | |
| 1. 请遵医嘱用药；2. 请在窗口点清药品；3. 处方当日有效；4. 发出药品不予退换。 | | | | | |

1. **处方判定** 该处方属于用药不适宜处方中的用法用量不适宜以及不规范处方中的临床诊断书写不全。

2. **处方分析** 复方南星止痛膏属于含毒中成药，说明书的用法用量为：外贴，选最痛部位，最多贴 3 个部位，贴 24 小时，隔日 1 次，共贴 3 次。该处方用量为每日 1 次，每次4 贴，超过说明书的日最大剂量，可点评为用药不适宜处方中的用法用量不适宜。此外，该处方中无中医辨证分型，故属于不规范处方中的临床诊断书写不全。

3. **药师建议** 复方南星止痛膏含有毒性药物生天南星和生川乌，过量使用有较高的中毒风险，建议严格按照说明书用法用量使用。

### （五）处方案例点评 2

| 处方 2：×××× 医院医疗保险处方 医保内处方 | | | | | |
|---|---|---|---|---|---|
| 定点医疗机构编码：×××× | | | | | |
| 科室名称：中医科 | | 日期：×××× | 药物金额：×× | | |
| 姓名：×× | | 性别：女 | 年龄：59 岁 | | 病历号：×× |
| **临床诊断：**<br>骨关节病 | **R：药品名称和规格**<br>复方南星止痛膏（每贴 10 厘米 ×13 厘米）<br>通络祛痛膏（每贴 7 厘米 ×10 厘米）<br>医师签名：×× | 单次用量<br>2 贴<br>2 贴 | 用法<br>外用<br>外用 | 频次<br>1 次 / 日<br>1 次 / 日 | 数量<br>3 盒<br>3 盒 |
| 审核 / 调配签名：×× | | 核对 / 发药签名：×× | | | |
| 1. 请遵医嘱用药；2. 请在窗口点清药品；3. 处方当日有效；4. 发出药品不予退换。 | | | | | |

1. **处方判定** 该处方属于用药不适宜处方中的重复用药以及不规范处方中的临床诊断书写不全。

2. **处方分析** 复方南星止痛膏可散寒除湿、活血止痛，用于寒湿瘀阻所致的关节疼痛、肿胀、活动不利，遇寒加重。通络祛痛膏可活血通络、散寒除湿、消肿止痛，用于腰膝部骨关节炎属瘀血停滞、寒湿阻络者。二药治疗目的相同，均为治疗骨关节病的用药，且均含有辛温毒烈的中药，合用有较高的中毒风险，可点评为用药不适宜处方中的重复用药。此外，该处方中无中医辨证分型，故属于不规范处方中的临床诊断书写不全。

3. **药师建议** 建议只选其中一种中成药使用。

参考文献

［1］陈荣明，姜淼，殷书梅，等. 复方南星止痛膏对甲醛等致炎性疼痛模型大鼠止痛作用及c-fos表达的影响［J］. 世界中西医结合杂志，2008，3（8）：454-456.

［2］倪明，黄文伟. 复方南星止痛膏对膝骨性关节炎（寒湿瘀阻证）抗炎止痛作用的研究［J］. 新中医，2010，42（4）：35-36.

［3］陈永强，吴军豪，姚宏明，等. 复方南星止痛膏治疗寒湿瘀阻型骨关节炎249例临床研究［J］. 上海中医药杂志，2010，44（12）：59-61.

［4］林强，吕燃，谢杰伟. 复方南星止痛膏治疗颈型颈椎病35例疗效观察［J］. 新中医，2007，39（8）：46-47.

［5］陈树清，孙保国，周厚明，等. 活血利水中药联合复方南星止痛膏治疗慢性膝关节滑膜炎的病例对照研究［J］. 中国骨伤，2012，25（4）：283-286.

［6］胡晨，陈荣明，殷书梅，等. 复方南星止痛膏的镇痛作用观察及机理探讨［J］. 南京中医药大学学报，2009，25（2）：140-142.

**六、麝香壮骨膏**

## （一）组成特点

麝香壮骨膏由药材浸膏（八角茴香、山柰、生川乌、生草乌、麻黄、白芷、苍术、当归、干姜）、人工麝香、薄荷脑、水杨酸甲酯、硫酸软骨素、冰片、盐酸苯海拉明、樟脑组成。本方为中西药复方制剂，方中药材浸膏具有祛风除湿、散寒止痛、活血行气之功效。麝香、薄荷脑、樟脑、冰片辛香走窜，行气通滞，祛风止痛。水杨酸甲酯外用解痉止痛，盐酸苯海拉明抗炎、抗过敏，硫酸软骨素抗凝，外用以促进局部血液循环。上药合用，共奏祛风除湿、消肿止痛之功。

### （二）功效特点

麝香壮骨膏能够镇痛、消炎，临床上常用于风湿痛、关节痛、腰痛、肌肉酸痛等的治疗。

### （三）使用特点

1. **规格** 每贴 6.5 厘米 ×9.5 厘米。

2. **用法用量** 使用时应严格遵循说明书要求：外用，贴患处，将患处皮肤表面洗净、擦干，撕去覆盖在膏布上的隔离层，将膏面贴于患处的皮肤上，天冷时可辅以按摩与热敷。

3. **不良反应** 使用后偶见皮肤红痒。

4. **禁忌证** 孕妇禁用；开放性伤口忌用。

5. **注意事项** 有皮肤病者慎用。麝香壮骨膏中含有毒性中药生川乌和生草乌，不宜与含有半夏、瓜蒌、贝母、白蔹、白及的中成药联合使用。

### （四）处方案例点评 1

处方 1：××××医院医疗保险处方　医保内处方

定点医疗机构编码：××××

| 科室名称：内科 | 日期：×××× | 药物金额：×× | | |
| 姓名：×× | 性别：女 | 年龄：65 岁 | | 病历号：×× |

| 临床诊断：<br>骨关节炎 | R：药品名称和规格 | 单次用量 | 用法 | 频次 | 数量 |
| --- | --- | --- | --- | --- | --- |
| | 祛风止痛胶囊（0.3 克/粒） | 8 粒 | 口服 | 2 次/日 | 3 盒 |
| | 麝香壮骨膏（每贴 6.5 厘米 ×9.5 厘米） | 2 贴 | 外用 | 2 次/日 | 2 盒 |
| | 伤湿止痛膏（每贴 7 厘米 ×10 厘米） | 2 贴 | 外用 | 2 次/日 | 2 盒 |
| | 医师签名：×× | | | | |

审核/调配签名：××　　　　　　核对/发药签名：××

1. 请遵医嘱用药；2. 请在窗口点清药品；3. 处方当日有效；4. 发出药品不予退换。

1. **处方判定** 该处方属于用药不适宜处方中的用法用量不适宜、重复用药，以及不规范处方中的临床诊断书写不全。

2. **处方分析** 祛风止痛胶囊属于含毒中成药，其说明书用量为 6 粒/次，2 次/日，该处方用量为 8 粒/次，2 次/日，可点评为用药不适宜处方中的用法用量不适宜。该处方中三种药物均可治疗骨关节炎，且均含毒性成分乌头碱，可点评为用药不适宜处方中的重复用药。此外，该处方中无中医辨证分型，故属于不规范处方中的临床诊断书写不全。

3．**药师建议** 祛风止痛胶囊单次用量偏大，且麝香壮骨膏和伤湿止痛膏均含有生川乌和生草乌，祛风止痛胶囊含有制草乌，三药合用且未减量，有较大的乌头碱中毒风险，建议外用药从麝香壮骨膏与伤湿止痛膏中选择一种即可，内服药祛风止痛胶囊用量调整为6粒／次，2次／日。

## （五）处方案例点评2

| 处方2：××××医院医疗保险处方　医保内处方 | | | | | |
|---|---|---|---|---|---|
| 定点医疗机构编码：×××× | | | | | |
| 科室名称：内科 | | 日期：×××× | | 药物金额：×× | |
| 姓名：×× | | 性别：男 | | 年龄：61岁 | 病历号：×× |
| **临床诊断：** | **R：药品名称和规格** | 单次用量 | 用法 | 频次 | 数量 |
| 骨关节炎 | 麝香壮骨膏（每贴6.5厘米×9.5厘米） | 2贴 | 外用 | 1次／日 | 2盒 |
| 急性咽炎 | 清开灵口服液（150毫升／瓶） | 20毫升 | 口服 | 2次／日 | 2瓶 |
| | 医师签名：×× | | | | |
| 审核／调配签名：×× | | 核对／发药签名：×× | | | |
| 1．请遵医嘱用药；2．请在窗口点清药品；3．处方当日有效；4．发出药品不予退换。 | | | | | |

1．**处方判定** 该处方属于用药不适宜处方中的联合用药不适宜以及不规范处方中的临床诊断书写不全。

2．**处方分析** 麝香壮骨膏可镇痛、消炎，其中成分多为温热性中药，如八角茴香、生川乌、生草乌等；清开灵口服液功效清热解毒，其中成分多为寒凉性中药，如珍珠母、栀子等。二药联合使用有寒热冲突的风险，故该处方可点评为用药不适宜处方中的联合用药不适宜。此外，该处方中无中医辨证分型，故属于不规范处方中的临床诊断书写不全。

3．**药师建议** 建议先停用麝香壮骨膏，待急性咽炎痊愈后，再继续使用。

### 参考文献

[1] 刘翔，孙飞．气相法测定麝香壮骨膏中樟脑、薄荷脑、冰片、水杨酸甲酯含量［J］．中成药，2009，31（2）：231-234.

[2] 孙晓梅，代东梅，常雪灵．GC法同时测定麝香壮骨膏中樟脑、薄荷脑、冰片和水杨酸甲酯的含量

［J］. 中成药，2007，29（7）：1004-1008.

［3］王通州，朱山寅，周其英. 麝香壮骨膏质量标准的初步研究［J］. 中成药. 1997，19（6）：45-46.

# 七、通络祛痛膏

## （一）组成特点

通络祛痛膏由当归、川芎、红花、山柰、花椒、胡椒、丁香、肉桂、荜茇、干姜、大黄、樟脑、冰片、薄荷脑组成。方中当归补血活血、通脉止痛；川芎活血行气、祛风止痛；红花活血通经、祛瘀止痛。三药合用，活血通络、消肿止痛，共为君药。山柰温中定痛；花椒、胡椒，温中散寒、下气止痛；丁香温中暖肾、行气止痛；肉桂散寒止痛、补火壮阳、温经止痛；干姜温中逐寒、回阳通脉；荜茇温中散寒止痛。七药合以辅助君药温经散寒、通络止痛，以祛经脉筋骨之寒湿邪气，共为臣药。大黄逐瘀通经、凉血消肿，兼可佐制辛热温燥之品耗伤阴津。薄荷脑祛湿疏风止痛，冰片开散郁火、消肿止痛，樟脑消肿止痛，三药走窜，外达肌表，内透筋骨，与大黄共为佐使药。诸药合用，共收活血通络、散寒除湿、消肿止痛之功。

## （二）功效特点

通络祛痛膏能够活血通络、散寒除湿、消肿止痛，用于腰膝部骨关节炎属瘀血停滞、寒湿阻络者，症见关节刺痛或钝痛、关节僵硬、屈伸不利、畏寒肢冷。

## （三）使用特点

1. **规格**　每贴 7 厘米 ×10 厘米。

2. **用法用量**　外贴患处，1～2 贴 / 次，1 次 / 日，每次贴敷不宜超过 12 小时，以防止贴敷处出现过敏反应。

3. **不良反应**　使用后偶见皮肤瘙痒、潮红、皮疹。

4. **禁忌证**　皮肤破损处忌用。

5. **注意事项**　通络祛痛膏含有当归、川芎、红花等多味活血化瘀药，孕妇慎用。

### （四）处方案例点评 1

| 处方 1：××××医院医疗保险处方　医保内处方 |
| --- |

定点医疗机构编码：××××

科室名称：内科　　　　　　日期：××××　　　　　　药物金额：××

姓名：××　　　　　　　　性别：男　　　　　　　　年龄：80 岁　　　　　　　　病历号：××

| 临床诊断： | R：药品名称和规格 | 单次用量 | 用法 | 频次 | 数量 |
| --- | --- | --- | --- | --- | --- |
| 消化不良 | 通络祛痛膏（每贴 7 厘米 ×10 厘米） | 5 贴 | 外用 | 1 次 / 日 | 5 盒 |
| 过敏性鼻炎 | 卤米松乳膏（15 克 / 支） | 2 克 | 外用 | 2 次 / 日 | 2 支 |
| 骨关节病 | 地衣芽孢杆菌活菌胶囊（0.25 克 / 粒） | 2 粒 | 口服 | 3 次 / 日 | 1 盒 |
|  | 医师签名：×× | | | | |

审核 / 调配签名：××　　　　　　　　核对 / 发药签名：××

1. 请遵医嘱用药；2. 请在窗口点清药品；3. 处方当日有效；4. 发出药品不予退换。

1. **处方判定**　该处方属于用药不适宜处方中的用法用量不适宜以及不规范处方中的临床诊断书写不全。

2. **处方分析**　通络祛痛膏说明书用法用量为外贴患处，1～2 贴 / 次，1 次 / 日，该处方用量为 5 贴 / 次，1 次 / 日，超过说明书的日最大剂量。可点评为用药不适宜处方中的用法用量不适宜。此外，该处方中无中医辨证分型，故属于不规范处方中的临床诊断书写不全。

3. **药师建议**　80 岁男性患者因消化不良、过敏性鼻炎、骨关节病，选用通络祛痛膏卤米松乳膏、地衣芽孢杆菌胶囊，用药皆对证，但通络祛痛膏的单次用量过大。通络祛痛膏含有多种药性较为峻烈的化瘀药，且患者为 80 岁高龄的老人，故使用时建议严格遵循说明书用法用量，1～2 贴 / 次，1 次 / 日。

### （五）处方案例点评 2

| 处方 2：××××医院医疗保险处方　医保内处方 |
| --- |

定点医疗机构编码：××××

科室名称：内科　　　　　　日期：××××　　　　　　药物金额：××

姓名：××　　　　　　　　性别：女　　　　　　　　年龄：57 岁　　　　　　　　病历号：××

| 临床诊断： | R：药品名称和规格 | 单次用量 | 用法 | 频次 | 数量 |
| --- | --- | --- | --- | --- | --- |
| 骨关节病 | 通络祛痛膏（每贴 7 厘米 ×10 厘米） | 2 贴 | 外用 | 1 次 / 日 | 2 盒 |
|  | 狗皮膏（每贴 8 厘米 ×4.5 厘米） | 4 贴 | 外用 | 1 次 / 日 | 3 盒 |
|  | 医师签名：×× | | | | |

审核 / 调配签名：××　　　　　　　　核对 / 发药签名：××

1. 请遵医嘱用药；2. 请在窗口点清药品；3. 处方当日有效；4. 发出药品不予退换。

1. **处方判定**　该处方属于用药不适宜处方中的重复用药。

2. **处方分析**　通络祛痛膏可活血通络、散寒除湿、消肿止痛，用于腰膝部骨关节炎属瘀血停滞、寒湿阻络者。狗皮膏可祛风散寒、活血止痛，用于风寒湿邪、气血瘀滞所致的痹病，或寒湿瘀滞所致的脘腹冷痛、行经腹痛、寒湿带下、积聚痞块。两种中成药的治疗目的相同，均为治疗骨关节病的药物，且两种药物均含有辛温毒烈的中药，同用且未减量，存在较大的不良反应风险，可点评为用药不适宜处方中的重复用药。

3. **药师建议**　57 岁女性患者，因骨关节病选用通络祛痛膏和狗皮膏，用药对证但重复。虽然两种中成药的主要成分不尽相同，但均含有辛温毒烈的中药，两药合用存在较大的不良反应风险，建议停用其中一种，只选择其中一种药物治疗即可。

**参考文献**

[1] 郭立，江开勇，邵庆芳. 通络祛痛膏药材挥发油提取工艺研究 [J]. 河南大学学报，2008，27（3）：38-40.

[2] 陈薇，张晨. 通络祛痛膏治疗膝关节骨性关节炎风湿瘀阻证临床观察 [J]. 长春中医药大学学报，2016，32（2）：355-357.

[3] 李彦超，宋汉敏，李振国. GC 法同时测定通络祛痛膏中丁香酚等挥发性组分 [J]. 南京中医药大学学报，2012，28（5）：479-481.

[4] 李彦超，李宜鲜，姚令文，等. GC 法同时测定通络祛痛膏中樟脑、薄荷脑和冰片的含量 [J]. 药物分析杂志，2012，32（4）：672-675.

[5] 姜家书，谢其亮，李敦明. 气相色谱法测定通络祛痛膏中樟脑、薄荷脑和冰片含量 [J]. 中国药业，2014，23（7）：31-32.

# 八、正骨水

## （一）组成特点

正骨水由九龙川、木香、海风藤、土鳖虫、豆豉姜、大皂角、香加皮、莪术、买麻藤、过江龙、香樟、徐长卿、降香、两面针、碎骨木、羊耳菊、虎杖、五味藤、千斤拔、朱砂根、横经席、穿壁风、鹰不扑、草乌、薄荷脑、樟脑组成。方中九龙川、大皂角、买麻藤、过江龙和香樟，祛风除湿、活血散瘀止痛。香加皮、海风藤、豆豉姜、羊耳菊、虎杖、草乌，祛风湿、通经络、止痛。碎骨木、千斤拔、穿壁风、横经席，祛风湿、强腰膝。另加莪术、降香、土鳖虫、五味藤、鹰不扑、朱砂根，活血散瘀止痛。木香理气止痛；徐长卿止痛；两面针活血行气；薄荷脑祛风止痛；樟脑辛香走窜，可温通经脉、行滞止痛。上药合用，共奏活血祛瘀、舒筋活络、消肿止痛之功。方中含有草乌，不宜与含有半夏、瓜蒌、贝母、白蔹、白及的中成药联合使用。

## （二）功效特点

正骨水能够活血祛瘀、舒筋活络、消肿止痛，用于跌打扭伤、骨折脱位等的治疗，以及在体育运动前后消除疲劳。

## （三）使用特点

1. **规格**　12毫升/瓶。

2. **用法用量**　正骨水含有草乌、香加皮，所以在使用时应严格遵循说明书要求：外用，用药液轻搽患处；重症者用药液湿透药棉敷患处1小时，2~3次/日。

3. **不良反应**　使用后偶发皮肤瘙痒、起疹。

4. **禁忌证**　孕妇禁用，血虚无瘀者禁用。

## （四）处方案例点评1

处方1：××××医院医疗保险处方　医保内处方

定点医疗机构编码：××××

| 科室名称：内科 | 日期：×××× | 药物金额：×× | |
|---|---|---|---|
| 姓名：×× | 性别：女 | 年龄：47岁 | 病历号：×× |

| 临床诊断：跌打损伤 | R：药品名称和规格<br>正骨水（12毫升/瓶） | 单次用量<br>1毫升 | 用法<br>口服 | 频次<br>3次/日 | 数量<br>1瓶 |
|---|---|---|---|---|---|
| | 医师签名：×× | | | | |

审核/调配签名：××　　　　核对/发药签名：××
1. 请遵医嘱用药；2. 请在窗口点清药品；3. 处方当日有效；4. 发出药品不予退换。

1. **处方判定**　该处方属于用药不适宜处方中的给药途径不适宜。

2. **处方分析**　正骨水属于含毒中成药，在使用时应严格遵循说明书要求：外用，用药液轻搽患处；重症者用药液湿透药棉敷患处1小时，2~3次/日。该处方用法为口服，1毫升/次，3次/日，所以该处方属于用药不适宜处方中的给药途径不适宜。

3. **药师建议**　正骨水只能外用，不能口服。正骨水含有毒性中药草乌和香加皮，香加皮具有升高血压的作用，大量使用容易导致血压骤升，严重者可致死。建议严格按照说明书要求使用。

## （五）处方案例点评 2

| 处方 2：×××× 医院医疗保险处方　医保内处方 | | | | | |
|---|---|---|---|---|---|
| 定点医疗机构编码：×××× | | | | | |
| 科室名称：内科 | | 日期：×××× | 药物金额：×× | | |
| 姓名：×× | | 性别：男 | 年龄：58 岁 | | 病历号：×× |
| **临床诊断：** | **R:** 药品名称和规格 | | 单次用量 | 用法 | 频次 | 数量 |
| 风湿性关节炎（风寒湿痹证） | 正骨水（12 毫升/瓶） | | 1 毫升 | 外用 | 3 次/日 | 1 瓶 |
| | 医师签名：×× | | | | |
| 审核/调配签名：×× | | 核对/发药签名：×× | | | |
| 1. 请遵医嘱用药；2. 请在窗口点清药品；3. 处方当日有效；4. 发出药品不予退换。 | | | | | |

1. **处方判定**　该处方属于用药不适宜处方中的适应证不适宜。

2. **处方分析**　正骨水功效为活血祛瘀、舒筋活络、消肿止痛，主要用于气滞血瘀所致的跌打扭伤、各种骨折、脱臼等，运动前后搽用，能消除疲劳。该患者为风寒湿痹所致的风湿性关节炎，应选择祛风散寒的中成药，不适合选择活血祛瘀的中成药，故该处方可点评为用药不适宜处方中的适应证不适宜。

3. **药师建议**　建议将正骨水更换为治疗风寒湿痹证的正清风痛宁胶囊，也可使用一些外用中成药，如追风壮骨膏、复方南星止痛膏等。

### 参考文献

[1] 魏国俊，郑恒恒. 损伤胶囊与正骨水治疗慢性软组织损伤疗效比较 [J]. 西部中医药，2013，26（11）：8-10.

[2] 廉南，赵景岚，张俊. 新力正骨水治疗软组织损伤 180 例 [J]. 四川中医，2001，19（9）：40-41.

[3] 何翠薇. 正骨水化学成分气相 - 质谱分析 [J]. 中国实验方剂学杂志，2010，16（6）：93-96.

[4] 陈华英，曾伟. 正骨水与麝香止痛膏对静滴氯化钾致局部疼痛的止痛效果研究 [J]. 护理学报，2008，15（6）：62-63.

[5] 黄国燕. 正骨水在减轻化疗外渗后疼痛的效果观察 [J]. 中外医学研究，2014，12（22）：118-119.

[6] 谭国军，刘德龙，刘波. 正骨水治疗冻疮 41 例 [J]. 中国民间疗法，2011，19（9）：21.

[7] 丁铭，张安桢，王和鸣，等. 实验研究田七正骨水镇痛、抗炎、活血祛瘀作用 [J]. 中成药，1990，12（1）：30-32.

# 第九章 皮肤科中成药

## 一、湿毒清片

### （一）组成特点

湿毒清片由地黄、当归、苦参、白鲜皮、土茯苓、黄芩、丹参、蝉蜕、甘草组成。方中地黄、丹参、苦参，滋阴润燥、养血活血、清热燥湿，共为君药。白鲜皮、蝉蜕、当归，清热、止痒润燥，共为臣药。土茯苓、黄芩，清湿热，共为佐药。甘草补脾益气、调和诸药，是为使药。

### （二）功效特点

湿毒清片能够养血润肤、化湿解毒、祛风止痒，用于皮肤瘙痒属血虚湿蕴皮肤者。临床上用于血虚风燥所致的风瘙痒，以及湿疹（湿重于热型）。有文献报道，湿毒清片对于糖尿病导致的皮肤瘙痒有较好的疗效。

### （三）使用特点

1. **规格** 0.5克/片。
2. **用法用量** 口服，1.5～2克/次，3次/日。
3. **不良反应** 有文献报道，湿毒清片致药物性肝病1例。
4. **禁忌证** 孕妇禁用。
5. **注意事项** 湿毒清片不宜用于红肿疼痛明显的患者。本药成分主要为偏于凉性的药物，所以在用药期间不宜同时服用温热性药物，此外，患处也不宜用热水洗烫。

## （四）处方案例点评 1

处方 1：××××医院医疗保险处方　医保内处方

定点医疗机构编码：××××

| 科室名称：皮肤科 | 日期：×××× | | 药物金额：×× | | |
|---|---|---|---|---|---|
| 姓名：×× | 性别：女 | | 年龄：46 岁 | | 病历号：×× |

| 临床诊断： | R：药品名称和规格 | 单次用量 | 用法 | 频次 | 数量 |
|---|---|---|---|---|---|
| 皮肤瘙痒 | 湿毒清片（0.5 克/片） | 3 片 | 口服 | 3 次/日 | 2 盒 |
| | 消风止痒颗粒（15 克/袋） | 2 袋 | 口服 | 3 次/日 | 2 盒 |
| | 医师签名：×× | | | | |

审核/调配签名：××　　　　　　　　核对/发药签名：××

1. 请遵医嘱用药；2. 请在窗口点清药品；3. 处方当日有效；4. 发出药品不予退换。

1. **处方判定**　该处方属于用药不适宜处方中的重复用药和不规范处方中的临床诊断书写不全。

2. **处方分析**　湿毒清片能够养血润肤、化湿解毒、祛风止痒，用于皮肤瘙痒属血虚湿蕴皮肤者。消风止痒颗粒可消风清热、除湿止痒，主治丘疹样荨麻疹，也用于湿疹、皮肤瘙痒症。两种中成药的功效相似，治疗目的相同，适用证型大体一致，湿毒清片用于血虚湿蕴型瘙痒，消风止痒颗粒用于湿热型瘙痒，且二者均含有当归、地黄、甘草，故可点评为用药不适宜处方中的重复用药。处方缺少中医证型诊断，可判定为临床诊断书写不全。

3. **药师建议**　建议补充中医证型，再选用其中一种中成药治疗。如果患者皮肤瘙痒并伴有大便秘结、小便短赤、口渴心烦等实证，则偏于风湿热盛，建议选用消风止痒胶囊；如果患者皮肤瘙痒并伴有面色淡白或萎黄、唇舌爪甲色淡、头晕眼花、心悸多梦、月经量少、色淡等血虚症状，则偏于血虚风燥，建议选用湿毒清片，同时可以考虑配合八珍丸、乌鸡白凤丸、归脾丸等健脾生血类中成药。

## （五）处方案例点评 2

处方 2：××××医院医疗保险处方　医保内处方

定点医疗机构编码：××××

| 科室名称：皮肤科 | 日期：×××× | | 药物金额：×× | | |
|---|---|---|---|---|---|
| 姓名：×× | 性别：男 | | 年龄：61 岁 | | 病历号：×× |

| 临床诊断： | R：药品名称和规格 | 单次用量 | 用法 | 频次 | 数量 |
|---|---|---|---|---|---|
| 湿疹 | 湿毒清片（0.5 克/片） | 3 片 | 口服 | 3 次/日 | 2 盒 |
| （气虚湿阻证） | 附子理中丸（9 克/丸） | 1 丸 | 口服 | 3 次/日 | 2 盒 |
| | 医师签名：×× | | | | |

审核/调配签名：××　　　　　　　　核对/发药签名：××

1. 请遵医嘱用药；2. 请在窗口点清药品；3. 处方当日有效；4. 发出药品不予退换。

1. **处方判定**　该处方属于用药不适宜处方中的联合用药不适宜和适应证不适宜。

2. **处方分析**　湿毒清片用于血虚风动引起的湿疹瘙痒，方中药物以滋阴清热、养血润燥为主，而患者之湿疹属气虚湿阻证，药证不符，可判定为适应证不适宜。另外，附子理中丸温中健脾，君药为大辛大热的附子，虽然可以用于气虚、阳虚型的脾胃病，但一般不用于治疗皮肤病，且容易耗伤阴血，与湿毒清片滋阴养血的功效相悖，存在药性冲突的风险，可点评为用药不适宜处方中的联合用药不适宜。

3. **药师建议**　如果患者需要配合健脾益胃的药物，建议选用药性相对平和的人参健脾丸、参苓白术丸等药物，不建议选择药性温热的附子理中丸。

### （六）合理用药提示

有人说，阴虚夹湿是最难治的，养阴恐助湿，祛湿恐津亏，只能并举。实际上，湿毒清片就是这样一个养阴与祛湿并举的组方，其中地黄、当归滋阴养血，苦参、白鲜皮和土茯苓清热燥湿，用于血虚湿蕴引起的各种皮肤病，尤其是皮肤瘙痒症。

**参考文献**

[1]赵永林，马晓玲. 湿毒清片致药物性肝病1例［J］. 大家健康（中旬版），2015，9：271-272.

## 二、皮肤康洗液

### （一）组成特点

皮肤康洗液由金银花、蒲公英、马齿苋、土茯苓、蛇床子、白鲜皮、赤芍、地榆、大黄、甘草组成。金银花、蒲公英、蛇床子清热解毒，除湿杀虫，为君药。赤芍、地榆、大黄、马齿苋四药清热凉血，解毒，共为臣药。土茯苓、白鲜皮祛湿，共为佐药。甘草补脾清热，调和诸药，为使药。

### （二）功效特点

皮肤康洗液可以清热解毒、凉血除湿、杀虫止痒，用于湿热蕴阻所致的湿疮、阴痒。临床常用于急性湿疹、亚急性湿疹、霉菌性外阴阴道炎、滴虫性阴道炎所致外阴瘙痒等的治疗。

## （三）使用特点

1. **规格**　50毫升/瓶。

2. **用法用量**　外用。皮肤湿疹者，取适量药液直接擦于患处，有糜烂面者可稀释5倍量后湿敷，2次/日；妇科病者，先用清水冲洗阴道，取适量药液用温开水稀释5~10倍量，用阴道冲洗器将药液注入阴道内保留几分钟，或坐浴，2次/日，或遵医嘱。

3. **禁忌证**　月经期、重度宫颈糜烂者禁用。由于本品含有乙醇，故乙醇过敏者禁用。

4. **注意事项**　中成药治疗外阴瘙痒要区分肝肾阴虚证和湿热下注证。皮肤康洗液主要用于湿热下注证，即急性外阴、阴道炎。在使用本品时不宜同用温补类药物。孕妇慎用。

## （四）处方案例点评1

处方1：××××医院医疗保险处方　医保内处方

定点医疗机构编码：××××

| 科室名称：皮肤科 | 日期：×××× | | 药物金额：×× | | | |
|---|---|---|---|---|---|---|
| 姓名：×× | 性别：女 | | 年龄:38岁 | | | 病历号：×× |
| **临床诊断：**<br>外阴瘙痒 | **R**：药品名称和规格<br>皮肤康洗液（50毫升/瓶）<br>知柏地黄丸（9克/丸） | 单次用量<br>5毫升<br>1丸 | 用法<br>外用<br>口服 | 频次<br>2次/日<br>2次/日 | 数量<br>2瓶<br>2盒 | |
| | 医师签名：×× | | | | | |
| 审核/调配签名：×× | | 核对/发药签名：×× | | | | |
| 1. 请遵医嘱用药；2. 请在窗口点清药品；3. 处方当日有效；4. 发出药品不予退换。 | | | | | | |

1. **处方判定**　该处方属于不规范处方中的临床诊断书写不全。

2. **处方分析**　皮肤康洗液功效为清热解毒、凉血除湿、杀虫止痒，用于湿热下注所致的急性外阴瘙痒；知柏地黄丸功效为滋阴降火，用于肝肾阴虚所致的外阴瘙痒。但处方中缺少中医证型诊断，故该处方可点评为临床诊断书写不全。

3. **药师建议**　建议补充中医证型诊断，若患者外阴瘙痒并伴有五心烦热、头晕目眩、时有烘热汗出、腰酸腿软等症状，则为肝肾阴虚之证，建议服用知柏地黄丸；若患者外阴瘙痒并伴有带下量多、口苦咽干、心烦不宁、头晕目赤、耳鸣耳聋、胁痛口苦等症状，则有肝经湿热之证，建议外用皮肤康洗液，同时服用龙胆泻肝丸。

## （五）处方案例点评 2

<table>
<tr><td colspan="5" align="center">处方 2：×××× 医院医疗保险处方　医保内处方</td></tr>
<tr><td colspan="5">定点医疗机构编码：××××</td></tr>
<tr><td colspan="2">科室名称：皮肤科</td><td>日期：××××</td><td colspan="2">药物金额：××</td></tr>
<tr><td colspan="2">姓名：××</td><td>性别：男</td><td>年龄：2 岁</td><td>病历号：××</td></tr>
<tr><td rowspan="3">临床诊断：<br>湿疹<br>（湿热下注证）</td><td>R：药品名称和规格</td><td>单次用量　用法　频次</td><td></td><td>数量</td></tr>
<tr><td>皮肤康洗液（50 毫升/瓶）</td><td>5 毫升　外用　2 次/日</td><td></td><td>2 瓶</td></tr>
<tr><td colspan="4">医师签名：××</td></tr>
<tr><td colspan="2">审核/调配签名：××</td><td colspan="3">核对/发药签名：××</td></tr>
<tr><td colspan="5">1. 请遵医嘱用药；2. 请在窗口点清药品；3. 处方当日有效；4. 发出药品不予退换。</td></tr>
</table>

1. **处方点评**　该处方属于用药不适宜处方中的用法用量不适宜。

2. **处方分析**　皮肤康洗液可清热解毒、凉血除湿、杀虫止痒，用于皮肤湿疹。皮肤康洗液说明书中治疗湿疹的用法用量为：取适量药液直接涂抹于患处，有糜烂面者可稀释 5 倍量后湿敷，2 次/日。该患者为 2 岁的婴幼儿，属于特殊用药人群，皮肤康洗液中的药物大多药性寒凉，该处方用法用量为每次 5 毫升外用，一日 2 次，未减量用药。有文献报道，皮肤康洗液应用于婴幼儿时应稀释后使用，故该处方可点评为不适宜处方中的用法用量不适宜。

3. **药师建议**　2 岁婴幼儿患者因湿疹使用皮肤康洗液，适应证准确。该处方用法用量为外用，5 毫升/次，2 次/日，属于成人用量，该患者为 2 岁的婴幼儿，属于特殊用药人群，建议将皮肤康洗液按 1∶100 比例稀释后洗患处或涂患处，一日 2 次，或改用儿童专用中成药儿肤康搽剂。

参考文献

［1］马艳，谢萍. 养血愈风颗粒治疗外阴营养不良（肝肾阴虚证）临床疗程探索［D］. 成都：成都中医药大学，2014.

［2］乌兰，乌日娜，斯琴. 中药皮肤康洗液治疗湿疹皮炎临床观察［J］. 内蒙古医学院学报，2004（2）：116-117.

# 三、皮肤病血毒丸

## （一）组成特点

皮肤病血毒丸由茜草、桃仁、荆芥穗（炭）、蛇蜕（酒炙）、赤芍、当归、白茅根、地肤子、苍耳子（炒）、地黄、连翘、金银花、苦地丁、土茯苓、黄柏、皂角刺、桔梗、益母草、苦杏仁（去皮炒）、防风、赤茯苓、白芍、蝉蜕、牛蒡子（炒）、牡丹皮、白鲜皮、熟地黄、大黄（酒炒）、忍冬藤、紫草、土贝母、川芎（酒炙）、甘草、白芷、天葵子、紫荆皮、鸡血藤、浮萍、红花组成。茜草、当归、熟地黄活血，和血，凉血滋阴，为君药。配以连翘、金银花、紫草、赤芍四味臣药清热解毒兼祛瘀。

## （二）功效特点

皮肤病血毒丸可以凉血解毒、消肿止痒，用于经络不和与湿热血燥引起的风疹、湿疹、皮肤刺痒、雀斑粉刺、疮疡肿毒、大便燥结。临床常用于治疗荨麻疹、脚癣、酒渣鼻。

## （三）使用特点

1. **规格** 18克/100粒。

2. **用法用量** 口服，20粒/次，2次/日。

3. **不良反应** 有文献报道皮肤病血毒丸致过敏性休克1例。

4. **禁忌证** 孕妇禁用。

5. **注意事项** 感冒期间停止服用本品；体弱、慢性腹泻者慎用。

## （四）处方案例点评1

| 处方1：××××医院医疗保险处方 医保内处方 | | | | | |
|---|---|---|---|---|---|
| 定点医疗机构编码：×××× | | | | | |
| 科室名称：皮肤科 | 日期：×××× | | 药物金额：×× | | |
| 姓名：×× | 性别：男 | | 年龄：78岁 | | 病历号：×× |
| **临床诊断：** | **R：药品名称和规格** | 单次用量 | 用法 | 频次 | 数量 |
| 湿疹 | 皮肤病血毒丸（18克/100粒） | 20粒 | 口服 | 2次/日 | 2瓶 |
| 便秘 | 牛黄清火丸（3克/丸） | 2丸 | 口服 | 2次/日 | 2盒 |
| | 医师签名：×× | | | | |
| 审核/调配签名：×× | | 核对/发药签名：×× | | | |
| 1. 请遵医嘱用药；2. 请在窗口点清药品；3. 处方当日有效；4. 发出药品不予退换。 | | | | | |

1. **处方判定** 该处方属于用药不适宜处方中的联合用药不适宜和不规范处方中的临床诊断书写不全。

2. **处方分析** 皮肤病血毒丸可清热解毒、消肿止痒，用于经络不和与湿热血燥引起的风疹、湿疹、皮肤刺痒、雀斑粉刺、面赤鼻齄、疮疡肿毒、脚气疥癣、头目眩晕、大便燥结。牛黄清火丸可清热、散风、解毒，用于肝胃肺蕴热引起的头晕目眩、口鼻生疮、风火牙疼、咽喉肿痛、疔腮红肿、耳鸣肿痛。患者为 78 岁老年人，使用清热泻火类药物时，应根据中医的辨证分型选择药物，牛黄清火丸药性寒凉，老年患者选用时，应确保中医证型确属实邪，处方中缺少中医证型诊断，可判定为临床诊断书写不全。皮肤病血毒丸与牛黄清火丸均含有大黄，均具有泻下作用，两种药物联合使用则药性强烈，易损伤正气，老年人体质多有虚证，可能会导致较为严重的副作用，如胃肠功能紊乱、腹泻等，故该处方可点评为用药不适宜处方中的联合用药不适宜。

3. **药师建议** 应根据患者证型选择合适的药物。如果确为血虚阴伤引起的湿疹和便秘，单用皮肤病血毒丸即可。皮肤病血毒丸本身也有通便的作用。

## （五）处方案例点评 2

| 处方 2：××××医院医疗保险处方 医保内处方 | | | | | |
|---|---|---|---|---|---|
| 定点医疗机构编码：×××× | | | | | |
| 科室名称：皮肤科 | | 日期：×××× | | 药物金额：×× | |
| 姓名：×× | | 性别：男 | 年龄：23 岁 | | 病历号：×× |
| **临床诊断：**<br>痤疮 | **R:** 药品名称和规格<br>皮肤病血毒丸（18 克 /100 粒）<br>清热暗疮片（0.21 克 / 片） | 单次用量<br>20 粒<br>3 片 | 用法<br>口服<br>口服 | 频次<br>2 次 / 日<br>3 次 / 日 | 数量<br>2 瓶<br>2 盒 |
| | 医师签名：×× | | | | |
| 审核 / 调配签名：×× | | 核对 / 发药签名：×× | | | |
| 1. 请遵医嘱用药；2. 请在窗口点清药品；3. 处方当日有效；4. 发出药品不予退换。 | | | | | |

1. **处方判定** 该处方属于用药不适宜处方中的重复用药和不规范处方中的临床诊断书写不全。

2. **处方分析** 处方中缺少中医证型诊断，可判定为临床诊断书写不全。皮肤病血毒丸与清热暗疮片均能够清热解毒，两种中成药的治疗目的相同，均为治疗痤疮的用药，且两种中成药均含有大黄、金银花、甘草三味药物，且皮肤病血毒丸组方药味众多，有清热解毒、活血润肠、祛风养血等多种功效，不建议再行联合用药。故该处方可点评为用药不适宜处方中的重复用药。

3. **药师建议** 建议补充中医证型诊断，如果患者痤疮是因为肺胃热盛所致，宜选用清热暗疮片，该药除了有清热解毒之功外还善于清肺胃之火；如果患者痤疮是因为湿热毒邪聚结肌肤导致，则宜选用皮肤病血毒丸，该药可以荡涤三焦实热，凉血消瘀。

### 参考文献

[1] 钱红，张慎友. 皮肤病血毒丸致过敏性休克 [J]. 药物不良反应杂志，2002，4（1）：34.

［2］金锐，王宇光，薛春苗，等．中成药处方点评的标准与尺度探索（五）：老年人群用药遴选［J］．中国医院药学杂志，2015，35（14）：1253-1260.

# 四、斑秃丸

## （一）组成特点

斑秃丸由熟地黄、生地黄、制何首乌、当归、丹参、白芍（炒）、五味子、羌活、木瓜组成。方中熟地黄养血滋阴、益精填髓，何首乌益精血而乌须发，二药合用以补益肝肾、养血生发，共为君药。生地黄、白芍滋阴养肝，当归、丹参补血养血祛风，四药共为臣药。五味子、木瓜祛风胜湿，为佐药。羌活载药上行，为使药。

## （二）功效特点

斑秃丸能够补益肝肾、养血生发，用于肝肾不足、血虚风盛所致脱发，症见突然秃发，呈圆形或椭圆形，逐渐加重，甚至毛发全部脱落。

## （三）使用特点

1. **规格**　1克/10丸。

2. **用法用量**　口服，5克/次，3次/日。

3. **注意事项**　假性斑秃（患处头皮萎缩，不见毛囊）及脂溢性脱发不宜使用。感冒发热患者不宜服用。本品宜饭后服用。

## （四）处方案例点评1

| 处方1：××××医院医疗保险处方　医保内处方 | | | | | |
|---|---|---|---|---|---|
| 定点医疗机构编码：×××× | | | | | |
| 科室名称：皮肤科 | | 日期：×××× | | 药物金额：×× | |
| 姓名：×× | | 性别：女 | 年龄：48岁 | | 病历号：×× |
| **临床诊断：** | **R：药品名称和规格** | | 单次用量 | 用法 | 频次 | 数量 |
| 斑秃 | 斑秃丸（1克/10丸） | | 50丸 | 口服 | 3次/日 | 3瓶 |
| （肝肾阴虚证） | 右归丸（9克/丸） | | 1丸 | 口服 | 3次/日 | 2盒 |
| | 医师签名：×× | | | | | |
| 审核/调配签名：×× | | | 核对/发药签名：×× | | | |
| 1. 请遵医嘱用药；2. 请在窗口点清药品；3. 处方当日有效；4. 发出药品不予退换。 | | | | | | |

**1. 处方判定**　该处方属于用药不适宜处方中的适应证不适宜。

**2. 处方分析**　中医认为斑秃与肝肾不足，气血两虚，腠理不固，风邪乘虚而入，风盛血燥，发失所养，或情志不遂，气血失和，阻塞血路，血不养发有关。中医多采用补肾、养血、活血及凉血法治疗。斑秃丸主要用于肝肾阴虚型脱发。右归丸是治疗肝肾阳虚、肾阳不足之证的中成药，方中含有辛温补肾的成分，可能会耗伤阴血，处方中诊断为肝肾阴虚证，所以点评为适应证不适宜。

**3. 药师建议**　建议单用斑秃丸治疗。

### （五）处方案例点评 2

处方 2：××××医院医疗保险处方　医保内处方

定点医疗机构编码：××××

| 科室名称：皮肤科 | 日期：×××× | 药物金额：×× | |
|---|---|---|---|
| 姓名：×× | 性别：男 | 年龄：30 岁 | 病历号：×× |

| 临床诊断： | R：药品名称和规格 | 单次用量 | 用法 | 频次 | 数量 |
|---|---|---|---|---|---|
| 斑秃 | 斑秃丸（1 克/10 丸） | 50 丸 | 口服 | 3 次/日 | 10 盒 |
| | 医师签名：×× | | | | |

审核/调配签名：××　　　　核对/发药签名：××
1. 请遵医嘱用药；2. 请在窗口点清药品；3. 处方当日有效；4. 发出药品不予退换。

**1. 处方判定**　本处方属于不规范处方中的门诊处方超过 7 日用量及临床诊断书写不全。

**2. 处方分析**　关于制何首乌导致药源性肝肾损伤的报道屡见，斑秃丸含有制何首乌，不建议长期、连续服用，如确需长时间服药，可以服用 1 个疗程后停药一段时间，再继续服用，并且在服药过程中定期监测患者的肝肾功能，以避免发生不良反应。斑秃丸每盒装 35 克，处方共开具 10 盒，每次服用 5 克，一日 3 次，可服用 23 日。可点评为不规范处方中的门诊处方超过 7 日用量。该处方中无中医辨证分型，故属于不规范处方中的临床诊断书写不全。

**3. 药师建议**　应按照《处方管理办法》（中华人民共和国卫生部令第 53 号）的要求开具合适的用药时长。长期服用含有何首乌的中成药，应定期监测肝功能。

**参考文献**

［1］陈长连，张敏. 斑秃丸与六味地黄丸合用致急性肝损害 1 例［J］. 中国基层医药，2010，1（21）：26.

［2］路永红，周谦. 斑秃丸联合胱氨酸治疗斑秃 31 例疗效分析［J］. 中国皮肤性病学杂志，2007，6（21）：382-383.

[3] 王斗训，肖小琴，陈霞. 综合疗法治疗斑秃35例临床观察 [J]. 中国皮肤性病学杂志，2007, 6（21）：384–385.

# 五、润燥止痒胶囊

## （一）组成特点

润燥止痒胶囊由生何首乌、制何首乌、生地黄、桑叶、苦参、红活麻组成。方中制何首乌、生地黄益精血，凉血滋阴，为君药。生何首乌、桑叶解毒通便，祛风清热，为臣药。苦参、红活麻清热祛风，除湿燥湿，共为佐使药。

## （二）功效特点

润燥止痒胶囊可养血滋阴、祛风止痒、润肠通便，用于血虚风燥所致的皮肤瘙痒、痤疮、便秘。

## （三）使用特点

1. **规格**　0.5克/粒。

2. **用法用量**　口服，2克/次，3次/日，2周为一个疗程。

3. **不良反应**　有文献报道润燥止痒胶囊致肝损伤1例。

4. **注意事项**　用药期间不宜同时服用温热性药物。患处不宜用热水洗烫。孕妇慎用。

## （四）处方案例点评1

<table>
<tr><td colspan="7" align="center">处方1：××××医院医疗保险处方　医保内处方</td></tr>
<tr><td colspan="7">定点医疗机构编码：××××</td></tr>
<tr><td colspan="3">科室名称：内科</td><td>日期：××××</td><td colspan="2">药物金额：××</td><td></td></tr>
<tr><td colspan="2">姓名：××</td><td colspan="2">性别：女</td><td colspan="2">年龄：55岁</td><td>病历号：××</td></tr>
<tr><td>临床诊断：</td><td>R：药品名称和规格</td><td></td><td>单次用量</td><td>用法</td><td>频次</td><td>数量</td></tr>
<tr><td>湿疹</td><td colspan="2">润燥止痒胶囊（0.5克/粒）</td><td>4粒</td><td>口服</td><td>3次/日</td><td>2盒</td></tr>
<tr><td>慢性胃炎</td><td colspan="2">温胃舒胶囊（0.4克/粒）</td><td>3粒</td><td>口服</td><td>2次/日</td><td>2瓶</td></tr>
<tr><td colspan="7" align="center">医师签名：××</td></tr>
<tr><td colspan="4">审核/调配签名：××</td><td colspan="3">核对/发药签名：××</td></tr>
<tr><td colspan="7">1. 请遵医嘱用药；2. 请在窗口点清药品；3. 处方当日有效；4. 发出药品不予退换。</td></tr>
</table>

1. **处方判定** 该处方属于用药不适宜处方中的联合用药不适宜和不规范处方中的临床诊断书写不全。

2. **处方分析** 润燥止痒胶囊可养血滋阴、祛风止痒、润肠通便，用于血虚风燥所致的皮肤瘙痒、痤疮、便秘。温胃舒胶囊可温胃止痛，用于慢性胃炎、胃脘凉痛、受寒痛甚。润燥止痒胶囊说明书注意事项中明确指出，用药期间不宜同时服用温热性药物，而温胃舒胶囊含有附子、黄芪、肉桂等药性温热的药物，两方药物有寒热冲突，可影响药物疗效，故该处方可点评为用药不适宜处方中的联合用药不适宜。处方缺少中医证型诊断，可点评为不规范处方中的临床诊断书写不全。

3. **药师建议** 建议补充中医证型诊断，根据辨证选择药品。在使用润燥止痒胶囊时，应停用温胃舒胶囊。

### （五）处方案例点评 2

处方 2：×××× 医院医疗保险处方　医保内处方

定点医疗机构编码：××××

| 科室名称：皮肤科 | 日期：×××× | 药物金额：×× | |
|---|---|---|---|
| 姓名：×× | 性别：男 | 年龄：62 岁 | 病历号：×× |

| 临床诊断： | **R:** 药品名称和规格 | 单次用量 | 用法 | 频次 | 数量 |
|---|---|---|---|---|---|
| 皮肤瘙痒 | 润燥止痒胶囊（0.5 克／粒） | 4 粒 | 口服 | 3 次／日 | 2 盒 |
| | 湿毒清片（0.5 克／片） | 4 片 | 口服 | 3 次／日 | 2 盒 |
| | 医师签名：×× | | | | |

审核／调配签名：××　　　　　　　　　核对／发药签名：××

1. 请遵医嘱用药；2. 请在窗口点清药品；3. 处方当日有效；4. 发出药品不予退换。

1. **处方判定** 该处方属于用药不适宜处方中的重复用药和不规范处方中的临床诊断书写不全。

2. **处方分析** 该处方缺少中医证型诊断，可判定为不规范处方中的临床诊断书写不全。润燥止痒胶囊可养血滋阴、祛风止痒、润肠通便，用于血虚风燥所致的皮肤瘙痒；湿毒清片可养血润燥、化湿解毒、祛风止痒，用于皮肤瘙痒属血虚湿蕴皮肤者。两种中成药均为治疗皮肤瘙痒的用药，且均含有生地黄和苦参，故该处方可点评为用药不适宜处方中的重复用药。

3. **药师建议** 润燥止痒胶囊、湿毒清片均为治疗皮肤瘙痒的用药，建议停用其中一种。若患者皮肤瘙痒且伴有皮肤干燥不润泽、有淡红色斑疹、夜间瘙痒尤甚等症状，则为血虚风燥所致，建议服用润燥止痒胶囊；若患者皮肤瘙痒且伴有皮肤干燥、患处有水疱样皮疹、溃处有渗液等症状，则为血虚湿蕴所致，建议服用湿毒清片。

参考文献

［1］《全国中草药汇编》编写组. 全国中草药汇编［M］. 北京：人民卫生出版社，1975.

［2］田璐璐，周陶然，吴涓，等. 润燥止痒胶囊致药物性肝损1例［J］. 上海医药，2017，38（17）：35-37.

［3］赵文青. 润燥止痒胶囊在皮肤科的临床应用［J］. 中国中医药咨讯，2011，7（3）：378.

［4］刘钟，李东升. 润燥止痒胶囊治疗几种常见皮肤疾病的现状［J］. 中国医学文摘：皮肤科学，2015，32（6）：690-694.

［5］张声生，唐旭东，黄穗平，等. 慢性胃炎中医诊疗专家共识意见（2017）［J］. 中华中医药杂志，2017，32（7）：3060-3064.

# 六、丹参酮胶囊

## （一）组成特点

丹参酮胶囊的成分为丹参乙醇提取物，主要成分是丹参酮的化合物，具有抗菌消炎、活血消肿的作用。孕妇禁用，不宜与含有藜芦的中成药联合使用。

## （二）功效特点

丹参酮胶囊能够抗菌消炎，可用于治疗痤疮、扁桃体炎、外耳道炎、外伤感染、烧伤感染、乳腺炎、蜂窝组织炎、脊髓炎、带状疱疹、慢性咽炎等，亦可佐治银屑病。

## （三）使用特点

1. **规格**　0.25克/粒。

2. **用法用量**　丹参酮胶囊含有丹参酮的化合物，在使用时应严格遵循说明书的要求：温开水送服，4粒/次，3~4次/日，小儿酌减，宜饭后服用。

3. **不良反应**　服药过程中，个别病例可出现恶心、呕吐、头晕等症状，偶见皮肤过敏反应。文献报道有服用丹参酮胶囊导致多形红斑型药疹者10例，如果服药期间出现上述症状，应立即停药就医。

## （四）处方案例点评

| 处方：××××医院医疗保险处方　医保内处方 | | | | | |
|---|---|---|---|---|---|
| 定点医疗机构编码：×××× | | | | | |
| 科室名称：皮肤科　　　　日期：×××× | | | 药物金额：×× | | |
| 姓名：×× | 性别：女 | | 年龄：24 岁 | | 病历号：×× |
| **临床诊断：**<br>痤疮<br>（风热证） | **R**：药品名称和规格<br>丹参酮胶囊（0.25 克／粒）<br>当归苦参丸（6 克／袋） | 单次用量<br>2 粒<br>1 袋 | 用法<br>口服<br>口服 | 频次<br>2 次／日<br>2 次／日 | 数量<br>2 盒<br>2 盒 |
| | 医师签名：×× | | | | |
| 审核／调配签名：××　　　　　　核对／发药签名：×× | | | | | |
| 1. 请遵医嘱用药；2. 请在窗口点清药品；3. 处方当日有效；4. 发出药品不予退换。 | | | | | |

1. **处方判定**　该处方属于合理处方。

2. **处方分析**　丹参酮胶囊是丹参的乙醇提取物，其说明书的成人用量为 4 粒／次，3~4 次／日，该处方用量为 2 粒／次，2 次／日。当归苦参丸用于血虚湿热型的痤疮，常用量为 6 克／次，2 次／日。两者均能用于治疗热证痤疮，处方中减量联用，降低了不良反应发生的风险，属于合理用药。

3. **药师建议**　丹参酮继承了丹参清热凉血的作用，可与当归苦参丸联用治疗痤疮，建议饭后服药。

## （六）合理用药提示

丹参，一味常用的活血调经中药，怎么就具有了治疗扁桃体炎和疮痈肿毒的作用了呢？其实，中药提取物的功效，很可能是对本原中药功效的定向放大。丹参本就具有一定的清热凉血作用，丹参酮提取物定向放大了这种作用，并形成稳定的清热凉血功效，用于各类热毒型细菌性感染的治疗。

**参考文献**

［1］张玉杰，王庆玲. 丹参酮胶囊治疗进展期银屑病疗效观察［J］. 中国临床药理学与治疗学，2001，6（4）：366-367.

［2］周彤，刘冬梅. 丹参酮胶囊治疗急性扁桃体炎 100 例观察［J］. 实用中医药杂志，2007，23（12）：795.

［3］袁定芬，白梅. 丹参酮胶囊致多形红斑型药疹 10 例［J］. 实用医学杂志，2011，27（14）：2689.

［4］李兴文，庞超，刘文轩，等. 丹参酮胶囊治疗顽固性荨麻疹疗效观察［J］. 中国医师杂志，2001，3（9）：71.

# 第十章 民族医学成药

## 一、二十五味珊瑚丸

### （一）组成特点

二十五味珊瑚丸由珊瑚（主含碳酸钙）、珍珠（主含碳酸钙）、青金石、珍珠母（主含碳酸钙）、诃子、木香、红花、丁香、沉香、朱砂（主含硫化汞）、龙骨（主含磷酸钙）、炉甘石（主含氧化锌）、脑石（主含铝酸硅盐）、磁石（主含四氧化三铁）、禹粮土（主含铁）、芝麻、葫芦、紫菀花、獐牙菜、藏菖蒲、榜那（主含乌头碱）、打箭菊、甘草、西红花、人工麝香组成。方中珊瑚、珍珠、朱砂，三者味甘，入心经，定惊安神，明目解毒；藏菖蒲化痰通络，与前三药共为君药，共奏通络开窍之功。珍珠母、诃子、芝麻、西红花、沉香、红花、木香共为臣药，同发挥理气活血、补肝肾之功。其中朱砂含有毒性成分，一般建议用量为 0.1～0.5 克，不宜与碘溴化物并用。榜那含有毒性成分乌头碱，有大毒。

### （二）功效特点

二十五味珊瑚丸能够开窍、通络、止痛，临床用于"白脉病"，症见神志不清、身体麻木、头昏目眩、脑部疼痛、血压不调、头痛，以及各种神经性疼痛，对脑中风引起的偏瘫、癫痫引起的抽搐等也有良好的效果。目前研究表明其止痛效果突出。

### （三）使用特点

1. **规格** 1 克 / 丸。
2. **用法用量** 开水泡服，1 克 / 次，1 次 / 日，建议饭后服用。
3. **禁忌证** 孕妇禁用。肝肾功能不全者禁用。
4. **注意事项** 不宜大量服用、久服。

### （四）处方案例点评 1

处方 1：××××医院医疗保险处方　医保内处方

定点医疗机构编码：××××

| 科室名称：内科 | 日期：×××× | 药物金额：×× | |
| --- | --- | --- | --- |

姓名：××　　　　　　　性别：女　　　　　　年龄：45 岁　　　　　　　病历号：××

| 临床诊断： | R：药品名称和规格 | 单次用量 | 用法 | 频次 | 数量 |
| --- | --- | --- | --- | --- | --- |
| 头痛 | 二十五味珊瑚丸（1 克/丸） | 1 丸 | 口服 | 1 次/日 | 2 盒 |
| 失眠 | 枣仁安神液（10 毫升/支） | 2 支 | 口服 | 1 次/日 | 2 盒 |
| 肝功能不全 | 医师签名：×× | | | | |

审核/调配签名：××　　　　　　　核对/发药签名：××

1. 请遵医嘱用药；2. 请在窗口点清药品；3. 处方当日有效；4. 发出药品不予退换。

1. **处方判定**　该处方属于用药不适宜处方中的遴选的药品不适宜和不规范处方中的临床诊断书写不全。

2. **处方分析**　二十五味珊瑚丸含有有毒成分朱砂，肝肾功能不全者禁用。该处方案例中的患者肝功能不全，不宜选用含有朱砂的二十五味珊瑚丸，可点评为遴选的药品不适宜。处方中缺少证型诊断，故点评为临床诊断书写不全。

3. **药师建议**　二十五味珊瑚丸含有有毒成分朱砂，肝功能不全患者服用会加重病情和增加不良反应发生的风险，建议停用该药，并根据头痛的病因，辨证选用适合肝功能不全患者服用的中成药。

### （五）处方案例点评 2

处方 2：××××医院医疗保险处方　医保内处方

定点医疗机构编码：××××

| 科室名称：内科 | 日期：×××× | 药物金额：×× | |
| --- | --- | --- | --- |

姓名：××　　　　　　　性别：男　　　　　　年龄：66 岁　　　　　　　病历号：××

| 临床诊断： | R：药品名称和规格 | 单次用量 | 用法 | 频次 | 数量 |
| --- | --- | --- | --- | --- | --- |
| 白脉病 | 二十五味珊瑚丸（1 克/丸） | 2 丸 | 口服 | 1 次/日 | 3 盒 |
| | 医师签名：×× | | | | |

审核/调配签名：××　　　　　　　核对/发药签名：××

1. 请遵医嘱用药；2. 请在窗口点清药品；3. 处方当日有效；4. 发出药品不予退换。

1. **处方判定**　该处方属于用药不适宜处方中的用法用量不适宜。

2. **处方分析**　二十五味珊瑚丸属于含毒民族药，含有毒性成分朱砂（主含硫化汞）和大毒成分榜那（主含乌头碱），其说明书用法用量为口服 1 克/次，1 次/日，该处方用法用量为 2 克/次，1 次/日，单次给药剂量过大，患者服用后中毒风险很高，属于超说明书剂量用药，可点评为用法用量不适宜。

3. **药师建议** 66 岁男性患者因白脉病服用二十五味珊瑚丸，药证相符，但是二十五味珊瑚丸属于含毒民族药，单次给药剂量不宜超过说明书剂量，大剂量服用有增加肝肾损害和不良反应的风险，应严格按照说明书用法用量服用，建议单次剂量为 1 克。

参考文献

［1］龙飞，王曙. 脑石的性状和理化鉴别［J］. 华西药学杂志，2005，20（3）：266-267.

［2］朋毛端知，袁拉毛卓玛，袁夏吾南杰. 藏药二十五味珊瑚丸治疗"白脉病"的临床应用研究［J］. 医学信息，2014，27（5）：416-417.

## 二、六味安消散

### （一）组成特点

六味安消散由藏木香、大黄、山柰、北寒水石（煅）、诃子、碱花（主要含碳酸钙）组成。依据方中各组分的用量，北寒水石（煅）、大黄清热泻下，通便消积，为君药。藏木香健脾和胃、解郁，为臣药。山柰温中行气消食，性温以佐制大黄、寒水石之寒凉，使苦寒不致伤到脾胃；诃子涩肠止泻，用以防止泻下太过损伤正气。二者同为佐药。碱花制酸和胃，为使药。

### （二）功效特点

六味安消散可以和胃健脾、消积导滞、活血止痛，用于脾胃不和、积滞内停所致的胃痛胀满、消化不良、便秘、痛经。临床上多用于肠易激综合征中以便秘为主要表现（属于大肠燥热证）的患者。目前有研究表明，六味安消散还可以用于治疗功能性消化不良、胃食管反流病、2 型糖尿病性胃轻瘫、消化性溃疡。

### （三）使用特点

1. **规格** 1.5 克/袋。
2. **用法用量** 口服，1.5～3 克/次，2～3 次/日。

3. **不良反应** 对本品敏感或体质虚弱的患者来说，服用本品后可能会出现大便次数增多或轻微腹泻。

4. **禁忌证** 孕妇忌服。

5. **注意事项** 脾胃虚寒者不适用，严格按用法用量服用，不宜长期服用。

### （四）处方案例点评1

| 处方1：××××医院医疗保险处方　医保内处方 | | | | | |
|---|---|---|---|---|---|
| 定点医疗机构编码：×××× | | | | | |
| 科室名称：内科 | 日期：×××× | | 药物金额：×× | | |
| 姓名：×× | 性别：男 | 年龄：70岁 | | 病历号：×× | |
| **临床诊断：** | **R：药品名称和规格** | 单次用量 | 用法 | 频次 | 数量 |
| 消化不良 | 六味安消散（1.5克/袋） | 2袋 | 口服 | 3次/日 | 2盒 |
| 便秘 | 复方芦荟胶囊（0.5克/粒） | 20粒 | 口服 | 2次/日 | 2盒 |
| | 医师签名：×× | | | | |
| 审核/调配签名：×× | 核对/发药签名：×× | | | | |
| 1.请遵医嘱用药；2.请在窗口点清药品；3.处方当日有效；4.发出药品不予退换。 | | | | | |

1. **处方判定** 该处方属于用药不适宜处方中的遴选的药品不适宜、重复用药、用法用量不适宜，以及不规范处方中的临床诊断书写不全。

2. **处方分析** 六味安消散成分中含有大黄，大黄含蒽醌类化合物，其中的结合性蒽醌衍生物为大黄的主要泻下成分，而且大黄为攻下药，作用峻猛，易伤正气及脾胃，故老年体虚、脾胃虚弱者当慎用，该处方患者为70岁老年人，不宜使用六味安消散治疗便秘，可点评为遴选的药品不适宜。处方中选用的六味安消散可和胃健脾、消积导滞、活血止痛，复方芦荟胶囊可清肝泄热、润肠通便、宁心安神，两药均可治疗便秘，且均用于实证，合用恐泻下太过伤及正气，可判定为重复用药。复方芦荟胶囊的说明书用法用量为每次1~2粒（每粒0.5克），每日1~2次，处方中用量为10克/次，2次/日，超过说明书的日最大用量，可判定为用法用量不适宜。另外，该处方中无辨证分型，故属于不规范处方中的临床诊断书写不全。

3. **药师建议** 该患者为70岁老年人，属于特殊人群，老年人便秘多为体虚、脾胃虚弱引起，合用复方芦荟胶囊和六味安消散，泻下作用过于峻猛，存在潜在的安全隐患，建议停用。建议根据患者证型，选择适合老年人使用的通便中药，如芪蓉润肠口服液、苁蓉通便颗粒。同时应告知患者，不宜长期使用含有蒽醌类成分的通便中成药。

## （五）处方案例点评 2

处方 2：××××医院医疗保险处方　医保内处方

定点医疗机构编码：××××

| 科室名称：内科 | 日期：×××× | 药物金额：×× | | | |
| 姓名：×× | 性别：女 | 年龄：50 岁 | | 病历号：×× | |

| 临床诊断：<br>消化不良<br>便秘 | R：药品名称和规格 | 单次用量 | 用法 | 频次 | 数量 |
|---|---|---|---|---|---|
| | 六味安消散（1.5 克／袋） | 2 袋 | 口服 | 3 次／日 | 2 盒 |
| | 六味能消胶囊（0.45 克／粒） | 2 粒 | 口服 | 3 次／日 | 2 盒 |
| | 医师签名：×× | | | | |

审核／调配签名：××　　　　　　　核对／发药签名：××

1. 请遵医嘱用药；2. 请在窗口点清药品；3. 处方当日有效；4. 发出药品不予退换。

1. **处方判定**　该处方属于用药不适宜处方中的重复用药以及不规范处方中的临床诊断书写不全。

2. **处方分析**　六味安消散和六味能消胶囊的成分中均有大黄、诃子、藏木香、碱花、寒水石，且均有治疗便秘的功效，重复用药的情况包括药味重复、适应证重复，可点评为重复用药。另外，该处方中无辨证分型，故属于不规范处方中的临床诊断书写不全。

3. **药师建议**　六味安消散与六味能消胶囊所含相同成分较多，均有治疗便秘的功效，且两药均按照说明书的最大剂量服用，存在发生不良反应的风险，建议停用其中一种。如果患者患有高脂血症和消化不良，宜单用六味能消胶囊；如果患者以便秘为主要症状，宜单用六味安消散。

## （六）合理用药提示

六味安消散由 6 味中药组成，是一个攻邪方，方中藏木香、山柰味辛，大黄、寒水石、碱花味咸，诃子味酸，酸咸化辛，辛咸除滞，用于积滞内停所致的胃痛胀满、便秘、痛经等。既然是攻邪药，那就需要对证服用，虚证不可服，也不可常服、久服。

### 参考文献

［1］《全国中草药汇编》编写组. 全国中草药汇编［M］. 北京：人民卫生出版社，1975.

［2］王莉，蒙继清. 六味安消胶囊的药理作用及临床应用进展［J］. 中国中西医结合消化杂志，2015，13（6）：417–418.

［3］金韩，黄重发. 六味安消胶囊联合双歧三联活性胶囊治疗便秘型肠易激综合征疗效观察［J］. 医学研究生报，2011，24（6）：761–762.

# 三、独一味胶囊

## （一）组成特点

独一味胶囊由独一味组成。独一味来源于唇形科植物独一味的干燥地上部分，味甘、苦，性平，归肝经，可活血止血、祛风止痛。

## （二）功效特点

独一味胶囊可以活血止痛、化瘀止血，临床用于多种外科手术后的刀口处疼痛、出血，外伤骨折，筋骨扭伤，风湿痹痛，以及崩漏，痛经，牙龈肿痛、出血等。

## （三）使用特点

1. **规格**　0.3克/粒。

2. **用法用量**　口服，0.9克/次，3次/日，7日为一疗程，或必要时服。有文献报道称独一味胶囊可以同时内服和外用，内服的同时另取独一味胶囊2~3粒，拔去胶囊壳，将药粉用白酒调匀外敷患处，用纱布固定，24小时换药一次，治疗各类损伤（包括关节扭伤、腰扭伤、头皮血肿、裂伤、软组织挫伤等）效果优于单纯口服。

3. **不良反应**　另有文献报道称服用独一味胶囊可引起轻微恶心、轻度腹泻、胃部不适、皮肤瘙痒等不良反应。

4. **禁忌证**　孕妇禁用。

## （四）处方案例点评1

| 处方1：××××医院医疗保险处方　医保内处方 | | | | | |
|---|---|---|---|---|---|
| 定点医疗机构编码：×××× | | | | | |
| 科室名称：内科 | | 日期：×××× | | 药物金额：×× | |
| 姓名：×× | | 性别：男 | 年龄：32岁 | | 病历号：×× |
| 临床诊断：<br>急性软组织挫伤 | **R**：药品名称和规格 | | 单次用量 | 用法　频次 | 数量 |
| | 独一味胶囊（0.3克/粒） | | 3粒 | 外用　1次/日 | 2盒 |
| | 医师签名：×× | | | | |
| 审核/调配签名：×× | | 核对/发药签名：×× | | | |
| 1. 请遵医嘱用药；2. 请在窗口点清药品；3. 处方当日有效；4. 发出药品不予退换。 | | | | | |

1. **处方判定**　该处方属于合理处方。

2. **处方分析**　独一味胶囊的功效为活血止痛、化瘀止血，临床可用于外伤骨折、筋骨扭伤。口服的用法用量为 0.9 克 / 次，3 次 / 日，有文献报道，独一味胶囊口服的同时可外用。该处方用于急性软组织挫伤，单次剂量为 0.9 克，每日 1 次，给药途径为外用，可定为合理处方。需要注意的是，虽然说明书未提外用这一给药途径，处方存在超说明书用药情况，但此类超说明书用药不增加安全风险，有临床有效性的证据资料，故药学评价应予支持。

**3. 药师建议** 32 岁男性患者由于急性软组织挫伤，使用独一味胶囊治疗，药证相符，且用法用量准确。如果口服，应 0.9 克 / 次，3 次 / 日；如果外用，另取独一味胶囊 0.6～0.9 克，拔去胶囊壳，将药粉用白酒调匀外敷患处，用纱布固定，24 小时换药一次。

## （五）处方案例点评 2

| 处方 2：××××医院医疗保险处方 医保内处方 | | | | | |
|---|---|---|---|---|---|
| 定点医疗机构编码：×××× | | | | | |
| 科室名称：内科 | 日期：×××× | | 药物金额：×× | | |
| 姓名：×× | 性别：女 | | 年龄：28 岁 | | 病历号：×× |
| **临床诊断：**<br>头痛<br>（肝阳上亢证） | **R：药品名称和规格** | 单次用量 | 用法 | 频次 | 数量 |
| | 独一味胶囊（0.3 克 / 粒） | 3 粒 | 口服 | 3 次 / 日 | 2 盒 |
| | 全天麻胶囊（0.5 克 / 粒） | 3 粒 | 口服 | 3 次 / 日 | 2 盒 |
| | 医师签名：×× | | | | |
| 审核 / 调配签名：×× | 核对 / 发药签名：×× | | | | |
| 1. 请遵医嘱用药；2. 请在窗口点清药品；3. 处方当日有效；4. 发出药品不予退换。 | | | | | |

**1. 处方判定** 该处方属于用药不适宜处方中的适应证不适宜。

**2. 处方分析** 独一味胶囊适用于瘀血阻滞型头痛；全天麻胶囊则适用于肝阳上亢、肝风上扰型头痛。该处方临床诊断为头痛肝阳上亢证，与独一味胶囊说明书中的适应证不符，可以点评为适应证不适宜。

**3. 药师建议** 独一味胶囊可治疗瘀血阻滞型头痛，不适用于肝阳上亢型头痛，建议停用该药。根据处方诊断，患者为头胀痛或掣痛、眩晕、心烦易怒、面红目赤的肝阳上亢型头痛，建议单用全天麻胶囊。

**参考文献**

[1] 娄国菁，黄燕. 藏药独一味（片、胶囊）的临床应用 [J]. 中成药，2004，26（10）：849-851.

[2] 马海渡，马俊丽. 独一味胶囊治疗瘀血性头痛 97 例 [J]. 中国中医药科技，2003，10（3）：145-146.

[3] 王凌，徐琳，李雨璘，等. 独一味胶囊疗效和安全性的循证评价 [J]. 中国循证医学杂志，2008，8（12）：1060-1078.

# 四、诺迪康胶囊

## （一）组成特点

诺迪康胶囊由圣地红景天加工而成。圣地红景天味甘、苦，性平，归肺、心经，可益气活血、通脉平喘。

## （二）功效特点

诺迪康胶囊可以益气活血、通脉止痛，用于气虚血瘀所致胸痹，症见胸闷、刺痛或隐痛、心悸气短、神疲乏力、少气懒言、头晕目眩，以及西医之冠心病心绞痛见上述证候者。临床常用于冠心病心绞痛、轻中度气虚血瘀型偏头痛。

## （三）使用特点

1. **规格**　0.28克/粒。
2. **用法用量**　口服，1~2粒/次，3次/日，宜饭前服用。
3. **不良反应**　有文献报道，口服红景天可引起血压升高、过敏等。
4. **注意事项**　孕妇慎用。感冒发热患者不宜服用。

## （四）处方案例点评 1

处方 1：××××医院医疗保险处方　医保内处方

定点医疗机构编码：××××

科室名称：内科　　　　日期：××××　　　　药物金额：××

姓名：××　　　　性别：女　　　　年龄：60 岁　　　　病历号：××

| 临床诊断： | R：药品名称和规格 | 单次用量 | 用法 | 频次 | 数量 |
|---|---|---|---|---|---|
| 偏头痛 | 诺迪康胶囊（0.28克/粒） | 2粒 | 口服 | 3次/日 | 2盒 |
| | 正天丸（6克/袋） | 1袋 | 口服 | 3次/日 | 2盒 |
| | 医师签名：×× | | | | |

审核/调配签名：××　　　　核对/发药签名：××

1. 请遵医嘱用药；2. 请在窗口点清药品；3. 处方当日有效；4. 发出药品不予退换。

1. **处方判定**　该处方属于用药不适宜处方中的联合用药不适宜和不规范处方中的临床诊断书写不全。

2. **处方分析**　诺迪康胶囊为圣地红景天提取物，具有益气、活血止痛的作用，适用于气虚血瘀型头痛；正天丸主要适用于外感风寒、瘀血阻络、血虚失养、肝阳上亢的头痛。

两药不宜联合应用，可以判定为联合用药不适宜。处方中缺少证型诊断，可判定为临床诊断书写不全。

**3. 药师建议** 建议补充中医证型，如果患者头痛并非外感风寒引起，而由血脉瘀阻不畅所致，并伴有气虚诸证，则宜选用诺迪康胶囊，并可合用补中益气丸等补益药物以增强疗效；如果患者头痛由外感风寒邪气、内有瘀血阻滞引起，则宜选用正天丸。有文献报道，诺迪康胶囊治疗老年性冠心病合并偏头痛有一定疗效，临床可以作为参考。

## （五）处方案例点评 2

| 处方 2：××××医院医疗保险处方 医保内处方 | | | | | |
|---|---|---|---|---|---|
| 定点医疗机构编码：×××× | | | | | |
| 科室名称：内科 | | 日期：×××× | 药物金额：×× | | |
| 姓名：×× | | 性别：女 | 年龄：65 岁 | | 病历号：×× |
| **临床诊断：** | **R：药品名称和规格** | 单次用量 | 用法 | 频次 | 数量 |
| 冠心病心绞痛 | 诺迪康胶囊（0.28 克/粒） | 2 粒 | 口服 | 3 次/日 | 2 盒 |
| | 通心络胶囊（0.26 克/粒） | 3 粒 | 口服 | 3 次/日 | 3 盒 |
| | 医师签名：×× | | | | |
| 审核/调配签名：×× | | 核对/发药签名：×× | | | |
| 1. 请遵医嘱用药；2. 请在窗口点清药品；3. 处方当日有效；4. 发出药品不予退换。 | | | | | |

**1. 处方判定** 该处方属于用药不规范处方中的临床诊断书写不全。

**2. 处方分析** 诺迪康胶囊和通心络胶囊虽然均有益气活血、通脉止痛的功效，但是两药所含成分完全不同，可不定为重复用药。但该处方中无辨证分型，故属于不规范处方中的临床诊断书写不全。

**3. 药师建议** 如该患者之冠心病心绞痛确为气虚血瘀证，则用药适宜。应在临床诊断中写明证型。

### 参考文献

[1] 杨永秀. 红景天的临床新不良反应 [J]. 中医中药，2015，9：230.

[2] 王莉，苗茂，李兰英. 藏药诺迪康胶囊治疗老年性冠心病合并偏头痛症 38 例 [J]. 中国民族医药杂志，2002，8（4）：30.

[3] 邵慧. 诺迪康胶囊治疗冠心病稳定型心绞痛（气虚血瘀证）的疗效观察 [J]. 保健文汇，2016，4：35.

[4] 姚宝泰，薛凤英，夏发树，等. 金匮肾气丸联合诺迪康胶囊治疗慢性心力衰竭的疗效观察 [J]. 实用心脑肺血管病杂志，2013，21（2）：99-100.

# 五、青鹏软膏

## （一）组成特点

青鹏软膏由棘豆、亚大黄、铁棒锤、诃子（去核）、毛诃子、余甘子、安息香、宽筋藤、人工麝香组成。方中铁棒锤与亚大黄祛风止痛、散瘀消肿止血，为君药。棘豆、宽筋藤、人工麝香为臣药，可止血生肌愈疮、舒筋活络。余甘子、诃子、安息香、毛诃子为佐使药，加强君臣药物的功效并调和诸药。其中铁棒锤来源于毛茛科乌头属植物铁棒锤和伏毛铁棒锤的块根，味苦、辛，性温，有大毒；棘豆来源于豆科植物镰形棘豆和轮叶棘豆的干燥全草，味苦，性寒，有毒。

## （二）功效特点

藏医：青鹏软膏能够活血化瘀、消炎止痛，用于痛风，风湿、类风湿性关节炎，热性"冈巴""黄水"病变引起的关节肿痛、扭挫伤肿痛、皮肤瘙痒、湿疹。

中医：青鹏软膏可活血化瘀、消肿止痛，用于风湿、类风湿性关节炎，骨关节炎，下肢脉管炎，痛风，急慢性扭挫伤，肩周炎引起的关节、肌肉肿胀疼痛，以及皮肤瘙痒，湿疹等。

## （三）适用特点

1. **规格**　20克/支。

2. **用法用量**　外用，取本品适量涂抹于患处，2次/日。

3. **不良反应**　偶见局部瘙痒、皮疹、红斑、红肿、灼热；十分罕见有眶周水肿；偶见儿童用于皮肤薄嫩部位如眼周时有局部刺痛症状。另有文献报道青鹏软膏致接触性皮炎1例。

4. **禁忌证**　对本品中任何成分有过敏史的患者禁用。皮肤破损处禁用。孕妇禁用。

5. **注意事项**　本品仅供皮肤用药，勿口服，勿用于眼、鼻、口等黏膜部位；用药部位如有灼烧感、瘙痒、红肿等情况应停药；用药期间建议不要饮酒。

### （四）处方案例点评 1

处方 1：××××医院医疗保险处方　医保内处方

| 定点医疗机构编码：×××× | | | | | |
|---|---|---|---|---|---|
| 科室名称：内科 | 日期：×××× | | 药物金额：×× | | |
| 姓名：×× | 性别：男 | | 年龄：61 岁 | | 病历号：×× |
| **临床诊断：** | **R：药品名称和规格** | 单次用量 | 用法 | 频次 | 数量 |
| 骨关节病 | 青鹏软膏（20 克/支） | 1 支 | 外用 | 2 次/日 | 6 支 |
| | 祛风止痛胶囊（0.3 克/粒） | 6 粒 | 口服 | 2 次/日 | 2 盒 |
| | 医师签名：×× | | | | |
| 审核/调配签名：×× | | 核对/发药签名：×× | | | |
| 1. 请遵医嘱用药；2. 请在窗口点清药品；3. 处方当日有效；4. 发出药品不予退换。 | | | | | |

1. **处方判定**　该处方属于用药不适宜处方中的重复用药、用法用量不适宜，以及不规范处方中的临床诊断书写不全。

2. **处方分析**　两药成分中均含有来源于毛茛科乌头属的有毒植物，青鹏软膏含有铁棒锤，祛风止痛胶囊含有制川乌。二药均可治疗骨关节病，虽然一药为外用，一药为口服，但因为二者均含有乌头碱，毒性较为峻烈，且未在诊断中体现中医病证分型，用量偏大，所以依然点评为重复用药和临床诊断书写不全。此外，青鹏软膏还含有有毒成分棘豆，而且青鹏软膏说明书用法用量为取适量涂抹于患处，该处方的单次用量为 20 克，单次给药剂量过大，可点评为用法用量不适宜。

3. **药师建议**　青鹏软膏和祛风止痛胶囊均含有毒性较为峻烈的成分乌头碱，有发生乌头碱中毒的不良反应风险，建议不要同时使用，可单独使用其中的一种。使用含毒性成分的中成药时应在诊断中体现疾病的中医证型。另外，青鹏软膏中不仅含有乌头碱，其成分棘豆中还含有有毒的生物碱，而该处方单次给药剂量过大，大剂量和大面积涂抹于皮肤，会增加中毒的不良反应风险，建议单独使用，且必须严格按照说明书用法用量，取适量（建议 1~2 克，不超过 5 克）涂抹于皮肤，1 次/日。

### （五）处方案例点评 2

处方 2：××××医院医疗保险处方　医保内处方

| 定点医疗机构编码：×××× | | | | | |
|---|---|---|---|---|---|
| 科室名称：内科 | 日期：×××× | | 药物金额：×× | | |
| 姓名：×× | 性别：女 | | 年龄：35 岁 | | 病历号：×× |
| **临床诊断：** | **R：药品名称和规格** | 单次用量 | 用法 | 频次 | 数量 |
| 湿疹 | 青鹏软膏（20 克/支） | 3 克 | 外用 | 2 次/日 | 2 盒 |
| | 医师签名：×× | | | | |
| 审核/调配签名：×× | | 核对/发药签名：×× | | | |
| 1. 请遵医嘱用药；2. 请在窗口点清药品；3. 处方当日有效；4. 发出药品不予退换。 | | | | | |

1. **处方判定** 该处方属于合理处方。

2. **处方分析** 青鹏软膏可活血化瘀、消肿止痛，能用于湿疹的治疗，且该处方之用法用量皆符合说明书要求，为合理处方。

3. **药师建议** 青鹏软膏含有人工麝香，对于育龄期女性患者，要注意询问其生育情况，避免产生纠纷。

**参考文献**

[1] 顾媛媛，巩颖，华国栋. 青鹏软膏致接触性皮炎1例报告分析 [J]. 临床医学文献杂志,2017,4（25）：4931-4932.

[2] 李宝俊，丁文元，申勇，等. 奇正消痛贴膏联合奇正青鹏软膏治疗腰椎退变性骨关节病的中长期疗效分析 [J]. 临床合理用药，2011，8（4）：27-28.

[3] 刘干红，于小兵，朱芳红. 青鹏软膏联合卤米松乳膏治疗慢性湿疹疗效观察 [J]. 中国麻风皮肤病杂志，2013，3（29）：222-223.

# 六、消痛贴膏

## （一）组成特点

消痛贴膏由独一味、棘豆、姜黄、花椒、水牛角、水柏枝组成。独一味与姜黄活血止血、祛风止痛，共为君药。棘豆外敷，可治疮疖肿痛，为臣药。花椒、水柏枝祛风通络，水牛角消炎清热、祛风，三者为佐使药，协助君臣药发挥活血消肿、祛风湿之功效。其中棘豆来源于豆科植物镰形棘豆和轮叶棘豆的干燥全草，味苦，性寒，有毒。

## （二）功效特点

消痛贴膏可以活血化瘀、消肿止痛，临床上多用于治疗急慢性扭挫伤、跌打瘀痛、骨质增生、风湿及类风湿疼痛，亦适用于落枕、肩周炎、腰肌劳损和陈旧性伤痛等。

## （三）使用特点

1. **规格** 1.2克/贴，药芯袋；2.5毫升/袋，润湿剂。

2. **用法用量** 外用，将小袋内润湿剂均匀涂于药芯袋表面，润湿后直接敷于患处或穴位，每贴敷24小时。

3. **不良反应** 过敏性体质患者可能有胶布过敏或药物接触性瘙痒反应，甚至出现红肿、水疱等。有文献报道，消痛贴膏可以引起皮肤过敏的不良反应。

**4. 禁忌证**　对本品过敏者禁用，开放性创伤禁用。

**5. 注意事项**　①皮肤破伤处不宜使用。②皮肤过敏者停用。③孕妇慎用，小儿、年老患者应在医师指导下使用。

## （四）处方案例点评 1

| 处方 1：×××× 医院医疗保险处方　医保内处方 | | | | | |
|---|---|---|---|---|---|
| 定点医疗机构编码：×××× | | | | | |
| 科室名称：内科 | 日期：×××× | | 药物金额：×× | | |
| 姓名：×× | 性别：女 | | 年龄：67 岁 | | 病历号：×× |
| **临床诊断：** | **R：药品名称和规格** | 单次用量 | 用法 | 频次 | 数量 |
| 腰肌劳损 | 消痛贴膏（1.2 克 / 贴） | 2 贴 | 外用 | 1 次 / 日 | 2 盒 |
| 疼痛 | 布洛芬缓释胶囊（0.3 克 / 粒） | 1 粒 | 口服 | 2 次 / 日 | 1 盒 |
| | 医师签名：×× | | | | |
| 审核 / 调配签名：×× 　　　核对 / 发药签名：×× | | | | | |
| 1. 请遵医嘱用药；2. 请在窗口点清药品；3. 处方当日有效；4. 发出药品不予退换。 | | | | | |

**1. 处方判定**　本处方属于合理处方。

**2. 处方分析**　腰肌劳损选用消痛贴膏外敷，可起到局部活血止痛的作用，口服布洛芬缓释胶囊亦有止痛作用。两药均可以有效缓解患者腰部肌肉的疼痛症状。

**3. 药师建议**　腰肌劳损通常病程长，容易反复发作，迁延难愈。口服布洛芬缓释胶囊可以有效缓解腰部疼痛，但是此类非甾体抗炎药对胃肠道、肝肾功能都有一定影响，故不适宜作为长期慢性疾病的治疗用药。中药外用贴膏剂常用于慢性扭挫伤疼痛的治疗，但需要注意用法用量、疗程，并注意皮肤过敏反应。

## （五）处方案例点评 2

| 处方 2：×××× 医院医疗保险处方　医保内处方 | | | | | |
|---|---|---|---|---|---|
| 定点医疗机构编码：×××× | | | | | |
| 科室名称：内科 | 日期：×××× | | 药物金额：×× | | |
| 姓名：×× | 性别：女 | | 年龄：55 岁 | | 病历号：×× |
| **临床诊断：** | **R：药品名称和规格** | 单次用量 | 用法 | 频次 | 数量 |
| 类风湿关节炎 | 消痛贴膏（1.2 克 / 贴） | 2 贴 | 外用 | 1 次 / 日 | 2 盒 |
| | 关节止痛膏（每贴 8 厘米 ×13 厘米） | 2 贴 | 外用 | 1 次 / 日 | 2 盒 |
| | 痹祺胶囊（0.3 克 / 粒） | 4 粒 | 口服 | 2 次 / 日 | 2 盒 |
| | 医师签名：×× | | | | |
| 审核 / 调配签名：×× 　　　核对 / 发药签名：×× | | | | | |
| 1. 请遵医嘱用药；2. 请在窗口点清药品；3. 处方当日有效；4. 发出药品不予退换。 | | | | | |

1. **处方判定** 该处方属于用药不适宜处方中的重复用药以及不规范处方中的临床诊断书写不全。

2. **处方分析** 消痛贴膏和关节止痛膏都属于外用贴膏剂,而且都有活血、止痛的功效,其中关节止痛膏含有化学成分水杨酸甲酯、苯海拉明等,故两个外用贴膏剂不宜同时使用,也不宜先后贴敷,可点评为不适宜处方中的重复用药。该处方中使用了含毒性成分的中成药痹祺胶囊,且无辨证分型,故属于不规范处方中的临床诊断书写不全。

3. **药师建议** 外用贴膏剂是发生不良反应的高危品种,处方中两种贴膏剂同时使用,增加了发生不良反应的风险。关节止痛膏在成分上又属于中西药复方制剂,使用时应更为谨慎。建议只使用其中一种贴膏剂。

#### 参考文献

[1] 杜中惠. 奇正消痛贴膏的临床应用与不良反应 [J]. 现代中西医结合杂志, 2007, 16 (11): 1586-1587.

[2] 迟玉法, 姚来烨, 姜晓丽, 等. 奇正消痛贴 + 青鹏膏剂治疗陈旧性腰肌损伤的临床研究 [J]. 中外医疗, 2013, 17: 89-90.

# 七、如意珍宝丸

## (一)组成特点

如意珍宝丸由珍珠母(主含碳酸钙)、沉香、石灰华(主含碳酸钙)、金礞石、红花、螃蟹、丁香、毛诃子(去核)、肉豆蔻、豆蔻、余甘子、草果、香旱芹、檀香、黑种草子、降香、诃子、高良姜、甘草膏、肉桂、乳香、木香、决明子、水牛角、黄葵子、短穗兔耳草、藏木香、人工麝香、牛黄、荜茇等组成。方中荜茇、丁香、高良姜、香旱芹、肉桂、豆蔻祛风散寒,温通经脉,补阳气,共为君药。藏木香、木香、短穗兔耳草理气止痛,消肿活血;珍珠母、牛黄、水牛角等化瘀消炎止痛;麝香除痹开窍。以上共为臣药。檀香理气燥湿,金礞石祛痰、镇惊,螃蟹增加补肾之功,共为佐药。诃子调和诸药为使药。

## (二)功效特点

如意珍宝丸可清热、醒脑开窍、舒筋通络,用于瘟热、陈旧热证、四肢麻木、瘫痪、口眼歪斜、神志不清、痹证、痛风、肢体强直、关节不利,对白脉病有良效。临床用于西医之脑卒中引起的半身不遂、口眼歪斜,以及三叉神经痛、坐骨神经痛、急慢性扭挫伤、风湿性关节炎、类风湿关节炎。

## （三）使用特点

1. **规格**　0.5 克 / 丸。
2. **用法用量**　口服，4~5 丸 / 次，2 次 / 日。
3. **禁忌证**　服药期间忌酸、冷食物及酒，孕妇禁用。
4. **注意事项**　不宜久服。运动员慎用。

## （四）处方案例点评 1

| 处方 1：××××医院医疗保险处方　医保内处方 | | | | | |
|---|---|---|---|---|---|
| 定点医疗机构编码：×××× | | | | | |
| 科室名称：内科 | 日期：×××× | | 药物金额：×× | | |
| 姓名：×× | 性别：女 | | 年龄：45 岁 | | 病历号：×× |
| **临床诊断：**<br>风湿性关节炎 | **R：**药品名称和规格 | 单次用量 | 用法 | 频次 | 数量 |
| | 如意珍宝丸（0.5 克 / 丸） | 4 丸 | 口服 | 3 次 / 日 | 2 盒 |
| | 活血止痛膏（每贴 7 厘米 ×10 厘米） | 6 贴 | 外用 | 1 次 / 日 | 2 盒 |
| | 医师签名：×× | | | | |
| 审核 / 调配签名：×× 　　　　　核对 / 发药签名：×× | | | | | |
| 1. 请遵医嘱用药；2. 请在窗口点清药品；3. 处方当日有效；4. 发出药品不予退换。 | | | | | |

1. **处方判定**　该处方属于用药不适宜处方中的用法用量不适宜。
2. **处方分析**　虽然如意珍宝丸和活血止痛膏均可治疗风湿性关节炎，但两者给药途径不同：如意珍宝丸为内服，说明书最大剂量为 5 丸 / 次，2 次 / 日；活血止痛膏为外用，建议用量不超过 4 贴 / 日。该处方中，二药均超过推荐剂量，故属于用药不适宜处方中的用法用量不适宜。
3. **药师建议**　建议减少用药剂量，如意珍宝丸改为 4 丸 / 次，2 次 / 日，活血止痛膏不超过 4 贴 / 日。

## （五）处方案例点评 2

| 处方 2：××××医院医疗保险处方　医保内处方 | | | | | |
|---|---|---|---|---|---|
| 定点医疗机构编码：×××× | | | | | |
| 科室名称：内科 | 日期：×××× | | 药物金额：×× | | |
| 姓名：×× | 性别：男 | | 年龄：75 岁 | | 病历号：×× |
| **临床诊断：**<br>白脉病 | **R：**药品名称和规格 | 单次用量 | 用法 | 频次 | 数量 |
| | 如意珍宝丸（0.5 克 / 丸） | 3 丸 | 口服 | 2 次 / 日 | 2 盒 |
| | 白脉软膏（20 克 / 支） | 2 克 | 外用 | 2 次 / 日 | 2 盒 |
| | 医师签名：×× | | | | |
| 审核 / 调配签名：×× 　　　　　核对 / 发药签名：×× | | | | | |
| 1. 请遵医嘱用药；2. 请在窗口点清药品；3. 处方当日有效；4. 发出药品不予退换。 | | | | | |

1. **处方判定** 该处方属于合理处方。
2. **处方分析** 如意珍宝丸和白脉软膏均可治疗白脉病，均有舒筋活络的功效，但两者给药途径不同，如意珍宝丸为内服且用量适当减少，百脉软膏为外用。
3. **药师建议** 虽然两药的给药途径不同，但是两药功效和适应证相同，在使用时建议适当减少药量，避免用量过大而导致不良反应发生。

参考文献

［1］国家中医药管理局《中华本草》编委会. 中华本草［M］. 上海：上海科学技术出版社，1999.

［2］王海斌，赫淑倩，胡清文. 如意珍宝丸治疗风湿性关节痛 300 例临床观察［J］. 中医中药，2009，16（19）：70-71.

# 八、红花清肝十三味丸

## （一）组成特点

红花清肝十三味丸由红花、麦冬、木香、诃子、川楝子、栀子、紫檀香、人工麝香、水牛角浓缩粉、人工牛黄、丁香、莲子、银朱（以水银、硫黄和氢氧化钾为原料，经加热升华而制成的硫化汞）组成。方中红花、人工牛黄均入肝经，红花活血，人工牛黄清热定惊，二药共为君药。银朱清脉热，紫檀香、栀子清血热，水牛角浓缩粉凉血解毒，紫檀香、人工麝香开窍醒神，以上共为臣药。川楝子疏肝理气，麦冬养阴，木香行气，莲子、丁香补脾益肾，共为佐药。诃子调和诸药，为使药。方中含有毒性成分银朱、川楝子，不宜过量或久服。

## （二）功效特点

红花清肝十三味丸可清肝热，解除"亚玛"病，具解毒功效，用于肝功能衰退、配毒症、"亚玛"病、腰肾损伤、尿频、尿血。临床常用于西医之肝功能衰退、药物中毒性肝炎、酒精性脂肪肝，尤其对血热引起的眼病有良效。

## （三）使用特点

1. **规格** 0.2 克 / 粒。
2. **用法用量** 口服，11 ~ 15 粒 / 次，1 ~ 2 次 / 日，建议饭后服药。
3. **禁忌证** 孕妇忌服。
4. **注意事项** 运动员慎用。

## （四）处方案例点评 1

处方 1：××××医院医疗保险处方　医保内处方

定点医疗机构编码：××××

| 科室名称：内科 | 日期：×××× | 药物金额：×× | | | |
|---|---|---|---|---|---|
| 姓名：×× | 性别：女 | 年龄：45 岁 | | 病历号：×× | |

| 临床诊断： | R：药品名称和规格 | 单次用量 | 用法 | 频次 | 数量 |
|---|---|---|---|---|---|
| 脂肪肝 | 红花清肝十三味丸（0.2 克 / 粒） | 15 粒 | 口服 | 2 次 / 日 | 2 盒 |
| 肝功能不全 | 血脂康胶囊（0.3 克 / 粒） | 2 粒 | 口服 | 2 次 / 日 | 2 盒 |
| 高脂血症 | 医师签名：×× | | | | |

审核 / 调配签名：××　　　　　　　核对 / 发药签名：××

1. 请遵医嘱用药；2. 请在窗口点清药品；3. 处方当日有效；4. 发出药品不予退换。

1. **处方判定**　该处方属于用药不适宜处方中的遴选的药品不适宜。

2. **处方分析**　处方选用红花清肝十三味丸治疗脂肪肝，血脂康胶囊治疗高脂血症，从适应证角度看，符合说明书功能主治的要求。但是需要注意，红花清肝十三味丸含有多个毒烈性成分，其中包含对肝脏有潜在毒性的银朱和川楝子。所以，从安全性角度看，红花清肝十三味丸存在较高的肝损害风险。血脂康胶囊的有效成分为洛伐他汀及他汀类同系物，也存在一定的肝毒性。从药师角度看，建议定为遴选的药品不适宜，并调整治疗方案。现实中，民族药的临床使用缺少中医证型的支持，存在药不对证的风险。

3. **药师建议**　建议停用红花清肝十三味丸，根据中医辨证选择其他中成药治疗。血脂康胶囊如确需使用，应密切监测肝功能。

## （五）处方案例点评 2

处方 2：××××医院医疗保险处方　医保内处方

定点医疗机构编码：××××

| 科室名称：中医科 | 日期：×××× | 药物金额：×× | | | |
|---|---|---|---|---|---|
| 姓名：×× | 性别：男 | 年龄：40 岁 | | 病历号：×× | |

| 临床诊断： | R：药品名称和规格 | 单次用量 | 用法 | 频次 | 数量 |
|---|---|---|---|---|---|
| 慢性肝炎 | 红花清肝十三味丸（0.2 克 / 粒） | 15 粒 | 口服 | 2 次 / 日 | 2 盒 |
| （肝郁脾虚证、 | 护肝胶囊（0.35 克 / 粒） | 4 粒 | 口服 | 3 次 / 日 | 2 盒 |
| 气滞证） | 香砂六君丸（6 克 / 袋） | 1 袋 | 口服 | 2 次 / 日 | 2 盒 |
| | 医师签名：×× | | | | |

审核 / 调配签名：××　　　　　　　核对 / 发药签名：××

1. 请遵医嘱用药；2. 请在窗口点清药品；3. 处方当日有效；4. 发出药品不予退换。

1. **处方判定**　该处方属于用药不适宜处方中的适应证不适宜。

2. **处方分析**　红花清肝十三味丸可清肝热，适用于肝胆湿热的慢性肝炎；护肝胶囊可疏肝理气、健脾消食，适用于肝郁脾虚型的急慢性肝炎；香砂六君丸可益气健脾，适用于脾虚气滞证。该处方诊断为慢性肝炎肝郁脾虚证和气滞证，使用护肝胶囊和香砂六君丸，药证相符，但使用红花清肝十三味丸不适宜，可点评为适应证不适宜。

3. **药师建议**　红花清肝十三味丸适用于肝胆湿热型慢性肝炎，而护肝胶囊适用于肝郁脾虚型慢性肝炎。处方诊断为慢性肝炎肝郁脾虚证和气滞证，建议停用红花清肝十三味丸。

参考文献

［1］国家中医药管理局《中华本草》编委会. 中华本草［M］. 上海：上海科学技术出版社，1999.

［2］王海城. 红花清肝十三味丸的临床应用［J］. 中国民族医药杂志，2008，8（8）：12.

# 九、流感丸

## （一）组成特点

流感丸由诃子、亚大黄、木香、獐牙菜、藏木香、垂头菊（千里光属）、丁香、镰形棘豆、酸藤果、角茴香（来源于罂粟科）、阿魏、榜嘎（主要来源于毛茛科甘青乌头和船盔乌头，有毒）、大戟膏、草乌（大毒）、安息香、藏菖蒲、龙骨、人工麝香、宽筋藤、人工牛黄、豆蔻组成。方中垂头菊疏风清热；角茴香清热解毒，镇咳止痛；人工牛黄清热开窍；榜嘎入肺、胃经，清热解毒。四药共为君药，主治感冒发热。亚大黄、木香、獐芽菜、藏木香、藏菖蒲五药清热利湿，理气健胃，共为臣药。丁香、镰形棘豆、草乌、安息香、龙骨、人工麝香、酸藤果、大戟膏、宽筋藤、豆蔻、阿魏，祛风除湿，止痛消积，共为佐药。诃子为使药，调和诸药。本品含有毒性成分草乌和榜嘎，不宜过量或久服。

## （二）功效特点

流感丸可清热解毒，用于流行性感冒，症见流清鼻涕、头痛咳嗽、周身酸痛、发热等。本品还可解热镇静，消除全身症状；抗过敏，减轻鼻咽部血管充血；镇咳祛痰，缓解支气管不适症状；调理肠胃，通腑泄热，消除感冒所致消化系统症状。

## （三）使用特点

1. **规格**　1克/丸。

2. **用法用量**　口服，1～2克／次，2～3次／日。

3. **禁忌证**　服药期间忌服辛辣食物，孕妇禁服。

4. **注意事项**　儿童、年老体虚者慎用。不宜长期服用。服药期间如果出现腹痛、腹泻等不适，应立即停药。

### （四）处方案例点评1

处方1：××××医院医疗保险处方 医保内处方

定点医疗机构编码：××××

| 科室名称：内科 | 日期：×××× | | 药物金额：×× | | |
|---|---|---|---|---|---|
| 姓名：×× | 性别：女 | | 年龄：40岁 | | 病历号：×× |

| 临床诊断： | R：药品名称和规格 | 单次用量 | 用法 | 频次 | 数量 |
|---|---|---|---|---|---|
| 感冒 | 流感丸（1克／丸） | 2丸 | 口服 | 2次／日 | 2盒 |
| | 清热解毒口服液（10毫升／支） | 1支 | 口服 | 3次／日 | 2盒 |
| | 医师签名：×× | | | | |

审核／调配签名：××　　　　　　　　核对／发药签名：××

1. 请遵医嘱用药；2. 请在窗口点清药品；3. 处方当日有效；4. 发出药品不予退换。

1. **处方判定**　该处方属于不规范处方中的临床诊断书写不全。

2. **处方分析**　流感丸主要用于治疗流行性感冒，清热解毒口服液主要用于治疗风热感冒和流行性感冒。处方单独诊断为感冒，缺少流感诊断或中医证型，故点评为不规范处方中的临床诊断书写不全。另外，两药虽然成分不同，但在普通感冒的治疗上存在重复用药的情况。

3. **药师建议**　如果患者所患为普通感冒，建议停用流感丸，根据证型选择一种治疗普通感冒的中成药：风热感冒可选清热解毒口服液，风寒感冒宜选感冒疏风丸等。如果患者为流行性感冒热证阶段，可减量联用。

### （五）处方案例点评2

处方2：××××医院医疗保险处方　医保内处方

定点医疗机构编码：××××

| 科室名称：内科 | 日期：×××× | | 药物金额：×× | | |
|---|---|---|---|---|---|
| 姓名：×× | 性别：女 | | 年龄：29岁 | | 病历号：×× |

| 临床诊断： | R：药品名称和规格 | 单次用量 | 用法 | 频次 | 数量 |
|---|---|---|---|---|---|
| 上呼吸道感染 | 流感丸（1克／丸） | 2丸 | 口服 | 2次／日 | 2盒 |
| （热毒证） | 孕妇清火丸（6克／瓶） | 1瓶 | 口服 | 2次／日 | 2盒 |
| 妊娠期 | 医师签名：×× | | | | |

审核／调配签名：××　　　　　　　　核对／发药签名：××

1. 请遵医嘱用药；2. 请在窗口点清药品；3. 处方当日有效；4. 发出药品不予退换。

1. **处方判定**　该处方属于用药不适宜处方中的遴选的药品不适宜。

2. **处方分析**　流感丸含有麝香等成分，说明书提示孕妇禁服，患者为孕妇，且该处方已开具了孕妇清火丸治疗热毒证，不宜再使用流感丸，可点评为遴选的药品不适宜。

3. **药师建议**　孕妇属于特殊人群，在使用流感丸时，存有潜在的不良反应风险或安全隐患，建议停用流感丸，单用孕妇清火丸治疗。

### 参考文献

［1］国家中医药管理局《中华本草》编委会. 中华本草［M］. 上海：上海科学技术出版社，1999.

# 十、风湿二十五味丸

## （一）组成特点

风湿二十五味丸由驴血粉、白檀香、紫檀香、苦参、栀子、闹羊花（来源于杜鹃花科植物羊踯躅的干燥花，有大毒）、人工牛黄、西红花、草果、白豆蔻、紫花地丁、诃子、川楝子、人工麝香、漏芦花、石膏、玉簪花、肉豆蔻、苘麻子、枫香脂、决明子、木棉花蕊、木棉花瓣、丁香、杜仲组成。

方中驴血粉、闹羊花、决明子、苘麻子共为君药，发挥祛风除湿、止痛之功。肉豆蔻、西红花、草果、白豆蔻、丁香共为臣药，可起到温中祛湿、活血止痛之效。诃子、川楝子、栀子、紫檀香、石膏、漏芦花、玉簪花、枫香脂共为佐药，可达到清血热、消肿之功。白檀香、人工麝香、木棉花瓣、人工牛黄、紫花地丁、苦参、木棉花蕊、杜仲，共同起到清热解毒、补肝肾作用，是为使药。

## （二）功效特点

风湿二十五味丸可燥"协日乌素"，散瘀，用于游痛症。临床亦常用于风湿性关节炎、类风湿关节炎、颈椎病、肩周炎、脊椎炎、坐骨神经痛、痛风、骨关节炎等。

## （三）使用特点

1. **规格**　0.2 克 / 粒。

2. **用法用量**　11 ~ 15 粒 / 次，1 ~ 2 次 / 日。

3. **禁忌证**　孕妇禁用。

4. **注意事项**　不宜久服。服药期间如出现恶心呕吐、腹泻、心跳缓慢、血压下降，应立即停止用药。

## （四）处方案例点评 1

处方 1：××××医院医疗保险处方　医保内处方

定点医疗机构编码：××××

| 科室名称：内科 | | 日期：×××× | | 药物金额：×× | | |
|---|---|---|---|---|---|---|
| 姓名：×× | | 性别：女 | | 年龄：55 岁 | | 病历号：×× |

| 临床诊断：<br>三叉神经痛 | R：药品名称和规格 | 单次用量 | 用法 | 频次 | 数量 |
|---|---|---|---|---|---|
| | 风湿二十五味丸（0.2 克/粒） | 10 粒 | 口服 | 2 次/日 | 2 盒 |
| | 卡马西平片（0.2 克/片） | 0.2 克 | 口服 | 2 次/日 | 2 盒 |
| | 医师签名：×× | | | | |

审核/调配签名：××　　　　　　　　核对/发药签名：××

1. 请遵医嘱用药；2. 请在窗口点清药品；3. 处方当日有效；4. 发出药品不予退换。

1. **处方判定**　该处方属于合理处方。

2. **处方分析**　风湿二十五味丸与卡马西平片均可治疗三叉神经痛，在单一用药效果不佳时可以联用，处方中二者用法用量符合说明书要求，属于合理处方。

3. **药师建议**　患者被诊断为三叉神经痛，选用风湿二十五味丸与卡马西平片治疗，用药对证且用法用量准确。风湿二十五味丸中含有闹羊花等有毒成分，应从小量开始服用，且不宜久服。

## （五）处方案例点评 2

处方 2：××××医院医疗保险处方　医保内处方

定点医疗机构编码：××××

| 科室名称：内科 | | 日期：×××× | | 药物金额：×× | | |
|---|---|---|---|---|---|---|
| 姓名：×× | | 性别：男 | | 年龄：46 岁 | | 病历号：×× |

| 临床诊断：<br>关节炎<br>肝功能不全 | R：药品名称和规格 | 单次用量 | 用法 | 频次 | 数量 |
|---|---|---|---|---|---|
| | 风湿二十五味丸（0.2 克/粒） | 10 粒 | 口服 | 2 次/日 | 2 盒 |
| | 护肝宁片（0.35 克/片） | 5 片 | 口服 | 3 次/日 | 2 盒 |
| | 医师签名：×× | | | | |

审核/调配签名：××　　　　　　　　核对/发药签名：××

1. 请遵医嘱用药；2. 请在窗口点清药品；3. 处方当日有效；4. 发出药品不予退换。

1. **处方判定**　该处方属于用药不适宜处方中的遴选的药品不适宜和不规范处方中的临床诊断书写不全。

2. **处方分析**　风湿二十五味丸的功效为散瘀，用于关节炎的治疗，但是其中含有毒成分川楝子、闹羊花，肝功能不全者应避免使用，可点评为遴选的药品不适宜。该处方中无辨证分型，故判定为临床诊断书写不全。

**3. 药师建议** 该患者肝功能不全，属于特殊人群，使用含毒性成分的风湿二十五味丸，有发生不良反应和加重肝功能损害的风险，建议停用风湿二十五味丸，选用对肝功能损害小的治疗骨关节炎的药物，并定期检查肝功能。

**参考文献**

[1] 国家中医药管理局《中华本草》编委会. 中华本草 [M]. 上海：上海科学技术出版社，1999.

# 附　录

# 医院处方点评管理规范（试行）

【卫医管发〔2010〕28号】

## 第一章　总　则

第一条　为规范医院处方点评工作，提高处方质量，促进合理用药，保障医疗安全，根据《药品管理法》《执业医师法》《医疗机构管理条例》《处方管理办法》等有关法律、法规、规章，制定本规范。

第二条　处方点评是根据相关法规、技术规范，对处方书写的规范性及药物临床使用的适宜性（用药适应证、药物选择、给药途径、用法用量、药物相互作用、配伍禁忌等）进行评价，发现存在或潜在的问题，制定并实施干预和改进措施，促进临床药物合理应用的过程。

第三条　处方点评是医院持续医疗质量改进和药品临床应用管理的重要组成部分，是提高临床药物治疗学水平的重要手段。各级医院应当按照本规范，建立健全系统化、标准化和持续改进的处方点评制度，开展处方点评工作，并在实践工作中不断完善。

其他各级各类医疗机构的处方点评工作，参照本规范执行。

第四条　医院应当加强处方质量和药物临床应用管理，规范医师处方行为，落实处方审核、发药、核对与用药交待等相关规定；定期对医务人员进行合理用药知识培训与教育；制定并落实持续质量改进措施。

## 第二章　组织管理

第五条　医院处方点评工作在医院药物与治疗学委员会（组）和医疗质量管理委员会

领导下，由医院医疗管理部门和药学部门共同组织实施。

第六条 医院应当根据本医院的性质、功能、任务、科室设置等情况，在药物与治疗学委员会（组）下建立由医院药学、临床医学、临床微生物学、医疗管理等多学科专家组成的处方点评专家组，为处方点评工作提供专业技术咨询。

第七条 医院药学部门成立处方点评工作小组，负责处方点评的具体工作。

第八条 处方点评工作小组成员应当具备以下条件：

（一）具有较丰富的临床用药经验和合理用药知识；

（二）具备相应的专业技术任职资格：二级及以上医院处方点评工作小组成员应当具有中级以上药学专业技术职务任职资格，其他医院处方点评工作小组成员应当具有药师以上药学专业技术职务任职资格。

## 第三章 处方点评的实施

第九条 医院药学部门应当会同医疗管理部门，根据医院诊疗科目、科室设置、技术水平、诊疗量等实际情况，确定具体抽样方法和抽样率，其中门急诊处方的抽样率不应少于总处方量的 1‰，且每月点评处方绝对数不应少于 100 张；病房（区）医嘱单的抽样率（按出院病历数计）不应少于 1%，且每月点评出院病历绝对数不应少于 30 份。

第十条 医院处方点评小组应当按照确定的处方抽样方法随机抽取处方，并按照《处方点评工作表》（附件）对门急诊处方进行点评；病房（区）用药医嘱的点评应当以患者住院病历为依据，实施综合点评，点评表格由医院根据本院实际情况自行制定。

第十一条 三级以上医院应当逐步建立健全专项处方点评制度。专项处方点评是医院根据药事管理和药物临床应用管理的现状和存在的问题，确定点评的范围和内容，对特定的药物或特定疾病的药物（如国家基本药物、血液制品、中药注射剂、肠外营养制剂、抗菌药物、辅助治疗药物、激素等临床使用及超说明书用药、肿瘤患者和围手术期用药等）使用情况进行的处方点评。

第十二条 处方点评工作应坚持科学、公正、务实的原则，有完整、准确的书面记录，并通报临床科室和当事人。

第十三条 处方点评小组在处方点评工作过程中发现不合理处方，应当及时通知医疗管理部门和药学部门。

第十四条 有条件的医院应当利用信息技术建立处方点评系统，逐步实现与医院信息系统的联网与信息共享。

## 第四章 处方点评的结果

第十五条 处方点评结果分为合理处方和不合理处方。

第十六条　不合理处方包括不规范处方、用药不适宜处方及超常处方。

第十七条　有下列情况之一的，应当判定为不规范处方：

（一）处方的前记、正文、后记内容缺项，书写不规范或者字迹难以辨认的；

（二）医师签名、签章不规范或者与签名、签章的留样不一致的；

（三）药师未对处方进行适宜性审核的（处方后记的审核、调配、核对、发药栏目无审核调配药师及核对发药药师签名，或者单人值班调剂未执行双签名规定）；

（四）新生儿、婴幼儿处方未写明日、月龄的；

（五）西药、中成药与中药饮片未分别开具处方的；

（六）未使用药品规范名称开具处方的；

（七）药品的剂量、规格、数量、单位等书写不规范或不清楚的；

（八）用法、用量使用"遵医嘱""自用"等含糊不清字句的；

（九）处方修改未签名并注明修改日期，或药品超剂量使用未注明原因和再次签名的；

（十）开具处方未写临床诊断或临床诊断书写不全的；

（十一）单张门急诊处方超过五种药品的；

（十二）无特殊情况下，门诊处方超过 7 日用量，急诊处方超过 3 日用量，慢性病、老年病或特殊情况下需要适当延长处方用量未注明理由的；

（十三）开具麻醉药品、精神药品、医疗用毒性药品、放射性药品等特殊管理药品处方未执行国家有关规定的；

（十四）医师未按照抗菌药物临床应用管理规定开具抗菌药物处方的；

（十五）中药饮片处方药物未按照"君、臣、佐、使"的顺序排列，或未按要求标注药物调剂、煎煮等特殊要求的。

第十八条　有下列情况之一的，应当判定为用药不适宜处方：

（一）适应证不适宜的；

（二）遴选的药品不适宜的；

（三）药品剂型或给药途径不适宜的；

（四）无正当理由不首选国家基本药物的；

（五）用法、用量不适宜的；

（六）联合用药不适宜的；

（七）重复给药的；

（八）有配伍禁忌或者不良相互作用的；

（九）其它用药不适宜情况的。

第十九条　有下列情况之一的，应当判定为超常处方：

1. 无适应证用药;

2. 无正当理由开具高价药的;

3. 无正当理由超说明书用药的;

4. 无正当理由为同一患者同时开具 2 种以上药理作用相同药物的。

# 第五章　点评结果的应用与持续改进

第二十条　医院药学部门应当会同医疗管理部门对处方点评小组提交的点评结果进行审核,定期公布处方点评结果,通报不合理处方;根据处方点评结果,对医院在药事管理、处方管理和临床用药方面存在的问题,进行汇总和综合分析评价,提出质量改进建议,并向医院药物与治疗学委员会(组)和医疗质量管理委员会报告;发现可能造成患者损害的,应当及时采取措施,防止损害发生。

第二十一条　医院药物与治疗学委员会(组)和医疗质量管理委员会应当根据药学部门会同医疗管理部门提交的质量改进建议,研究制定有针对性的临床用药质量管理和药事管理改进措施,并责成相关部门和科室落实质量改进措施,提高合理用药水平,保证患者用药安全。

第二十二条　各级卫生行政部门和医师定期考核机构,应当将处方点评结果作为重要指标纳入医院评审评价和医师定期考核指标体系。

第二十三条　医院应当将处方点评结果纳入相关科室及其工作人员绩效考核和年度考核指标,建立健全相关的奖惩制度。

# 第六章　监督管理

第二十四条　各级卫生行政部门应当加强对辖区内医院处方点评工作的监督管理,对不按规定开展处方点评工作的医院应当责令改正。

第二十五条　卫生行政部门和医院应当对开具不合理处方的医师,采取教育培训、批评等措施;对于开具超常处方的医师按照《处方管理办法》的规定予以处理;一个考核周期内 5 次以上开具不合理处方的医师,应当认定为医师定期考核不合格,离岗参加培训;对患者造成严重损害的,卫生行政部门应当按照相关法律、法规、规章给予相应处罚。

第二十六条　药师未按规定审核处方、调剂药品、进行用药交待或未对不合理处方进行有效干预的,医院应当采取教育培训、批评等措施;对患者造成严重损害的,卫生行政部门应当依法给予相应处罚。

第二十七条　医院因不合理用药对患者造成损害的,按照相关法律、法规处理。

# 中成药临床合理用药处方点评
# 北京共识（2018）

【本共识发表于《中国中药杂志》2018 年 43 卷 5 期】

[摘要]　随着中成药品规数和临床使用的增长，中成药临床合理使用问题日趋严峻。由于中成药本身的复杂性和临床应用的不确定性影响，中成药处方点评长期缺乏行业技术规范，导致其临床合理使用缺乏科学的风险管控措施。遵循中医药基本理论及独特的临床治疗学特点，结合中成药临床实践经验和专家意见，形成北京市中成药临床合理用药处方点评专家共识，包括中成药处方点评基本方法、技术以及主要点评要点，以期为规范中成药临床合理用药处方点评行为，提升中成药临床合理用药水平提供技术参考。

中成药是指在中医药理论指导下，经过医学和药学研究，获得国家药品管理部门批准，以中医处方为依据，中药饮片为原料，按照规定的生产工艺和质量标准制成的中药制剂。相对中药饮片煎剂而言，具有现成可用、适应急需、贮存方便、随身携带、无异味和少刺激的优点，也有药味组成、剂量配比不能随证/症加减的不足。

随着国家医药分开综合改革的全面推进，以及中成药品规数和临床使用的快速增长，有关中成药的临床不合理使用特别是不良事件/不良反应的报道备受关注，甚至产生了质疑中药乃至中医药事业的杂音，这已引起政府职能部门、医药人员、科研人员和社会各界的广泛关注。针对这一严峻问题以及目前缺乏中成药临床合理用药处方点评技术规范的现状，作者参考《医院处方点评管理规范（试行）》《北京市医疗机构处方点评专项指南（试行）》（卫办医管函〔2012〕1179 号）等相关文件，遵循中医药基本理论及独特的临床治疗学特点，分析与一般处方点评的特殊之处，结合中成药在综合性医院和中医专科医院的临床实践经验，通过与行业内专家的反复沟通，在中成药处方点评基本方法、技术以及点评要点等方面，形成专家共识，以期为规范中成药临床合理用药处方点评行为、提升临床合理用药水平以及优化医疗资源配置等提供技术参考。

## 1　适用范围

本专家共识所指的"中成药"限于国家药品监督管理局批准的直接供临床使用的中药

成方制剂，不包括中药饮片、民族药、中药注射剂和保健品；所形成的中成药临床合理用药处方点评专家共识，可供各级各类医疗机构与高等院所从事临床中药学、医院药事管理、药事绩效评估相关职业的人员参考使用。

## 2 定义

处方点评是根据相关法规、技术规范，对处方书写的规范性及药物临床使用的适宜性（包括但不限于用药适应证、药物选择、给药途径、用法用量、药物相互作用、配伍禁忌）进行评价，发现存在或潜在的问题，制定并实施干预和改进措施，促进临床药物合理应用的过程。中成药临床合理用药处方点评是对中成药处方或含有中成药的处方进行点评、干预及提升合理用药水平的系统过程。

## 3 基本方法

### 3.1 处方点评依据

中成药临床合理用药处方点评要求处方点评人员对中成药处方合理性进行回顾性分析（事后评价），即根据国家卫生计划生育委员会（现称国家卫生健康委员会）颁发的《医院处方点评管理规范（试行）》的要求，基于药品说明书、《中国药典》《中成药临床应用指导原则》、卫生行政主管部门颁布的诊疗指南、国家药品监督管理局合理用药通报等权威参考资料，对中成药临床使用的合理性进行评价。

### 3.2 处方点评抽样方法

根据医院诊疗科目、科室设置、技术水平、诊疗量等实际情况，确定具体抽样方法和抽样率，其中门急诊处方的抽样率不应少于总处方量的1‰，且每月点评处方绝对数不应少于100张。

### 3.3 处方点评结果分类

中成药处方点评结果分为合理处方和不合理处方，不合理处方又分为不规范处方、用药不适宜处方和超常处方。其中，用药不适宜处方是中成药处方点评的重点和难点。

### 3.4 处方点评结果应用

医院药学（药事）部门和医疗管理部门定期公布处方点评结果，通报不合理处方，并将处方点评结果纳入临床科室/医师合理用药水平的考核指标；同时依据处方点评结果，对医院在药事管理、处方管理和临床用药方面存在的问题，进行综合分析评价，提出质量改进建议。

## 4 主要点评内容

遵循中医药基本理论及独特的临床治疗学特点，针对中成药在综合性医院和中医专科医院的基本现状，中成药临床合理用药处方点评基本流程及主要内容一般应包括以下几方面，具体点评工作表见表 1。

### 4.1　适应证点评

适应证是指药物根据其用途，采用准确的表述方式，明确用于预防、治疗、诊断、缓解或者辅助治疗的某种疾病或者症状。在制定治疗方案和开具处方时，药物的适应证应与患者病理、病因、病情和临床诊断相符合。适应证点评是中成药合理用药处方点评的首要内容，应遵循中医药理论、中医药治疗学理论（处方诊断信息体现八纲辨证、脏腑辨证、六经辨证、气血津液辨证）以及药品说明书的基本原则。中成药处方诊断一般要求书写中医病证名称，包括中医病名、中医证名、中医病名＋中医证名、现代医学疾病名＋中医证名多种表述形式；少数用于治疗证候属性区分度不强的疾病或病证的中成药，只书写西医疾病名也可。

### 4.2　遴选药品点评

遴选药品点评是指患者具有使用某类药物的指征，但所选用的药物相对于老年、儿童、妊娠或哺乳期妇女等特殊人群，以及肝肾功能不全或患有其他严重疾病的患者，存有潜在的不良反应或安全风险等情况。例如，老年人群的药品遴选应遵循中医药基本理论，考虑老年人脏腑功能减弱的体质特点，重点关注病证虚实的辨证论治。儿童人群的药品遴选应避免使用含有儿童禁用中药，或说明书明确规定"儿童禁用"的中成药。妊娠人群的药品遴选应避免使用含有妊娠禁忌药，或说明书明确规定"妊娠禁用"的中成药。肝肾功能不全患者的药品遴选应避免使用目前已知具有明确肝肾损伤的药品，其中，肝功能不全患者应避免使用说明书明确规定"肝功能不全者禁用"，或含有较明确肝损伤风险中药（包括但不限于雷公藤、千里光、朱砂、雄黄、何首乌），或国家药品行政管理部门曾通报过具有肝损伤风险的中成药；肾功能不全患者应避免使用说明书明确规定"肾功能不全者禁用"，或含有较明确肾损伤风险中药（包括但不限于马兜铃、关木通、朱砂、雄黄），或国家药品行政管理部门曾通报过具有肾损伤风险的中成药。其他病证禁忌也是遴选药品不适宜的点评范围，点评时应遵循说明书禁忌证和注意事项要求。此外，说明书提示特殊人群"慎用"的中成药，应在中医师指导下使用。

### 4.3　用法用量点评

用法点评主要指药品的给药途径点评，中成药以内服（包括但不限于口服、冲服、含服、舌下含服、吸入）和外用（包括但不限于外敷、外贴、外洗、外搽、熏蒸、吹服、滴眼、阴道给药、直肠给药、纳肛）为主，一些既可内服、又可外用的剂型（如散剂）应针对其不同适应证而选择不同用法。在超说明书给药途径用药时，应当具有医学实践证据并充分考虑用法的安全性和潜在风险，权衡利弊后使用。

传统中药用量往往争议较大，加之中成药说明书时常缺少针对不同患者、不同疾病、不同病证发展阶段的精准给药量，因此用量合理性判定成了中成药处方点评的难点。中成药用量合理性点评推荐采取分层分类方式，对不同药品（含毒性和不含毒性药味的中成药）、不同病证进展类型（急性期和慢性期）、不同病情严重程度（脏器功能损害的分级分期）、不同患者（儿童、成年、老年）采取不同的点评策略。单日给药剂量是基本的点评单元，辅以单次给药剂量和给药频次的考察，综合确定用量合理性。存在较高安全风险的治疗方案（包括但不限于含毒性药味的中成药、含铅基质贴膏、中西药复方制剂、疾病进展期、脏器功能损害严重、多药联合、辨证失当），应严格管控单次用量和单日用量。

### 4.4　重复用药点评

重复用药属于中成药处方点评中用药不适宜范畴，发生原因与临床处方时相须、相使配伍的思维定式有关。判断是否属于重复用药，主要依据：①中成药适应证（包括但不限于疾病、证型、疾病＋证型）；②药味组成（包括但不限于数目、占比和君臣佐使地位）；③特殊组分（包括但不限于毒烈性成分、化学药物成分、单纯而明确的有效成分）；④衍生方（能够溯源加减关系的传统衍生方）；⑤功效类别（分类方法参考《国家基本医疗保险、工伤保险和生育保险药品目录（2017年版）》《中成药临床应用指导原则》《中成药学》）。如据此判断存在相同或高度相似的联用组合，则属于重复用药。在实际操作中，上述不同评判角度存在各自的优缺点，所以综合多维视角评判更为适宜。例如，存在成分完全包含的衍生方关系、且治疗目的相同的；有相同功效、有相同成分且位于同一功效亚类的；存在相同毒性成分且功效相近的；含西药成分的中西药复方制剂与该西药联合使用的中成药联用组合，均可判断为重复用药。

### 4.5　联合用药点评

联合用药是临床诊疗中时常出现，主要可分为中成药与中药联用，中成药与西药联用。本专家共识仅就中成药与中成药、中成药与西药的联合用药进行介绍，不包括中成药与中药饮片、民族药或中药注射剂相关内容。

中成药与中成药的联合用药点评应主要关注药性冲突方面。药性冲突指由于药性或功效相反而造成减效或增毒的现象。例如，解表类中成药与滋补类中成药不宜同时服用，治疗同一疾病（寒证和热证）不同寒热药性的中成药不宜同时服用（寒热错杂症除外），点评时应遵循说明书禁忌证和注意事项要求。

中成药与西药的联合用药点评主要关注相互作用方面。推荐采用分类模型法评估中成药与西药的相互作用，可将相互作用分解为Ⅰ、Ⅱ、Ⅲ类途经及其组合，其中Ⅰ类途经定义为体内或体外直接接触后的物理或化学反应途经，Ⅱ类途经定义为以药代动力学过程为中间媒介的作用途经，Ⅲ类途经定义为药理效应或生物学通路的协同/拮抗作用途经。目前，关于此类相互作用的评价证据以非临床实验为多、临床案例为少，评价时应注意考虑转化为临床合理性评价证据的可行性和可靠性。

### 4.6 超说明书用药点评

超说明书用药又称药品未注册用法，是指药品使用的适应证、给药方法或剂量不在国家药品监督管理部门批准的说明书之内的用法。临床上采取超说明书用药方案时应具备基本条件：为达到重要的治疗目标而无合理的可替代药品、用药方案有合理的医学实践证据，并且获得医疗机构药事管理与药物治疗学委员会的批准和患者的知情同意。中成药超说明书用药主要包括适应证、给药途径、遴选药品、用法用量方面，所有的超说明书用药处方均应给予点评和提示；但对遵循中医药基本理论、无替代药品且有医学实践证据（包括但不限于中医临床循证指南、中医治疗专家共识和中医医案报道）的超说明书用药，可不纳入不合理处方范围。

## 5 讨论

中成药临床合理用药处方点评北京地区专家共识所包括的适应证点评、遴选药品点评、用法用量点评、重复用药点评、联合用药点评、超说明书用药仅是其主要内容，随着中成药临床使用品规数量、药品说明书、疾病情况、国家政策法规等变化而不断更新与完善。不同点评内容之间是一个相互关联、相互协同的动态整体，点评流程可依据不同医疗机构临床用药特点、医师处方行为规律进行适当调整。此外，随着国家对上市后药品循证评价工作的高度关注，以及中西药联合使用及互作机制等科研新成果的涌现，中成药临床合理用药处方点评必将逐步建立吐故纳新、与时俱进的科学点评机制与点评标准，切实从中医药产业链终端提升中成药临床合理用药水平，促进中医药产业健康可持续发展！

共识编写参与人员：

金　锐　首都医科大学附属北京世纪坛医院

赵奎君　首都医科大学附属北京友谊医院

郭桂明　首都医科大学附属北京中医医院

张　冰　北京中医药大学

王宇光　北京交通大学社区卫生服务中心

薛春苗　北京中医药大学东直门医院

杨毅恒　北京大学第三医院

王丽霞　中国中医科学院广安门医院

李国辉　中国医学科学院肿瘤医院

唐进法　河南中医药大学第一附属医院

聂黎行　中国食品药品检定研究院

张相林　中日友好医院

赵婷婷　国家药品监督管理局药品审评中心

张　毅　重庆市食品药品检验检测研究院

严　灿　广州中医药大学

袁锁中　首都医科大学附属北京世纪坛医院

孙路路　首都医科大学附属北京世纪坛医院

冯兴中　首都医科大学附属北京世纪坛医院

鄢　丹　首都医科大学附属北京世纪坛医院

参考文献　略

## 表 1 中成药临床合理用药处方点评工作表

| 点评日期： | 临床药师签名或盖章： | | |
|---|---|---|---|
| 序号： | 患者姓名： | 年龄： | 性别： |
| 医师诊断： | | | |
| 用药情况： | | | |
| 适应证点评 | □ 适应证适宜<br>□ 适应证不适宜（是否存在超说明书证据：□ 有 □ 没有）<br>　如果不适宜，则根据患者病证特征，建议适应证为＿＿＿＿＿＿＿＿＿＿＿ | | |
| 遴选药品点评 | □ 遴选的药品适宜<br>□ 遴选的药品不适宜（是否存在超说明书证据：□ 有 □ 没有）<br>　如果不适宜，则患者是否为以下特殊人群：<br>　□ 老年人 □ 儿童 □ 妊娠期妇女 □ 哺乳期妇女 □ 肝功能不全患者 □ 肾功能不全患者<br>　□ 其他疾病情况，包括＿＿＿＿＿＿＿＿＿＿＿＿＿＿<br>　　不适用的药物功效或成分可能为＿＿＿＿＿＿＿＿＿＿＿ | | |
| 用法用量点评 | □ 用法用量适宜<br>□ 用法用量不适宜（是否存在超说明书证据：□ 有 □ 没有）<br>　如果不适宜，则具体原因为：<br>　□ 含有毒烈性饮片<br>　□ 给药途径不适宜，药物应该采取的给药途径是＿＿＿＿＿＿＿＿＿＿＿<br>　□ 单次用量或单日用量偏大或偏小，药物应该采取的剂量为＿＿＿＿＿＿＿<br>　□ 给药频次不适宜，药物应该采取的给药频次为＿＿＿＿＿＿＿＿＿ | | |
| 重复用药点评 | □ 不存在重复用药<br>□ 存在重复用药<br>　如果存在重复用药，则最主要的原因为：<br>　□ 药品功效相同或十分相似 □ 药物组成相似度很高 □ 君药相同<br>　□ 含相同或相似毒烈性成分 □ 存在衍生方关系 □ 属于同一功效亚类<br>　□ 联合用药品种＞3 种 □ 其他＿＿＿＿＿＿＿＿＿＿＿ | | |
| 联合用药点评 | □ 单药应用或联合用药适宜<br>□ 联合用药不适宜<br>　如果不适宜，则具体原因为：<br>　□ 解表药与滋补药同时服用 □ 同一疾病寒证与热证的治疗用药同时服用<br>　□ 存在影响效/毒的相互作用，具体为＿＿＿＿＿＿＿＿＿＿＿ | | |
| 整体用药评价 | □ 合理处方<br>□ 不合理处方<br>　□ 不规范处方 □ 用药不适宜处方 □ 超常处方 | | |

# 北京地区基层医疗机构中成药处方点评共识报告（2018版）

【本共识发表于《中国医院药学杂志》2018年38卷18期】

[摘要]　基层医疗机构的中成药品种数和临床使用日益增长，合理用药问题日趋突出，但目前缺少适用于基层医疗机构中成药处方合理性评价的技术规范和指导。针对这一亟须解决的问题，北京市卫生健康委员会基层医疗机构处方点评工作组中成药学组会同北京市10余家二、三级医院的一线临床中药师，在前期工作和现有认识基础上，编写了本共识。本共识的编写遵循中华医学会、中华中医药学会关于指南编写的建议，参考国内外权威、常用的Delphi专家咨询法和GRADE证据评价系统，采取最新的共识报告形式完成。最终形成的共识涉及点评工作的组织管理、适应证和遴选药品点评、用法用量和疗程点评、联合用药点评4部分共27条"陈述"，为基层医疗机构的中成药处方点评提供技术参考和学术指导。

　　基层医疗机构和分级诊疗制度是中国特色基本医疗卫生制度的重要内容，对于合理配置医疗卫生资源、促进医疗卫生服务均等化具有重要意义。2015年国务院《关于推进分级诊疗制度建设的指导意见》（国办发〔2015〕70号）明确指出，未来应该以"强基层"为重点完善分级诊疗服务体系。目前，基层医疗机构的中成药品种多、占比高、临床使用量大，误用、滥用中成药的情况比较常见，不合理使用造成的不良反应/不良事件呈现上升趋势，亟须合理用药规范指导。2017年，北京市卫生和计划生育委员会（现为北京市卫生健康委员会）和北京市中医管理局联合出台了《关于加强中成药合理使用管理的通知》（京中医政字〔2017〕21号），再次明确了中成药处方点评在医疗机构中成药合理使用工作中的重要性。针对这一问题，遵循中医药基本理论，依据各级卫生行政主管部门关于医疗机构处方点评相关法律法规和基层医疗机构处方用药现状，结合北京市卫计委社区处方点评工作组近10年的工作经验，形成本共识报告。制订本共识报告的方法如下。

　　成立共识筹备小组：根据中华医学会、中华中医药学会相关要求，参考国内相关领域共识报告编制的成熟经验，成立"基层医疗机构中成药处方点评共识报告"筹备小组，下设首席专家、组长、副组长和学术秘书。

共识相关"陈述"的构建：通过既往处方集中点评数据、文献数据和问卷调研结果，结合中成药处方点评的热点和难点问题，构建相关"陈述"。

认可度和推荐度的评估：参考国际权威的 GRADE 评价系统中关于"证据质量"和"推荐强度"的概念，本共识定义"认可度"和"推荐度"2 个指标以评价"陈述"的准确性、重要性和有益性。由于处方点评指南与疾病诊治指南不同，故对本共识所采用的证据质量分级和推荐强度判定方法进行调整和说明。

GRADE 评价系统认为，"证据质量"反映了专家对效应估计值正确性的认可度，即专家对本共识中"陈述"以及相关证据是否真实准确的判断。根据真实性和准确性高低，可分为高认可、中等认可和低认可 3 个等级。"推荐强度"反映了专家对实施干预措施的利弊关系的判断，即专家对本共识中"陈述"在基层医疗机构推行实施的重要性和有益性的判断。根据重要性和有益性高低，推荐强度分为强推荐、中等推荐和弱推荐 3 类。证据质量与推荐强度可以不相关，中等认可度的"陈述"也可以获得强推荐。

共识达成过程：采用 Delphi 法达成相关"陈述"的共识。构建的"陈述"先通过电子问卷方式征询专家意见（共 23 位），经过 2 轮征询后，对初步达成共识的"陈述"进行投票表决，并在面对面会议上逐条讨论和修改。表决意见分为 4 级：①完全同意；②基本同意，有小调整；③基本不同意，但一部分内容可以保留；④不同意。表决意见①＋②＞90% 属于达成共识。23 位专家中的 19 名参加了现场讨论修改和最终投票，对"陈述"的认可度和推荐度进行了评价，加权计分后得到最终的认可度和推荐度。

本共识内容分为点评工作的组织管理，适应证与遴选药品点评，用法用量与疗程点评，联合用药点评共 4 个部分，27 条"陈述"。

## 1　相关概念

处方点评：根据相关法规、技术规范，对处方书写的规范性及药物临床使用的适宜性（包括但不限于用药适应证、药物选择、给药途径、用法用量、药物相互作用、配伍禁忌）进行评价，发现存在或潜在的问题，制定并实施干预和改进措施，促进临床药物合理应用的过程。医疗机构应当建立处方点评制度。处方点评工作的现行指导文件是国家卫生行政主管部门 2010 年颁布的《医院处方点评管理规范（试行）》（以下简称《点评规范》）。

中成药：国家药品行政管理部门批准的直接供临床使用的中药成方制剂。本共识所涵盖的中成药，不包括中药饮片、民族药、中药注射剂和保健品。

含毒性饮片中成药：组方中含有《中国药典》《医疗用毒性药品管理办法》（中华人民共和国国务院令第 23 号），或其他法定药品标准标示为毒性中药饮片（包括但不限于有毒、小毒、大毒）的中成药。

中医病证分型：传统中医理论对人体疾病状态的认识，一般表现形式为一种既包含中医（或西医）病名，也包含中医证名的诊断术语。具体参见《中华人民共和国国家标准—中医病证分类与代码》（GB-T 15657-1995）和中华中医药学会《中医常见病诊疗指南》系列。

中医类别医师：获得中医执业类别医师资格的医师，执业范围包括中医专业、中西医结合专业和民族医专业。

西医类别医师：获得临床执业类别医师资格的医师，执业范围包括内科、外科、妇产科、儿科、眼耳鼻喉科、精神卫生、康复医学、预防保健等国家卫生行政主管部门规定的专业。获得口腔、公共卫生执业类别医师资格的医师，视为西医类别医师。

西医全科类别医师：获得临床执业类别医师资格、执业范围为全科医学专业的医师。

中医全科类别医师：获得中医执业类别医师资格、执业范围为全科医学专业的医师。

中药师：获得中药学类别卫生专业技术资格，或者中药学类别执业药师资格的药学专业技术人员。

西药师：获得药学类别卫生专业技术资格，或者药学类别执业药师资格的药学专业技术人员。

北京市基层医疗机构中成药处方点评情况调研（以下简称"219北京调研"）：2018 年 2 月 19 日，共识筹备小组在全市发起了基层医疗机构中成药处方点评的情况调研，来自全市的 133 家社区卫生服务中心参与调研。调研项目涉及中成药处方点评的组织管理、负责人员、不合理处方分布等内容。

## 2 点评工作的组织管理

【陈述 1】基层医疗机构应在药事管理与药物治疗学组下，设立中成药处方点评与合理用药小组，由院长（中心主任、站长）或主管院长任组长，医疗科、绩效办、药剂科负责人任副组长。已有处方点评与合理用药小组的单位，应增设中成药专项点评相关内容与负责人。中成药处方点评结果应当在医师的定期绩效考核中有所体现。

认可度：高。推荐度：高。共识水平：100%。

根据《点评规范》要求，医院处方点评工作在医院药物与治疗学委员会（组）和医疗质量管理委员会领导下，由医院医疗管理部门和药学部门共同组织实施。同时，借鉴全国抗菌药物临床应用管理的先进经验，建议由基层医疗机构负责人（院长、中心主任或站长）

或主管院长任中成药处方点评与合理用药小组组长，医疗科、绩效办、药剂科负责人任副组长。医院应当将处方点评结果纳入相关科室及其工作人员绩效考核和年度考核指标，建立健全相关的奖惩制度。

【陈述 2】中成药处方点评工作的主要负责人应为中药师（主管及以上技术职称），中成药处方点评人员可以是中药师、中医师，或者参加过相关中医药培训的西药师。

认可度：高。推荐度：高。共识水平：100%。

"219 北京调研"结果显示，对于中成药处方点评工作的主要负责人，22.6% 的基层医疗机构由中药专业的药师担任，53.4% 的基层医疗机构由西药专业的药师担任，其余由中、西医师等其他人员担任。实际上，中成药的合理使用离不开中医药基本理论的指导，中成药处方点评的诸多内容（例如重复用药、寒热冲突、配伍失当等）也需要中医辨证理论和中药药性理论的指导。因此，中成药处方点评的主要负责人应当为掌握中医药基本理论的中药专业技术人员（主管及以上技术职称），而接受过相关中医药培训的西药师也可参加点评工作。

【陈述 3】中成药处方点评应覆盖医疗机构所有科室的所有医师，各个社区卫生服务中心（站）根据实际情况抽取中成药处方（单张处方全为中成药或含中成药），社区卫生服务站的处方可纳入上级中心进行点评。中成药处方点评数量不宜少于 100 张 / 月。处方点评基数小于 100 张 / 月的，建议全部点评。

认可度：高。推荐度：高。共识水平：100%。

根据《点评规范》要求，门急诊处方的抽样率不应少于总处方量的 1‰，且每月点评处方绝对数不应少于 100 张。"219 北京调研"的结果显示，不同基层医疗机构的总处方量和抽样量差异悬殊：49.6% 的医疗机构的中成药处方点评数不足 100 张 / 月，39.9% 的医疗机构的中成药处方点评数为 100～200 张 / 月，3.8% 的医疗机构的中成药处方点评数为 200～500 张 / 月，6.7% 的医疗机构的中成药处方点评数在 500 张 / 月以上。因此，建议基层医疗机构根据各自具体情况抽取中成药处方（单张处方全为中成药或含中成药），但绝对值不宜少于 100 张 / 月，抽样方法应涵盖所有医师，可选取覆盖周一至周五的 5 个不连续工作日的所有处方开展点评工作。建议社区卫生服务中心根据实际情况，增加中成药处方点评数至 300 张 / 月以上。

【陈述 4】实施中成药处方点评的分类管理和专项点评，可根据中成药的成分、剂型、功效特点实施差异化的点评要求，对含毒性饮片中成药的用药管控应更为严格。

认可度：高。推荐度：高。共识水平：100%。

近年来，中成药品种日益增多、适应证广泛，不同中成药之间的成分、剂型、功效特点存在差异，可根据安全性风险或适应证范围宽窄的不同，对中成药进行分类管理，并针对含有特定成分或特定剂型或特定功效的中成药开展专项点评。例如，含毒性饮片中成药的偏性大，不对证用药、超疗程用药、重复用药时出现不良反应的风险高，应该在处方点评时采取更为严格的管理和限制措施，保障临床安全合理用药。含毒性饮片中成药的合理用药管控措施可参考 2010 版《中成药临床应用指导原则》（以下简称《指导原则》）中关于"含毒性中药材的中成药临床应用管理"。

【陈述5】处方点评结果应分为不规范处方、用药不适宜处方和超常处方。超常处方属于存在主观故意的不合理处方行为，医疗机构可依法限制或取消开具超常处方医师的处方权，故应谨慎点评。

认可度：高。推荐度：高。共识水平：100%。

根据《点评规范》要求，处方点评结果分为合理处方和不合理处方，不合理处方包括不规范处方、用药不适宜处方及超常处方。其中，超常处方包括无适应证用药、无正当理由开具高价药、无正当理由超说明书用药和无正当理由为同一患者同时开具 2 种以上药理作用相同的药物 4 个亚类。对于开具超常处方的医师按照《处方管理办法》规定予以处理。《处方管理办法》规定，医疗机构应当对出现超常处方 3 次以上且无正当理由的医师提出警告，限制其处方权；限制处方权后，仍连续 2 次以上出现超常处方且无正当理由的，取消其处方权。因此，将不合理处方点评为超常处方时需谨慎。

【陈述6】中成药处方点评的依据包括直接资料和间接资料，两者相互印证、综合而成最终判准。直接资料包括但不限于：药品说明书、《中国药典》《指导原则》、卫生行政主管部门颁布的诊疗指南和国家药品监督管理局定期发布的合理用药通报。间接资料包括但不限于：中医医案、临床文献、相关专著和专家共识。

认可度：高。推荐度：高。共识水平：100%。

一般来看，处方点评的依据包括药品说明书、《中国药典》和临床诊疗指南，中成药处方点评也不例外。实际上，中成药处方点评的依据来源多样且广泛，除了药品说明书和《中国药典》之外，国家卫生相关行政主管部门颁布的诊疗指南和国家药品监督管理局（以下简称"国家药监局"）的合理用药通报都是直接依据。其他资料如临床文献、相关专著和中医医案等可作为间接资料和辅助依据。"219 北京调研"的结果显示，上述资料在中成药处方点评实际工作中均作为依据使用，使用热度排序为：药品说明书（98.5%）、《指导原则》（70.7%）、《中国药典》（56.4%）、卫生行政主管部门颁布的临床诊疗指南（29.3%）、领域内专家共识（27.8%）、国家药品监督管理局定期发布的合理用药通报（14.3%）、临床文献报道（12.0%）、领域内相关专著（8.3%）、中医医案报道（6.8%）。特殊情况下，在直接依据缺失或相互矛盾时，辅助依据也可以作为决定性证据获得推荐。

【陈述7】应加强对西医师、全科医师、西药师的中成药合理使用培训。逐步实施全市（区/县）统一的培训与考核。将考核结果与中成药处方权或调配审核权挂钩。

认可度：中等。推荐度：高。共识水平：100%。

非中医类专业的医务工作者（例如西医师、西药师和全科医师）缺少对于中医基本理论和中药药性理论的系统学习，容易出现辨证选药和联合用药的不当。国内学者研究统计，西医师大多依据说明书和临床经验开具中成药，18.4%的人毫不了解中医辨证理论，58.8%的人初步了解中医辨证理论。应加强对此类医务工作者的中成药合理用药科普与培训，并逐步实施全市（区/县）统一的考核。培训教材的编写应考虑到西医师的知识背景，建议可开展实用、简明的中成药辨证/症使用培训。

【陈述8】遵循中医药基本理论、无替代药品且有医学实践证据（包括但不限于中医临床循证指南、中医治疗专家共识和中医医案）和安全风险评估的超说明书用药，可不纳入不合理处方范围，并定期向北京市基层医疗机构处方点评工作组汇总上报。

认可度：高。推荐度：中等。共识水平：100%。

超说明书用药又称药品未注册用法，是指药品使用的适应证、给药方法或剂量不在国家药品监督管理部门批准的说明书之内的用法。一般认为，临床上采取超说明书用药方案时应具备基本条件：为达到重要的治疗目标而无合理的可替代药品、用药方案有合理的医学实践证据，并且获得医疗机构药事管理与药物治疗学委员会的批准和患者的知情同意。中成药超说明书用药主要体现在适应证、给药途径、遴选药品、用法用量方面，所有的超说明书用药处方均应给予点评和提示。但对遵循中医药基本理论、无替代药品且有医学实践证据的超说明书用药，可不纳入不合理处方范围，并定期向北京市基层医疗机构处方点评工作组上报。

## 3 适应证与遴选药品点评

【陈述9】中医、中医全科、中西医结合类别的医师在开具中成药时，处方诊断应体现中医病证分型。西医全科医师经由上级卫生行政主管部门认可的统一培训后，也应逐步达到上述要求。

认可度：中等。推荐度：中等。共识水平：100%。

中医辨证是处方中成药的基本要求。2017年的哨点监测显示，北京地区基层医疗机构的中成药处方，有70%~90%由全科医师开出，且很少标注中医病证分型；有10%~30%由中医师开出，且至少约一半处方未标注中医病证分型，存在较大的不合理用药隐患。国内其他城市社区卫生服务中心的数据显示，全科开的中成药处方占全部中成药处方的一半以上，且86.2%的处方不辨中医证型，仅根据西医诊断用药。因此，中医、中医全科、中西医结合和西医全科类别的医师，处方中成药时应书写中医病证诊断。

【陈述 10】含毒性饮片中成药的处方诊断应体现患者的中医病证分型，并与中成药说明书功能主治相符。

认可度：高。推荐度：高。共识水平：100%。

含毒中成药在医疗机构中成药品种中占有较大比重（据统计约 31%、35%），主要集中在骨伤科和内科（祛瘀剂、止咳平喘剂、祛湿剂、治风剂等）。含毒中成药的不良反应一直是医疗机构合理用药的风险点和监控点，其中，毒性因素对于中成药不良反应的发生（频度、广度、难易度）极为重要。鉴于此，上述资料均提出，明确适应证和中医病证分型是含毒中成药安全合理使用的第一步。因此，处方含毒中成药时应当书写中医病证诊断，并保证患者的中医病证类型与中成药功能主治相符。

【陈述 11】65 岁以上老年患者使用攻邪类中成药（包括但不限于辛温发汗类、清热泻火类、峻下通便类、祛风寒湿类、破血行滞类、解毒开窍类、涤痰化浊类和驱虫类）时，处方诊断应体现中医病证分型。

认可度：高。推荐度：高。共识水平：100%。

现代医学理论认为，老年人的生理病理特点决定了其选药用药具有一定特殊性，这种特殊性同样体现在中医药领域。传统中医理论认为，女子"五七"、男子"五八"之后，脏腑功能开始逐渐衰退，所以老年人发病后具有五脏虚损、正虚易感、兼证常见和情志易伤的特点，在治疗上需要注意扶正祛邪，注意顾护正气。单纯的攻邪类中成药偏性强、伤正气的潜在可能较大，在给老年患者开具时，应明确中医证型确属实邪，否则可能会导致较为严重的副作用，不建议使用。攻邪类中成药的目录，应综合药品的药味组成和功能主治确定。

【陈述 12】不应给妊娠期患者开具说明书标示为孕妇禁用、孕妇忌用及等价概念，或含有较明确妊娠禁用中药成分（包括但不限于雄黄、水蛭、川乌、麝香、巴豆）的中成药。除外临床经验丰富的中医类别和中西医结合类别的医师，不应给妊娠期患者开具说明书标示为孕妇慎用及等价概念，或含有较明确妊娠慎用中药成分（包括但不限于麻黄、大黄、川芎、枳壳、肉桂）的中成药。

认可度：高。推荐度：高。共识水平：100%。

传统中医药历来重视"妊娠禁忌药"，所以，妊娠期妇女使用中成药应谨慎。凡是说明书标注孕妇禁用、孕妇忌用及等价概念，或说明书未标注但组方含有孕妇禁用中药成分的中成药，均应禁用。凡是说明书标注孕妇慎用及等价概念，或说明书未标注但组方含有孕妇慎用中药成分的中成药，应在临床经验丰富的中医师或中西医结合医师的指导下使用，而不建议由西医或全科医师开具。妊娠禁用、慎用中药的目录，参照 2010 版《指导原则》

中关于"孕妇使用中成药的原则"执行。

【陈述 13】小儿疾病治疗应首选带有儿童用法用量的专用中成药。选用非儿童专用中成药时，必须按照患儿年龄、体重或体表面积进行用法用量的折算，但不可超过一般成人用量。

认可度：高。推荐度：高。共识水平：100%。

中成药是小儿疾病治疗的常见选择。在选药用药时，应尽可能选择而儿童专用中成药，并且按照说明书要求分年龄段、分体重采用适合的用法用量。选用非儿童专用中成药时，必须进行用法用量折算，折算方法可参考 2010 版《指导原则》《中国国家处方集（化学药品与生物制品卷·儿童版）》《中医儿科学》等相关资料。《指导原则》提示非儿童专用中成药的用法用量为"一般情况 3 岁以内服 1/4 成人量，3～5 岁的可服 1/3 成人量，5～10 岁的可服 1/2 成人量，10 岁以上与成人量相差不大即可"。

【陈述 14】不应给肝功能不全患者开具说明书标示肝功能不全禁用、肝功能不全忌用及等价概念的中成药。除外临床经验丰富的中医类别和中西医结合类别的医师，不应给存在肝功能不全的患者开具说明书标示肝功能不全者慎用及等价概念，或含有较明确肝损害中药成分（包括但不限于朱砂、雄黄、川楝子、苦楝皮、何首乌、雷公藤、土三七、千里光、黄药子、补骨脂、延胡索）的中成药。肝功能正常的人群在使用含有上述中药成分的中成药时，亦应密切监测。

认可度：高。推荐度：高。共识水平：100%。

临床真实的中药药害事件发生原因复杂，涉及药物因素、机体因素和用药因素。其中，中草药相关因素导致的药物性肝损伤越来越受到关注。一般认为，中药对肝脏的毒性作用，一方面是药物本身的毒性成分或中间代谢物引起，另一方面与易感人群和病证体质特征有关。所以，已经存在肝功能损伤的患者，不应使用说明书标注肝功能不全者禁用、忌用的中成药，对慎用及含有较明确、较常见肝损害中药成分的中成药，也应严格谨慎使用。较明确肝损害中药成分的名单来源于《中国药典》《中药不良反应概论》《中草药相关肝损伤临床诊疗指南》和国内外公开发表中药肝损伤文献的综述分析。肝功能正常的人群在使用含有较明确肝损伤中药成分的中成药时，应密切监测。

【陈述 15】不应给肾功能不全患者开具说明书标示肾功能不全禁用、肾功能不全忌用及等价概念的中成药。除外临床经验丰富的中医类别和中西医结合类别的医师，不应给存在肾功能不全患者开具说明书标示肾功能不全者慎用及等价概念，或含有较明确肾损害中药成分（包括但不限于马兜铃、木香马兜铃、寻骨风、天仙藤、朱砂莲、大青木香、细辛、朱砂、雄黄、雷公藤、苦楝皮，或已禁用中药关木通、青木香、广防己）的中成药。肾功能正常的人群在使用含有上述中药成分的中成药时，应密切监测。

认可度：高。推荐度：高。共识水平：100%。

中药肾损伤同样是常见的中药药害事件之一，机制原因大多与特殊中药的毒性成分以及过敏因素有关。其中，含马兜铃酸的中草药有较明确的肾损害风险，原因是马兜铃酸可以直接导致肾小管坏死或功能障碍，引起肾间质纤维化，损害肾功能。根据国家药监局2017年底的通报，出现在已上市中成药里的马兜铃属中药包括马兜铃、木香马兜铃、寻骨风、天仙藤、朱砂莲、大叶青木香和九月生。其他可能含有马兜铃酸的马兜铃科其他属种的中药材包括细辛、杜衡、乌金七等。曾经使用的马兜铃属中药关木通、青木香、广防己因为马兜铃酸含量较高，已被撤销药材标准并禁用。除此之外，朱砂、雄黄、雷公藤、苦楝皮也是常见具有较明确肾损害作用的中药。

## 4　用法用量与疗程点评

【陈述16】中成药用法用量点评应以单日总量为基本点评单元，单次剂量和给药频次为辅助点评单元。单日总量符合相关标准（包括但不限于药品说明书、《中国药典》）规定的，虽然单次剂量和给药频次有所调整，可不点评为不合理处方。儿童、老年人、妊娠或哺乳期妇女、肝肾功能不全患者等特殊人群；含毒性饮片中成药仍需严格单次剂量和频次管理。

认可度：高。推荐度：中等。共识水平：100%。

传统经典的中药用法是以单日总量和给药次数来确定的，自《伤寒杂病论》开始，中药处方用量即为一日用量，而服法也包含每日一次顿服、每日二次、每日三次、每日五次、不定时服等多种形式。近300份现代中成药的说明书整理分析也显示，40.2%的中成药单次剂量采用可变剂量范围的表述形式，28.3%的中成药给药频次采用可变次数范围的表述形式，证明这种传统经典用法同样影响着中成药的临床使用。因此，单日总量是中医临床药物治疗的切入点，也是中药安全合理使用的关键点，理应成为中成药处方用法用量点评的基本单元。

【陈述17】含毒性饮片中成药的临床使用应严格遵循说明书用法用量，任何增加安全性风险（包括但不限于增加用量、增加疗程、增加生物利用度或药物刺激性的给药途径改变）的超说明书用药都是不推荐的。

认可度：高。推荐度：高。共识水平：100%。

前已述及，毒性因素对于中成药不良反应的发生（频度、广度、难易度）具有极端重要性。无论是《中国药典》收录的含毒中成药，还是《国家基本医疗保险、工伤保险和生育保险药品目录（2017年版）》（以下简称《医保目录》）收录的含毒中成药，用法用量管控都是安全用药的重要环节。国家药监局也对含毒中成药的炮制工艺、质量控制、毒理分析、疗程设计、说明书标识等均提出严格要求。因此，含毒中成药应严格遵循说明书用法用量使用，不建议进行任何增加安全性风险的超说明书用药，例如增加用量、增加疗程，或者增加生物利用度或药物刺激性的给药途径变更。

【陈述18】对于中西药复方制剂，应采用类似于含毒性饮片中成药的严格管理和点评策略，并特别关注其中西药成分的用药合理性评价。

认可度：高。推荐度：高。共识水平：100%。

中西药复方制剂是指同时含有中药（天然药物）和西药成分的药品制剂。临床使用中，中西药复方制剂常常被患者甚至医务工作者误认为纯粹的中成药，误用、错用多见，不良反应高发。国家药监局也曾多次发布中西药复方制剂的用药安全警示。因此，建议将中西药复方制剂等同于含毒性饮片中成药进行严格管理和处方点评。另外，中西药复方制剂中的西药成分往往具有比较明确的适应证、禁忌证和治疗窗，处方点评时应特别关注。

【陈述19】用于疾病急症或急性期治疗的中成药不适合作为慢性病稳定期（包括但不限于高血压、冠心病、慢性支气管炎、慢性腹泻、慢性咳嗽）的治疗药物长期使用。

认可度：高。推荐度：高。共识水平：100%。

传统中医理论素有随症加减停药的传统，《伤寒杂病论》用于治疗外感的桂枝汤用法中即包含"若一服汗出病瘥，停后服，不必尽剂；若不汗，更服依前法"的描述，体现了急性病服药的疗程意识。《医保目录》对近百种中成药的适应证进行界定，其中频繁出现"限急性发作""限急危重症""限抢救时"等急症用药概念，体现了药物治疗的临床定位。从根本上看，急症或急性期用药大多药性峻烈迅猛、治疗目的明确，不适合作为慢性病的治疗药物长期使用。如果将此类中成药作为慢性病的长期管控药物使用，会因药不对证而增加出现严重不良反应的风险。

【陈述20】从安全性角度看，一般的中药外用贴膏剂（面积 ≥ 35 平方厘米）单次用量不宜超过2贴，单日总量不宜超过4贴，多部位贴敷也需注意总量控制。对于含铅基质外用贴膏剂（黑膏药）、含化学成分（例如水杨酸甲酯、苯海拉明等）的中药贴膏剂，使用应更为谨慎。说明书有明确用法用量规定的，以说明书为准。

认可度：高。推荐度：高。共识水平：100%。

中药外用贴膏剂含有辛温毒烈性中药，常用于风湿痹痛和跌打损伤，临床使用时应注意用法、用量和疗程。从说明书角度看，许多药品未明确单次用量和给药频次，给临床使用造成一定困惑。汇总分析显示，在10种常用的中药外用贴膏剂（面积在35～104平方厘米）中，1种明确标注"（每次）按穴位贴1张"、2种明确标注"每次1～2贴"、1种明确标注"最多贴3个部位（张）"，其余未标注；1种明确标注"隔日1次"、2种明确标注"一日1次"，其余未标注；3种明确标注"每次贴敷时间不超过12小时"、2种明确标注"每次贴敷24小时"，1种明确提示"12～24小时更换一次"，其余未标注；但绝大多数说明书均提示"不宜长期或大面积使用"。同时，中药外用贴膏剂是发生不良反应的高风险品种，需要严格管控。因此，从安全性角度看，对于一般的中药贴膏剂，单次用量超过 2 贴、一日用量超过 4 贴的用法，存在较大的不良反应风险。另外，有一类中药膏剂（黑膏药）在制剂过程中使用了铅丹（红丹，主要成分为四氧化三铅），此类膏药由于铅蓄积的问题，使用时应更为谨慎。也有一类中药贴膏剂会添加水杨酸甲酯（解热镇痛抗炎类）、苯海拉明（抗过敏类）等有效成分，此类中西药复方制剂的使用也应更为谨慎。说明书有明确用法用量规定（例如单次用量、每日用药频次、贴敷部位总数、每日总量等）的中药外用贴膏剂，以说明书为准。各医疗机构可以根据实际情况采取更加严格的管控措施。

## 5　联合用药点评

【陈述 21】中成药联合使用的品种数与处方不合理风险具有一定相关性。3 种及 3 种以上同一给药途径的中成药联合使用时，潜在不合理风险（包括但不限于重复用药、寒热冲突）会增加。

认可度：高。推荐度：高。共识水平：100%。

2017 年底，工作组开展了中成药处方集中分析，随机抽取全市含有不同数目（1 至 5 种）中成药的处方（各类别 ≥ 100 张）并进行统一点评，结果显示，含有 1 种中成药处方的合格率为 85.0%，含有 2 种中成药处方的合格率为 74.0%，含有 3 种中成药处方的合格率 65.0%，含有 4 种中成药处方的合格率为 56.0%，含有 5 种中成药处方的合格率为 36.0%。国内不少专家也指出，联合用药会增加中成药不合理用药的可能性和安全风险。因此，中成药联合用药的品种数与处方不合理风险具有相关性，3 种及 3 种以上的中成药联用时，会增加潜在不合理风险。

【陈述 22】无论是否发热，感冒期间均不宜服用滋补类中成药，包括但不限于以熟地黄、阿胶、制何首乌、女贞子、淫羊藿为君臣药，同时在药品说明书上标示"感冒期间不宜服用"或等价概念的滋补类中成药。可用于气虚、表虚外感的平补固表类中药（包括但不限于党参、甘草、桂枝）不在此列。

认可度：高。推荐度：高。共识水平：100%。

传统中医理论讲究外感与内伤之辨，在治疗时强调"以内症多者，是内伤重于外感，补养为先。外症多者，是外感重于内伤，解散为急"，而"客邪初至，病势方张，若要补之，未免闭门留寇"。因此，感冒期间不宜服用补益类中药。其中，尤以滋补类中药为最不适宜，其因滋腻之性，重着碍脾最甚，影响药性发散。此类中药往往是在功效术语中具有"滋""补"等词汇，能够补血补肾，并且可能质地黏腻、具有油性或胶质的中药，例如熟地黄、阿胶、制何首乌、女贞子、淫羊藿等。所以，以滋补类中药为君臣药的中成药，并且在药品说明书明确提示感冒禁忌时，不应出现在诊断包含感冒的中成药处方中，也不应与治疗感冒的解表类中成药联用。

【陈述 23】治疗目的相同、位于《医保目录》同一功效亚类，尤其是含有相同君药，或含有至少 3 种相同中药成分（以炮制品计），或含有的相同中药成分（以炮制品计）数量占比超过 30% 的两个中成药足量联用时，应当视为重复用药。内服联合外用时、先后交替使用或减量（与说明书标准量相比减少 30% 以上）联用时、急危重症抢救用药时，可不视为重复用药。

认可度：高。推荐度：高。共识水平：100%。

中成药重复用药的判定是处方点评的难点之一。目前，国内一般采用适应证、药物成分、功效亚类、衍生方、特殊组分和联用品种数等指标来评判。北京市卫生健康委员会《关于加强中成药合理使用管理的通知》明确规定"同一亚类中成药只能开具 1 种"，用意即为管控重复用药。根据前期实际工作经验，本共识将其拓展为"治疗目的相同、位于《医保目录》同一功效亚类"，并且应该是按照说明书标准量的足量联用，可认定为重复用药。同时，应重点关注含有相同君药，或含有至少 3 种相同中药成分（以炮制品计），或含有的相同中药成分（以炮制品计）数量占比超过某一中成药全方 30% 的情况。中成药组方君臣佐使药味的确定参考《方剂学》《中成药学》《中华人民共和国药典临床用药须知》等专著。需要注意以下几点：①中药成分是否相同的判断基准应该是中药饮片炮制品，不建议将同一中药材的不同炮制品认定为相同成分。②数量占比是指两个中成药均含有的相同药味的数量分别占各自全方总药味数量的百分比，得到 2 个数值，只要有其中一个数量占比超过 30%，即可认定为符合条件。③一般情况下，1 种内服、1 种外用的治疗方案，可不认定为重复用药。④一般情况下，先后交替使用，或减量同时使用的治疗方案，可不认定为重复用药。减量的判断标准是与说明书标准量相比，减少 30% 以上。例如"一天 3 次"的标准量调整为一天 2 次服用，即减少 33.3%，可认定为减量。⑤一般情况下，急危重症抢救用药时（例如流感高热、脑梗死昏迷、胸痹心痛急性发作、咳血咯血等），可不认定为重复用药。

【陈述 24】组方完全包含且具有衍生方关系的两个中成药足量联用时，应当视为重复用药。内服联合外用时、先后交替使用或减量（与说明书标准量相比减少 30% 以上）联用时、急危重症抢救用药时，可不视为重复用药。

认可度：高。推荐度：高。共识水平：100%。

除第 23 条所述之外，当两个足量联用的中成药组方属于完全包含关系，并且具有衍生方关系时，也可认定为重复用药。衍生方的概念来源于经方，是指辨治用方在动态中因病证演变而产生的方剂，具有秉承性和关联性的特点。因此，在原方基础上随证加减而来的衍生方，既针对原有病证，也满足变化后的病证，自然无须联合使用。同样，先后交替使用或减量使用的方案，可不点评为重复用药。其他注意事项同第 23 条陈述。

【陈述 25】含有特殊组分（包括但不限于化学药物、毒烈性中药、中草药有效部位、类似单一明确化学药物的中药）中成药的重复使用存在安全性风险，建议根据情况点评为重复用药或联合用药不适宜。

认可度：高。推荐度：高。共识水平：100%。

中成药属于复方配伍制剂，全方的整体性效特征由每一成分组合、涌现而成。其中，某些成分对中成药的安全性具有决定性影响，本共识将其定义为"特殊组分"，包括：化学药物（例如中西药复方制剂中的西药成分）、毒烈性中药（例如朱砂、制草乌、冰片），中草药有效部位（例如中草药提取物、中草药活性成分），类似单一明确化学药物的中药（例如类似洛伐他汀及其同系物的红曲制剂、类似铁叶绿酸钠的蚕沙制剂）属于此范畴。含有上述特殊组分中成药的重复使用存在较高的安全性风险，建议点评为重复用药或联合用药不适宜。其中，治疗目的相同的药品联用方案，可点评为重复用药；治疗目的不同，但显著增加安全性风险的药品联用方案，可点评为联合用药不适宜。

【陈述 26】治疗同一疾病（中医或西医概念）的寒性中成药与热性中成药不宜联合使用，明确诊断为寒热错杂证的处方除外。

认可度：高。推荐度：中等。共识水平：95.6%。

寒热属性是中药药性理论的核心内容之一。一方面，《神农本草经》所述"寒者热之，热者寒之"是中药治疗学的基本原则，《伤寒论》所说"桂枝下咽，阳盛则毙；承气入胃，阴盛以亡"是中药药物警戒的基本认知。所以，中成药临床使用时应根据全方整体的寒热属性和患者的寒热证型来针对性地选用，否则会造成寒热冲突。寒热冲突的本质，既有药性之间的冲突，也有药性与病证属性的冲突。另一方面，并非所有中成药均具有明显、纯粹的寒性或热性（全方整体药性），偏性强度也有所区别，而寒热错杂证、虚实夹杂证等复杂病证的治疗，本就需要寒热并用的组方思路。因此，目前关于寒热冲突的点评思路是：用于同一疾病治疗的寒性中成药（药性纯粹、偏性较强）和热性中成药（药性纯粹、偏性较强）不宜联合使用，明确诊断为寒热错杂证等复杂病证的处方除外。治疗目的不同、用于患者不同疾病治疗的寒性中成药和热性中成药联合使用时，应加强监测。

【陈述 27】由于存在争议，十八反、十九畏可暂不作为中成药配伍禁忌的点评内容，但应当向临床医师提示。同时，含有毒性中药的中成药仍需按照含毒性饮片中成药严格管理。

认可度：高。推荐度：高。共识水平：100%。

十八反、十九畏是传统中药配伍禁忌的内容，但一直以来存在争议。虽然十八反、十九畏配伍禁忌已经写入教材和《中国药典》，但其局限性也十分明显。例如，存在哲学演绎和盲目曲解、历代选药非绝对禁忌等，尤其是煮水共煎增毒的可能机理，使得十八反、十九畏配伍禁忌并不完全适用于中成药之间的联用。所以，联用的中成药如果分别含有十八反、十九畏配伍禁忌的中药成分，可暂不点评为存在配伍禁忌。但是，应该向临床医师提示可能存在的风险。另外，十八反、十九畏配伍禁忌所涉及的药物中，有不少毒性中药（例如半夏、草乌、甘遂、芫花、砒霜、巴豆、牵牛子），含有这些毒性中药的中成药，应该进行严格的管理，详见本共识陈述4、陈述10、陈述17。

## 6 相关说明

（1）本共识属于中成药用药合理性的评价技术指南，可供中成药处方点评、医嘱审核、用药咨询、医保报销等相关工作参考。

（2）各医疗机构可以根据实际情况，采取更为严格的点评标准和管理策略。

（3）23名专家组成员由来自北京市各级各类医疗机构临床一线的中药师、西药师、中医师和全科医师组成，其中包括负责处方点评的行政管理人员。

（4）本共识是专门针对基层医疗机构中成药处方点评的专家共识，但其中大部分内容同样适用于二级及以上综合医院、中医医院和中西医结合医院的中成药处方点评工作。

（5）随着国家法律法规的新要求和中医药领域的新知识，本共识应定期修订。

共识筹备小组及专家组成员：

金　锐　首都医科大学附属北京世纪坛医院（筹备小组副组长）

王宇光　北京交通大学社区卫生服务中心（筹备小组学术秘书）

薛春苗　北京中医药大学东直门医院（筹备小组副组长）

毛　敏　中日友好医院

谢俊大　首都医科大学附属北京友谊医院

庄　伟　首都医科大学宣武医院

范　峥　首都医科大学附属北京中医医院

郭春彦　首都医科大学附属北京儿童医院

田佳鑫　中国中医科学院西苑医院

孙艳格　北京市西城区月坛社区卫生服务中心

孔令伟　北京交通大学社区卫生服务中心

丰端莹　北京市海淀区玉渊潭社区卫生服务中心

王　巍　北京市东城区建国门社区卫生服务中心

李　宁　北京市东城区社区卫生服务管理中心

王亚松　北京市丰台区方庄社区卫生服务中心

陈　磊　北京市海淀区蓟门里社区卫生服务中心

王学飞　北京市朝阳区东风社区卫生服务中心

王　娟　北京市海淀区羊坊店社区卫生服务中心

韩永鹏　北京市中西医结合医院

杨毅恒　北京大学第三医院

杨明娜　北京市中关村医院

周　铭　首都医科大学附属北京世纪坛医院

韩　晟　北京大学医药管理国际研究中心（首席专家）

林晓兰　首都医科大学宣武医院（筹备小组副组长、首席专家）

陈世财　首都医科大学附属北京潞河医院（筹备小组组长）

参考文献：略

# 新型冠状病毒肺炎早期中成药干预的药学共识（北京）

【本共识发表于《中国医院药学杂志》2020 年 40 卷 8 期】

[摘要] 　新型冠状病毒感染的肺炎疫情发生以来，中医药的防治优势日益显著。在国家版和各省市的新型冠状病毒肺炎诊疗方案中，都推荐疑似患者和医学观察期人员（密切接触者）在出现疑似症状后，早期干预使用中成药。为明确早期干预目的、促进合理用药和减少药害风险，特组织北京地区各级各类医疗机构的临床药学和医学专家，编写本共识。本共识采用 Delphi 法和交叉审阅，分别经过"背靠背"和"面对面"的步骤，最后形成三部分共 22 条"陈述"内容。第一部分包含 6 条陈述，论述了中医药在新冠肺炎防治中的优势，明确了早期使用中成药干预对于疫病防治的重要性。第二部分包含 12 条陈述，汇集了国家版和各省市版诊疗方案中涉及的 18 种中成药，将其分为四类并详细论述适应证、用法用量、功效特点、联合用药、特殊人群用药和用药监测等内容。同时，新增一类方案中未涉及但临床常见的辛温解表类中成药（共 5 种）的分析。第三部分包含 4 条陈述，给出了早期干预中成药的用药风险评估和监测警戒工作的注意事项。综上，对新型冠状病毒肺炎的防治工作提供参考，为未来建立疫病早期干预方案提供思考。

从国家卫生健康委员会发布《新型冠状病毒感染的肺炎诊疗方案（试行第四版）》开始，即推荐医学观察期人员在出现疑似症状后，早期干预使用中成药。本着合理用药和药学监护的要求，北京中医药学会临床合理用药评价专业委员会组织来自北京市各级各类医疗机构具有较丰富实践经验的临床药师（涵盖中药和西药）和医师，从合理选药、准确用药、减少风险等角度，编写了关于新型冠状病毒肺炎（以下简称"新冠肺炎"）早期干预中成药合理选用的专家共识，形成了供临床医师、药师、护士及普通民众参考的药学意见。

由于疫情管控和任务紧迫，本次专家共识的编写在 Delphi 法基础上，采取了快速应急方案。首先，组成共识筹备小组，形成初稿文字。接着，以"背靠背"形式咨询各位专家，每位专家交叉审修全部初稿文字中的 2/3，共识筹备小组回收修改意见。然后，由共识筹备小组结合各位专家意见，讨论商定修订版文字。具体方法为：3位及以上专家提出的修改意见，直接进入修订版文字；其余修改意见，经共识筹备小组讨论商议后决定是否采纳。最后，由共识筹备小组组长审定修订版文字，并以"面对面"形式再次向各位专家征求定稿意见后，形成最终版文字。具体流程如下：

本次专家共识的初稿形成"陈述"20条，共1345字，包括：中医药与新冠肺炎的防治、新冠肺炎早期干预中成药合理用药的关键内容、用药风险评估及监测警戒三部分。通过微信和邮件形式发给16名专家共16份，为了提高专注度和审修时效，其中8份包含第一、第二部分，另外8份包含第二、第三部分。在收到有效回复的16份中，有效意见6条1份、有效意见4条2份、有效意见3条4份、有效意见2条5份、有效意见1条3份，有效意见0条1份。修订稿包括"陈述"22条，共2025字。修订稿经审定和"面对面"讨论（微信形式）后，最终形成了三部分22条"陈述"共2016字的核心内容，拓展后形成本共识。

本共识是面向医师、药师、护士和普通民众的关于安全合理选用早期干预中成药（口服）的药学指导意见，适用于目前国内外爆发的新冠肺炎的防治。早期干预是指新冠肺炎确诊患者、疑似患者、医学观察期人员（密切接触者）以及疫情高发地区的普通民众，在疫情期间一旦出现类似感冒症状时，立即对证服用中成药进行早期药物干预治疗。早期干预的目的，一是阻断或延缓新冠肺炎的病情发展（如患者确为新冠病毒感染），有利于全面治疗；二是进行疫情期间普通感冒的早期治疗（如患者不属于新冠病毒感染），有利于减轻患者心理压力，减少医疗机构接诊压力。本共识是基于目前学术认识和现有文献的专家意见，随着新冠肺炎防治工作的深入，应及时更新和调整。

## 1 中医药与新型冠状病毒肺炎的防治

对于新冠肺炎或疫情期间的普通感冒，无论是预防、治疗还是早期干预，中医药均具有一定优势。应理性认识并在全面防控和治疗体系中积极运用这种优势。

【陈述1】新型冠状病毒肺炎为国家法定乙类传染病，按甲类管理，对于新冠肺炎确诊患者、疑似患者和医学观察期人员，必须及时就医、接受隔离观察或治疗。早期中成药干预不能代替隔离措施。干预治疗效果不佳时，应及时进行全面治疗。

解读：2020年1月20日，国家卫生健康委员会发布公告，将新型冠状病毒感染的肺炎纳入《中华人民共和国传染病防治法》规定的乙类传染病，并采取甲类传染病的预防和控制措施。所以，新冠肺炎确诊患者、疑似患者和医学观察期人员（密切接触者），无论是否服用中成药进行早期干预，都必须依法接受医学隔离和医学治疗。其中，医学治疗包括一般治疗（营养休息、有效氧疗、抗病毒治疗、抗菌药物治疗、中医药治疗）、支持治疗（呼吸支持、循环支持）和心理治疗。

【陈述2】一般认为，新冠肺炎属于中医疫病范畴，病因是感受疫疠之气，病机为疫毒外侵，肺胃受邪，损伤正气。病理性质涉及湿、寒、燥、毒、瘀，治疗上要重视病邪性质，因时、因地、因人制宜。

解读：根据目前学者的研究，新冠肺炎属于感受疫疠之气所致的中医"瘟疫"范畴，病位在肺胃，以发热、咳嗽、乏力、纳差、舌苔厚腻为主要症状。但对于病邪的主体性质有不同意见，有"湿毒疫"说，有"寒疫"说，有"寒湿疫"说，有"湿毒夹燥"说。总体来看，病邪性质以"湿"为主，不同地区收治患者有各自不同的兼夹证特点，治疗时应三因制宜，采取"大同小异"的治疗策略。

【陈述3】中医药具有防疫治疫的悠久历史，形成了一套关于疫病的病因、病机、治则、治法等内容的完整理论实践体系，应充分发挥中医药防治新冠肺炎的优势。

解读：中医学对疫病的认识由来已久，历代医家对于疫病问题高度重视，从不同层次对疫病的病因病机、治则治法进行了积极的探索，形成了运气致疫、乖候致疫、疠气致疫、邪毒致疫等学说，诞生了张仲景《伤寒杂病论》、吴又可《温疫论》、吴鞠通《温病条辨》等专门论治疫病的医书著作，留下了麻杏石甘汤、达原饮、银翘散、安宫牛黄丸等治疫经典方，这些内容对于本次新冠肺炎的防治具有良好的借鉴作用。

【陈述4】对于新冠肺炎确诊患者、疑似患者和医学观察期人员，开展中成药早期干预治疗，对于阻断疫病发展、减轻患者病情、改善疾病转归具有积极意义。实际未感染新冠病毒的普通感冒者，早期干预治疗也有积极意义。

解读：早期用药对于时气疫病的治疗十分重要。《伤寒杂病论》有言："时气不和，便当早言，寻其邪由，及在腠理，以时治之，罕有不愈者。患人忍之，数日乃说，邪气入脏，则难可制"，"凡作汤药，不可避晨夜，觉病须臾，即宜便治，不等早晚，则易愈矣。如或差迟，病即传变，虽欲除治，必难为力"。所以，对于新冠肺炎确诊患者、疫情期间的疑似患者和医学观察期人员，一旦出现不适症状，应早期、迅速进行干预和治疗，而常规储备、服用方便的中成药是开展早期干预用药的最佳选择之一。另外，从中医角度看，在病原体未明确的情况下，只要病因清楚、证型符合，依然可以采取"异病同治"的思路取效。即使出现症状的疑似患者或医学观察期人员最终确定为非新冠病毒感染的普通感冒，早期中成药治疗也具有积极意义，对于疑似症状缓解、疾病治疗恢复和患者心理疏导均有益处。

【陈述5】与传统四时感冒不同，疫病的病因病机复杂、病情传变快，且传染性强、致死率较高。如早期干预效果不佳或合并其他基础疾病，应尽快寻求个体化治疗，例如开具中药饮片复方。

解读：《温疫论》有言："温疫发热……早服达原饮……午前……午后……急投大承气汤……此一日之间，而有三变，数日之法，一日行之。因其毒甚，传变亦速，用药不得不紧。设此证不服药，或投缓剂，羁迟二三日，必死。"临床上看，疫病毒邪侵犯人体与四时正气（风、火、暑、湿、燥、寒）伤人不同，病机复杂，病情传变快。所以，即使已经采用中成药早期干预，也建议患者尽快寻求个体化治疗，及时就医并开具针对性更强的中药饮片处方。

【陈述6】应加强中医药基础理论有关疫病防治的内容（例如五运六气理论、五味补泻理论）在新冠肺炎防治过程中的应用和研究。

解读：除了阴阳五行和辨证论治，中医基础理论所包含的五运六气理论（运气学说）也与疫病的认识与治疗密切相关，中医治疫经典《温病条辨》开篇即从五运六气提示的"温厉"记载入手叙述温病，近年来很多学者也认可并提倡基于五运六气的中医疫病研究。除了四气五味和君臣佐使，《辅行诀五脏用药法要》所转引的"汤液经法图"及五味补泻配伍理论也与前述《伤寒杂病论》经典名方的组方配伍密切相关，具有看似全新、实则更为本原的中药复方配伍解析思路。目前，五运六气理论和五味补泻理论已初步应用于本次新冠肺炎的病因病机和组方配伍研究，但仍需加强。

## 2 新冠肺炎早期干预中成药合理用药的关键内容

根据国家及各省市卫生健康委员会的诊疗方案推荐，本部分选取可用于新冠肺炎医学观察期出现症状的人群、新冠肺炎疑似患者和早期轻症患者的18种治疗用中成药作为代表，依据功能主治分成4类，明确各类中成药合理用药的若干注意事项。另外，增加1类不在诊疗方案中的辛温散寒类中成药（共5种），以涵盖全部可能的外感类型。

【陈述7】新冠肺炎早期干预中成药包括国家版诊疗方案（试行第四、五、六、七版）中提及的藿香正气胶囊、连花清瘟胶囊、金花清感颗粒、疏风解毒胶囊和防风通圣丸，以及北京、山东、陕西、湖北、广东等各地修订增补版中提及的双黄连口服液、清开灵胶囊、玉屏风散、贞芪扶正丸、热炎宁合剂、四季抗病毒合剂、蓝芩口服液、银翘解毒丸、银芩胶囊、三仁合剂、金叶败毒颗粒、柴胡口服液、透解祛瘟颗粒（医疗机构制剂）等。上述中成药相同组成的不同剂型产品也可同等选用。

国家卫生健康委员会发布的《新型冠状病毒感染的肺炎诊疗方案（试行第四、五、六、七版）》推荐的医学观察期干预用中成药有5种，包括藿香正气胶囊（丸、水、口服液）、连花清瘟胶囊（颗粒）、金花清感颗粒、疏风解毒胶囊（颗粒）和防风通圣丸（颗粒）。北京市中医管理局发布的《北京市新型冠状病毒感染的肺炎中医药防治方案》推荐的成人普通型治疗用中成药（新增）有2种，包括双黄连口服液（颗粒）、清开灵胶囊。山东省卫生健康委员会发布的《山东省2020年冬春流感、新型冠状病毒感染的肺炎中医药预防方案》推荐的密切接触者及医务人员预防用中成药（新增）有2种，包括玉屏风散（丸）、贞芪扶正颗粒（丸、胶囊）。陕西省卫生健康委员会发布的《新型冠状病毒感染的肺炎中医药治疗方案（试行第二版）》推荐的医学观察期和轻症治疗期的治疗用中成药（新增）有5种，包括热炎宁合剂、四季抗病毒合剂、蓝芩口服液、银翘解毒丸、银芩胶囊。华中科技大学附属同济医院发布的《关于新型冠状病毒感染的肺炎中医诊疗方案及预防方案》推荐的发病早期治疗用药（新增）有3种，包括三仁合剂、金叶败毒颗粒、柴胡口服液。广东省药品监督管理局发布的新冠肺炎轻症患者治疗用医疗机构制剂1种，透解祛瘟颗粒。另外，其他省市公布的相关中成药暂未收录，各地可参照上述中成药的组方功效自行定位，并根据病情、当地气候特点以及不同体质等情况，参照本共识方案进行辨证论治。

【陈述8】第一类情形（A类），以发热、微恶风寒、咳嗽伴有乏力为主要表现的患者，宜选用宣肺清热为主的中成药，例如连花清瘟胶囊、金花清感颗粒、防风通圣丸、四季抗病毒合剂、银翘解毒丸、柴胡口服液和透解祛瘟颗粒。

解读：早期干预中成药里，有一类以宣肺清热为主、组方寒热并用，且含有麻黄、桂枝、金银花、紫苏、荆芥、防风、薄荷、柴胡等辛味解表药的品种。这些中成药主要以解表为主，适用于以发热、微恶风寒、咳嗽伴有乏力为主要表现的患者。不同药品的功效略有侧重，连花清瘟胶囊和银翘解毒丸善于利咽，金花清感颗粒和柴胡口服液长于退热，透解祛瘟颗粒兼能益气养阴，四季抗病毒合剂长于清宣止咳，防风通圣丸善于通便利尿。

【陈述9】第二类情形（B类），以发热无恶寒、咽干咽痛伴有乏力为主要表现的患者，宜选用以清热解毒为主的中成药，例如疏风解毒胶囊、双黄连口服液、清开灵胶囊、热炎宁合剂、蓝芩口服液、银芩胶囊和金叶败毒颗粒。

解读：早期干预中成药里，有一类以清热解毒兼疏风为主、由纯寒凉性中药组成，且含有黄芩、板蓝根、败酱草、蒲公英等清热解毒药的品种。这些中成药主要以清热为主，适用于发热、咽干咽痛伴乏力的患者。不同药品的功效略有侧重，例如双黄连口服液、银芩胶囊和金叶败毒颗粒具有一定疏散风热的作用，而疏风解毒胶囊、蓝芩口服液、热炎宁合剂、清开灵胶囊则侧重于清里热。

【陈述10】第三类情形（C类），以腹痛腹胀（伴或不伴发热）、泄泻恶心、纳差伴乏力为主要表现的患者，服用以祛湿理气为主的中成药，例如藿香正气胶囊、三仁合剂等。

解读：早期干预中成药里，有一类以化湿行气为主，且含有藿香、苍术、厚朴、薏苡仁等祛湿燥湿药的品种。这一类中成药主要以祛湿为主，适用于出现腹痛腹泻、恶心纳差等胃肠道不适的患者。其中，藿香正气胶囊偏于散寒祛湿，三仁合剂偏于清热祛湿。

【陈述11】第四类情形（D类），以畏寒、倦怠乏力为主要表现的患者，服用以补脾益气为主的中成药，例如玉屏风散、贞芪扶正颗粒等。

解读：早期干预中成药里，还有一类以平补脾肺为主、组方偏温性，且含有黄芪、党参等补气药的品种。这一类中成药主要以补气健脾为主，适用于倦怠乏力的气虚患者。其中，玉屏风散是常用的补气固表方，贞芪扶正颗粒则长于气阴双补。

【陈述 12】第五类情形（E 类），如果在疫情期间或医学观察期，出现了不同于上述 4 类表现的感冒症状，例如恶寒重（伴或不伴发热）、头痛身痛、鼻塞流涕、咳吐清痰等，并且存在明显的受凉史，建议选用疏风散寒类中成药进行治疗，例如感冒清热颗粒、感冒疏风丸、葛根汤颗粒、九味羌活丸、正柴胡饮颗粒等。相同组成的不同剂型产品也可同等选用。

解读：风寒表证也是一类常见外感类型，寒冷或寒湿气候侵袭人体后容易使人生病，患者有明显的受凉史，并且表现出怕冷发热、头痛身痛、鼻塞流涕、咳吐清痰等。此类患者不宜选用上述 4 类中成药，而是应该选用辛温散寒类药品，根据 2019 年《医保目录》的推荐，可选感冒清热颗粒、感冒疏风丸、葛根汤颗粒、九味羌活丸、正柴胡饮颗粒等。新冠肺炎疑似患者和医学观察期人员在出现感冒症状时，应注意甄别是否属于风寒表证，并选择合适的中成药进行治疗。

【陈述 13】早期干预应足量用药，在病情需要时，一般成人（18～60 岁）可适当增加服药频次，但应进行安全性评估，且每日用药总量不宜超过说明书日最大量的 150%。含有毒性饮片的中成药除外，包括藿香正气水（口服液、软胶囊和滴丸）、连花清瘟胶囊（颗粒）、金花清感颗粒、透解祛瘟颗粒、感冒清热颗粒（胶囊和口服液）、感冒疏风丸、四季抗病毒合剂和三仁合剂。

解读：一般而言，中成药使用应遵循说明书用法用量。但疫病不同于普通感冒，在药病相投、药证相符的前提下，可以适当增加服药频次。依据有两点：其一，历代医家治疗瘟疫常视病情增加用药频次。例如《温病条辨》银翘散的服用方法为"病重者，约二时一服，日三服，夜一服；轻者三时一服，日二服，夜一服；病不解者，作再服"。其二，从现代中成药临床使用现状来看，存在不少超量使用的临床试验报道，有效性和安全性均良好。因此，在病情需要时，进行安全性评估之后，可以短期、适当地增加服药频次，但日用量以不超过说明书日最大量的 150% 为宜。同时，含有毒性饮片的中成药不宜超过说明书最大量要求，包括含有生半夏（有毒）的藿香正气水（口服液、软胶囊和滴丸），含有苦杏仁（有小毒）和绵马贯众（有小毒）的连花清瘟胶囊（颗粒），含有苦杏仁（有小毒）的金花清感颗粒、感冒清热颗粒（胶囊和口服液）、感冒疏风丸、四季抗病毒合剂和三仁合剂，含有土鳖虫（有小毒）的透解祛瘟颗粒。

【陈述 14】一般情况下，不推荐同类别中成药的联合使用。不同类别中成药的联用，也应注意避免寒热冲突、避免组方药味的过度重复。

解读：对于上述 5 类（A、B、C、D、E 类）早期干预中成药，同类药品之间功效相似且含有相同的组方药味（例如麻黄、苦杏仁、连翘、金银花、甘草、黄芩等），联合使用存在重复用药和过度损伤脾胃正气的风险。不同类别中成药在病情需要时可以联用，但是也应注意避免寒热冲突（如 B 类与 E 类的联用）、避免药味和功效的过度重复（如重复药味占比超过 50%）。如果病情复杂，中成药不能完全对证治疗时，应及时就诊寻求中药饮片处方的个体化治疗。

【陈述 15】为避免成分重复带来的安全风险，不推荐早期干预中成药与中药汤剂的联用，在确定服用个体化治疗的中药汤剂之后，建议停用中成药。在早期干预中成药与西药联用时，如果说明书未提示明确的药物相互作用，一般应间隔 30 分钟以上给药。

解读：为避免重复用药，在患者确定服用针对性、精准性更好的中药汤剂治疗之后，应停用中成药。需要注意，成分完全不重复且在医师指导下的紧急用药方案除外，例如国家版诊疗方案中重症期以人参、附子、山茱萸为汤药底方，加服苏合香丸或安宫牛黄丸。在中成药与西药联用时，应仔细阅读说明书中的"药物相互作用"一项。其中，藿香正气水（不包括其他口服液、软胶囊等剂型）属于含有乙醇的液体制剂，应格外注意。说明书未提示有明确相互作用的联用组合，不建议同时服用，一般应间隔 30 分钟以上。

【陈述 16】根据药品说明书，玉屏风散可饭前服药（餐前 1 小时）。其余中成药建议饭后服药（餐后 0.5 小时）。

解读：根据说明书要求，玉屏风散可饭前服用，建议在餐前 1 小时服用。其余说明书未明确服药时间的中成药，从减轻胃肠道刺激反应和依从性角度看，可饭后 0.5 小时服用。

【陈述 17】早期干预中成药服用期间，应实施密切观察。以半日（12 小时）为一单位监测时间，观察症状及体征变化。如服药期间任何时候出现病情加重，应立即就医。如服药 2~3 天后病情没有明显好转，应立即就医。

解读：早期干预中成药的用药目的，一是阻断或延缓新冠肺炎的病情发展（如患者确为新冠病毒感染），二是进行疫情期间普通感冒的早期治疗（如患者确非新冠病毒感染）。理想状态下，患者各项症状（例如发热、咳嗽有痰、乏力、腹痛、腹泻等）应在服药 2~3 天后缓解。所以，早期干预中成药服用后应密切监测观察，当患者病情继续加重时，应立即就医寻求全面治疗。如果患者病情在服药 2~3 天后仍没有明显好转，也应立即就医寻求全面治疗。

【陈述 18】老年人、儿童、妊娠期及哺乳期妇女、肝肾功能不全患者等特殊人群，以及高血压、心脏病、糖尿病患者等慢性病患者群，应严格遵照说明书使用。说明书尚不明确的部分，医师或药师可参考下表，在结合患者个体特点评估后，对患者的用药剂量、频次、疗程、注意事项等予以指导。

解读：应特别关注特殊人群和患有基础疾病的人群用药，除了中成药说明书标注的

"尚不明确""在医师指导下使用"等内容，本共识还参考中药药性理论、中药药物警戒及国内临床文献，尽可能对上述 23 个中成药的特殊人群使用给予具体建议（见表 1），供临床使用时参考。儿童使用上述中成药时，应根据年龄或体重给予减量，具体方法参见《中医儿科学》《中成药临床应用指导原则》等资料。

## 3 用药风险评估及监测警戒

药品均具有潜在不良反应风险，不合理用药增加这种风险，中成药也不例外。疫情特殊时期，更容易出现盲目用药和错误用药。所以，在新冠肺炎早期干预用药时，应加强风险评估和监测警戒。

【陈述 19】服药后出现不良反应（如过敏、腹痛、腹泻、恶心、头晕）时，应立即调整治疗方案。不良反应症状不能缓解或加重时，应及时就医。

解读：药物不良反应是指合格药品在正常用法用量下出现的与治疗无关的意外有害反应，是药品的固有属性，具有一定的不可预测性。药品不良反应不是在每一个服药者的每一次用药时都会出现，而是在群体意义上具有一定的发生率。个体患者用药时（尤其是首次），应密切监测是否会出现皮疹瘙痒、腹痛腹泻、恶心头晕等不适症状。如果出现不能耐受的不适症状，应立即更换药品；如果不适症状不能缓解甚至加重时，应及时就医。相对而言，药味多、药性强、组方含有毒性饮片的中成药品种，其潜在风险较高。

【陈述 20】随意选药、盲目加量和不当联用会显著增加药害事件风险，不利于疫病的治疗。

解读：与药物不良反应不同，药害事件主要是指在错用滥用情况下出现的有害药物作用，具有可防可控的属性。不对证的选药，盲目增加单次用量和频次，同时服用多种功效相似、成分重叠的中成药，产生存在不良配伍的药物相互作用等，都会增加出现药害事件（如皮疹瘙痒、腹痛腹泻、恶心乏力等）的风险，应予以避免。实际上，越是疫情治疗紧迫的时候，越要坚持合理用药的重要性。

【陈述 21】服药期间不宜服用滋补类中成药。同时，应保持营养充足的清淡饮食，减少辛辣、油腻食物的摄入。

解读：根据《北京地区基层医疗机构中成药处方点评共识报告（2018 版）》第 22 条的建议，感冒期间不宜服用由质地滋腻中药（例如熟地黄、阿胶、何首乌等）为君臣药、且功效为补益肝肾为主的滋补类中成药。新冠肺炎早期干预阶段的治疗以祛邪为主，也不适合用此类滋补药。需要注意，人参、党参、甘草、黄芪等甘平补气药不在此列。实际上，《太平惠民和剂局方》收录的传统治疫方"人参败毒散"即含有人参和甘草。服用中成药治疗期间，应注意忌口，清淡饮食，减少辛辣、油腻食物的摄入，以免影响药效。同时也需要保持营养充足，提高抵抗力。

【陈述22】鼓励医务人员运用互联网优势，开展疫情防控和合理用药的科普宣传和咨询。鼓励普通民众利用互联网手段，获得医学或药学专业人士的用药指导意见。

解读：新冠肺炎疫情期间，为了减少面对面接触带来的风险，医务人员和普通民众可通过互联网线上途经加强交流，各个医疗机构的官方网站、各类智慧医疗和轻问诊平台都是可行的选项。

共识筹备小组及专家组成员：

金　锐　首都医科大学附属北京世纪坛医院（筹备小组组长）

王宇光　北京交通大学社区卫生服务中心

薛春苗　北京中医药大学东直门医院

范　峥　首都医科大学附属北京中医医院

柳　芳　中日友好医院

张　鹏　首都医科大学宣武医院

李爱君　中国中医科学院广安门医院南区

刘　腾　首都医科大学附属北京天坛医院

王　蕾　北京市房山区妇幼保健院

谢俊大　首都医科大学附属北京友谊医院

张清华　首都医科大学附属北京世纪坛医院

朱振宇　北京中医药大学房山医院

辛　丹　北京市西城区展览路社区卫生服务中心

陈旭光　中国医科大学北京顺义医院

刘金萍　中国人民解放军总医院京东医疗区

郝　旭　北京市东城区天坛社区卫生服务中心

陈尚岳　北京小汤山医院

孔令伟　北京交通大学社区卫生服务中心

鄢　丹　首都医科大学附属北京世纪坛医院

参考文献：略

表 1 23 种中成药的特殊人群用药建议

| 药品 | 老年人 | 儿童 | 妊娠及哺乳期妇女 | 肝肾功能不全患者* | 高血压及心脏病患者 | 糖尿病患者 |
|---|---|---|---|---|---|---|
| 藿香正气气胶囊 | 在医生指导下服用，建议可用。有60~78岁患者的用药经验 | 在医生指导下服用，建议可用。可选口服液或滴丸，有6个月~7岁患儿的用药经验 | 在医生指导下服用，建议慎用 | 不含明显的损害肝肾的成分，未经控制的严重肝肾功能不全者慎用 | 在医生指导下服用，建议可用 | 有无糖剂型可选 |
| 连花清瘟胶囊 | 在医生指导下服用，建议可用。有60~85岁患者的用药经验 | 在医生指导下服用，建议可用。可选颗粒剂，有5个月~10岁患儿的用药经验 | 在医生指导下服用，建议慎用 | 不含明显的损害肝肾的成分，未经控制的严重肝肾功能不全者慎用 | 慎用 | 说明书未提及，建议可用 |
| 金花清感颗粒 | 尚无研究数据支持，建议可用。有60~72岁患者的用药经验 | 尚无研究数据支持，建议可用 | 尚无研究数据支持，建议慎用 | 既往有肝脏病史或肝功能异常者慎用。严重肝肾功能不全者慎用 | 说明书未提及，建议慎用 | 说明书未提及，建议可用 |
| 疏风解毒胶囊 | 尚无研究数据支持，建议可用。有60~85岁患者的用药经验 | 尚无研究数据，建议可用。有1~12岁患儿的用药经验 | 尚无研究数据，建议慎用 | 不含明显的损害肝肾成分，未经控制的严重肝肾功能不全者慎用 | 说明书未提及，建议慎用 | 说明书未提及，建议可用 |
| 防风通圣丸 | 在医生指导下服用，建议可用。有65~85岁患者的用药经验 | 在医生指导下服用，建议可用。有2~3岁的用药经验 | 孕妇慎用 | 不含明显的损害肝肾成分，未经控制的严重肝肾功能不全者慎用 | 慎用 | 在医生指导下服用，建议可用 |
| 双黄连口服液 | 在医生指导下服用，建议可用 | 在医生指导下服用，建议可用。有1~14岁患儿的用药经验 | 在医生指导下服用，建议可用 | 不含明显的损害肝肾成分，未经控制的严重肝肾功能不全者慎用 | 在医生指导下服用，建议可用 | 在医生指导下服用，建议可用 |
| 清开灵胶囊 | 在医生指导下服用，建议可用。有60~72岁患者的用药经验 | 在医生指导下服用，建议可用。有6个月~6岁患儿的用药经验 | 孕妇禁用 | 不含明显的损害肝肾成分，未经控制的严重肝肾功能不全者慎用 | 尚不明确，建议可用 | 尚不明确，建议可用 |
| 玉屏风散 | 可用。有60~78岁患者的用药经验 | 可用。有6个月~12岁患儿的用药经验 | 在医生指导下服用，建议可用。有孕4~39周患者的用药经验 | 可用 | 尚不明确，建议可用 | 尚不明确，建议可用 |

续表

| 药品 | 老年人 | 儿童 | 妊娠及哺乳期妇女 | 肝肾功能不全患者* | 高血压及心脏病患者 | 糖尿病患者 |
|---|---|---|---|---|---|---|
| 贞芪扶正颗粒 | 说明书未提及，建议可用。有60~84岁患者的用药经验 | 说明书未提及，建议可用。有6个月~14岁患儿的用药经验 | 孕妇慎用 | 说明书未提及，建议可用 | 说明书未提及，建议可用 | 说明书未提及，建议慎用 |
| 热炎宁合剂 | 尚不明确，建议可用 | 尚不明确，建议可用。有7个月~13岁患儿的用药经验 | 尚不明确，建议慎用 | 不含明显的损害肝肾的成分，未经控制的严重肝肾功能不全者慎用 | 说明书未提及，建议可用 | 颗粒剂有无糖剂型可选 |
| 四季抗病毒合剂 | 尚不明确，建议可用 | 可用。有儿童用法用量 | 尚不明确，建议可用 | 不含明显的损害肝肾的成分，未经控制的严重肝肾功能不全者慎用 | 说明书未提及，建议可用 | 说明书未提及，建议慎用 |
| 蓝芩口服液 | 说明书未提及，建议可用 | 在医生指导下服用。有1~8岁患儿的用药经验 | 孕妇慎用 | 不含明显的损害肝肾的成分，未经控制的严重肝肾功能不全者慎用 | 说明书未提及，建议可用 | 在医生指导下服用，建议可用 |
| 银翘解毒丸 | 在医生指导下服用，建议可用 | 在医生指导下服用。有6~9岁患儿的用药经验 | 孕妇慎用 | 不含明显的损害肝肾的成分，未经控制的严重肝肾功能不全者慎用 | 在医生指导下服用，建议可用 | 在医生指导下服用，建议慎用 |
| 银芩胶囊 | 在医生指导下服用，建议可用 | 婴幼儿禁用 | 孕妇禁用 | 不含明显的损害肝肾的成分，未经控制的严重肝肾功能不全者慎用 | 在医生指导下服用，建议可用 | 在医生指导下服用，建议可用 |
| 三仁合剂 | 尚不明确，建议可用 | 尚不明确，建议慎用 | 尚不明确，建议慎用 | 尚不明确，建议可用 | 尚不明确，建议可用 | 尚不明确，建议可用 |
| 金叶败毒颗粒 | 说明书未提及，建议可用。有6个月~12岁患儿的用药经验 | 说明书未提及，建议可用。有6个月~12岁患儿的用药经验 | 说明书未提及，建议慎用 | 服药期间定期复查 | 说明书未提及，建议可用 | 说明书未提及，建议慎用 |
| 柴胡口服液 | 在医生指导下服用，建议可用 | 在医生指导下服用。有1~12岁患儿的用药经验 | 在医生指导下服用，建议慎用 | 在医生指导下服用可用 | 在医生指导下服用，建议可用 | 在医生指导下服用，建议可用 |

续表

| 药品 | 老年人 | 儿童 | 妊娠及哺乳期妇女 | 肝肾功能不全患者* | 高血压及心脏病患者 | 糖尿病患者 |
|---|---|---|---|---|---|---|
| 透解祛瘟颗粒 | 在医生指导下服用，建议可用 | 在医生指导下服用，建议可用 | 孕妇禁用 | 不含明显的损害肝肾的成分，未经控制的严重肝肾功能不全者慎用 | 在医生指导下服用，建议可用 | 在医生指导下服用，建议可用 |
| 感冒清热颗粒 | 在医生指导下服用，建议可用 | 在医生指导下服用，有6个月~12岁患儿的用药经验 | 在医生指导下服用，建议可用 | 不含明显的损害肝肾的成分，未经控制的严重肝肾功能不全者慎用 | 未经控制的病情严重者慎用 | 有无糖剂型可选 |
| 感冒疏风丸 | 在医生指导下服用，建议可用 | 在医生指导下服用，建议可用 | 在医生指导下服用，建议可用 | 不含明显的损害肝肾的成分，未经控制的严重肝肾功能不全者慎用 | 慎用 | 在医生指导下服用，建议慎用 |
| 葛根汤颗粒 | 尚不明确，建议可用 | 尚不明确，建议可用 | 尚不明确，建议可用 | 不含明显的损害肝肾的成分，未经控制的严重肝肾功能不全者慎用 | 尚不明确，建议慎用 | 尚不明确，建议慎用 |
| 九味羌活丸 | 尚不明确，建议慎用 | 尚不明确，建议可用 | 尚不明确，建议慎用 | 含细辛，肾功能不全者禁用。未经控制的严重肝功能不全者慎用 | 尚不明确，建议慎用 | 尚不明确，建议慎用 |
| 正柴胡饮颗粒 | 尚不明确，建议可用。有60~70岁患者的用药经验 | 尚不明确，建议可用 | 孕妇禁用 | 不含明显的损害肝肾的成分，未经控制的严重肝肾功能不全者慎用 | 在医生指导下服用，建议可用 | 在医生指导下服用，建议可用 |

注：*具有较明显肝肾损害的中药清单来源于文献